DIFFERENTIËLE DIAGNOSTIEK IN DE INTERNE GENEESKUNDE

DIFFERENTIËLE DIAGNOSTIEK IN DE INTERNE GENEESKUNDE

ONDER REDACTIE VAN

prof.dr. W.D. Reitsma
dr. J.W.F. Elte
dr. D. Overbosch

Vierde, herziene druk

Bohn Stafleu van Loghum
Houten 2005

© 2005 Bohn Stafleu van Loghum, Houten
Alle rechten voorbehouden. Niets uit deze uitgave mag worden verveelvoudigd, opgeslagen in een geautomatiseerd gegevensbestand of openbaar gemaakt, in enige vorm of op enige wijze, hetzij elektronisch, mechanisch, door fotokopieën, opnamen, of op enige andere manier, zonder voorafgaande schriftelijke toestemming van de uitgever.
Voorzover het maken van kopieën uit deze uitgave is toegestaan op grond van artikel 16b Auteurswet 1912 j° het Besluit van 20 juni 1974, Stb. 351, zoals gewijzigd bij Besluit van 23 augustus 1985, Stb. 471 en artikel 17 Auteurswet 1912, dient men de daarvoor wettelijk verschuldigde vergoedingen te voldoen aan de Stichting Reprorecht (Postbus 3060, 2130 KB Hoofddorp). Voor het overnemen van (een) gedeelte(n) uit deze uitgave in bloemlezingen, readers en andere compilatiewerken (artikel 16 Auteurswet 1912) dient men zich tot de uitgever te wenden.

ISBN 90 313 4282 3
NUR 878

Ontwerp binnenwerk: Peter Walvius bNO, Nijmegen
Ontwerp omslag: Studio Bassa, Culemborg
Illustraties: Ron Slagter, Voorschoten

Eerste druk, 1994
Tweede, herziene druk 1998
Derde, herziene druk 2003
Vierde, herziende druk 2005

Bohn Stafleu van Loghum
Het Spoor 2
3994 AK Houten
www.bsl.nl

Distributeur voor België:
Standaard Uitgeverij
Belgiëlei 147a
2018 Antwerpen
www.standaarduitgeverij.be

INHOUD

Lijst van auteurs XI

Inleiding XIII

1	**Algemene problemen**	1
	W.D. Reitsma en J.B.L. Hoekstra	
1.1	Lichaamssamenstelling	1
1.2	Water- en zouttekort	3
1.3	Dorst en polyurie	4
1.4	Hypovolemie	6
1.5	Gegeneraliseerd oedeem en longoedeem	7
1.6	SIADH (syndroom van 'inappropriate' ADH-secretie)	10
1.7	Hypernatriëmie en hyponatriëmie	11
1.8	Hyperkaliëmie en hypokaliëmie	15
1.9	Afwijkingen van het zuur-basenevenwicht	23
1.9	Overgewicht en ondervoeding	32
	Literatuur	37

2	**Het cardiovasculaire systeem**	38
	J.P.M. Hamer	
2.1	Angina pectoris, myocardinfarct, pericarditis	38
2.2	Ritmestoornissen en hartkloppingen	45
2.3	Harttonen en geruisen	57
2.4	Hartfalen	63
	Literatuur	71

3	**Afwijkingen van het respiratoire systeem**	72
	F.W.J.M. Smeenk en C.A.F. Jansveld	
3.1	Dyspnoe	72
3.2	Hypoxemie en centrale cyanose	76
3.3	Pneumonie	78
3.4	Haemoptoe	81
3.5	Solitaire longafwijkingen	83
3.6	Diffuse longafwijkingen	87
3.7	Hiluskliervergroting	91
3.8	Verbreed mediastinum	92
3.9	Pleuravocht	95
	Literatuur	99

4	**Shock** 100	
	J.G. van der Hoeven	
4.1	Inleiding 100	
4.2	Klinische indeling 100	
4.3	Hypovolemische shock 102	
4.4	Cardiogene shock 103	
4.5	Obstructieve shock 103	
4.6	Distributieve shock 106	
4.7	Klinische aanpak 107	
	Literatuur 108	
5	**Hypertensie** 109	
	W.D. Reitsma	
5.1	Inleiding 109	
5.2	Primaire hypertensie 112	
5.3	Medicamenten, alcohol en drop 114	
5.4	Orgaanschade als gevolg van hypertensie 115	
5.5	Geaccelereerde maligne hypertensie 117	
5.6	Hypertensie en zwangerschap 118	
5.7	Secundaire hypertensie 120	
	Literatuur 130	
6	**Aandoeningen van de nieren** 132	
	A.J.M. Donker en R.M. Valentijn	
6.1	Pijn uitgaand van de tractus urogenitalis 132	
6.2	Hematurie 137	
6.3	Proteïnurie 140	
6.4	Acute en chronische nierinsufficiëntie 144	
	Literatuur 152	
7	**Afwijkingen van de koolhydraat- en vetstofwisseling** 153	
	W.D. Reitsma en J.W.F. Elte	
7.1	Diabetes mellitus 153	
7.2	Bewusteloosheid bij diabetes mellitus 159	
7.3	Langetermijncomplicaties van diabetes mellitus 166	
7.4	Spontane hypoglykemie zonder behandeling met insuline of sulfonylureumpreparaten 169	
7.5	Afwijkingen van de vetstofwisseling 172	
7.6	Hyperhomocysteïnemie 183	
	Literatuur 185	

8	**Endocrinologie** 186
	J.W.F. Elte en A.C. Nieuwenhuijzen Kruseman
8.1	Afwijkingen van de schildklier 186
8.2	Afwijkingen van de calciumstofwisseling 196
8.3	Aandoeningen van de hypofyse 209
8.4	Afwijkingen in samenhang met de bijnieren 219
8.5	Groei en seksuele rijping 224
	Literatuur 235

9	**Maagdarm- en leverziekten** 236
	Ch.J.J. Mulder en D. Overbosch
9.1	Misselijkheid en braken 236
9.2	Dysfagie, afwijkingen in de mond, hik 237
9.3	Bloedbraken en melaena 240
9.4	Veranderingen van het defecatiepatroon 244
9.5	Pancreatitis 252
9.6	Leverziekten 255
9.7	Een ruimte-innemend proces in de lever 263
9.8	Vochtophoping in de peritoneale holte 265
9.9	Buikpijn 267
9.10	Peritonitis 268
	Literatuur 269

10	**Hematologische aandoeningen** 270
	J.G. Pegels
10.1	Bleekzucht, moeheid, anemie 270
10.2	Lymfadenopathie 282
10.3	Splenomegalie 288
10.4	Afwijkingen van de witte bloedlichaampjes en myelodysplasie 290
10.5	Polyglobulie en polycytemie 303
10.6	Ziekten die gepaard gaan met abnormale bloedeiwitten 306
	Literatuur 312

11	**Hemostase en trombose** 313
	V.E.A. Gerdes en H.R. Büller
11.1	De pathologische bloeding 313
11.2	Trombosebeen 321
11.3	Longembolie 323
	Literatuur 325

12	**Gemetastaseerde maligniteit bij onbekende primaire tumor** 326
	P.H.Th.J. Slee en H.F.P. Hillen
12.1	Inleiding 326
12.2	Pathologie 327
12.3	Markers 329
12.4	Behandelbare subgroepen 330
	Literatuur 332

13	**Infectieziekten** 333
	J.W.M. van der Meer, P. Reiss en D. Overbosch
13.1	Inleiding 333
13.2	Febris e causa ignota 335
13.3	Koorts bij cardiale aandoeningen 341
13.4	Koorts bij HIV-geïnfecteerde patiënten 344
	Literatuur 355

14	**Importziekten** 356
	D. Overbosch en B. Naafs
14.1	Inleiding 356
14.2	Importziekten met koorts 356
14.3	Importziekten met diarree 362
14.4	Importziekten met jeuk en/of ulceratie 368
	Literatuur 381

15	**Ziekten die gepaard gaan met gewrichtsklachten en vaatafwijkingen** 382
	F.C. Breedveld
15.1	Artralgie 382
15.2	Monoartritis 383
15.3	Polyartritis 384
15.4	Lage rugpijn 387
15.5	Vasculitis 389
15.6	Het fenomeen van Raynaud 391
15.7	Amyloïdose 392
15.8	Cryoglobulinemie 394
15.9	Classificatiecriteria 395
	Literatuur 397

16	**Huidverschijnselen** 398	
	J.J.E. van Everdingen en W. Siewertsz van Reesema	
16.1	Erythemateuze huidaandoeningen 398	
16.2	Geneesmiddelenexantheem 405	
16.3	Urticaria 407	
16.4	Pruritus 409	
	Literatuur 410	
17	**Diagnostische overwegingen in de oogheelkunde** 413	
	G.S. Baarsma	
17.1	Uveitis 413	
17.2	Rood oog 422	
17.3	Retinale circulatiestoornissen 423	
17.4	Diabetische retinopathie 430	
17.5	Hypertensieve retinopathie 432	
	Literatuur 435	
18	**Neurologische afwijkingen** 436	
	R.A.C. Roos	
18.1	Inleiding 436	
18.2	Hoofdpijn 436	
18.3	Duizeligheid 439	
18.4	Paroxismale stoornissen van het bewustzijn 441	
18.5	Coma 444	
18.6	Spierzwakte 447	
18.7	Polyneuropathie 449	
	Literatuur 449	
19	**De differentiële diagnose van chronische vermoeidheid** 450	
	G.K.H. The, G. Bleijenberg en J.W.M. van der Meer	
19.1	Inleiding 450	
19.2	Evaluatie van moeheid 450	
19.3	Acute fase 451	
19.4	Subacute fase 451	
19.5	Chronische fase 453	
	Literatuur 457	

Afkortingen   456

Register   463

WOORD VOORAF

Voor het stellen van een juiste diagnose is een goede differentiële diagnose gebaseerd op anamnestische gegevens en bevindingen bij lichamelijk onderzoek essentieel. Met behulp van aanvullend laboratorium- en beeldvormend onderzoek kan de definitieve diagnose worden gesteld en een behandeling worden ingesteld. Een boek dat klachten, symptomen en laboratoriumafwijkingen als uitgangspunt heeft, aan de hand daarvan differentieeldiagnostische overwegingen bespreekt en aangeeft welk nader onderzoek tot een definitieve diagnose kan leiden, ontbrak tot nu toe in het Nederlandse taalgebied. De auteurs hebben getracht de interne geneeskunde vanuit deze invalshoek te beschrijven. De differentieeldiagnostische overwegingen worden in een groot aantal tabellen samengevat, terwijl in de tekst ruim aandacht wordt besteed aan theoretische achtergronden. Behalve aan klassieke ziektebeelden die tot de interne geneeskunde behoren, wordt ook aandacht geschonken aan neurologische, dermatologische en functionele syndromen. Daarnaast komt de interpretatie van een aantal afwijkende laboratoriumgegevens ter sprake.

De auteurs menen met de opzet van dit boek aan te sluiten bij veranderingen die in de curricula van het medische onderwijs plaatshebben. De interpretatie van dagelijks in de praktijk voorkomende klachten en symptomen staat daarbij centraal. Met deze uitgave wordt getracht daaraan een bijdrage te leveren.

Het boek is in eerste instantie bedoeld voor huisartsen en internisten en wordt voorts aanbevolen aan studenten in de geneeskunde in de fase van de co-assistentschappen en aan arts-assistenten in opleiding tot internist of een aanverwant specialisme.

De redactie ziet op- en aanmerkingen gaarne tegemoet en spreekt de hoop uit dat het boek in een behoefte voorziet.

De redactie

Bij de vierde, herziene druk
Het is inmiddels ruim tien jaar geleden dat de eerste druk van het boek *Differentiële diagnostiek in de interne geneeskunde* verscheen. Sindsdien is tweemaal eerder een herdruk verschenen en is het regelmatig nodig geweest de oplage aan te vullen. Daaruit blijkt dat het boek in een behoefte voorziet.

In de nieuwe druk zijn alle hoofdstukken grondig herzien en aangepast aan nieuwe ontwikkelingen. Er is een groot aantal tabellen toegevoegd die in een vroeger stadium ten dele reeds in het compendium van het boek waren opgenomen. We hopen dat de stof hierdoor nog toegankelijker en overzichtelijker wordt gepresenteerd.

Het rangschikken van de klachten van de patiënt en de bevindingen van het lichamelijk onderzoek moeten leiden tot een zo scherp mogelijk omschreven differentiële diagnose waardoor gericht aanvullend onderzoek kan worden aangevraagd. Het met zo weinig mogelijk omwegen komen tot de definitieve diagnose is zowel direct voor de patiënt als voor de beheersing van de kosten van de gezondheidszorg van belang. De redactie hoopt dat dit boek een bijdrage kan zijn om bovengenoemde doelstelling te bereiken.

De redactie, maart 2005

LIJST VAN AUTEURS

G.S. BAARSMA
oogarts, Oogziekenhuis Rotterdam

PROF.DR. G. BLEIJENBERG
klinisch psycholoog, Universitair Medisch Centrum St Radboud Nijmegen

PROF.DR. F.C. BREEDVELD
reumatoloog, Leids Universitair Medisch Centrum

PROF.DR. H.R. BÜLLER
internist, Academisch Medisch Centrum Amsterdam

PROF.DR. A.J.M. DONKER
em. hoogleraar interne geneeskunde, Herengracht 42, 1015 BM Amsterdam

DR. J.W.F. ELTE
internist, Sint Franciscus Gasthuis Rotterdam

DR. J.J.E. VAN EVERDINGEN
dermatoloog, Academisch Medisch Centrum Amsterdam

DR. V.E.A. GERDES
internist, Academisch Medisch Centrum Amsterdam

DR. J.P.M. HAMER
cardioloog, Universitair Medisch Centrum Groningen

PROF.DR. II.F.P. HILLEN
internist, Academisch ziekenhuis Maastricht

PROF.DR. J.B.L. HOEKSTRA
internist, Academisch Medisch Centrum Amsterdam

PROF.DR. J.G. VAN DER HOEVEN
intensivist, Universitair Medisch Centrum St Radboud Nijmegen

DR. C.A.F. JANSVELD
longarts, Catharina Ziekenhuis Eindhoven

PROF.DR. J.W.M. VAN DER MEER
internist, Universitair Medisch Centrum St Radboud Nijmegen

PROF.DR. CH.J.J. MULDER
maag-darm-leverarts, Vrije Universiteit Medisch Centrum Amsterdam

DR. B. NAAFS
dermatovenereoloog, IJsselmeerziekenhuizen Emmeloord/Lelystad en Leids Universitair Medisch Centrum

PROF.DR. A.C. NIEUWENHUIJZEN KRUSEMAN
internist, Academisch ziekenhuis Maastricht

DR. D. OVERBOSCH
internist, Havenziekenhuis en Instituut voor Tropische Ziekten, Rotterdam

DR. J.G. PEGELS
internist, Sint Franciscus Gasthuis Rotterdam

DR. P. REISS
internist, Academisch Medisch Centrum Amsterdam

PROF.DR. W.D. REITSMA
em. hoogleraar interne geneeskunde, Vestdijklaan 376, 9721 VZ Groningen

PROF.DR. R.A.C. ROOS
neuroloog, Leids Universitair Medisch Centrum

W. SIEWERTSZ VAN REESEMA
oogarts i.o., Oogziekenhuis Rotterdam

DR. P.H.TH.J. SLEE
internist, St. Antonius ziekenhuis, Nieuwegein

DR. F.W.J.M. SMEENK
longarts, Catharina-ziekenhuis Eindhoven

G.K.H. THE
onderzoeker, Universitair Medisch Centrum St Radboud Nijmegen

DR. R.M. VALENTIJN
internist, Rode Kruis Ziekenhuis 's-Gravenhage

Hoofdstuk 1

ALGEMENE PROBLEMEN

W.D. Reitsma en J.B.L. Hoekstra

▶ 1.1 Lichaamssamenstelling

Het totale lichaamswater bedraagt ongeveer 60% van het lichaamsgewicht. Bij vrouwen is dit iets lager dan bij mannen, terwijl kinderen gedurende het eerste levensjaar een hoger lichaamswatergehalte hebben (65-75%). Bij het ouder worden neemt het totale lichaamswater af en daalt tot 45-50% boven de zestig jaar. Bij een jonge man van 70 kg bedraagt het totale lichaamswater 42 liter (60%), waarvan 60% (25 liter) intracellulair is en 40% extracellulair (17 liter).

Het extracellulaire compartiment wordt onderverdeeld in een interstitieel compartiment van 13,5 liter en een plasmavolume van 3,5 liter. Onder normale omstandigheden is de waterbalans in evenwicht. De inname is even groot als de som van obligaat verlies met ontlasting, transpireren en verlies met de ademhaling (samen ongeveer 1000 ml) en de urineproductie. Bij een inname van 2,5 liter water wordt dus ongeveer 1,5 liter urine geproduceerd. De handhaving van het totale lichaamswater wordt bereikt door de werking van antidiuretisch hormoon (ADH) en het dorstgevoel.

De afgifte van ADH wordt bepaald door osmoreceptoren en niet-osmotische baroreceptoren. De ADH-secretie neemt toe als de plasma-osmolaliteit boven 280 mosm/kg stijgt. Afname van het effectieve circulerende volume met meer dan 10% is eveneens een prikkel tot ADH-afgifte. Antidiuretisch hormoon oefent zijn antidiuretisch effect uit door de osmotische permeabiliteit van de cellen van de verzamelbuisjes in de nieren te verhogen. Van de totale hoeveelheid glomerulusfiltraat wordt 99% van het water teruggeresorbeerd, 70% in de proximale tubulus, 5% in de lis van Henle en 24% meer distaal. Dit laatste proces staat onder invloed van ADH en wordt ongeveer gehalveerd bij ontbreken van ADH, hetgeen leidt tot massale polyurie.

Natrium is kwantitatief het belangrijkste kation in de extracellulaire vloeistof; 80% van het natrium bevindt zich in de extracellulaire ruimte en wordt extracellulair gehouden onder invloed van de natrium-kaliumpomp over de celmembraan. De natriumconcentratie bedraagt normaal 135-142 mmol/l plasma. Evenals voor het water het geval is, wordt 99% van het natrium van het glomerulaire filtraat teruggeresorbeerd, 70% in de proximale tubulus, 20% in de lis van Henle en 9% in de verzamelbuisjes. Dit laatste proces staat onder invloed van het renine-angiotensine-aldosteronsysteem (RAAS). Zoutdepletie en hypovolemie stimuleren het systeem en verhogen daarmee de terugresorptie van natrium. Verhoogde zouttoevoer remt het systeem en leidt zo tot meer natriurese. Expansie van het extracellulaire volume stimuleert bovendien de afgifte van atriaal natriuretisch peptide (ANP) en B-type natriuretisch peptide (BNP), waardoor de uitscheiding van natrium en water met de urine toeneemt.

Per dag wordt ongeveer 25.000 mmol natrium in de glomerulus gefiltreerd, hiervan wordt – afhankelijk van de hoeveelheid zout in het dieet – 100-250 mmol per 24 uur uitgescheiden (100 mmol komt overeen met 5,8 gram NaCl). Onder invloed van aldosteron is zo nodig een maximale terugresorptie mogelijk, waarbij nog slechts 1 mmol Na per etmaal met de urine verloren gaat.

Kalium bevindt zich vooral intracellulair. De totale hoeveelheid kalium bedraagt ongeveer 50-60 mmol/kg lichaamsgewicht, terwijl extracellulair en dus in plasma de concentratie slechts 3,5-5,0 mmol/l is. Bij een glomerulaire filtratie van 180 liter per dag wordt 180 × 4 of 720 mmol kalium gefiltreerd. Hiervan wordt 60-120 mmol uitgescheiden met de urine. Kaliumterugresorptie vindt plaats in de proximale niertubulus en in de lis van Henle. In de distale tubulus wordt kalium gesecerneerd onder invloed van het effect van aldosteron. Een hoog plasma-kaliumgehalte stimuleert de aldosteronsecretie en daarmee het kaliumverlies met de urine. Kaliumdepletie heeft het omgekeerde effect. De verminderde plasmaconcentratie van kalium en de verminderde aldosteronsecretie leiden tot een sterk verminderd kaliumverlies met de urine. Ook bij een uitgesproken kaliumtekort gaat per dag 5-15 mmol kalium met de urine verloren. Kalium wordt dus minder goed vastgehouden dan natrium.

Ongeveer 35% van het lichaamsgewicht bestaat uit vetten, eiwitten en koolhydraten: vet (21%), eiwit (13%) en koolhydraten (1%). De gegevens van de lichaamssamenstelling zijn samengevat in tabel 1.1.

Tabel 1.1   Lichaamssamenstelling van een gezonde man van 70 kg.

totaal lichaamswater 42 liter	42 kg	proportionele samenstelling	
– 25 liter intracellulair		water	60%
– 17 liter extracellulair		vet	21%
• 13,5 liter interstitieel		eiwit	13%
• 3,5 liter plasmavolume		mineralen	5%
eiwit	9 kg	koolhydraten	1%
– intracellulair (vooral spieren)	6 kg		
– extracellulair (collageen)	3 kg		
vet	15 kg		
koolhydraten	0,5 kg		
mineralen	3,5 kg		

1.2 Water- en zouttekort

Water- en zouttekort hebben, hoewel ze vaak samengaan, verschillende gevolgen. Een tekort aan water leidt tot een gelijkmatig verlies van water uit de intra- en extracellulaire compartimenten, omdat de plasma-osmolaliteit stijgt. Tekenen van een verminderd circulerend volume en uitdrogingsverschijnselen treden dan pas laat op. Als gevolg van een toename van de intracellulaire osmolaliteit leidt een watertekort tot bewustzijnsvermindering. Zuiver waterverlies gaat gepaard met hypernatriëmie. Zoutdepletie (natriumdepletie) leidt tot een daling van de plasma-osmolaliteit en daardoor tot een verschuiving van water naar het intracellulaire compartiment. Een verminderd circulerend volume en tekenen van uitdroging (droge tong en een vertraagd verstrijkende huidplooi) zijn hiervan het gevolg. Veelal gaan water- en natriumdepletie samen. Het serum-natriumgehalte is daarom een slechte maat voor de natriumbalans van de patiënt.

Volume- en osmoregulatie hebben plaats via verschillende homeostatische mechanismen. Een vermindering van het effectieve circulerende volume leidt tot een stimulering van het renine-angiotensine-aldosteronsysteem en het sympathicussysteem. Het atriaal natriuretisch peptide en B-type natriuretisch peptide worden geremd, terwijl secundair het antidiuretisch hormoon wordt gestimuleerd. Deze cascade van reacties leidt tot een herstel van het circulerend volume. Een toegenomen circulerend volume remt het renine-angiotensine-aldosteronsysteem en de sympathicusactiviteit, stimuleert de afgifte van atriaal natriuretisch peptide en B-type natriuretisch peptide en remt secundair de afgifte van het antidiuretisch hormoon.

De osmoregulatie wordt primair bepaald door de plasma-natriumconcentratie. Een verhoogd plasma-Na^+ stimuleert via hypothalame osmoreceptoren de afgifte van antidiuretisch hormoon en leidt tot een dorstgevoel. Het serum-natrium herstelt zich dan enerzijds door vermindering van de vrije waterklaring via toename van de urine-osmolaliteit, anderzijds door water te drinken als gevolg van de dorst. Hyponatriëmie remt de afgifte van antidiuretisch hormoon, hetgeen leidt tot de productie van een groter volume minder geconcentreerde urine.

Een overwegend tekort aan water komt voor als gevolg van een afgenomen concentrerend vermogen van de nieren, osmotische diurese, langdurig dorsten, bij toegenomen vochtverlies via de longen bij ernstige dyspnoe en bij waterverlies als gevolg van massale diarree. Puur watertekort ontstaat bij diabetes insipidus.

Natriumdepletie kan het gevolg zijn van excessief zoutverlies door braken of diarree en van zoutverlies via de nieren. Gastro-intestinaal natriumverlies kan behalve door de anamnese worden onderscheiden van renaal natriumverlies door de bepaling van het natriumgehalte in de urine. Dit gehalte is laag bij gastro-intestinaal natriumverlies.

De verschillen tussen water- en zoutverlies zijn samengevat in tabel 1.2.

Tabel 1.2 Verschillen tussen water- en zouttekort.

tekort aan totaal lichaamswater	tekort aan zout
a gelijkmatig verlies van water uit de intracellulaire en extracellulaire compartimenten, minder duidelijke hypovolemie of uitdrogingsverschijnselen, wel: dorst, hoofdpijn en bij toenemend tekort verwardheid, sufheid, coma b hypernatriëmie c verhoogde plasma-osmolaliteit	a verschuiving van water naar het intracellulaire compartiment, hypovolemie, uitdrogingsverschijnselen, zoals droge tong en vertraagd verstrijkende huidplooien b hyponatriëmie c verlaagde plasma-osmolaliteit
oorzaak – renaal verlies: centrale of nefrogene diabetes insipidus, extreem dorsten – extrarenaal verlies: hoge koorts, zware lichamelijke inspanning, thyreotoxicose, grote brandwonden	oorzaak – renaal zoutverlies: urine Na > 20 mmol/l als gevolg van diuretica, bijnierinsufficiëntie, salt-losing nephritis – extrarenaal verlies: urine Na < 10 mmol/l braken, diarree, peritonitis

▶ 1.3 Dorst en polyurie

Het verschijnsel dorst is afhankelijk van stimuli vanuit de osmoreceptoren en de baroreceptoren, die ook de ADH-secretie reguleren. Verhoogde ADH-secretie treedt echter al eerder op dan het dorstgevoel. Bij polyurie is de urineproductie toegenomen ten opzichte van de vochtinname, tenzij de polyurie het gevolg is van een excessieve wateropname. In tabel 1.3 worden de oorzaken van de combinatie dorst en polyurie genoemd, alsmede de laboratoriumbepalingen die een onderscheid mogelijk maken.

Tabel 1.3 Oorzaken van dorst en polyurie.

	laboratoriumbepalingen
diabetes mellitus	urineglucose, bloedglucose
hypercalciëmie	serum-calcium, fosfaat, albumine (PTH, vitamine D, alkalische fosfatase)
hypokaliëmie	serum-kalium
polyurische nierinsufficiëntie	serum-ureum, -creatinine
diabetes insipidus	
– centraal	urine-osmolaliteit bij dorsten, wel effect van desmopressine (DDAVP*)
– nefrogeen	urine-osmolaliteit bij dorsten geen effect van desmopressine (DDAVP*)

* DDVAP = desamino-8D-arginine-vasopressine.

Het dorstgevoel bij diabetes mellitus is het gevolg van osmotische diurese ten gevolge van glucosurie en van het verhoogde plasma-glucosegehalte, wat bijdraagt tot een toename van de plasma-osmolaliteit. Bij patiënten met type

2 diabetes mellitus en met een licht verhoogde nierdrempel voor glucose kan bij een geringe verhoging van de plasma-glucosewaarde het symptoom dorst ontbreken.

Hypercalciëmie remt de werking van ADH op de medullaire verzamelbuisjes in de nier, met als gevolg polyurie. Een dergelijk effect wordt ook gezien bij chronische hypokaliëmie.

Polyurische nierinsufficiëntie is het gevolg van het onvermogen van de zieke nier om bij een vochtbeperking de urine-osmolaliteit adequaat te verhogen. Deze patiënten hebben een vochtinname nodig van minimaal 2-2,5 liter per etmaal. Diabetes insipidus is het klassieke ziektebeeld dat kan leiden tot waterverlies. De oorzaak kan centraal gelegen zijn of berusten op ongevoeligheid van de nier voor antidiuretisch hormoon (tabel 1.4).

Tabel 1.4   Oorzaken van diabetes insipidus.

centraal – hypofysair	nefrogeen
idiopathisch (auto-immuun)	familiair recessief (gebonden aan het X-chromosoom)
familiair	hypercalciëmie
postoperatief na hypofyseoperaties	hypokaliëmie
hypofysetumoren (adenomen, craniofaryngioom, metastasen)	geneesmiddelen (lithium, dimethyl chloortetracycline)
granulomen (sarcoïdose, tuberculose, histiocytose X)	
infecties	
vasculair (Sheehan-syndroom)	

Bij diabetes insipidus zijn polyurie, dorst en polydipsie de voornaamste klachten. De slaap wordt verstoord door nycturie en dorst. De hoeveelheid geproduceerde urine varieert, maar is meestal meer dan 5 liter per etmaal en kan zelfs 15 liter bedragen. Vochtbeperking leidt tot uitdroging. Een dorstproef, ter bevestiging van de diagnose, moet daarom onder controle worden uitgevoerd. Het bepalen van de plasma-osmolaliteit voor de vochtrestrictie is van belang, omdat een osmolaliteit boven 295 mosml/kg al bewijzend is voor dehydratie. Dit gegeven, gecombineerd met een urine-osmolaliteit van minder dan 200 mosm/kg, bewijst het bestaan van diabetes insipidus. Oorzaken van polyurie, zoals hypercalciëmie en hypokaliëmie, dienen dan al uitgesloten te zijn. De osmolaliteit in plasma kan worden bepaald, maar is ook eenvoudig te berekenen uit de formule: plasma-osmolaliteit (mosm/kg) = 2 × serum-Na (mmol/l) + glucose (mmol/l) + ureum (mmol/l).

Bij het uitvoeren van de dorstproef wordt de plasma-osmolaliteit iedere twee uur gemeten of berekend om uitdrogen te voorkomen. Een stijging van de osmolaliteit boven 305 mosm/kg vormt een reden het onderzoek te onderbreken en vocht te geven. Een volledige test duurt acht uur.

De criteria voor het onderscheid tussen diabetes insipidus en het uitsluiten van de diagnose worden weergegeven in tabel 1.5.

Tabel 1.5   Analyse van diabetes insipidus met behulp van een dorstproef gedurende 8 uur.

plasma mosm/kg	urine mosm/kg	
< 300	> 700	geen diabetes insipidus
> 300	< 400	diabetes insipidus
centrale oorzaak stijging urine mosm/kg na DDAVP > 200		
renale oorzaak stijging urine mosm/kg na DDAVP < 200		

Met behulp van desmopressine (DDAVP, 2 microgram i.m.) kan een onderscheid worden gemaakt tussen hypofysaire en nefrogene diabetes insipidus. Een stijging van de urine-osmolaliteit tijdens langdurig dorsten tot waarden van 400-700 mmol/kg kan berusten op een partiële diabetes insipidus of op psychogene polydipsie. In tegenstelling tot patiënten met diabetes insipidus hebben patiënten met psychogene polydipsie voorafgaand aan het dorsten vaak een lage plasma-osmolaliteit (minder dan 275 mosm/kg). Bepaling van vasopressine (ADH) kan nuttig zijn in twijfelgevallen en verder bij het onderscheid tussen centrale en nefrogene diabetes insipidus. Bij nefrogene diabetes insipidus is het vasopressinegehalte hoog, bij centrale diabetes insipidus laag tot niet meetbaar.

▶ 1.4 Hypovolemie

Onder hypovolemie wordt een tekort aan intravasculair volume verstaan. Hypovolemie leidt tot een verminderde weefseldoorstroming en gaat gepaard met klachten van moeheid, dorst, spierkrampen en orthostatische hypotensie. Bij een tekort van minder dan 10% is de bloeddruk in het algemeen normaal. Bij een meer uitgesproken ondervulling kunnen naast orthostatische hypotensie ook angineuze klachten, buikpijn en verwardheid optreden. Hypovolemie gaat vaak samen met een interstitieel vochttekort. Bij onderzoek vallen dan een droge tong en slijmvliezen en een afgenomen huidturgor op. Het laatste symptoom is bij oudere mensen minder betrouwbaar.

Soms levert het lichamelijk onderzoek een aanwijzing op voor de oorzaak van de hypovolemie. De aanwezigheid van toegenomen pigmentatie van huid en slijmvliezen wijst bijvoorbeeld op het bestaan van primaire bijnierinsufficiëntie. Bij een hypovolemische shock passen symptomen die berusten op toename van sympathische activiteit, zoals tachycardie, gevoel van koude en klamme extremiteiten. Deze patiënten tonen vaak een perifere cyanose en zijn geagiteerd en verward. Als daarbij de urineproductie gering is (minder dan 15 ml/uur) en de geproduceerde urine een hoge osmolaliteit en een laag natriumgehalte heeft, wijst dit op een goede nierfunctie. Bij uitdroging is de stijging van ureum in het plasma meer uitgesproken dan van creatinine. In tabel 1.6 wordt een aantal oorzaken van hypovolemie door een tekort aan zout en water gegeven.

Tabel 1.6   Oorzaken van hypovolemie (uitdroging).

onvoldoende vochtopname
vaak in combinatie met gestoorde nierfunctie bij oudere mensen

verlies uit de tractus digestivus
massaal braken, ernstige diarree, vochtverlies via fistels of hevelen

nierziekten
herstelfase van acute tubulopathie, herstelfase na langdurige urinewegobstructie, chronische tubulo-interstitiële nefropathie

mineralocorticoïd[te]kort
bijnierinsufficiëntie, geïsoleerd aldosterontekort

hypercalciëmie

diuretische therapie

osmotische diurese bij diabetische ontregeling

verlies elders
sterk transpireren, brandwonden, verlies naar de buikholte zoals peritonitis, pancreatitis en zich snel ontwikkelende ascites.

De mate van depletie van het extracellulaire vocht kan vaak goed worden beoordeeld aan de hand van het gewichtsverloop en het hemoglobine- en albuminegehalte van het bloed.

▶ 1.5   Gegeneraliseerd oedeem en longoedeem

Oedeem is het gevolg van een toename van interstitieel vocht. Alvorens gegeneraliseerd oedeem aantoonbaar is door middel van druk, waarbij een impressie zichtbaar wordt, moet minstens 2,5-3 liter vocht worden geretineerd. Verandering van het lichaamsgewicht is vaak een goede maat voor de hoeveelheid geretineerd vocht. Oedeem kan ontstaan door toename van de capillaire hydrostatische druk, afname van de plasma-oncotische druk, toename van de capillaire permeabiliteit en door obstructie van de lymfeafvoer of toename van de interstitiële oncotische druk. Aan de hand van deze indeling zijn in tabel 1.7 de oorzaken van oedeem weergegeven.

Uit de tabel blijkt dat bij het ontstaan van oedeem vaak meer mechanismen tegelijkertijd van belang zijn: bij rechtsdecompensatie van het hart ontstaan stuwing en natriumretentie, bij het nefrotisch syndroom verminderde serum-oncotische druk en natriumretentie. Hypovolemie en verminderde nierdoorstroming stimuleren het renine-angiotensine-aldosteronsysteem, hetgeen leidt tot natriumretentie in de verzamelbuisjes van de nier.

Lichamelijk onderzoek kan een belangrijke bijdrage leveren bij het herkennen van de oorzaak van oedeem. Bij rechtsdecompensatie van het hart is de centraalveneuze druk verhoogd (normaal R-4 cm), is de lever meestal pal-

Tabel 1.7   Oorzaken van oedeem.

toename van de capillaire hydrostatische druk
a toename van het plasmavolume door renale natriumretentie: decompensatio cordis, levercirrose, zwangerschap, natriumretentie door medicamenten o.a. NSAID's (niet-steroïde anti-inflammatoire geneesmiddelen), thiazolidinedionen, acute glomerulonefritis
b veneuze stuwing: decompensatio cordis, acuut longoedeem, levercirrose, lokale veneuze obstructie

verminderde oncotische druk van het plasma
(serumalbumine minder dan 20 g/l)
nefrotisch syndroom, protein-losing enteropathy, verminderde albuminesynthese bij leverziekte, ondervoeding

toename van capillaire permeabiliteit
idiopathisch oedeem, brandwonden, sepsis, allergische reacties, ARDS (adult respiratory distress syndrome)

obstructie van de lymfeafvoer
o.a. door lymfomen, filariasis

toename van de interstitiële oncotische druk
hypothyreoïdie (o.a. interstitiële ophoping van albumine)

pabel met een stompe rand als gevolg van de stuwing, en is oedeem aantoonbaar aan de benen bij nog ambulante patiënten of presacraal bij de bedlegerige patiënt. Bij de nog mobiele patiënt nemen de oedemen aan de benen overdag toe, terwijl ze 's nachts door het verdwijnen van de statische druk weer afnemen, hetgeen leidt tot nycturie. De patiënten hebben vaak een vol gevoel in de bovenbuik als gevolg van leverstuwing. Bij ernstige rechtsdecompensatie kunnen ook icterus en ascites ontstaan. De combinatie van links- en rechtsdecompensatie kan aanleiding geven tot de vorming van pleuravocht als gevolg van transsudatie.

Bij oedeem als gevolg van een nefrotisch syndroom is de centraalveneuze druk normaal en bestaat er geen leverstuwing. Het oedeem is vaak vooral rond de oogleden aanwezig. Sterke proteïnurie, een verlaagd serumalbumine en een verhoogd serum-cholesterolgehalte zijn kenmerkend voor het nefrotisch syndroom.

Bij oedeem bij patiënten met levercirrose is de centraalveneuze druk eveneens normaal. De aanwezigheid van ascites staat meer op de voorgrond dan het perifere oedeem. Het vinden van spider naevi en erythema palmare ondersteunt het vermoeden van leverpathologie, evenals de maar zelden zichtbare tekenen van collaterale circulatie in de vorm van een caput Medusae. Het onderzoek bij oedeem is samengevat in tabel 1.8.

Longoedeem kan worden gedefinieerd als een toename van de hoeveelheid vocht in het extravasculaire longweefsel. Voor het ontstaan van longoedeem is veel minder vochtretentie nodig dan voor het ontstaan van gegeneraliseerd oedeem, omdat de capaciteit van de kleine circulatie beperkter is. Een belangrijke oorzaak van longoedeem is een toename van de pulmonale capillaire druk, meestal het gevolg van linksdecompensatie van het hart, maar ook mogelijk veroorzaakt door zoutretentie bij nierinsufficiëntie of overtransfusie. Een toename van de pulmonale capillaire permeabiliteit

Tabel 1.8 Onderzoek bij oedeem.

gegeneraliseerd oedeem		
a	decompensatio cordis	verhoogde centraalveneuze druk, leverstuwing, perifeer oedeem, cardiomegalie (thoraxfoto, echografie), eventueel tevens tekenen van linksdecompensatie
b	hypoproteïnemie	
	– nefrotisch syndroom	laag plasma-albumine, uitgesproken proteïnurie, perifeer oedeem, geen verhoogde centraalveneuze druk of leververgroting, verhoogd cholesterol
	– levercirrose	laag plasma-albumine, geen proteïnurie, geen tekenen van decompensatio cordis, perifeer oedeem maar vooral uitgesproken ascites, huidpigmentatie, (icterus), spider naevi, erythema palmare, hepato- en splenomegalie
	– cachexie bij maligniteit	hypoalbuminemie, andere symptomen van maligniteit zijn meestal aanwezig
	– protein-losing enteropathy	hypoalbuminemie zonder proteïnurie, eiwitverlies door lymfestuwing in de darm (o.a. bij pericarditis constrictiva) en een scala van darmziekten veelal met diarree
c	acute glomerulonefritis	afwijkingen van het urinesediment (hematurie), afgenomen glomerulaire filtratie, hypertensie
d	idiopathisch oedeem	vooral bij vrouwen, vaak in relatie tot de menstruatie, geen specifieke symptomen
lokaal oedeem		
a	obstructie van lymfevaten	bij maligniteiten, na lymfeklierresecties, chronische infecties, erysipelas, filariasis; het gebied voelt pasteus verdikt aan
b	obstructie van venen	als gevolg van trombose of bijv. bij maligniteiten door druk van buitenaf of door infiltratie
c	verhoogde capillaire doorlaatbaarheid	bij infecties, allergische reacties, na een trauma, met name na verbrandingen

als oorzaak van longoedeem komt voor in het kader van het ARDS (adult respiratory distress syndrome). Verminderde plasma-oncotische druk leidt niet gemakkelijk tot het optreden van longoedeem, omdat tegelijk met de afname van de plasma-oncotische druk ook de interstitiële oncotische druk afneemt. Derhalve is bij een nefrotisch syndroom en bij hypoalbuminemie bij levercirrose longoedeem niet gebruikelijk.

Patiënten met longoedeem op basis van decompensatio cordis klagen over dyspnoe, tachypnoe, orthopnoe, paroxismale nachtelijke dyspnoe, een droge niet-productieve hoest en soms vertonen ze in de slaap een patroon van cyclisch ademen, bekend als Cheyne-Stokes-ademhaling. Bij licht longoedeem bestaat alleen dyspnoe bij inspanning, bij ernstig longoedeem passen ernstige dyspnoe in rust, cyanose en eventueel het opgeven van schuimend roze sputum, rochelen en haemoptoe. Crepiteren boven de basale longvelden is in het beginstadium van longoedeem niet altijd aanwezig. De thoraxfoto biedt vaak eerder aanknopingspunten, zoals redistributie van vaattekening ten gunste van de bovenvelden en de aanwezigheid van Kerley-B-lijnen.

Het onderzoek van het hart kan aanknopingspunten bieden voor een eventuele cardiogene oorzaak van longoedeem, zoals toegenomen hartgrootte, abnormale tonen in S3 en S4 die leiden tot galopritme, functionele mitralisinsufficiëntie en souffles. Bij longoedeem wordt bij laboratoriumonderzoek hypoxemie gevonden, bij minder ernstige vormen van longoedeem en bij acuut longoedeem bestaat vaak hypo- of eucapnie. Dit wordt veroorzaakt door de neiging tot hyperventileren als gevolg van hypoxemie en metabole acidose op basis van melkzuuraccumulatie door een slechte perifere circulatie.

Een recente mogelijkheid om bij het bestaan van dyspnoe een onderscheid te maken tussen een cardiale en een niet-cardiale oorzaak biedt de bepaling van B-type natriuretisch peptide. Een concentratie van > 500 microg/l maakt linksdecompensatie van het hart als oorzaak zeer waarschijnlijk, terwijl een concentratie van < 100 microg/l een cardiale oorzaak praktisch uitsluit. Bij tussenliggende waarden blijven de klinische symptomen en de bevindingen bij lichamelijk onderzoek en echocardiografie de belangrijkste gegevens voor het te maken onderscheid.

▶ 1.6 SIADH (syndroom van 'inappropriate' ADH-secretie)

Bij dit syndroom wordt antidiuretisch hormoon gesecerneerd ondanks het ontbreken van de fysiologische prikkels daartoe, zoals hyperosmolaliteit of hypovolemie. Dit leidt tot een dilutie-hyponatriëmie. De klinische symptomen zijn het gevolg van waterintoxicatie onder andere leidend tot cerebraal oedeem. Ze bestaan uit sufheid, verwardheid, misselijkheid, braken, hoofdpijn en spierzwakte. Het geretineerde water verdeelt zich gelijkelijk over de intra- en extracellulaire compartimenten. Bij ernstige hyponatriëmie (beneden 110 mmol/l) treden neurologische verschijnselen op, zoals pseudobulbaire paralyse en areflexie. Verdere daling van het serum-natriumgehalte kan leiden tot coma, convulsies en tot de dood. Bij minder ernstige hyponatriëmie bijvoorbeeld 125 mmol/l kunnen klinische symptomen ontbreken.

De criteria voor de diagnose bestaan uit de aanwezigheid van een hypotone hyponatriëmie met een relatief hoge urine-osmolaliteit. De natriumconcentratie in de urine is bij een normaal dieet meer dan 20 mmol/l. Tekenen van hypovolemie ontbreken en het serumureum- en creatininegehalte is normaal als ook de nierfunctie normaal is. De kaliumbalans en het zuur-base-evenwicht zijn evenmin verstoord. Het serum-natriumgehalte is meestal minder dan 125 mmol/l, terwijl de plasma-osmolaliteit bijna altijd minder dan 270 mosm/kg bedraagt. De urine-osmolaliteit is hoger dan de plasma-osmolaliteit en bedraagt vaak 300-400 mosm/kg. De natriumuitscheiding met de urine is hoger dan te verwachten is op grond van de serum-natriumwaarde. Bij verdenking op SIADH is het essentieel om te weten dat de bijnierfunctie normaal is. Bij bijnierinsufficiëntie wordt ook de combinatie gevonden van een laag serum-natrium en een toegenomen natriurese. Hierbij wordt echter veelal een verhoogd serum-kalium en ureum gevonden. Ten slotte wordt bij SIADH een lage plasma-urinezuurconcentratie gevonden. Urinezuur wordt samen met natrium teruggeresorbeerd in de proximale tubulus. Beide zijn bij SIADH verlaagd.

De klinische symptomen en de laboratoriumafwijkingen verbeteren na een restrictie van de vochtinname tot 500-1000 ml. De symptomen en de oorzaken van SIADH zijn respectievelijk vermeld in de tabellen 1.9 en 1.10. Onder de tumoren is kleincellig bronchuscarcinoom de meest voorkomende oorzaak van SIADH.

Tabel 1.9 Symptomen van het syndroom van 'inappropriate' ADH-secretie.

klinische symptomen	laboratoriumgegevens
– bij geringe hyponatriëmie, bijv. 120-125 mmol/l, geen klachten; – bij toenemende hyponatriëmie: sufheid, verwardheid, misselijkheid, braken, hoofdpijn en spierzwakte; – bij ernstige hyponatriëmie (< 110 mmol/l): neurologische verschijnselen zoals pseudobulbaire paralyse, convulsies, coma leidend tot de dood	verdunningshyponatriëmie met plasma-hypo-osmolaliteit en verhoogd plasma-ADH, urine-osmolaliteit > 300 mosm/l, urine-Na > 20 mmol/l ondanks de hyponatriëmie, hierbij geen hypertensie, oedeemvorming of tekenen van hypovolemie, normale nier- en bijnierfunctie, normaal K, vaak relatief laag plasma-ureum en -creatinine

Tabel 1.10 Oorzaken van het syndroom van 'inappropriate' ADH-secretie.

tumoren
kleincellig ongedifferentieerd bronchuscarcinoom, thymustumor, pancreastumor, hersentumor

andere aandoeningen van de longen en de hersenen
a longen
   tuberculose, pneumonie, schimmelinfecties, ernstige chronische obstructieve longziekte, acute respiratoire insufficiëntie met hypoxie en hypercapnie en bij mechanische beademing
b hersenen
   cerebrovasculair accident, hersentrauma, meningitis, encefalitis, hersenabces, cerebrale lupus, hypothalame sarcoïdose

als gevolg van geneesmiddelen o.a.
vincristine, vinblastine, carbamazepine, cyclofosfamide, chloorpropamide, haloperidol, amitriptyline, bromocriptine

▶ 1.7 Hypernatriëmie en hyponatriëmie

Hypernatriëmie wordt gedefinieerd als een serum-natriumgehalte van > 145 mmol/l. Hypernatriëmie gaat gepaard met cellulaire dehydratie. Dit geldt ook voor het cerebrum en geeft aanleiding tot de symptomen van verlaagd bewustzijn. Bij volwassenen zijn de symptomen meestal weinig uitgesproken tenzij het serum-natriumgehalte > 160 mmol/l bedraagt of in korte tijd stijgt.

Het serum-natriumgehalte is afhankelijk van de verhouding tussen de totale hoeveelheid lichaamsnatrium en lichaamswater. Het is geen goed criterium voor de toestand van de natriumbalans. Hypernatriëmie is meestal het gevolg van excessief waterverlies, zoals voorkomt bij diabetes insipidus, ernstige diarree, excessief zweten, osmotische diurese en hypothalamische afwijkingen die leiden tot een stoornis van de osmoreceptoren of het dorstgevoel.

In een aantal situaties met hypernatriëmie, zoals bij osmotische diurese bij ontregelde diabetes, ernstige diarree en excessief zweten (het natriumgehalte in zweet is 45 mmol/l), is er sprake van een groter water- dan natriumverlies. Er ontstaat dan hypernatriëmie ondanks een te laag totaal lichaamsnatrium. Hypernatriëmie als gevolg van een toename van de totale hoeveelheid lichaamsnatrium komt voor als gevolg van overproductie van het mineralocorticoïd hormoon, zoals het geval is bij het syndroom van Cushing en het syndroom van Conn. Het serum-natriumgehalte is dan net iets hoger dan de bovengrens van de normale waarde. Grotere stijgingen van de serum-natriumwaarde als gevolg van een teveel aan lichaamsnatrium zijn altijd iatrogeen, zoals het toedienen van hypertone zoutoplossing.

Hypernatriëmie ten gevolge van waterverlies gaat gepaard met neurologische symptomen en een verlaagd bewustzijn, terwijl bij ernstig watertekort ook verschijnselen optreden van hypovolemie en uitdroging, zoals lage huidturgor, droge slijmvliezen en lage oogboldruk. Hypernatriëmie als gevolg van uitdroging wordt het meest gezien bij oudere mensen met een verlaagd bewustzijn en bij jonge kinderen.

Hyponatriëmie wordt gedefinieerd als een serum-natriumgehalte van < 135 mmol/l. Hyponatriëmie van > 125 mmol/l verloopt meestal symptoomloos. Bij lagere waarden kunnen, vooral wanneer de hyponatriëmie zich in korte tijd ontwikkelt, symptomen optreden als gevolg van het optreden van hersenoedeem. Ze bestaan uit hoofdpijn, misselijkheid en braken, sufheid, bij verergering overgaand in insulten, coma als gevolg van hersenoedeem en ten slotte het intreden van de dood. Als de hyponatriëmie echter langzaam ontstaat, zijn de symptomen veel minder uitgesproken. Er treedt dan een proces van adaptatie op waarbij de osmolaliteit in de hersenen afneemt met als gevolg verminderd hersenoedeem.

Hyponatriëmie kan berusten op een echt zouttekort, op een teveel aan lichaamswater en kan het gevolg zijn van het feit dat een deel van het volume – waarin het natrium wordt gemeten – wordt ingenomen door een abnormale ophoping van eiwitten of lipoproteïnen. We spreken in het laatste geval van pseudo-hyponatriëmie. Dit kan voorkomen bij de ziekte van Kahler, het syndroom van Waldenström en bij hypertriglyceridemie. De concentratie van natrium in het plasmawater, en dus de osmolaliteit, is dan normaal. Ten slotte kennen we nog de niet-hypotone hyponatriëmie, waarbij sprake is van een ophoping van een osmotisch actieve stof die de cel moeilijk binnendringt. Dit is bijvoorbeeld het geval bij ernstige diabetische ontregeling met een sterk verhoogd bloed-glucosegehalte en bij het sick-cell-syndroom bij sepsis, brandwonden en levercelverval. Een stijging van het bloed-glucosegehalte bij diabetische ontregeling van 20 mmol/l zal op zichzelf een daling veroorzaken van het serum-natriumgehalte van 6 mmol/l. Gelijktijdig optredende osmotische diurese zal dit effect meestal tenietdoen en aanleiding geven tot hypernatriëmie.

Bij hyponatriëmie als gevolg van zouttekort of waterteveel is in beide gevallen sprake van een hypotone hyponatriëmie. Bij een zouttekort is tevens het extracellulaire volume afgenomen. Bij hyponatriëmie ten gevolge van een zouttekort kan een onderscheid worden gemaakt tussen renaal en extrarenaal zoutverlies. Bij renaal verlies is de natriumconcentratie in de urine meer dan 20 mmol/l, bij extrarenaal zoutverlies tracht de nier zoveel mogelijk natrium vast te houden en is de natriumconcentratie in de urine lager dan 20 mmol/l.

Hyponatriëmie met een normaal tot licht toegenomen extracellulair volume wijst op een effect van het antidiuretisch hormoon. De concentratie van natrium in de urine is dan meer dan 20 mmol/l. Dit beeld komt ook voor bij psychogene polydipsie en bij toediening van hypotone infusievloeistoffen, en voorts bij het SIADH en andere situaties met een te sterk effect van het antidiuretisch hormoon, zoals chronische nierinsufficiëntie, geïsoleerde cortisoldeficiëntie (bijvoorbeeld secundair aan hypofyse-insufficiëntie) en verandering van het niveau van de osmoregulatie. Ten slotte wordt dit beeld ook gezien bij hypothyreoïdie.

Hyponatriëmie kan ook voorkomen in combinatie met een toegenomen extracellulair volume, hetgeen zich uit in oedeem. Er is dan een teveel aan lichaamsnatrium, maar meer nog een uitgesproken toename van de hoeveelheid lichaamswater. Deze situatie ontstaat als ondanks zoutretentie een ondervulling van het vaatbed blijft bestaan, wat leidt tot continue stimulering van de renine- en ADH-secretie. De natriumconcentratie in de urine is dan minder dan 20 mmol/l. Dit beeld komt voor bij decompensatio cordis, nefrotisch syndroom en levercirrose. Het treedt secundair op bij hypoalbuminemie.

Hyponatriëmie als gevolg van het gebruik van diuretica komt vooral voor na het gebruik van thiazidediuretica. Door het effect op de distale niertubulus bewerkstelligen deze middelen een verlies van natrium en kalium en een neiging tot waterretentie onder invloed van ADH. Dit effect is veel minder uitgesproken bij lisdiuretica, zoals furosemide, die door hun effect op de ascenderende, medullair gelegen lis van Henle de medullaire osmolaliteit verlagen, waardoor het effect van ADH tot waterretentie vermindert en minder neiging tot hyponatriëmie ontstaat.

Bij de analyse van de patiënt met hyponatriëmie zijn natuurlijk anamnese en onderzoek belangrijk. Het bestaan van oedeem bewijst een teveel aan lichaamsnatrium. Bij het ontbreken van oedeem moet allereerst onderscheid worden gemaakt tussen echte hyponatriëmie en pseudo-hyponatrië-

Tabel 1.11   Hypernatriëmie.

waterverlies	meer water dan zoutverlies		natriumretentie
centrale diabetes insipidus polyurie ADH ↓ urine osm ↓	*niet renaal* bijv. dorsten, zweten, diarree oligurie urine osm ↑ urine-Na < 20mmol/l	*renaal* osm. diurese polyurie urine-Na > 20mmol/l	mineralocorticoïd excess ziekte van Conn ziekte van Cushing serum-K ↓ urine-Na > 20mmol/l
renale diabetes insipidus polyurie ADH ↑ urine osm ↓			
niet-renaal verlies respiratoir of via de huid urine osm ↑			

Tabel 1.12   Hyponatriëmie.

A ZONDER OEDEEM

	hypotoon		*niet-hypotoon*	*pseudo-hyponatriëmie*

zouttekort	*waterteveel*		hyperglykemie
			sick-cell-syndroom
				– verhoogd eiwit
				  ziekte van Kahler
				  ziekte van Waldenström
				– verhoogd triglyceride-
				  gehalte

1 Extrarenaal Na-verlies
  urine-Na < 20mmol/l
  braken
  diarree
  verbranding
  excessief zweten
 	
2 renaal Na-verlies
  urine-Na > 20mmol/l
  chronische nier-
  insufficiëntie
  bijnierinsufficiëntie
  osmotische diurese
  diuretica
	urine-Na > 20mmol/l
	1 SIADH
	  urine osm > 300
	  mosm/kg
	2 psychogene
	  polydipsie
	  urine osm < 100
	  mosm/kg
	3 geïsoleerde
	  cortisoldeficiëntie
	4 hypothyreoïdie			

B MET OEDEEM

te veel lichaamsnatrium met tekort aan effectief circulerend volume en toegenomen extracellulair volume

oorzaak
decompensatio cordis
nefrotisch syndroom
levercirrose

oorzaak
acute en chronische nierinsufficiëntie

bevinding
RAA verhoogd en ADH verhoogd
urine Na < 10 mmol/l

bevinding
urine-Na > 20mmol/l

ADH = antiduretisch hormoon, RAA = renine-angiotensine-aldosteron mie. Bij een echte hyponatriëmie zijn de urine-osmolaliteit en het natriumgehalte in de urine van belang. Een zeer lage urine-osmolaliteit, van minder dan 100 mosm/kg, is meestal het gevolg van primaire polydipsie. Een natriumconcentratie van minder dan 20 mmol/l wijst op een verminderd effectief circulerend volume, mits de nierfunctie normaal is. Een natriumconcentratie in de urine van meer dan 20 mmol/l bij hyponatriëmie is het gevolg van overproductie van ADH, van een nierfunctiestoornis of van het onvermogen zout via de nieren te retineren als gevolg van bijnierinsufficiëntie, osmotische diurese of diureticagebruik. In tabel 1.11 en 1.12 worden de differentieeldiagnostische kenmerken van hyper- en hyponatriëmie aangegeven.

▶ 1.8 Hyperkaliëmie en hypokaliëmie

▷ INLEIDING

Kalium komt vooral intracellulair voor in een concentratie van 120-150 mmol/l, terwijl de extracellulaire kaliumconcentratie slechts 3,5-5,0 mmol/l bedraagt. Van de 3500 mmol totaal lichaamskalium is slechts 2% (ongeveer 80 mmol) extracellulair aanwezig. Bij opname van 80 mmol kalium per dag wordt ongeveer 70 mmol kalium met de urine uitgescheiden, 9 mmol met de ontlasting en 1,2 mmol door transpireren.

Bij een beperking van de kaliumtoevoer neemt de kaliumuitscheiding met de urine af tot minimaal 5-15 mmol per dag. Gezien het verlies van kalium met feces en zweet (ongeveer 10 mmol per dag) is een minimale kaliuminname nodig van 15-25 mmol per dag. Een sterke toename van de kaliumtoevoer kan door het lichaam goed worden gecompenseerd. De kaliumuitscheiding kan zo nodig zeven- tot tienvoudig toenemen. Dit proces speelt een belangrijke rol bij het voorkomen van hyperkaliëmie bij een afnemende glomerulaire functie. Door de kaliumexcretie in de resterende glomeruli te vergroten kan bij een normale kaliumopname het serum-kaliumgehalte nog normaal blijven bij een daling van de GFR tot ongeveer 10 ml per minuut. Een verdere daling leidt tot hyperkaliëmie.

Bij het handhaven van het verschil in concentratie tussen het hoge intracellulaire kaliumgehalte en de lage extracellulaire kaliumconcentratie spelen insuline en bèta-adrenerge catecholaminen een rol. Ze bevorderen de opname van kalium in de cel door het Na^+/K^+-ATPase in de celmembraan te stimuleren. Aldosteron speelt een belangrijke rol door de excretie van kalium door de nier te bevorderen. Hyperkaliëmie bevordert de secretie van insuline en aldosteron, terwijl hypokaliëmie het omgekeerde effect heeft.

▶ HYPERKALIËMIE

Hiervan wordt gesproken bij een serum-kaliumgehalte van meer dan 5 mmol/l. Hyperkaliëmie veroorzaakt een daling van de rustpotentiaal van cellen, hetgeen leidt tot neuromusculaire verschijnselen zoals paresthesieën, spierzwakte en eventueel paralyse. Van groot belang zijn de effecten op het hart, die kunnen leiden tot kamerfibrilleren en asystolie. Kenmerkend zijn de afwijkingen die op het elektrocardiogram optreden met aanvankelijk vooral spitse T-toppen en een verlenging van het PR-interval (figuur 1.1). Daarna volgt een verbreding van het QRS-complex en bij een serum-kaliumwaarde van ongeveer 8 mmol/l ontstaat een sinusgolfpatroon, waarbij het QRS-complex overgaat in de T-toppen. Op nierniveau neemt de ammoniakproductie af en kan zich een hyperchloremische acidose ontwikkelen. Deze acidose op zichzelf verergert de hyperkaliëmie door de verschuiving van kalium uit de cel naar het extracellulaire compartiment te bevorderen. Zonder therapeutisch ingrijpen leidt deze vicieuze cirkel tot de dood door hartstilstand (tabel 1.13).

Tabel 1.13 Symptomen van hyperkaliëmie.

- toenemende klachten bij oplopend kaliumgehalte (normaal plasma-kalium 3,5-5 mmol/l)
- neuromusculaire verschijnselen: paresthesieën, spierzwakte, paralyse
- cardiale verschijnselen: aritmieën, kamerfibrilleren, asystolie (zie ook figuur 1.1 voor kenmerkende ECG-veranderingen)
- vasodilatatie en hypotensie
- renale verschijnselen: verminderde NH_3-productie, ontwikkeling van hyperchloremische acidose

Bij de analyse van hyperkaliëmie moet altijd eerst pseudo-hyperkaliëmie worden uitgesloten, die kan voorkomen bij sterke trombocytose (meer dan $1000 \times 10^9/l$), sterke leukocytose (meer dan $500 \times 10^9/l$), verhoogde fragiliteit van erytrocyten en een moeizame bloedafname bij langdurig stuwen.

Echte hyperkaliëmie kan het gevolg zijn van een redistributie van kalium uit de cellen naar het extracellulaire compartiment, celverval, een enorme kaliumbelasting door exogene toevoer of door een gestoorde kaliumuitscheiding door de nier. Bij hyperkaliëmie als gevolg van redistributie of een grote exogene toevoer zal bij een normale nierfunctie de kaliumexcretie sterk toenemen, in tegenstelling tot bij hyperkaliëmie als gevolg van ernstig nierlijden.

Bij de gestoorde uitscheiding van kalium zijn de twee belangrijkste factoren: een verminderd natriumaanbod aan de corticale verzamelbuisjes en een verminderd aldosteroneffect. In beide situaties kan geen natrium tegen kalium worden uitgewisseld. Ondanks een bestaande hyperkaliëmie wordt de kaliumexcretie niet adequaat verhoogd. De kaliumexcretie is dan minder dan 100 mmol per dag.

Figuur 1.1 ECG-veranderingen bij hyperkaliëmie en hypokaliëmie.

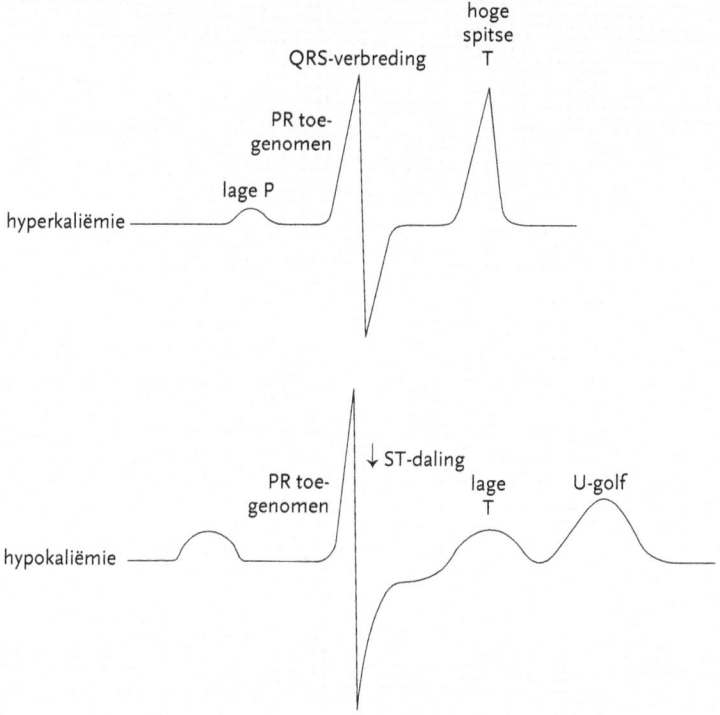

Aan de hand van het serum- en urine-kaliumgehalte zijn zo een gestoorde renale kaliumuitscheiding en een extrarenale oorzaak van hyperkaliëmie te scheiden. Bij chronische nierinsufficiëntie met oligurie is er sprake van een te gering aantal nog functionerende nefronen om de kaliumspiegel te kunnen handhaven. Bijkomende metabole acidose veroorzaakt bovendien een verschuiving van kalium uit de cel naar het extracellulaire compartiment. Bij acute tubulusnecrose met oligurie is het aanbod van filtraat aan de distale tubulus onvoldoende om voldoende kalium uit te scheiden. Een verminderd aanbod van filtraat aan de distale tubulus kan zich ook voordoen bij een ernstige afname van het effectief circulerende volume, zoals soms gezien wordt in het eindstadium van hartfalen en bij ernstige levercirrose. Al deze situaties kunnen gepaard gaan met hyperkaliëmie (zie tabel 1.14).

Een tekort aan aldosteron komt voor bij bijnierinsufficiëntie, geïsoleerd hypoaldosteronisme, en bijvoorbeeld bij het gebruik van geneesmiddelen. De synthese van aldosteron wordt geremd door angiotensine-converting enzyme-inhibitors en angiotensine-II receptor antagonisten; spironolacton remt de binding van aldosteron aan de receptor en triamtereen en amiloride blokkeren het natriumkanaal in de corticale verzamelbuisjes. NSAID's (niet-steroïde anti-inflammatoire geneesmiddelen) zoals indometacine remmen de synthese van renine en daarmee de secretie van aldosteron. Al deze geneesmiddelen kunnen leiden tot hyperkaliëmie. Bij ACE-remmers is dit vooral bekend bij een reeds aanwezige lage GFR.

De verdeling van kalium over het intracellulaire en het extracellulaire compartiment wordt beïnvloed door insuline, aldosteron en bèta-adrenerge agonisten. Hyperkaliëmie door uittreden van kalium uit de cellen komt voor bij insulinedeficiëntie en bij een tekort aan aldosteron en in het bijzonder bij de combinatie van beide, zoals betrekkelijk zelden bij diabetes mellitus voorkomt. Kaliumsparende diuretica, zoals triamtereen en spironolacton, kun-

Tabel 1.14 Oorzaken van hyperkaliëmie.

verhoogde inname van kalium (hyperkaliëmie treedt vooral op als de renale kaliumexcretie gestoord is)
a per os: acuut meer dan 160 mmol K$^+$ per os kan dodelijke hyperkaliëmie veroorzaken, zelfs bij een normale nierfunctie
b intraveneus: bij snelle i.v. infusie van K$^+$-houdende vloeistoffen (vooral bij kinderen)

verlaagde renale uitscheiding van kalium
a nierinsufficiëntie in het bijzonder bij oligo-/anurie; in geval van non-oligurische nierinsufficiëntie is vaak een extra factor aanwezig, die eveneens de kaliumspiegel verhoogt, zoals acidose
b verlaging van het effectief circulerende volume
c hypoaldosteronisme
   1 verminderde synthese in de bijnier
      – ziekte van Addison
      – enzymdeficiënties van
        • 21-hydroxylase
        • 3-bèta-hydroxysteroïddehydrogenase
        • corticosteronmethyloxydase I en II: geïsoleerd hypoaldosteronisme
      – heparine: kan hyperkaliëmie veroorzaken, meestal in combinatie met andere hyperkaliëmie-bevorderende factoren
   2 verminderde activiteit van het renine-angiotensinesysteem
      – hyporeninemisch hypoaldosteronisme (vooral bij diabetespatiënten)
      – niet-steroïde anti-inflammatoire geneesmiddelen (NSAID's)
      – angiotensine-converting enzyme-remmers
      – angiotensine-II-receptor antagonisten
   3 verminderd effect van aldosteron op de nier
      – kaliumsparende diuretica (spironolacton, amiloride, triamtereen)
      – pseudo-hypoaldosteronisme (congenitale en verkregen vorm)
d renale tubulaire acidose type I
e selectief defect in de renale kaliumsecretie

verplaatsing van kalium uit de cel naar het extracellulaire compartiment
a metabole acidose, in veel mindere mate ook respiratoire acidose
b insulinedeficiëntie met hyperglykemie (verhoogde plasma-osmolaliteit)
c weefselafbraak: hemolyse, trauma, rabdomyolyse, na cytostatica, ischemische necrose, hematomen
d gebruik van bètablokkers
e intensieve spierarbeid
f digitalisintoxicatie
g hyperkaliëmische vormen van periodieke paralyse
h depolariserende spierverslappers (succinylcholine)

nen tot een sterke stijging van kalium leiden bij ontregelde diabetes mellitus en zijn daarom bij diabetespatiënten minder gewenst. Extreme lichamelijke inspanning leidt ook tot kaliumverlies uit de cel. In combinatie met het gebruik van een bètablokker kan dit tot ernstige hyperkaliëmie leiden.

Hyperkaliëmie als gevolg van redistributie komt verder voor bij een verhoogde plasma-osmolaliteit en bij acidose. De oorzaken van echte hyperkaliëmie staan vermeld in tabel 1.14 en tabel 1.15.

Bij het zoeken naar de oorzaak van hyperkaliëmie is de anamnese belangrijk, vooral dieetgewoonten en het gebruik van medicamenten, zoals ACE-remmers, kaliumsparende diuretica, NSAID's en bètablokkers. Uit de voorgeschiedenis is verder van belang de aanwezigheid van nierziekten, diabetes mellitus en bijnierinsufficiëntie. Gevraagd moet worden naar symptomen van spierzwakte en of er een ernstig trauma is geweest. Gegevens over de diurese en braken of diarree zijn eveneens van belang.

Bij het lichamelijk onderzoek wordt gelet op de aanwezigheid van oedemen, hypovolemie, orthostatische hypotensie, spierzwakte, pigmentaties – met het oog op primaire bijnierinsufficiëntie –, een vale huidskleur bij nierinsufficiëntie, hyperventilatie bij metabole acidose, tekenen van rabdomyolyse en spierischemie.

Belangrijke laboratoriumgegevens, naast het reeds bekende te hoge kaliumgehalte, zijn de arteriële pH, plasma-creatinine, plasma-glucose, plasma-natrium en plasma-calcium. Bij ernstige leukocytose en trombocytose wordt het kalium in plasma gemeten en niet in serum, omdat juist door het stollingsproces de pseudo-hyperkaliëmie ontstaat. Het ECG biedt, zoals reeds beschreven, belangrijke aanknopingspunten voor het vaststellen van de ernst van de hyperkaliëmie. Het gevaar van kamerfibrilleren of asystolie neemt toe bij een snelle stijging van het kaliumgehalte en bij gelijktijdig aanwezige hypocalciëmie, hyponatriëmie of acidose. De hoeveelheid kalium in de urine en de fractionele kaliumexcretie geven een goed beeld van de renale kaliumexcretie. Indien beide laag zijn bij hyperkaliëmie is dit bewijzend voor een gestoorde renale kaliumuitscheiding.

Tabel 1.15 Hyperkaliëmie.

pseudo-hyperkaliëmie	redistributie	verminderde renale uitscheiding
trombocytose leukocytose hemolyse bij venapunctie	acidose weefselafbraak osmolaliteit ↑ (hyperglykemie) bètablokkers digitalisintoxicatie insulinedeficiëntie	nierinsufficiëntie bijnierinsufficiëntie verminderd distaal natriumaanbod in de nier hypoaldosteronisme aldosteronantagonisten NSAID
	urine-kalium ↑ > 100 mmol/24 uur	urine-kalium ↓ < 100 mmol/24 uur

▶ HYPOKALIËMIE

Bij een serum-kaliumwaarde van minder dan 3,5 mmol/l wordt gesproken van hypokaliëmie. Pseudo-hypokaliëmie kan voorkomen bij leukemiepatiënten, bij wie de leukocyten kalium opnemen als het bloed bij kamertemperatuur wordt bewaard. Direct centrifugeren van het bloed na afname voorkomt dit probleem. Echte hypokaliëmie kan optreden door een insufficiënte kaliuminname, extrarenaal of renaal verlies, of door een verschuiving van kalium naar het intracellulaire compartiment. De minimale toevoer van exogeen kalium om hypokaliëmie te voorkomen bedraagt 10-25 mmol/dag. Een groter verlies, leidend tot een grotere behoefte, ontstaat bij diarree, braken en excessief zweten. Een ernstig kaliumtekort kan ontstaan bij perioden van langdurig braken en maagzuigen. In die situatie gaat kalium, samen met bicarbonaat, via de nieren verloren, waarbij een hoge aldosteronspiegel secundair aan de hypovolemie een rol speelt.

Kaliumverlies via de nieren ontstaat voorts bij een verminderde natriumterugresorptie, zoals voorkomt bij osmotische diurese, nierziekten met zoutverlies, bij het gebruik van diuretica (thiazidederivaten en in mindere mate lisdiuretica), en bij primair of secundair hyperaldosteronisme. Een verschuiving van kalium vanuit het extracellulaire naar het intracellulaire compartiment komt voor bij hyperinsulinemie, hyperaldosteronisme, alkaliëmie, snelle celgroei, en bij een zeldzaam ziektebeeld, namelijk de familiaire periodieke hypokaliëmische paralyse. Een snelle verschuiving van kalium naar intracellulair komt voor bij de behandeling van diabetische ontregeling met insuline en bijvoorbeeld bij de behandeling van pernicieuze anemie met vitamine B12. In de laatste situatie is een snelle celaanmaak de oorzaak van hypokaliëmie. In beide gevallen kan een levensgevaarlijke hypokaliëmie ontstaan en is het nodig tijdig extra kalium toe te dienen.

Hypokaliëmie veroorzaakt symptomen van moeheid, spierzwakte, obstipatie en eventueel zelfs ileus. Ernstige hypokaliëmie leidt tot spierparalyse. Op nierniveau remt hypokaliëmie het effect van antidiuretisch hormoon, waardoor polyurie en dorst ontstaan, en voorts wordt de insulinesecretie geremd, hetgeen een verminderde glucosetolerantie veroorzaakt.

Het risico van hartritmestoornissen als gevolg van hypokaliëmie is vooral uitgesproken bij patiënten met cardiale ischemie, hartfalen en linker-

Tabel 1.16 Symptomen van hypokaliëmie.

- toenemende klachten bij dalend kaliumgehalte (normaal plasma-kalium 3,5-5 mmol/l)
- moeheid, spierzwakte en bij verergering paralyse, obstipatie en zelfs ileus
- polyurie en dorst door remming van het effect van antidiuretisch hormoon
- verminderde glucosetolerantie door remming van de insulinesecretie
- karakteristieke ECG-veranderingen (zie figuur 1.1), aritmieën, atrioventriculaire geleidingsstoornissen, ernstige ritmestoornissen, vooral in combinatie met digitalisgebruik, die tot de dood kunnen leiden

kamerhypertrofie. Dit geldt in het bijzonder voor de combinatie hypokaliëmie en behandeling met een digitalispreparaat. Dit laatste is een bekende oorzaak van ernstige hartritmestoornissen die tot de dood kunnen leiden.

Tabel 1.17   Oorzaken van hypokaliëmie.

onvoldoende inname van kalium
dit leidt alleen tot hypokaliëmie wanneer het kaliumgebruik zeer laag is, maar het kan wel een bijkomende factor zijn. Bij patiënten die uitsluitend parenteraal worden gevoed, kan onvoldoende kaliumsuppletie bijdragen tot, of de oorzaak zijn van hypokaliëmie

I excessief verlies van kalium
   a gastro-intestinaal
      – diarree (zeer sterk bij cholera, Vipoma)
      – fistels
      – braken, maaghevel (belangrijker: alkalose, waardoor renaal verlies)
      – villeus adenoom van het rectum
      – laxantiamisbruik
   b renaal
     1 verhoogde mineralocorticoïdensecretie of effect
       – primair hyperaldosteronisme
       – syndroom van Cushing
       – congenitale bijnierhyperplasie (17-alfahydroxylase- of 11-bètahydroxylasedeficiëntie)
       – syndroom van Bartter
       – a. renalisstenose
       – reninoom
       – chronisch gebruik van drop, fludrocortison, carbenoxolon
       – abnormale secretie van desoxycorticosteron (adenoom)
     2 hoge flow in de distale tubulus (met verminderde proximale NaCl-reabsorptie)
       – saluretica
       – zoutverliezende nierziekten
       – hypercalciëmie
     3 Na^+-terugresorptie met een niet-resorbeerbaar anion
       – metabole acidose: keto-acidose (ketozuren), renale acidose type II
       – braken, maaghevel
       – penicillinederivaten (carbenicilline, ticarcilline)
     4 overige
       – hypomagnesiëmie
       – polyurie
       – renale tubulaire acidose type I
       – levodopa
   c excessief zweten (zweet bevat 5-10 mmol K^+/l)

II verplaatsing van kalium van het extracellulaire naar het intracellulaire compartiment
   – alkalose (metabool, respiratoir)
   – insuline (behandeling van hyperglykemie)
   – catecholaminen (bèta-2-effect)
   – familiaire hypokaliëmische periodieke paralyse
   – hypothermie
   – delirium tremens
   – behandeling van megaloblastaire anemie (foliumzuur, vitamine B12)
   – ernstige hyperthyreoïdie

III pseudo-hypokaliëmie
metabool actieve bloedcellen kunnen kalium opnemen. Wanneer men bloed lang laat staan bij kamertemperatuur vóór de bepaling, kan de plasma-[K^+] lager worden, vooral bij een zeer hoog aantal leukocyten in het bloed

Tabel 1.18 *Hypokaliëmie.*

redistributie	onvoldoende intake extrarenaal verlies	renaal verlies
– alkalose – snelle celgroei – insuline – bèta-2-adrenerge receptoragonisten (bijv. bronchusdilatatoren, theofylline-intoxicatie) – aldosteron – fam. periodieke paralyse	– parenterale infusie/voeding – anorexia nervosa – laxantiamisbruik – diarree	– mineralocorticoïd-excess – ziekte van Conn, ziekte en syndroom van Cushing – dropabusus, te hoge dosis fludrocortison – toename distaal natriumaanbod in de nier (thiazide en lisdiuretica) – sommige vormen van metabole acidose – braken, maaghevelen – metabole alkalose – hypomagnesiëmie – postobstructiediurese
	urinekalium ↓ < 20 mmol/24 uur	urinekalium ↑ > 20 mmol/24 uur

Karakteristiek en belangrijk zijn de ECG-veranderingen die optreden, zoals ST-depressie, verlaagde T-toppen en het ontstaan van U-golven (zie figuur 1.1). Het QRS-complex kan breder worden, terwijl diverse ritmestoornissen beschreven zijn, waaronder een atrioventriculair blok. In aanwezigheid van hypokaliëmie ontstaan eerder verschijnselen van digitalisintoxicatie. De symptomen en oorzaken van hypokaliëmie zijn aangegeven in tabel 1.16, 1.17 en 1.18.

Bij analyse van de oorzaak van hypokaliëmie is de arteriële pH van belang. Metabole acidose en hypokaliëmie vindt men bij diarree, nierziekten die gepaard gaan met zoutverlies, en bij renale tubulaire acidose. Bij diabetische keto-acidose bestaat kaliumdepletie, omdat kalium via de nier verloren is gegaan, samen met niet-resorbeerbare anionen in de vorm van bèta-hydroxyboterzuur en acetylazijnzuur. Omdat door de metabole acidose tevens kalium van intracellulair naar extracellulair is verplaatst, komt de kaliumdepletie meestal pas tot uiting in een hypokaliëmie als kalium teruggaat in de cel ten tijde van de behandeling van de ontregeling met insuline.

Metabole alkalose en hypokaliëmie vindt men bij diureticagebruik, braken, maaghevelen en een verhoogde secretie van mineralocorticoïden. Kaliumverlies via de nieren, ondanks een bestaande hypokaliëmie, kan worden aangetoond wanneer het verlies met de urine meer dan 20 mmol/dag bedraagt, of de fractionele excretie meer dan 5% is. Bij de combinatie van hypertensie met hypokaliëmie en een urine-kaliumuitscheiding van meer dan 30 mmol/24 uur dient de mogelijkheid van een verhoogde mineralocorticoïdenactiviteit te worden overwogen.

Evenals dat voor het natrium geldt, is het serum-kaliumgehalte een slechte maat voor de kaliumvoorraad in het lichaam. Ondanks hyperkaliëmie kan kaliumdepletie bestaan, zoals voorkomt bij diabetische keto-acidose. Wanneer kaliumdepletie en serum-kaliumgehalte echter ongeveer parallel verlopen, betekent een daling van 1 mmol van het serum-kaliumgehalte een tekort van ongeveer 350 mmol totaal kalium.

▶ 1.9 Afwijkingen van het zuur-base-evenwicht

De concentratie van H$^+$-ionen wordt in het lichaam binnen nauwe grenzen constant gehouden (normaal 40 ± 5 nmol/l). Meestal wordt deze concentratie uitgedrukt in de pH (normale grenswaarden 7,35-7,45). De pH is de negatieve logaritme van de H$^+$-ionenconcentratie. Veranderingen van de pH in verschillende trajecten geven niet dezelfde verandering in de H$^+$-ionenconcentratie aan. Een daling van de pH van 7,4 naar 7,3 betekent een toename van 10 nanomol per liter, een daling van 7,1 naar 7,0 een toename van 20 nanomol per liter. Een daling van 7,1 tot 7,0 betekent dus een veel sterkere verergering van acidose dan een daling van de pH van 7,4 naar 7,3 (tabel 1.19).

Tabel 1.19 De relatie tussen de pH en de concentratie van H$^+$+-ionen.

pH	7,50	7,40	7,30	7,20	7,10	7,00	6,90
concentratie H$^+$ (nanomol/l)	32	40	50	63	80	100	125

De dagelijkse zuurbelasting bestaat uit de H$^+$-ionen uit het voedsel, de productie van H$^+$-ionen bij het metabolisme en het dagelijkse bicarbonaat- en base-equivalent-verlies. Bij het metabolisme van koolhydraten en vetten worden grote hoeveelheden CO_2 geproduceerd (15-22 mol per 24 uur). Dit CO_2, zogenaamd vluchtig zuur, wordt via de longen uitgescheiden. Alleen wanneer koolhydraten en vetten niet volledig worden geoxideerd, hopen zich niet-vluchtige zuren op. Uit koolhydraten wordt dan bijvoorbeeld tijdens zware lichamelijke inspanning of in geval van shock melkzuur gevormd. Onvolledige verbranding van vetten zoals die zich voordoet bij ontregelde diabetes mellitus, hongeren en alcoholisme geeft aanleiding tot de vorming van acetylazijnzuur en bèta-hydroxyboterzuur. Metabolieten van aminozuren leveren onder normale omstandigheden de belangrijkste bijdrage voor de productie van niet-vluchtige zuren. Om de pH te handhaven moet de H$^+$-ionenuitscheiding via de nieren gelijk zijn aan de productie van niet-vluchtige zuren en het bicarbonaatverlies. Die uitscheiding bedraagt ongeveer 60 mmol/24 uur en wordt bereikt door acidificatie van fosforzouten ($Na_2HPO_4 \rightarrow NaH_2PO_4$) en door de secretie van NH_4^+ ($NH_3 \rightarrow NH_4^+$). De nieren scheiden deze hoeveelheid uit, 25 mmol als titreerbare aciditeit als $H_2PO_4^-$ en 35 mmol in de vorm van NH_4^+. De arteriële pH wordt bepaald door de verhouding tussen $PaCO_2$ en HCO_3^-. Acidose bestaat bij een stijging van de $PaCO_2$ of een daling van de concentratie HCO_3^-. Bij alkalose wordt een daling van de $PaCO_2$ of een stijging van de concentratie HCO_3^- gevonden. De pH kan worden afgeleid uit de formule van Henderson-Hasselbalch:

$$pH = 6,1 + \log \frac{[HCO_3^-]}{0,03\, PaCO_2}$$

waarbij de $PaCO_2$ uitgedrukt is in mmHg.

Normale waarden in arterieel bloed: pH 7,35-7,45, bicarbonaat 22-26 mmol/l, $PaCO_2$ 4,9-6,0 kPa (37-45 mmHg). In veneus bloed zijn de normale waarden pH 7,32-7,38, bicarbonaat 23-27 mmol/l en PCO_2 5,6-6,6 kPa (42-48 mmHg).

Afwijkingen in het zuur-base-evenwicht kunnen ontstaan door ophoping van zuren, door bicarbonaatverlies en door stoornissen in de respiratie die leiden tot een veranderde $PaCO_2$. De afwijkingen worden onderscheiden in metabole acidose en alkalose, en respiratoire acidose en alkalose. Zoals uit de formule van Henderson-Hasselbalch blijkt kunnen veranderingen van de pH optreden door wijzigingen van de concentratie van HCO_3^- en van de $PaCO_2$. Metabole afwijkingen komen primair tot uiting in een verandering van de concentratie van HCO_3^-, bij metabole acidose leidend tot een verlaagde HCO_3^--concentratie en bij metabole alkalose tot een verhoogde HCO_3^--concentratie. De $PaCO_2$ wordt geregeld door de ademhaling. Respiratoire afwijkingen komen primair tot uiting in de $PaCO_2$; verhoogde $PaCO_2$ bij respiratoire insufficiëntie leidend tot acidose en verlaagde $PaCO_2$ bij respiratoire alkalosis. Bij een metabole ontregeling treedt respiratoire compensatie op, bij metabole acidose bestaat hyperventilatie leidend tot een daling van de $PaCO_2$, bij metabole alkalose oppervlakkiger ademen leidend tot een hogere $PaCO_2$. De compensatie leidt tot een verschuiving van de pH in de richting van de normale waarde zoals valt af te lezen uit de formule. Respiratoire acidose en alkalose worden respectievelijk gecompenseerd door retentie van HCO_3^- en verhoogd verlies van HCO_3^- door de nieren. Ook dit leidt tot een verschuiving van de pH in de richting van de normale waarde (zie figuur 1.2).

▶ METABOLE ACIDOSE

Het meest kenmerkende symptoom van een metabole acidose is de hyperventilatie, die bekendstaat als het ademhalingstype van Kussmaul. Het is de uiting van de respiratoire correctie van de metabole acidose. Algemene klachten bestaan uit malaise, spiervermoeibaarheid, hoofdpijn en vaak buikpijn, misselijkheid en braken als gevolg van een maagdilatatie. Acidemie leidend tot een pH van 7,10 veroorzaakt een verminderde cardiale contractiliteit en perifere vasodilatatie. Bij ernstige metabole acidose ontstaat een coma en treedt de dood in door asystolie.

Ernstige acidose geeft aanleiding tot gestoorde enzymfuncties, kan aanleiding geven tot ernstige elektrolytenverschuivingen, bijvoorbeeld hyperkaliëmie door uitwisseling met het cellulaire compartiment, en tot pulmonale hypertensie.

Chronische metabole acidose leidt tot osteomalacie en bij tegelijkertijd bestaande ernstige nierfunctiestoornissen tot verergering van renale osteodystrofie. De voorgeschiedenis geeft dikwijls aanwijzingen over de oorzaak van de metabole acidose, zoals het bestaan van type-1-diabetes of nierfunctiestoornissen. De ademhalingslucht bij keto-acidotisch ontregelde diabetes heeft vaak een acetongeur. Bij ernstige nierinsufficiëntie valt vaak de weezoete geur van uremie op. Shock en perifere cyanose moeten doen denken aan melkzuuracidose. Bij het arteriële bloedonderzoek zijn kenmerkend de daling van de pH beneden 7,35, een verlaagd plasma-bicarbonaatgehalte en een eveneens verlaagde $PaCO_2$. De verlaagde $PaCO_2$ is het gevolg van de respiratoire compensatie van de metabole acidose.

Daarnaast is het belangrijk te weten of de metabole acidose gepaard gaat met een al dan niet toegenomen anion-gap. De anion-gap is het verschil tussen de natriumconcentratie en de som van de concentratie van chloor en bicarbonaat in mmol. De anion-gap wordt gevormd door de niet-gemeten anionen verminderd met niet-gemeten kationen. De niet-gemeten kationen K^+, Ca^{++} en Mg^{++} zijn praktisch in evenwicht met de anionen fosfaat, sulfaat en een aantal organische anionen, zodat onder normale omstandigheden de anion-gap vooral wordt bepaald door de negatieve lading van de plasma-eiwitten.

Het totaal aan anionen en kationen is in evenwicht. De anion-gap is normaal 12 ± 4 mmol/l. Wanneer er in het bloed een ophoping bestaat van niet-gemeten anionen, zoals ketonzuren of melkzuur, gaat dit gepaard met een laag bicarbonaat- en een meestal vrij normaal chloorgehalte. De anion-gap is dan toegenomen. Wanneer er sprake is van bicarbonaatverlies, bij-

Tabel 1.20 Oorzaken van metabole acidose.

met een toegenomen anion-gap
a te hoge endogene zuurproductie: keto-acidose, melkzuuracidose, alcoholische keto-acidose, hongeracidose
b exogene zuurtoevoeging: salicylaten, paraldehyde, methylalcohol, ethyleenglycol
c gestoorde zuurexcretie: acute en chronische nierinsufficiëntie

met een normale anion-gap (hyperchloremische metabole acidose)
a door dilutie: massale infusie van NaCl 0,9%, bijvoorbeeld 10 liter
b zuurbelasting die leidt tot chloorretentie: ammoniumchloride, argininehydrochloride, hyperalimentatie (parenterale voeding), keto-acidose met sterke ketonurie en chloorretentie door de nier
c bicarbonaatverlies extrarenaal: diarree, ureterosigmoïdostomie of renaal na hypocapnie of gebruik van koolzuuranhydraseremmer (acetazolamide)
d stoornissen in de renale zuurproductie, renale tubulaire acidose, hypoaldosteronisme, bijnierinsufficiëntie en angiotensine-converting-enzyme-remming.

voorbeeld via het maag-darmkanaal of door een defect in de terugresorptie van bicarbonaat in de nieren (renale tubulaire acidose), wordt met natrium chloor teruggeresorbeerd en ontstaat een hyperchloremische metabole acidose met een normale anion-gap.

De voornaamste oorzaken van metabole acidose staan vermeld in tabel 1.20.

Bij metabole acidose met een normale anion-gap als gevolg van diarree en ureterosigmoïdostomie bestaat vaak volumedepletie met stimulering van het renine-angiotensine-aldosteronsysteem en daardoor hypokaliëmie; metabole acidose als gevolg van hypoaldosteronisme leidt tot hyperkaliëmie.

▶ METABOLE ALKALOSE

Metabole alkalose wordt gedefinieerd door een pH > 7,45, een toegenomen plasma-bicarbonaatgehalte en een licht toegenomen $PaCO_2$ als gevolg van respiratoire adaptatie. Metabole alkalose kan ontstaan door toediening van exogene alkali en door toegenomen verlies van een zure lichaamsvloeistof, zoals maagsap of urine. Voorbeelden van alkalitoediening als oorzaak zijn bicarbonaatinfusie en vroeger het melk-alkalisyndroom. Gastro-intestinaal H^+-ionenverlies komt voor bij ernstig braken of maagzuigen. Dit leidt tot een verminderd extracellulair volume, secundair hyperaldosteronisme en kaliumverlies. Metabole alkalose door H^+-ionenverlies via de nieren komt voor bij primair hyperaldosteronisme, het syndroom van Cushing en nierarteriestenose, en gaat dan gepaard met hypertensie en hypokaliëmie. Eveneens in combinatie met hypokaliëmie komt metabole alkalose voor bij gebruik van diuretica, bij ernstige kaliumdeficiëntie en bij het Bartter-syndroom.

Tabel 1.21   Oorzaken van metabole alkalose.

exogene alkalitoediening
natriumbicarbonaat, lactaat, acetaat of citraat, bij massale bloedtransfusie.

endogene alkaliretentie door stimuleren RAA-systeem bij verminderd extracellulair volume
contractiealkalose: groot verlies van NaCl via de huid (cystische fibrose), gastro-intestinaal (villeus adenoom) of via de nieren (massale diurese)

verlies van H^+-ionen
a met verminderd extracellulair volume
  – gastro-intestinaal verlies: braken, maagzuigen
  – renaal verlies: diuretica, excretie van grote hoeveelheden niet-resorbeerbare anionen (fosfaat, ketonen, penicilline, carbenicilline), kalium- en magnesiumdeficiëntie, Bartter-syndroom, posthypercapnie
b met toegenomen extracellulair volume
  – primair hyperaldosteronisme, Cushing-syndroom, nierarteriestenose, 11-bètahydroxylase-deficiëntie, 17-alfahydroxylasedeficiëntie, dropgebruik

verschuiving H^+-ionen naar intracellulair
koolhydraattoediening na hongeren, hypokaliëmie

Alkalose roept verschijnselen op van hypocalciëmie, zoals paresthesieën, spierkrampen en tetanie, omdat door de alkaliëmie het vrije geïoniseerde calcium afgenomen is. Deze symptomen worden nog versterkt door een eventuele hypokaliëmie. Patiënten klagen soms over sufheid en verwardheid. Het hartminuutvolume neemt af en er bestaat een toegenomen risico op aritmieën, vooral ook als gevolg van hypokaliëmie. De tendens tot hypoventilatie, die resulteert in een toename van de $PaCO_2$ en een daling van de PaO_2, kan worden gezien als een respiratoire adaptatie.

De oorzaken van metabole alkalose zijn weergegeven in tabel 1.21.

Bij de vormen van metabole alkalose met een afgenomen extracellulair volume bestaat ook een tekort aan chloor. Tenzij er diuretica worden gebruikt, leidt dit tot een maximale chloorterugresorptie met een chloorconcentratie van minder dan 10 mmol/l in de urine. De metabole alkalose verbetert dan door NaCl-toediening, in combinatie met aanvulling van het kaliumtekort.

▶ RESPIRATOIRE ACIDOSE

Respiratoire acidose is het gevolg van respiratoire insufficiëntie en komt voor bij chronische longafwijkingen, een mechanische belemmering van de ademhaling, neuromusculaire afwijkingen en stoornissen van het ademcentrum. Een en ander leidt tot een daling van de PaO_2 en een stijging van de $PaCO_2$. Daardoor daalt de pH, zoals af te lezen is uit de formule van Henderson-Hasselbalch.

In de acute fase van respiratoire insufficiëntie bestaat er slechts een geringe renale aanpassing, die leidt tot een kleine stijging van de concentratie van bicarbonaat. Bij langdurige insufficiënte ademhaling treedt renale compensatie op, hetgeen leidt tot H^+-excretie via de urine. Chronische hypercapnie stimuleert de NH_3-productie en daarmee de H^+-ionensecretie in de vorm van NH_4^+. De toegenomen H^+-excretie leidt tot nieuwe synthese en terugresorptie van bicarbonaat. Het bicarbonaatgehalte stijgt dan aanzienlijk en de pH-daling herstelt zich ten dele, ondanks het feit dat de ernst van de respiratoire insufficiëntie niet is veranderd.

De laboratoriumgegevens die passen bij een typische acute respiratoire insufficiëntie en bij een meer chronische respiratoire insufficiëntie staan vermeld in tabel 1.22.

Tabel 1.22 Zuur-base-evenwicht bij respiratoire acidose.

acuut	chronisch met compensatie
lage PaO_2	lage PaO_2
hypercapnie $PaCO_2$ ↑	hypercapnie $PaCO_2$ ↑
iets verhoogd bicarbonaat	meer verhoogd bicarbonaat
lage pH	minder lage pH

Respiratoire acidose als gevolg van respiratoire insufficiëntie kan berusten op zeer verschillende oorzaken, zoals stoornissen van het ademhalingscentrum, neuromusculaire afwijkingen, primaire longafwijkingen en gestoorde ademexcursie. Bij patiënten met obstructieve longaandoeningen is er vaak een verlengd exspirium en wordt bij auscultatie piepen en brommen gehoord.

Ernstige hypoxemie leidt tot cyanose. Wanneer de concentratie gereduceerd hemoglobine meer dan 50 gram per liter bedraagt, bestaat centrale cyanose. Bij een Hb van 9,5 mmol/l wordt dit bereikt bij een zuurstofsaturatie van 65%.

Ernstige hypercapnie heeft effecten op het centrale zenuwstelsel die leiden tot hoofdpijn, verwardheid en eventueel tot een coma. Soms ontstaan symptomen van pseudo-tumor cerebri. Hypercapnie leidt voorts, na een aanvankelijk stijgende bloeddruk, tot perifere vasodilatatie en cardiovasculaire collaps. Op nierniveau ontstaan toegenomen ammoniakproductie, H^+-ionensecretie en bicarbonaatretentie.

De symptomen en oorzaken van respiratoire insufficiëntie staan in de tabellen 1.23 en 1.24.

Tabel 1.23 Symptomen van respiratoire insufficiëntie.

acute respiratoire insufficiëntie
- ernstige dyspnoe gepaard gaand met angst en acute hypoxie aanleiding gevend tot cyanose
- initieel is er vaak relatieve hyperventilatie met een lage $PaCO_2$, later is er tachypnoe met een oppervlakkige ademhaling en CO_2-retentie

chronische respiratoire insufficiëntie
- voortdurende hypoventilatie leidend tot hypoxie en CO_2-retentie
- symptomen: kortademigheid, verminderde inspanningstolerantie, slapeloosheid, slaapneiging overdag, hoofdpijn, cyanose, polycytemie, pulmonale hypertensie, overbelasting van de rechter harthelft en eventueel rechtsdecompensatie

Tabel 1.24 Oorzaken van respiratoire insufficiëntie.

afwijkingen van het centrale zenuwstelsel
depressie van het ademcentrum: sedativa (opiaten, benzodiazepinen), cerebrovasculair accident, hersentumor, Pickwick-syndroom

neuromusculaire afwijkingen
myasthenie, poliomyelitis, multipele sclerose, Guillain-Barré-syndroom, neurotoxinen (botulisme, tetanus), hypokaliëmie, ernstige hypofosfatemie, medicamenten o.a. curare

longafwijkingen
COPD (met emfyseem), longfibrose, ernstige pneumonie, massale longembolie, longoedeem, ARDS, luchtwegobstructie (aspiratie, bronchospasme, laryngospasme)

gestoorde ademexcursies
massaal pleura-exsudaat, pneumothorax, diafragmaparalyse, ribfracturen, kyfoscoliose

▶ RESPIRATOIRE ALKALOSE

Respiratoire alkalose wordt veroorzaakt door hyperventilatie en wordt gekenmerkt door een sterk verlaagde $PaCO_2$, een gestegen pH in het bloed en een daling van de bicarbonaatconcentratie. Ook hier zijn er twee fasen: een acute en een chronische fase. In de chronische fase is er sprake van renale compensatie die bestaat uit een toename van de uitscheiding van bicarbonaat en een afname van de NH_4^+-uitscheiding. Beide mechanismen leiden tot een daling van het serum-bicarbonaatgehalte. De renale compensatie begint na twee tot drie uur en bereikt een maximum na twee tot drie dagen. De renale compensatie leidt ertoe dat de pH-stijging minder uitgesproken is (zie tabel 1.25).

Tabel 1.25 Zuur-base-evenwicht bij respiratoire alkalose.

acuut	chronisch met compensatie
lage $PaCO_2$	lage $PaCO_2$
iets verlaagd HCO_3^-	sterker verlaagd HCO_3^-
	hyperchloremie
hoge pH	minder uitgesproken pH-stijging

Acute hypocapnie leidt tot een afname van de cerebrale bloeddoorstroming en geeft daardoor aanleiding tot klachten van duizeligheid, verwardheid en eventueel syncope. Vaak zijn er paresthesieën rond de mond en aan de vingers, die samengaan met een gevoel van benauwdheid of pijn op de borst. Daarnaast kunnen oorsuizen, transpireren en tremoren voorkomen. Als gevolg van de alkalose neemt de ionisatiegraad van calcium af en kunnen de fenomenen van Chvostek en Trousseau ontstaan. Bij hypocapnie bestaat tachycardie.

Bij het klassieke hyperventilatiesyndroom met een psychogene achtergrond kunnen alle bovengenoemde symptomen voorkomen. Tijdens een aanval is de PaO_2 niet verlaagd, wel daarentegen bij hyperventilatie secundair aan een pulmonale aandoening. Een klassiek voorbeeld van secundaire hyperventilatie ziet men bij een longembolie, waarbij zowel de PaO_2 als de $PaCO_2$ verlaagd kan zijn.

De oorzaken van respiratoire alkalose zijn weergegeven in tabel 1.26.

De interpretatie van de uitslagen van pH, $PaCO_2$, HCO_3^- en PaO_2 wordt bemoeilijkt wanneer er sprake is van gemengde stoornissen, dat wil zeggen dat er zowel primair metabole als respiratoire afwijkingen bestaan. De te verwachten verhoudingen tussen pH, HCO_3^- en $PaCO_2$ zijn dan verstoord. Bij ongecompliceerde afwijkingen van het zuur-base-evenwicht veroorzaakt de primaire afwijking dat $PaCO_2$ (respiratoir) of HCO_3^- (metabool) zich in dezelfde richting beweegt als de compenserende HCO_3^- (respiratoir) of $PaCO_2$ (metabool). Daardoor wordt de verschuiving van de pH beperkt.

Tabel 1.26 Oorzaken van respiratoire alkalose.

secundair aan hypoxemie
verblijf in het hooggebergte, ernstige anemie, longziekten met hypoxie (zoals licht longoedeem, longembolieën, interstitiële longaandoeningen, pulmonale shunts), CO-intoxicatie leidend tot verminderd O_2-transport

cerebrale processen
a primair hyperventilatiesyndroom, cerebrovasculair accident, hersentumor, encephalitis
b onder invloed van geneesmiddelen en metabole processen: analeptica, nicotine, salicylaten, xanthinen, catecholaminen, koorts, Gram-negatieve sepsis, leverinsufficiëntie, zwangerschap (progesteron), thyreotoxicose

tijdens beademing
mechanische hyperventilatie

De te verwachten veranderingen en daarbij optredende compensaties bij enkelvoudige zuur-basestoornissen zijn weergegeven in figuur 1.2.

Figuur 1.2 De relatie tussen de pH en de [HCO_3^-]. A normale toestand; B ongecompenseerde metabole acidose; C partieel gecompenseerde metabole acidose; D ongecompenseerde metabole alkalose; E partieel gecompenseerde metabole alkalose; F ongecompenseerde respiratoire acidose; G partieel gecompenseerde respiratoire acidose; H respiratoire alkalose.

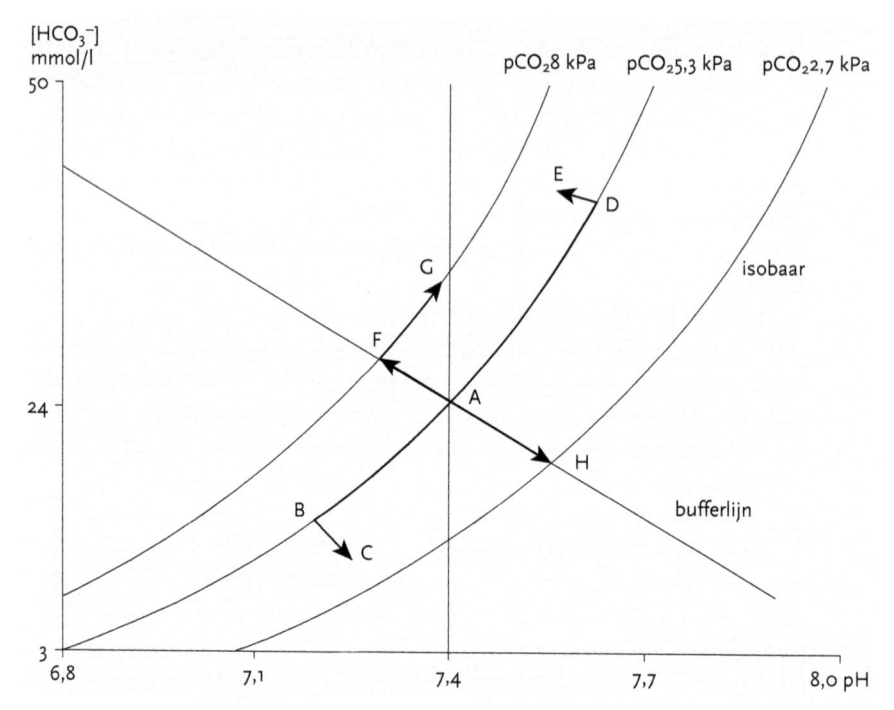

Bij zuiver metabole afwijkingen gaat bij acidose een daling van de bicarbonaatconcentratie van 10 mmol/l gepaard met een daling van de $PaCO_2$ van 1,6 kPa (12 mmHg), bij alkalose leidt een stijging van de bicarbonaatconcentratie van 10 mmol/l tot een stijging van de $PaCO_2$ van 0,9 kPa (6,75 mmHg). Bij respiratoire acidose in de acute fase geeft een stijging van 1,3 kPa $PaCO_2$ (9,75 mmHg) een stijging van 1 mmol/l bicarbonaat, in de chronische fase met renale compensatie kan dezelfde $PaCO_2$-stijging samengaan met een HCO_3^--stijging van 5 mmol/l. Bij gemengde zuur-basestoornissen vallen de afwijkingen buiten deze te verwachten relaties (tabel 1.27 en 1.28).

Tabel 1.27 Acidose: pH < 7,35.

metabole acidose	respiratoire acidose
$HCO_3^- < 20$ mmol/l	$PaCO_2 > 6$ kPa
$PaCO_2 < 4,7$ kPa*	$HCO_3^- > 26$ mmol/l
respiratoire compensatie	acute fase
1,6 kPa$PaCO_2$-daling per 10 mmol HCO_3^--daling	1 mmol HCO_3^--stijging per 1,3 kPa$PaCO_2$-stijging
	chronische fase (renale compensatie)
	3-5 mmol HCO_3^--stijging per 1,3 kPa$PaCO_2$-stijging

Bij metabole acidose met onvoldoende respiratoire compensatie is er minder $PaCO_2$-daling dan te verwachten is. Bij respiratoire acidose met onvoldoende renale compensatie is de HCO_3^--stijging te gering.

* 1 kPa = 7,5 mmHg.

Tabel 1.28 Alkalose: pH > 7,45.

metabole alkalose	respiratoire alkalose
$HCO_3^- > 26$ mmol/l	$PaCO_2 < 4,9$ kPa
$PaCO_2 > 6,0$ kPa*	$HCO_3^- < 24$ mmol/l
respiratoire compensatie	acute fase
0,9 kPa$PaCO_2$-stijging per 10 mmol HCO_3^--stijging	1 mmol HCO_3^--daling per 1,3 kPa$PaCO_2$-daling
	chronische fase (renale compensatie)
	5 mmol HCO_3^--daling per 1,3 kPa$PaCO_2$-daling

* 1 kPa = 7,5 mmHg.

Zeer ernstige pH-verschuivingen kunnen voorkomen als gevolg van gelijkgerichte metabole en respiratoire verschuivingen. De combinatie van respiratoire insufficiëntie en in korte tijd ontstane melkzuuracidose leidt bijvoorbeeld tot een versterkte daling van de pH. Bij een chronische metabole acidose daarentegen is de bereikte pH praktisch onafhankelijk van de respiratoire compensatie. Na een enige dagen bestaande metabole acidose zal effectieve hyperventilatie die leidt tot een lage $PaCO_2$, een vermindering van de renale HCO_3^--terugresorptie tot gevolg hebben, terwijl dit proces minder uitgesproken is bij minder efficiënte hyperventilatie, waarbij dan zowel $PaCO_2$ als HCO_3^- iets hogere waarden hebben.

Ernstige alkalose kan optreden bij braken tijdens de zwangerschap, waarbij een respiratoire component (zwangerschap) en een metabole component (het braken) beide alkalose bevorderen. Ook tegengestelde effecten zijn bekend, waarbij de pH-verschuiving minder uitgesproken is dan te verwachten was. Dit is bijvoorbeeld het geval bij respiratoire insufficiëntie bij een patiënt die onder invloed van diureticagebruik een hypokaliëmie ontwikkelt, waardoor een toegenomen terugresorptie van bicarbonaat ontstaat. Bij uitslagen die niet passen binnen de te verwachten relaties tussen de $PaCO_2$ en HCO_3^- geven de al bekende ziekten van de patiënt, in combinatie met de effecten van de ingestelde behandeling, meestal voldoende aanknopingspunten om tot een goede interpretatie van de gevonden waarden te komen.

▶ 1.10 Overgewicht en ondervoeding

De lichaamssamenstelling van een gezonde jongeman met een lichaamsgewicht van 70 kg is ongeveer als volgt: 42 kg water, 15 kg vet, 9 kg eiwit, 500 gram koolhydraten en 3,5 kg mineralen (zie tabel 1.1). Bij adipositas is er sprake van een toename van de hoeveelheid vet, die leidt tot een toename van het totale lichaamsgewicht. Bij een normaal lichaamsgewicht is de BMI 18,5-24,9, bij overgewicht ≥ 25-29,9, terwijl bij een BMI van 30 of meer van adipositas wordt gesproken. Een BMI van < 18,5 wijst op een te laag lichaamsgewicht. Bij een BMI van > 40 spreekt men van morbide adipositas. (zie tabel 1.29).

Tabel 1.29 Gewichtsclassificatie bij volwassenen volgens de BMI.

te licht	< 18,5
normaal	18,5-24,9
overgewicht	≥ 25
– matig overgewicht	25-29,9
– adipositas graad 1	30,0-34,9
– adipositas graad 2	35,0-39,9
– adipositas graad 3	≥ 40,0

De BMI (body-mass-index; ook bekend als de Quetelet-index) wordt berekend door het gewicht uitgedrukt in kilogram te delen door het kwadraat van de lengte uitgedrukt in meters (kg/m²). Bijvoorbeeld bij een lengte van 1,80 m en een gewicht van 75 kg is de BMI 23,1. Adipositas graad 3 wordt ook wel morbide adipositas genoemd.

De indeling van het lichaamsgewicht volgens de BMI houdt onvoldoende rekening met de lichaamsbouw en de etnische achtergrond. Bij oudere mensen met spieratrofie, osteopenie en een enigszins verminderde hoeveelheid lichaamswater kan adipositas bestaan, terwijl de BMI nog binnen de normale grenzen is. Lichamelijk onderzoek is daarom mede van belang bij het klinisch beoordelen van eventueel bestaande adipositas. Bij Aziaten beveelt de WHO (Wereld Gezondheids Organisatie) momenteel als bovengrens van een normale BMI 23 aan.

De vetverdeling over het lichaam kan worden uitgedrukt in een ratio door de tailleomvang ter hoogte van de navel te delen door de omvang ter hoogte van de crista iliaca. Bij het mannelijke type van adipositas is deze ratio groter dan 0,85 (appelmodel), bij het vrouwelijke type minder dan 0,76 (peermodel). Nog eenvoudiger is het meten van de tailleomvang. Bij mannen wordt 102 cm als de bovengrens van normaal beschouwd, bij vrouwen 88 cm.

▶ ADIPOSITAS

Adipositas is zelden het gevolg van een onderliggende endocriene ziekte en berust daarom bijna altijd op een opname van energie die gedurende een lange periode de behoefte overtreft. Omgevingsfactoren spelen hierbij de belangrijkste rol. Een erfelijke tendens om met een lage energiebehoefte het lichaamsgewicht stabiel te houden is een risicofactor voor het optreden van adipositas. Bij adipositas moet bij het lichamelijk onderzoek worden gelet op de vetverdeling. Bij het mannelijke type van adipositas is de vetverdeling vooral gelokaliseerd op de romp (met name het abdomen), terwijl bij het vrouwelijke type vooral sprake is van vetophoping in de bilstreek en op de bovenbenen. Vooral het mannelijke type adipositas blijkt gecorreleerd te zijn aan hypertensie en cardiovasculaire complicaties als gevolg van atherosclerose.

De belangrijkste oorzaken van adipositas zijn een overmatige calorie-inname en een gebrek aan lichamelijke activiteit. Excessief alcoholgebruik speelt ook in toenemende mate een rol. Daarnaast is er echter ook sprake van een zekere genetische aanleg. Adipositas leidt veelal tot het zogenaamde metabole syndroom. De criteria voor het metabole syndroom zoals die worden gehanteerd volgens de definitie van het Adult Treatment Panel III (ATP III) staan in tabel 1.30, die van de recentere IDF-definitie in tabel 1.31.

Voor een uitvoerige beschouwing over het metabole syndroom wordt verwezen naar hoofdstuk 7.

Andere ziektebeelden en klachten die samenhangen met adipositas zijn weergegeven in tabel 1.32.

Het meest voorkomende endocriene ziektebeeld dat gepaard gaat met adipositas is het syndroom of de ziekte van Cushing. Een aantal symptomen en bevindingen maakt het vaak mogelijk het bestaan van het syndroom van

Tabel 1.30   Het metabole syndroom volgens de ATP-III-definitie.

– abdominale adipositas d.w.z. middelomvang	bij vrouwen bij mannen	> 88 cm > 102 cm
– hypertensie	systolisch diastolisch	≥ 130 mmHg ≥ 85 mmHg
– hypertriglyceridemie		> 1,7 mmol/l
– laag HDL-cholesterol	bij vrouwen bij mannen	< 1,3 mmol/l < 1,0 mmol/l
– verhoogd nuchter glucose		≥ 6,0 mmol/l

Van het metabole syndroom wordt gesproken als aan ten minste drie van bovenstaande criteria wordt voldaan.

Tabel 1.31   Het metabole syndroom volgens de IDF-definitie.

– centrale abdominale adipositas, d.w.z. middelomvang	bij vrouwen bij mannen	≥ 80 cm ≥ 94 cm
– hypertensie	systolisch diastolisch	≥ 130 mm Hg ≥ 85 mm Hg
– hypertriglyceridemie 1		> 1,7 mmol/l
– laag HDL-cholesterol	bij vrouwen bij mannen	< 1,1 mmol/l < 0,9 mmol/l
verhoogd nuchter plasmaglucose		≥ 5,6 mmol/l

Van het metabole syndroom wordt gesproken als naast centrale abdominale adipositas aan ten minste twee van de andere bovenstaande criteria wordt voldaan. Een behandeling wegens hypertensie, vroeger vastgestelde diabetes mellitus of één van de beide bovengenoemde lipidenafwijkingen geldt ook als een positief criterium. Voor mensen van niet-Europese afkomst worden andere criteria gehanteerd. Voor mensen van Aziatische afkomst die veelal tengerder van bouw zijn gelden voor de middelomvang nog strakkere criteria.

Tabel 1.32   Risico's van adipositas.

- het metabole syndroom met: insulineresistentie, verminderde glucosetolerantie, dyslipidemie, type 2 diabetes mellitus, hypertensie
- coronaire hartziekte
- apoplexie
- jicht
- dyspnoe
- hypoventilatie-hypercapnie-somnolentie-syndroom (Pickwick-syndroom)
- depressie
- galstenen
- steatosis hepatis
- niet-alcoholische steatohepatitis
- hiatus hernia
- obstipatie
- artrose
- impotentieklachten bij mannen
- menstruatiestoornissen en hirsutisme bij vrouwen
- spataderen, intertrigineus eczeem
- sommige vormen van carcinoom: mammacarcinoom bij postmenopauzale vrouwen, endometriumcarcinoom, coloncarcinoom

Cushing waarschijnlijk te maken, zoals klachten van spiervermoeibaarheid, het gemakkelijk ontstaan van subcutane hematomen bij een gering trauma en menstruatiestoornissen bij vrouwen. Soms bestaan klachten van rugpijn als gevolg van osteoporose of treden niersteenkolieken op.

Bij het onderzoek vallen de vetverdeling (vollemaansgezicht, buffelnek) en de spieratrofie (relatief dunne benen) op. Men spreekt dan van centripetale adipositas. Bij jonge mensen is ook huidatrofie een belangrijk symptoom. Verder zijn er vaak verse striae op de buik en de billen te zien. De bloeddruk is meestal verhoogd, evenals veelal het bloed-glucosegehalte. De symptomen zijn het gevolg van een overproductie van cortisol, die leidt tot een negatieve eiwitbalans (huid- en spieratrofie), verhoogde endogene glucoseproductie (verhoogd bloed-glucosegehalte en toename van subcutaan vet) en retentie van natrium (hypertensie). De diagnose wordt bevestigd door het ontbreken van suppressie van de cortisolspiegel met behulp van dexamethason (zie ook hoofdstuk 8). Het gebruik van steroïden is een bekende oorzaak van adipositas. Steroïdengebruik stimuleert de eetlust en leidt tevens tot de veranderingen zoals beschreven bij het syndroom van Cushing.

Overgewicht komt eveneens voor bij patiënten met insulinoom als gevolg van excessief gebruik van koolhydraten ter voorkoming van hypoglykemie, bij hypothalamusafwijkingen die leiden tot een abnormaal eetgedrag, bij hypogonadisme en in het kader van het polycysteus ovariumsyndroom (het syndroom van Stein-Leventhal). Bij dit laatste syndroom is de productie van androgenen toegenomen. Bij deze patiënten ziet men behalve adipositas en hirsutisme ook anovulatoire cycli.

Hypothyreoïdie is niet zonder meer een oorzaak van adipositas. De gewichtstoename berust meer op vochtretentie dan op toename van het vetdepot. De gewichtstoename bedraagt zelden meer dan enkele kilogrammen. Hypofyse-insufficiëntie en geïsoleerde groeihormoondeficiëntie kunnen eveneens aanleiding geven tot adipositas.

Zeldzame oorzaken van adipositas zijn ten slotte het Prader-Willi-syndroom en het Laurence-Moon-Biedl-syndroom. Het Prader-Willi-syndroom wordt gekenmerkt door massale adipositas, geestelijke achterstand en spierhypotonie. Bij het Laurence-Moon-Biedl-syndroom bestaan naast adipositas en debiliteit ook polydactylie en retinitis pigmentosa.

▶ ONDERVOEDING

Een aantal oorzaken van ondervoeding staat vermeld in tabel 1.33.

Tijdens vasten bij gezonden neemt de energiebehoefte af, waarschijnlijk mede onder invloed van een verminderde productie van tri-joodthyroxine (T3). Bij langdurig volledig hongeren blijft de eiwitbalans negatief en verliest men ongeveer 25 gram eiwit per dag. Wanneer er echter sprake is van ondervoeding als gevolg van een te geringe opname van calorieën, wordt in het bijzonder de vetreserve aangesproken en worden de eiwitten relatief gespaard.

Tabel 1.33   Oorzaken van ondervoeding en vermagering.

te gering calorieaanbod
bijvoorbeeld anorexia nervosa, angst en depressie

gestoorde voedselopname
- passagestoornissen bijv. oesofaguscarcinoom
- braken
- resorptiestoornissen: coeliakie, lactasedeficiëntie, pancreasinsufficiëntie, ziekte van Crohn, short-bowel-syndroom, status na partiële gastrectomie
- worminfecties van het maag-darmkanaal

overmatige caloriebehoefte
koorts, thyreotoxicose, chronisch obstructieve longafwijkingen, longcarcinoom, leverziekten, AIDS

secundair aan chronische aandoeningen
infectieziekten, tuberculose, carcinoom, maligne lymfomen, systeemaandoeningen, reumatoïde artritis, primaire bijnierinsufficiëntie

verlies van glucose
diabetes mellitus type 1

Bij voedingsdepletie als gevolg van ziekte ontbreken enkele aanpassingsmechanismen die optreden tijdens vasten bij gezonden. Vaak bestaat een combinatie van anorexie en verminderde voedselopname met een verhoogde energiebehoefte, zoals bekend is bij koorts, AIDS, chronische obstructieve longaandoeningen en oatcell-carcinoom van de long. Bij ondervoeding tijdens ziekte ziet men een toegenomen eiwitafbraak en een negatieve stikstofbalans, een meer uitgesproken insulineresistentie en veelal ook meer lipolyse. Door de sterke eiwitafbraak tijdens ziekte is het mogelijk dat reeds een ernstig eiwittekort bestaat terwijl er nog sprake is van een behoorlijke subcutane vetlaag. Deze vorm van ondervoeding wordt vaak miskend en kan veelal worden herkend aan verlaagde albumine- en hemoglobinewaarden. Bij de metabole veranderingen tijdens ziekte speelt een toegenomen productie van cytokinen waarschijnlijk een belangrijke rol.

Ondervoeding op basis van eiwit- en energietekort komt in ontwikkelingslanden nog frequent voor; bekend zijn in dezen de beelden van marasmus en kwasjiorkor. Marasmus wordt gekenmerkt door een verlies van zowel spierweefsel als subcutaan vet, met daarbij een gerimpelde huid, diepliggende ogen en een lanugobeharing over het lichaam. Het serum-albuminegehalte is meestal normaal, maar de serum-natrium- en -kaliumwaarden zijn laag. Bij kwasjiorkor ziet men eveneens verlies van spier- en vetmassa, maar daarnaast is er sprake van oedeem, vaak een vergrote, met vet geïnfiltreerde lever en een opgezette buik. Soms heeft het haar een oranje gloed. Het plasma-albuminegehalte is laag, evenals de natrium- en kaliumwaarden. Er zijn tevens deficiënties van vitamine A, zink en koper.

Het beeld van anorexia nervosa vertoont enige gelijkenis met marasmus. Ook hier is sprake van verlies van subcutaan vet en spiermassa en van lanugobeharing. Vooral jonge meisjes in de puberteit lijden aan dit ziektebeeld. Een vroeg symptoom is amenorroe, terwijl soms diarree bestaat als gevolg van laxantiamisbruik. Het voedsel dat wordt ingenomen, wordt meestal kort daarna weer uitgebraakt. De mammae zijn in verhouding tot de bestaande cachexie vaak vrij normaal van omvang. In ernstige gevallen bestaat kaliumdepletie, hetgeen zich uit in hypokaliëmie. Bij de behandeling moet rekening worden gehouden met het feit dat voeden de hypokaliëmie kan verergeren door verschuiving van kalium naar het intracellulaire compartiment. Dit kan leiden tot een cardiale dood. Extra kaliumtoediening is dus noodzakelijk. De bevindingen bij anorexia nervosa zijn nog eens samengevat in tabel 1.34.

Tabel 1.34 Symptomen van anorexia nervosa.

anamnese
vermagering, gebrek aan energie, kouwelijkheid, obstipatie, buikpijn, amenorroe

lichamelijk onderzoek
sterke vermagering met normale oksel- en pubisbeharing en mammaontwikkeling passend bij de leeftijd, lanugobeharing op de rug, de armen en in het gelaat, droge huid

biochemische afwijkingen
veelal hypokaliëmie (kan levensbedreigend zijn), hypercholesterolemie, hormonale afwijkingen zoals laag FSH, LH, oestradiol, T3, laag normaal T4 (het bepalen van hormoonspiegels is niet zinvol als de diagnose op grond van het klinische beeld duidelijk is)

Voor het aantonen of uitsluiten van de andere in tabel 1.33 genoemde oorzaken van ondervoeding is de anamnese van groot belang. Stoornissen in het maag-darmkanaal leiden vaak tot buikklachten en een veranderd defecatiepatroon. Dit is niet altijd het geval, bijvoorbeeld bij de ziekte van Crohn waarbij soms weinig klachten zijn. Bij het routineonderzoek behoort ook een thoraxfoto ter uitsluiting van een longtumor of tuberculose. Hyperthyreoïdie kan worden uitgesloten door het bepalen van de TSH-spiegel. Wanneer het verhaal van de patiënt niet erg duidelijk is en het lichamelijk onderzoek evenmin in een bepaalde richting wijst, kan het nodig zijn, zoals uit tabel 1.33 blijkt, een uitgebreid diagnostisch programma op te stellen.

▶ Literatuur

Abelow B. Understanding acid-base. Baltimore: Williams & Wilkins, 1998.
Androgué HJ, Madias NE. Hypernatremia. N Eng J Med 2000;342:1493-9.
Androgué HJ, Madias NE Hyponatremia. N Eng J Med 2000;342:1581-9.
Dubose Th, Hamm L. Acid base and electrolyte disorders. Elsevier 2003.
Gennan FJ Hypokalemia. New Eng J Med 1998;339:451-8.
Mueller C, et al. Use of B-type natriuretic peptide in the evaluation and management of acute dyspnea. N Eng J Med 2004;350:647-54.
Rose BD, Post ThW. Clinical physiology of acid-base and electrolyte disorders. 5e dr. New York: McGraw Hill, 2001.

Hoofdstuk 2

HET CARDIOVASCULAIRE SYSTEEM

J.P.M. Hamer

▶ 2.1 Angina pectoris, myocardinfarct, pericarditis

▶ ANGINA PECTORIS

Angina pectoris is een onaangenaam gevoel op de borst dat wordt veroorzaakt door een tijdelijk (relatief) zuurstoftekort van het myocard. Dikwijls is daarbij sprake van een of meer vernauwingen in de kransvaten. Bij angina pectoris bestaat er een discrepantie tussen zuurstofbehoefte en -aanbod, maar bij een dergelijke discrepantie hoeft niet altijd angina pectoris te bestaan; men spreekt dan van stille ischemie. Angina pectoris kan worden onderverdeeld in stabiele of klassieke angina pectoris, variant angina pectoris en instabiele angina pectoris (dreigend infarct). De verschillen in oorzaken, anamnese, reacties op nitroglycerine, beloop en verschijnselen op het elektrocardiogram (ECG) zijn weergegeven in tabel 2.1.

Tabel 2.1 De verschillen in oorzaken, anamnese, reacties op nitroglycerine, beloop en verschijnselen op het ECG bij stabiele of klassieke angina pectoris, variant angina pectoris en instabiele angina pectoris (dreigend infarct).

	1 stabiele klassieke angina pectoris	2 variant angina pectoris	3 instabiele angina pectoris (dreigend infarct)
aard van de obstructie	gefixeerd bij atherosclerose	dynamisch door spasme	combinatie gefixeerd en dynamisch
aard klacht	beklemming op de borst	als 1, maar heviger	als 1, maar heviger
duur klacht	enkele min.	soms > 5 min.	als 2
optreden klachten	meestal bij inspanning	meestal in rust en/of 's nachts	bij inspanning en/of rust en 's nachts
beloop	stabiel over jaren	grillig	progressief
reactie op nitroglycerine	positief	positief	soms negatief
ECG tijdens pijn	meestal ST-depressie	meestal ST-elevatie	meestal depressie soms elevatie
inspannings-ECG	meestal positief	meestal negatief	gecontraïndiceerd

Klassieke stabiele angina pectoris wordt gekenmerkt door een onaangenaam drukkend of snoerend gevoel op de borst, soms ook wel door pijn. Het optreden en verdwijnen van deze klachten kan binnen bepaalde regels worden gevat. Luxerende momenten zijn inspanning, overgang van warmte naar kou, tachycardie, emoties of een maaltijd. De zuurstofbehoefte van het myocard is dan groter. De symptomen zijn bijna altijd midden onder het sternum gelokaliseerd en maar zelden links op de borst. Ze kunnen uitstralen naar de linkerarm of naar beide armen, de kaak, tussen de schouderbladen of de bovenbuik. De patiënt doet het dan rustiger aan of staakt zijn inspanningen, waarna de klachten binnen tien minuten verdwijnen. Wanneer het provocerende moment zich herhaalt, komen de klachten weer terug. Duren de klachten langer, dan kan er sprake zijn van een myocardinfarct of van een niet-cardiale oorzaak.

De anamnese is bijzonder belangrijk. Wanneer een patiënt de klachten beschrijft zoals boven vermeld, waarbij meestal de plaats van de klachten met een vuist of met twee handen midden op de borst wordt aangegeven, staat de diagnose angina pectoris vrijwel vast. Wanneer echter de plaats van de klachten met één vinger wordt aangegeven, is er vrijwel zeker geen sprake van angina pectoris.

Men spreekt van instabiele angina pectoris of dreigend infarct wanneer de angina pectoris heviger van karakter is en niet alleen optreedt bij inspanning maar ook in rust, en een progressief karakter heeft.

Angina pectoris kan ook voorkomen zonder coronaire afwijkingen. Bij variant angina is er bijvoorbeeld sprake van spasmen. De klachten ontstaan meestal in rust en 's nachts, hebben een grillig beloop in de tijd en worden wel of niet beïnvloed door inspanning. Ernstige aortastenose veroorzaakt een verhoogde diastolische druk van de linker ventrikel, waardoor de wandspanning toeneemt en de diastolische bloedvoorziening van het myocard op capillairniveau in het gedrang komt, terwijl door de drukbelasting juist de zuurstofbehoefte is toegenomen. Dit kan angina pectoris veroorzaken terwijl de (grote) kransvaten normaal zijn. Ook zeer ernstige anemie kan tot angina pectoris leiden terwijl de kransvaten normaal zijn.

Afwijkingen aan de kransvaten worden geconstateerd door middel van coronaire angiocardiografie; hierbij worden de kransvaten met contrast gevuld en vanaf een röntgenfilm beoordeeld. Alleen de grotere kransvaten worden hiermee afgebeeld. Het is dus heel goed mogelijk dat er geen afwijkingen in de grotere kransvaten gevonden worden, maar dat afwijkingen op het niveau van pre-arteriolen, arteriolen en capillairen verantwoordelijk zijn voor angina pectoris. Een inspanningstest is dan afwijkend (toont ischemie aan) terwijl het coronaire angiogram normaal is. Men spreekt dan van 'syndroom X'. Dit kan worden onderzocht met ^{99m}technetium-sestamibi(MIBI)-scintigrafie waarbij de perfusie van het myocard kan worden afgebeeld. Met behulp van deze techniek zijn er aanwijzingen gevonden dat afwijkingen van de microcirculatie een pathofysiologische rol spelen bij dit syndroom.

Er zijn vele andere oorzaken voor borstklachten, die dikwijls met behulp van een zorgvuldige anamnese en een eenvoudig fysisch onderzoek kunnen worden aangetoond of uitgesloten; soms is differentiatie echter moeilijk.
- Pericarditis veroorzaakt een dikwijls houdingsafhankelijke pijn: de patiënt zit graag voorovergebogen. Er zijn vaak pericardiale wrijfgeruisen en de patiënt heeft koorts.
- Een dissectie van de aorta leidt klassiek tot pijn tussen de schouderbladen. De pijn kan echter ook precordiaal bestaan of in de kaken, heeft meestal een scheurend karakter, ontstaat acuut en kan uren aanhouden. Bij verdenking op een dissectie dient met spoed nader onderzoek te worden uitgevoerd, aangezien de mortaliteit bij dissectie vooral in de eerste paar uren hoog is.
- Een prolaps van de mitralisklep kan diffuse precordiale pijn geven. De klachten duren meestal langer, zonder duidelijk provocerend moment, en vaak is er tevens sprake van hartkloppingen.
- Costoclaviculaire compressie van arteriën veroorzaakt klachten in de armen, die houdingsafhankelijk zijn. Met behulp van de Adson-test en de 'military attitude' kan uitval van de radialispols worden gevonden. De Adson-test is positief wanneer de radialispols uitvalt doordat de patiënt bij ingehouden adem het hoofd achterover en tevens geroteerd houdt.
- Bij longembolieën hebben de acuut ontstane klachten een relatie met de ademhaling. De pijn is dikwijls scherper van karakter dan bij angina pectoris en houdt eigenlijk altijd langer aan.
- Een spontane pneumothorax veroorzaakt zonder duidelijke aanleiding acute pijnklachten waarbij dyspnoe op de voorgrond kan staan.
- Pleuritis, pleuravocht (viraal, bacterieel of bij systeemziekten). Klachten zitten vast aan de ademhaling.
- Afwijkingen van de cervicale wervelkolom. Houdingsafhankelijke klachten.
- Gewrichtsklachten en/of myalgieën van de schoudergordel zijn houdings- en bewegingsafhankelijk. Hierbij moet worden bedacht dat beweging door een patiënt kan worden opgevat als inspanning. Palpatie van de m.pectoralis major kan pijnlijk zijn. Anteflexie en adductie van de arm tegen weerstand kunnen pijn in het pectoralisgebied veroorzaken.
- Thoracale kraakbeen-, bot- en/of spierklachten hebben meestal een chronisch karakter en zijn soms respiratieafhankelijk. De klachten kunnen vaak worden geprovoceerd door compressie van de thorax.
- Psychogene precordiale klachten zijn niet ongewoon en kunnen een relatie hebben met hyperventilatie. Hyperventilatieklachten verdwijnen vaak bij inspanning als gevolg van de afleiding die inspanning biedt; vaak zijn er bij hyperventilatie paresthesieën.
- Oesofagusrefluxklachten kunnen even lang duren als angina pectoris, maar ook langer. Er is dikwijls een relatie met de houding of met het voedingspatroon.

- Oesofagusspasmen kunnen spontaan optreden, maar ook bij inspanning of bij het nuttigen van koude dranken. De spasmen zijn soms moeilijk te differentiëren van angina pectoris. Beide kunnen bijvoorbeeld goed op nitroglycerine reageren.
- Klachten veroorzaakt door een maagaandoening duren langer en staan meestal in relatie tot de voeding.
- Galblaasklachten zijn niet inspanningsafhankelijk, dikwijls koliekachtig en stralen anders uit.

Zie voor een verkorte weergave van deze differentieeldiagnostische overwegingen tabel 2.2.

Tabel 2.2   Differentieeldiagnostische overwegingen bij pijn op de borst.

- angina pectoris*
- myocardinfarct*
- pericarditis
- dissectie van de aorta*
- mitralisklepprolaps
- costoclaviculaire compressie van de arteriën

- longembolie*
- pneumothorax*
- pleuritis* (viraal, bacterieel of bij systeemziekten)
- pleuravocht*
- afwijkingen van de cervicale wervelkolom
- gewrichtsklachten/myalgieën van schouder of ribben
- thoracale huid-, kraakbeen-, bot-, spierklachten*

- hyperventilatie

- oesofagusrefluxklachten
- oesofagusspasmen
- maagulcus/carcinoom
- galblaasklachten*

* (In het algemeen) acute klachten, zie tabel 11.11.

Uit het bovenstaande blijkt dat de relatie tussen de klachten en inspanning belangrijk is. Daarbij moet worden bedacht dat voor angina pectoris de inspanning zodanig moet zijn dat de hartfrequentie voldoende toeneemt.

Voor de differentiële diagnostiek is nitroglycerine een goed hulpmiddel; de vooral veneuze vaatverwijding die door nitroglycerine wordt veroorzaakt, leidt tot een verminderde bloedstroom naar het hart, waardoor het myocard minder energie nodig heeft. Wanneer nitroglycerine voor de eerste keer wordt ingenomen, mag de dosering niet meer bedragen dan een half tabletje, dat de patiënt zittend inneemt ter voorkoming van een collaps. Na inname verdwijnen de angina-pectorisklachten binnen 2 tot 4 minuten. Het is raadzaam de patiënt zelf te laten vertellen hoeveel minuten na inname van nitroglycerine de klachten verdwenen zijn. Suggestief vragen moet worden vermeden. Het is niet ongewoon dat een patiënt vindt dat nitroglycerine helpt wanneer bijvoorbeeld een uur na inname de klachten zijn verdwenen; nitroglycerine heeft dan dus niet geholpen.

De reactie van de klachten op langwerkende nitraten of op andere middelen zoals bètablokkers of calciumantagonisten kan ook een steun zijn voor de diagnose; wanneer deze middelen geen enkele invloed hebben op de klachten wordt angina pectoris zeer onwaarschijnlijk.

Het aanvullend onderzoek bestaat uit ergometrie en zo nodig coronaire angiocardiografie. Rechte ST-segmentdepressies op een ECG (met normale QRS-duur en niet beïnvloed door medicamenten) wijzen op myocardischemie. Een tijdens rust gemaakt ECG zonder ST-segmentdepressies sluit ischemie (die tijdens inspanning ontstaat) niet uit. Bij ergometrie wordt onder andere ST-segmentdepressie tijdens gedoseerde toenemende belasting geëvalueerd. Coronaire angiocardiografie wordt in principe alleen uitgevoerd wanneer medicamenteuze behandeling van angina pectoris niet (meer) toereikend is, of wanneer mogelijk bedreigende ischemie bestaat. Dit onderzoek wordt in het algemeen slechts uitgevoerd wanneer een ingreep (ballondilatatie of operatie) wordt overwogen.

▶ MYOCARDINFARCT

Een myocardinfarct kan dezelfde klachten geven als angina pectoris, maar de klachten zijn vaak heviger en duren langer. Ze duren gewoonlijk meer dan een half uur en kunnen uren aanhouden. Veelal ontstaat de pijn, anders dan bij angina pectoris, 's nachts of in rust. Nitroglycerine heeft geen of nauwelijks effect. Angstgevoelens zijn sterk uitgesproken, de patiënt is dikwijls bleek, transpireert en is misselijk. Bij een myocardinfarct toont het ECG klassieke ST-segmentelevaties met Q-patronen (figuur 2.1). Deze beelden hoeven echter de eerste 24 uur niet aanwezig te zijn.

De laboratoriumdiagnostiek bestaat uit bepaling van troponinen en van serumenzymconcentraties. Troponine is een regulerend contractiel eiwit in het hart. Bij hartspierschade stijgt de concentratie ervan in het bloed. De hoeveelheid ervan heeft niet alleen diagnostische waarde ten aanzien van een myocardinfarct maar heeft ook prognostische waarde bij patiënten met angina pectoris in rust. Een troponine-I-gehalte < 0,5 µg/l betekent geen myocardschade, wanneer dit althans minstens acht uur na het begin van de klachten is bepaald; van 0,5 tot 2,0 µg/l is er mogelijk myocardschade; wanneer de waarde drie uur later gestegen blijkt te zijn is myocardschade zeer waarschijnlijk. Bij > 2,0 µg/l is er myocardschade. Het CPK-gehalte (creatinefosfokinase) is wat later verhoogd dan troponine en bereikt na 15-20 uur een piek. De CPK-waarde geeft de mate van spierschade weer, maar is hiervoor niet specifiek; de gefractioneerde CPK-MB is dat wel. Even later ontstaat verhoging van het ASAT (aspartaataminotransferase). Het ASAT kan echter ook verhoogd zijn bij long- en leveraandoeningen. Het langst blijft het

Figuur 2.1 *Enkele 'klassieke' repolarisatiepatronen zoals die (bij normale QRS-duur) in het elektrocardiogram kunnen voorkomen.* A *Patroon bij myocardischemie/non-Q-wave infarct.* B *Patroon bij linkerventrikelhypertrofie met 'strain'.* C *Patroon bij digitalisgebruik.* D *Patroon bij myocardinfarct (transmuraal).* E *Patroon bij pericarditis.*

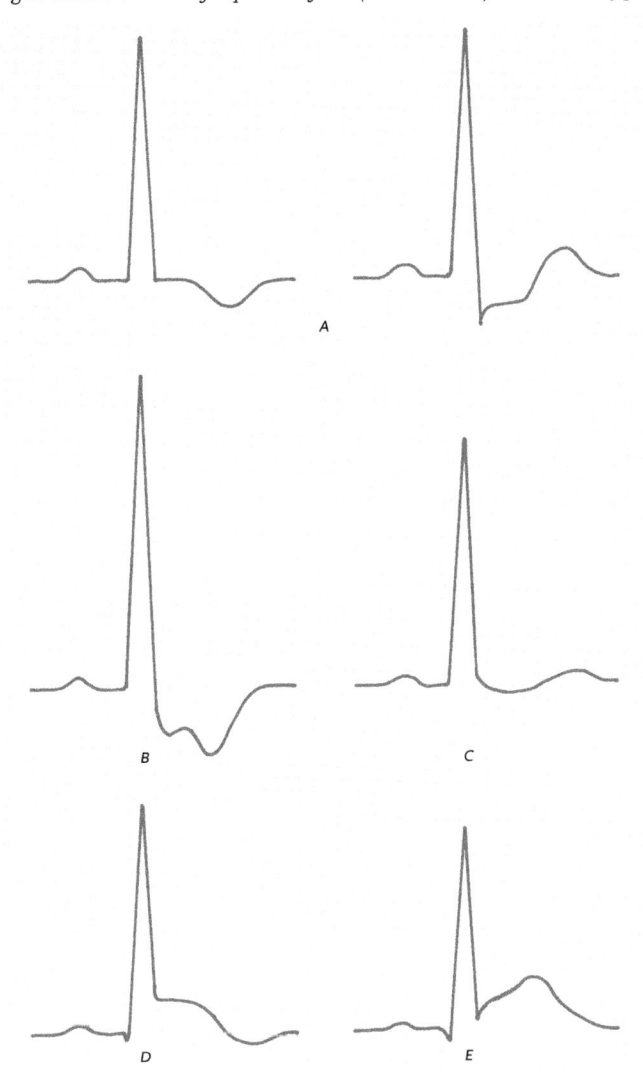

lactaatdehydrogenase (LDH) verhoogd. Ook dit enzym is aspecifiek, tenzij het gefractioneerd is: fractie 1 is redelijk specifiek voor spierweefselschade. Bovengenoemde criteria zijn samengevat in tabel 2.3.

Tabel 2.3   Criteria voor de diagnose myocardinfarct.

klachten	drukkend en/of pijnlijk gevoel precordiaal, ± uitstraling, duur langer dan 10 minuten; relatie met inspanning niet noodzakelijk
elektrocardiogram	ST-elevaties
laboratorium	troponine I/T↑*, CPK-MB↑; later: ASAT(GOT)↑, ALAT(GPT)↑, LDH↑

NB Minstens twee van de drie criteria moeten positief zijn
* Troponine I bindt aan actine, het remt de interactie actine-myosine. Troponine T bindt aan tropomyosine.
** Troponinen komen normaal in het bloed niet voor, maar vanwege de verschillende bepalingsmethoden wordt toch een minimumwaarde van 1,5 microgr/l aangehouden.

▶ PERICARDITIS

Het is niet ongewoon dat het ECG van een patiënt met klachten die zouden kunnen passen bij een myocardinfarct ST-elevaties laat zien die door de minder geoefende onderzoeker worden beschouwd als inderdaad passend bij een myocardinfarct. Dikwijls wordt pas wanneer vervolgens de troponinen negatief blijken te zijn gedacht aan de mogelijkheid van een dissectie van de aorta of aan de mogelijkheid van pericarditis.

Het ECG bij pericarditis heeft echter andere ST-veranderingen dan die welke worden gezien bij een myocardinfarct (figuur 2.1). Een ST-elevatie in

Tabel 2.4   Oorzaken van pericarditis.

infectieus	virussen, o.a. Coxsackie-virus bacteriën, o.a. Lyme disease schimmels toxoplasmose
metabool	uremie hypothyreoïdie
maligniteiten	lymfomen bronchuscarcinoom mammacarcinoom leukemie
bestraling	
myocardinfarct	ruptuur
auto-immuunziekten	idiopathisch reumatoïde artritis SLE (lupus erythematodes disseminatus) sclerodermie postpericardiotomie postinfarct (Dressler-syndroom) acuut reuma geneesmiddelenovergevoeligheid
hemopericard	hartruptuur dissectie van de aorta trauma/chirurgie
diversen	amyloïd chylopericard

zowel afleiding I als II omvat het hele hart; wanneer er sprake is van een hemodynamisch stabiele patiënt zullen deze ST-elevaties dus niet het gevolg zijn van infarcering maar van pericarditis.

Dikwijls blijkt dat een nauwkeuriger anamnese uitsluitsel had kunnen geven. De pijn bij pericarditis is vrij snel opkomend en scherp, maar niet snoerend zoals bij een myocardinfarct dikwijls het geval is. De pijn van pericarditis is dikwijls gerelateerd aan de ademhaling. Bij rechtop zitten of vooroverhangen neemt de pijn af.

Ter verdere differentiatie van een myocardinfarct pleit het vinden van koorts voor een pericarditis. Voorts kan bij een patiënt met pericarditis pericardwrijven worden gehoord. Eventueel pericardvocht wordt met echocardiografie aangetoond.

De oorzaken van pericarditis zijn weergegeven in tabel 2.4. Meestal is een pericarditis viraal van oorsprong en goedaardig.

▶ 2.2 Ritmestoornissen en hartkloppingen

▶ RITMESTOORNISSEN (FIGUUR 2.2)

Ritmestoornissen kunnen ontstaan door:
- abnormale prikkelvorming in atria, geleidingssysteem of ventrikels;
- abnormale prikkelgeleiding;
- combinaties.

In tabel 2.5 wordt een samenvatting gegeven van ritme- en geleidingsstoornissen.

NB: ritmestoornissen en hartfrequentie worden beter vastgesteld tijdens auscultatie dan aan de 'pols'. Voor de 'pols' is de carotispols door de positie dichter bij het hart geschikter dan de radialispols.

De vagustonus verandert tijdens de ademhaling. Dit heeft tot gevolg dat tijdens inspiratie een snellere pols wordt gevonden dan tijdens expiratie: de respiratoire sinusaritmie.

Sinustachycardie (> 100 sl./min.) is normaal bij volwassenen tijdens inspanning of emoties. De tachycardie kan echter ook optreden bij hyperthyreoïdie, infecties, anemie, shock en als gevolg van bepaalde geneesmiddelen.

Sinusbradycardie (< 60 sl./min.) hoeft niet afwijkend te zijn. Het kan ook voorkomen bij atleten omdat zij een groter hart hebben met een groter slagvolume; er is dus een lagere hartfrequentie nodig om een normale cardiac output te bereiken. Ook een verhoogde vagustonus kan leiden tot sinusbradycardie. Dit kan worden veroorzaakt door carotismassage of oogboldruk, maar ook door een onderwandinfarct, verhoogde hersendruk of myxoedeem. Icterus kan een relatieve bradycardie veroorzaken. Ook door medicamenten zoals bètablokkers en calciumantagonisten kan een bradycardie ontstaan. Digitalisintoxicatie veroorzaakt onder andere ook bradycardieën.

Figuur 2.2 Schematische weergave van enkele hartritmestoornissen. De kleine verticale lijnen vertegenwoordigen de P-toppen, de grote de QRS-complexen.

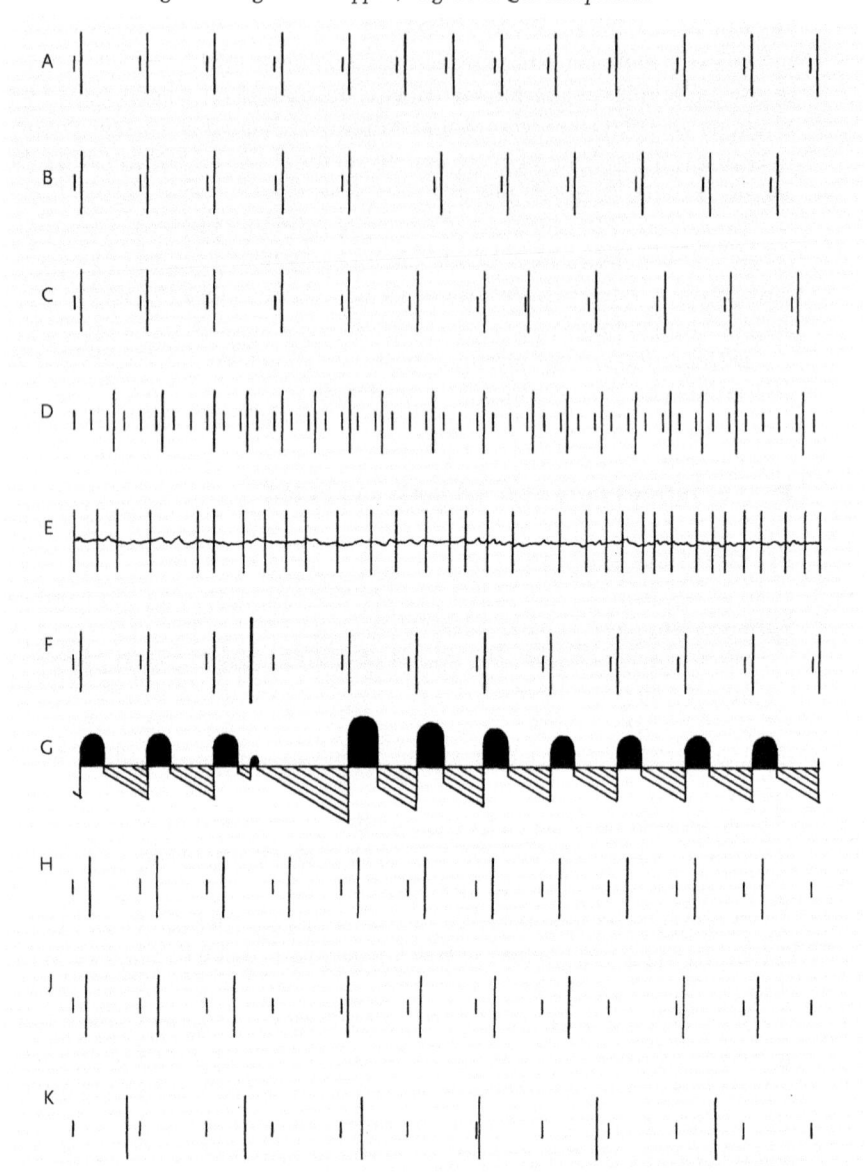

A Fysiologische respiratoire aritmie. Eindinspiratoir is de hartfrequentie hoger dan tijdens expiratie.
B Sinusarrest. De verwachte sinusknoopdepolarisatie na het vijfde complex vindt niet plaats. Na een willekeurige pauze start de depolarisatie weer. Aan de pols is dit ritme niet te onderscheiden van een atriale of een AV-nodale escapeslag.
C Supraventriculaire extrasystole. De PQ-tijd die eraan voorafgaat is meestal verkort. Een compensatoire pauze wordt hierbij weinig aangetroffen.
D Atriumflutter. Zowel een 2:1-, een 3:1- als een 4:1-blok is hier aanwezig. Het is echter ook mogelijk dat continu hetzelfde blok bestaat, zodat de pols dan regelmatig aanvoelt.
E Atriumfibrilleren met snel kamervolgen. De pols is volstrekt irregulair met wisselende vulling.

F *Ventriculaire extrasystole (VES). De duur van de compensatoire pauze hangt af van het moment waarop de VES plaatsvindt.*
G *Moment en sterkte van de pols (massief zwart) passend bij F. De sterkte van de pols is o.a. afhankelijk van de voorafgaande vullingsperiode (gearceerd).*
H *Partieel AV-blok: eerstegraads blok. De PQ-tijd is verlengd. De pols blijft regelmatig.*
J *Partieel AV-blok: tweedegraads blok. Hierbij worden sommige P-toppen niet gevolgd door QRS-complexen. Men onderscheidt hierbij verscheidene typen, waarvan het Wenckebach-type hier is geïllustreerd: de PQ-tijd neemt toe totdat een P-top niet wordt gevolgd. Daarna begint hetzelfde opnieuw.*
K *Totaal AV-blok. Er is geen geleiding van atria naar ventrikels meer, waardoor er sprake is van twee onafhankelijke 'pacemakers': een in een atrium en een in een ventrikel: een complete AV-dissociatie. Hierdoor ontstaat een traag idioventriculair ritme.*

Tabel 2.5   *Ritme- en geleidingsstoornissen van het hart, verdeeld naar lokalisatie.*

RITMESTOORNISSEN

1 *supraventriculaire ritmestoornissen*

  stoornissen in het sinusritme
  – irregulair sinusritme (respiratoir of niet respiratoir)
  – sinustachycardie
  – (sinus node re-entry tachycardie)
  – sinusbradycardie
  – sinusarrest

  atriale ritmestoornissen
  – atriale extrasystolen
  – atriaal escaperitme
  – atriale tachycardie
  – atriumflutter
  – atriumfibrilleren

  ritmestoornissen uitgaande van de AV-knoop
  – AV-nodale extrasystolen
  – (AV-nodale bradycardie)
  – AV-nodale escapeslagen
  – AV-nodaal escaperitme
  – (intra-)AV-nodale tachycardie

2 *atrioventriculaire ritmestoornissen*
  – cirkeltachycardie bij Wolff-Parkinson-White-syndroom
  – circus movement tachycardia bij 'concealed bypass tract'

3 *ventriculaire ritmestoornissen*
  – ventriculaire extrasystolen
  – ventriculaire escapeslagen
  – ventriculair escaperitme (idioventriculair ritme)
  – ventrikeltachycardie
  – ventrikelflutter
  – ventrikelfibrilleren

GELEIDINGSSTOORNISSEN

1 *partieel blok*
  – eerstegraads AV-blok
  – tweedegraads AV-blok
    • type Wenckebach
    • type Mobitz

2 *totaal blok*

Een sinusarrest bestaat wanneer de sinusknoop niet langer spontaan tot ontlading komt. Een centrum met een lagere eigen ontladingsfrequentie neemt de functie over. Wanneer dit de AV-knoop is, is er sprake van een AV-nodaal escaperitme. Wanneer ook de AV-knoop niet functioneert, ontstaat een ventriculair escaperitme (idioventriculair ritme) dat een nog lagere frequentie heeft, bijvoorbeeld 30 slagen per minuut. Wanneer bij een patiënt die geen klachten heeft die passen bij een bradycardie een trage hartfrequentie wordt gevonden, behoeft dit geen verdere evaluatie. Wanneer er wel klachten zijn zoals duizeligheid of beperkt inspanningsvermogen kan een ECG uitsluitsel geven. Wanneer het ECG normaal is, is een 24-uurs ECG aangewezen. Wanneer het 24-uurs ECG geen afwijkingen vertoont en er zich in deze periode geen klachten voordeden wordt dit onderzoek herhaald.

Bij supraventriculaire tachycardie (SVT) wordt onderscheid gemaakt tussen een atriale tachycardie (die weinig voorkomt), een intra-AV-nodale tachycardie, een sinus-node re-entry tachycardie (zeer zeldzaam) en een cirkeltachycardie (zie bij het WPW-syndroom). Klassiek zijn een acuut begin en einde. Vagusstimulatie kan een einde maken aan een intra-AV-nodale of aan een sinus-node re-entry tachycardie, maar vrijwel nooit aan een atriale tachycardie. De tachycardie kan enkele minuten tot enkele dagen duren en heeft dus een paroxismaal karakter. Vlak na een SVT bestaat vaak polyurie. Slechts bij uitzondering wordt bij een SVT een hartafwijking gevonden.

Supraventriculaire extrasystolen ontstaan door een vervroegde prikkel uit het atrium of uit de atrioventriculaire knoop. De polsgolf van die slag is zwakker en wordt – wanneer de prikkel uit het atrium afkomstig was – gevolgd door een onvolledige compensatoire pauze.

Atriumflutter is een regelmatige ontlading van de atria met een frequentie van 200-400/min. De transportfunctie van de atria verslechtert hierdoor aanzienlijk. Van het grote aantal prikkels wordt een deel doorgelaten door de atrioventriculaire knoop zodat er een 2:1, 3:1 of 4:1 blok ontstaat. Bij een atriumflutter van 300 per minuut met een 2:1 blok is de frequentie van de polsslag 150 sl./min. Hyperthyreoïdie kan een aanleiding zijn, maar vaak is er geen oorzaak te vinden.

Atriumfibrilleren berust op een volstrekt ongecoördineerd prikkelverloop in de atria met een intrinsieke frequentie van 400-600 slagen per minuut. De atrioventriculaire knoop laat slechts een deel door van de vele honderden onregelmatig aankomende prikkels, zodat de pols meestal snel (ca. 150 sl./min.) en altijd onregelmatig is. Een totaal irregulaire en dus inequale pols is kenmerkend voor atriumfibrilleren. Atriumfibrilleren kan continu maar ook paroxismaal voorkomen. Door het gebrek aan atriale contractie hebben de atria hun transportfunctie verloren: de 25-30% extra vulling van de ventrikels vervalt. Bij paroxismaal boezemfibrilleren moet aan hyperthyreoïdie als oorzaak worden gedacht, maar mitralisklepgebreken, coronairafwijkingen of verhoogde diastolische druk in de linkerventrikel (bijvoorbeeld door hypertensie) zijn vaker oorzaak van deze ritmestoornis.

AV-nodale ritmestoornissen worden onderscheiden in nodale bradycardieën, tachycardieën, extrasystolen en escapeslagen. Een nodale bradycardie treedt op wanneer de sinusknoopfrequentie zo laag is dat de atrioventriculaire knoop deze gaat overspelen. Een nodale tachycardie is een vorm van SVT. Nodale extrasystolen zijn in wezen vergelijkbaar met atriale extrasystolen. Escapeslagen ontstaan wanneer de atrioventriculaire knoop de functie van de sinusknoop incidenteel overneemt in geval van ernstige sinusbradycardieën of boezemfibrilleren met trage ventrikelfrequentie.

In zijn algemeenheid is een escapeslag een late ectopische (buiten de sinusknoop ontstane) slag die volgt na een pauze die langer duurt dan de normale cycluslengte. Een premature systole is een vroege ectopische slag.

Bij het WPW-(Wolff-Parkinson-White-)syndroom is er sprake van een accessoire AV-bundel zodat een impuls vanuit de boezems langs twee wegen naar de kamers kan: via deze bundel en via de AV-knoop/bundel van His. De geleiding via de accessoire bundel gaat zonder vertraging, die via de AV-knoop/bundel van His mét vertraging. Via de accessoire bundel wordt dus een deel van de kamer eerder geactiveerd (pre-excitatie) dan via de 'normale' weg. Deze fusie van impulsen is zichtbaar als een specifieke verbreding van het QRS-complex. Er is dan dus geen sprake van een ritmestoornis. Het is echter mogelijk dat, omdat de antegrade refractaire periode van de accessoire bundel groter is dan die van de AV-knoop/bundel van His, een vroeg vallend atriaal complex refractair 'vastloopt' in de accessoire bundel en alleen via de normale route de ventrikel bereikt; deze impuls verloopt dan retrograad door de accessoire bundel van ventrikels naar atria: er ontstaat een continue cirkelvormige beweging over de beschreven routes, die een tachycardie tot gevolg heeft. Tijdens deze cirkeltachycardie zien de QRS-complexen er weer normaal uit.

Ventriculaire extrasystolen (VES) ontstaan door een abnormale prikkel in een ventrikel. Een VES wordt gevolgd door een compensatoire pauze. Ventriculaire extrasystolen worden vaak in normale harten gevonden. Het pleit sterk voor het onschuldige karakter van deze ritmestoornissen wanneer ze verdwijnen bij inspanning. Een VES kan ook ontstaan door intoxicatie (digitalis), stress, littekenvorming, ischemie en elektrolytstoornissen. Tijdens of na een hartinfarct kunnen VES-sen de voorbode zijn van ventrikeltachycardie of ventrikelfibrilleren.

Ventrikeltachycardie bestaat wanneer een focus in een ventrikel regelmatig en snel ontlaadt. Het is een in principe ernstige ritmestoornis die meestal door coronairlijden wordt veroorzaakt. De hartfrequentie is tussen 120-200/min.

Ventrikelfibrilleren is zonder ingrijpen een dodelijke aandoening. Er is sprake van een ongecoördineerde prikkelvorming waardoor de transportfunctie van de ventrikels verdwenen is. De oorzaak is meestal een infarct. Klinisch is ventrikelfibrilleren niet te onderscheiden van een asystolie.

Atrioventriculaire geleidingsstoornissen ontstaan door degeneratieve afwijkingen of ontstekingen in de buurt van de bundel van His en ook door het gebruik van digitalis. Ze worden onderscheiden in een eerste-, tweede en derdegraads (totaal) blok. Bij een eerstegraads blok is de geleiding vertraagd. Klinisch kan dit niet worden vastgesteld, maar wel met een ECG. Bij een tweedegraads blok worden niet alle impulsen doorgelaten en kan er een 2:1 of een 3:1 blok bestaan. Wanneer bij elke slag de geleidingstijd langer wordt, valt er ten slotte een slag uit; dit is het Wenckebach-fenomeen. Bij een totaal blok worden geen prikkels meer doorgelaten. Er ontstaat dan een idioventriculair ritme, waarbij een traag en regelmatig ontladend focus (bijvoorbeeld 30 sl./min.) in de ventrikels voor contractie zorgt. Een zeer lage frequentie of een tijdelijke asystolie kan aanleiding zijn tot Adams-Stokes-aanvallen. Dit zijn plotseling optredende aanvallen van syncope als gevolg van asystolieën. De patiënt voelt het meestal niet aankomen, wordt plotseling bleek en valt neer. De syncope duurt meestal kort en herstel gaat gepaard met roodheid (vooral in het gelaat) en een snelle pols.

▶ HARTKLOPPINGEN

Ook bij hartkloppingen is een zorgvuldige anamnese van belang, niet alleen om de aard van de ritmestoornissen te ontdekken, maar ook om een mogelijke oorzaak vast te stellen (tabel 2.6). Hartkloppingen kunnen anamnestisch worden verdeeld in hartbonzen, hartjagen, overslaan van het hart, totale onregelmatigheid en trage hartslag. Een patiënt spreekt dikwijls van hartkloppingen wanneer er afwijkend kloppen wordt gevoeld in de thorax en/of de hals. Wanneer er sprake is van een normaal en regelmatig tempo, maar elke hart-

Tabel 2.6 Differentieeldiagnostische overwegingen bij de klacht hartkloppingen.

kliniek	ECG
incidenteel overslaan of stilstaan	extrasystolen
aanvalsgewijs, *acuut* begin en einde, pols >120/min., (ir)regulair	paroxismale tachycardie (geen sinustachycardie)
hartbonzen (regulaire pols, normale frequentie)	normaal sinusritme (spanning)
totaal irregulair	atriumfibrilleren (koorts, anemie, na maaltijd, atriale druk- en/of volumebelasting)
houdingsafhankelijk, langzaam oplopend en weer afzakkend	sinustachycardie
relatie met prikkelende stoffen (koffie, thee, alcohol, roken, diverse medicamenten)	(supra)ventriculaire ritmestoornissen
relatie met 'endocriene' stoornissen (thyreotoxicose, hypoglykemie, menopauze) relatie met angineuze klachten	sinustachycardie, atriumfibrilleren, ventriculaire extrasystolen, ventrikeltachycardieën
reactie op diep zuchten – ritmestoornis stopt	AVNT (atrioventriculaire nodale tachycardie) CMT (circus movement tachycardia)
– versneld ritme wordt slechts tijdelijk langzamer	atriale tachycardie, atriumflutter, atriumfibrilleren

slag heeft een meer uitgesproken intensiteit, wordt dit door een patiënt dikwijls 'hartkloppingen' genoemd. Het is beter hier te spreken van hartbonzen. Bij hartjagen is de pols zo snel dat de patiënt de slagen niet of nauwelijks kan tellen. Er kan sprake zijn van een sinustachycardie (meestal < 160 sl./min.), SVT, boezemflutter, boezemfibrilleren of van een ventriculaire tachycardie (meestal > 160 sl./min.). Alle stoornissen kunnen permanent of paroxismaal bestaan. Een langzaam begin en einde pleit voor een sinustachycardie. Een abrupt begin en einde pleit voor SVT, atriumflutter, atriumfibrilleren of ventriculaire tachycardie. Een goed onderscheid tussen de in feite onschuldige SVT en de in principe gevaarlijke ventriculaire tachycardie

Tabel 2.7a *Differentiële diagnose van tachycardie (> 100 sl./min.) (klinisch).*

SUPRAVENTRICULAIRE TACHYCARDIE

aard van de tachycardie	hartfrequentie (sl./min.)	symptomen	reactie op carotismassage	fysisch onderzoek
sinustachycardie	> 100	palpitaties	gradueel en tijdelijk langzamer	
atriale tachycardie	100-250	palpitaties, duizelig, mictie na beëindiging	herstel sinusritme mogelijk	
atriumflutter	140-160	idem	geleiding van bijv. 2:1 naar 4:1 is mogelijk	v. jug.: fluttergolven
atriumfibrilleren	> 140	idem	tijdelijke vertraging mogelijk	v. jug.: irregulair patroon
AVNT/AVRT	180-240	idem	acute beëindiging of geen reactie	kikkerfenomeen*

VENTRICULAIRE TACHYCARDIE

aard van de tachycardie	hartfrequentie (sl./min.)	symptomen	reactie op carotismassage	fysisch onderzoek
ventrikeltachycardie	150-250	collaps mogelijk (Adams-Stokes)	geen	propgolven/ kikkerfenomeen
ventrikelflutter	150-300	collaps met bewustzijnsverlies (Adams-Stokes)	n.v.t.	geen pols of nauwelijks palpabel
ventrikelfibrilleren		collaps met snel bewustzijnsverlies	n.v.t.	geen pols

AVNT atrioventriculaire nodale tachycardie; AVRT atrioventriculaire re-entry tachycardie.
* De vv. jugulares pulseren beiderzijds in de hals systolisch omdat de atriumcontracties steeds bij een gesloten tricuspidalisklep plaatsvinden.

is palpatoir moeilijk te maken, maar een blanco anamnese pleit voor een SVT. Prikkeling van de n. vagus (enkelzijdige carotismassage of de Valsalva-manoeuvre) kan wel een SVT beëindigen, maar niet een ventriculaire tachycardie. Het is echter raadzaam een (24-uurs-)ECG te maken om de aard van de tachycardie vast te stellen (tabellen 2.7a en 2.7b).

Overslaan van het hart komt vaak voor. De patiënt maakt zich ongerust omdat het lijkt of het hart even stilstaat: de eerder dan normaal vallende (meestal ventriculaire) extrasystole wordt, doordat de ventrikel nog maar deels is gevuld, niet of nauwelijks gevoeld. De postextrasystolische compensatoire pauze wordt als hartstilstand ervaren. De ventrikels worden tijdens deze pauze extra gevuld, zodat de slag erna intenser aanvoelt; deze intensiteit en ook de hartfrequentie nemen binnen een paar slagen weer af tot het niveau van vóór de extrasystole. Een supraventriculaire extrasystole wordt

Tabel 2.7b Differentiële diagnose van tachycardie (> 100 sl./min.) (elektrocardiografisch).

SUPRAVENTRICULAIRE TACHYCARDIE

aard van de tachycardie	hartfrequentie (sl./min.)	P-toppen	QRS-complexen
sinus-tachycardie	> 100	normaal	normaal
atriale tachycardie	100-250	abnormaal	smalle of brede complexen – RBTB of LBTB t.g.v. aberratie
atrium-flutter	140-160	zaagtandpatroon in II, III, aVF bij common type	regulair, evt. ook irregulair, 2:1-, 3:1-, 4:1-blok
atrium-fibrilleren	> 140	afwezig	irregulair
AVNT	180-240	meestal niet zichtbaar	normaal, regulair, evt. aberratie
AVRT	180-240	na het QRS-complex, negatief IN II, III, aVF	normaal, regulair, evt. aberratie

VENTRICULAIRE TACHYCARDIE

aard van de tachycardie	hartfrequentie (sl./min.)	P-toppen	QRS-complexen
ventrikel-tachycardie	150-250	P-top-dissociatie of retrograde P-top	verbreed, meestal regulair
ventrikel-flutter	150-300	niet zichtbaar	regulair, onduidelijk begin en einde
ventrikel-fibrilleren	–	niet zichtbaar	undulerende elektrische activiteit zonder QRS-complexen

RBTB = rechterbundeltakblok; LBTB = linkerbundeltakblok; AVNT = atrioventriculaire nodale tachycardie; AVRT = atrioventriculaire re-entry tachycardie meestal gevolgd door een incomplete postextrasystolische pauze die niet of nauwelijks wordt gevoeld.

Een trage hartslag (ca. 50 sl./min.) berust meestal op een tweedegraads AV-blok, een frequentie van 30 slagen of minder past bij een totaal blok (tabellen 2.8a en 2.8b). Dit laatste kan ook duizeligheid veroorzaken omdat er te weinig bloed uit het hart komt om voldoende cerebrale doorbloeding te garanderen. Duizeligheid, wegrakingen en collaps kunnen vele andere oorzaken hebben (tabel 2.9). Ook hier is de anamnese weer bijzonder belangrijk. Is er een uitlokkend moment (bijvoorbeeld inspanning of houding), is er een acuut of langzaam begin of einde, hoe is de gelaatskleur na de episode, komt de stoornis op een bepaald tijdstip van de dag voor, enzovoort. Orthostatische syncope kan optreden als de patiënt plotseling gaat staan, waarbij de vereiste reflectoire polsversnelling en vasoconstrictie onvoldoende zijn, zodat de bloeddruk sterk kan dalen. Een snel herstel na duizeligheid wijst op een cardiovasculaire origine, een langzaam herstel meer in de richting van bijvoorbeeld epilepsie. Wanneer wegrakingen enige keren per dag voorkomen moet worden gedacht aan hartritmestoornissen. Een totaal AV-blok kan aanleiding zijn voor een Adams-Stokes-aanval. In geval van een aura moet worden gedacht aan een neurologische oorzaak. Een patiënt voelt duizeligheid dikwijls wel aankomen wanneer ernstige aortastenose de oorzaak is. Duizeligheid met een cardiale souffle dient dan ook altijd nader cardiologisch te worden onderzocht.

Totale onregelmatigheid is bewijzend voor boezemfibrilleren (tabel 2.10). Onbehandeld is de ventrikelfrequentie vaak zo hoog dat het niet duidelijk hoeft te zijn dat de hartfrequentie onregelmatig is. De patiënt moet zelf proberen tijdens klachten het tempo van het hart aan te geven door bijvoorbeeld op de tafel te tikken; een eventuele onregelmatigheid wordt dan ook vastgesteld. Bij paroxismaal boezemfibrilleren en -flutter, evenals bij ventriculaire tachycardieën, zijn begin en einde van de klachten abrupt. Ventrikeltachycardieën worden onderscheiden van supraventriculaire tachycardieën doordat bij ventrikeltachycardieën propgolven in de vena jugularis worden waargenomen (het gevolg van atriumcontracties op een gesloten tricuspidalisklep). Doordat bij een tachycardie de vullingstijd van de ventrikel afneemt is de output verlaagd. Dit kan aanleiding zijn tot duizeligheid of wegrakingen.

Het onderzoek bij hartkloppingen bestaat uit palpatie, auscultatie en ECG. Hieraan kunnen worden toegevoegd een ECG, een 24-uurs-ECG, ergometrie en eventueel elektrofysiologisch onderzoek.

Bij palpatie wordt de carotispols geteld. Daarbij moet worden bedacht dat wanneer de linkerventrikel met een klein einddiastolisch volume contraheert, het slagvolume zo klein kan zijn dat de hartslag niet wordt gevoeld; er is dan sprake van een polsdeficit. Het is daarom raadzaam om ook, of tegelijkertijd, te ausculteren om correct de hartslag vast te stellen.

Het ECG is zinvol om de aard van de ritmestoornis te beoordelen. Een

Tabel 2.8a Differentiële diagnose van bradycardie (< 60 sl./min.) en hartblok (klinisch).

STOORNIS IN DE PRIKKELVORMING

	hartfrequentie	klachten	fysisch onderzoek
sinusbradycardie			
– vagotonus	traag	geen, duizelig/moe	regulair
– medicatie (bètablokker)	mogelijk traag	idem	idem
– myocardinfarct	mogelijk traag	idem	idem
sick sinus	normaal of traag	geen, duizelig	
sinoatriaal blok	normaal; bij frequent voorkomen te traag	overslaan; duizelig (Adams-Stokes)	een enkele slag valt uit; grondritme blijft gelijk
sinusarrest	normaal; bij frequent voorkomen te traag	overslaan; duizelig (Adams-Stokes)	enkele of meer slagen vallen uit; grondritme verdwenen

STOORNIS IN DE PRIKKELGELEIDING

	hartfrequentie	klachten	fysisch onderzoek
1e graads AV-blok	normaal	geen	geen afwijkingen
2e graads AV-blok	normaal; bij frequent voorkomen te traag	geen, overslaan	geen, overslaan
– type Wenckebach	idem	idem	een slag valt uit bij grondritme met veranderende RR-intervallen
– Mobitz II	idem	idem, duizelig	een slag valt uit bij normaal grondritme
3e graads AV-blok	traag	moe, duizelig	bradycardie; irregulaire (totaal blok) propgolven; wisselend luide S-I; per slag wisselende bloeddruk

onderscheid tussen een sinustachycardie en een tachycardie uit een andere atriale focus kan worden gemaakt aan de hand van de vorm van de P-toppen; een ventrikeltachycardie is hiervan eenvoudig te differentiëren. Wanneer ritmestoornissen zich niet al te vaak voordoen is de kans klein dat ze worden geregistreerd op een korte strook; het kan derhalve raadzaam zijn een 24-uurs hartslagregistratie te maken. De patiënt krijgt een recorder mee naar huis waarop de hartslag wordt geregistreerd. Eventuele klachten worden, met het tijdstip waarop ze zich voordeden, door de patiënt genoteerd. Wanneer klachten te provoceren zijn wordt de patiënt geïnstrueerd dit te

Tabel 2.8b Differentiële diagnose van bradycardie (< 60 sl./min.) en hartblok (elektrocardiografisch).

PRIKKELVORMING

	hartfrequentie	P-toppen	PQ-interval	QRS-complex
sinusbradycardie				
– vagotonus	traag	normaal	normaal tot licht verlengd	normaal
– medicatie (bètablokker)	mogelijk traag	normaal	idem	normaal
– myocardinfarct	mogelijk traag	normaal	idem	normaal
sick sinus	normaal of traag	normaal of afwezig	normaal	normaal
sinoatriaal blok	normaal; bij frequent voorkomen te traag	normaal maar bij blok afwezig; pauze 2 × R-int.	n.v.t.	normaal
sinusarrest	normaal; bij frequent voorkomen te traag	normaal maar bij blok afwezig; pauze niet 2 × RR-int.	n.v.t.	normaal

PRIKKELGELEIDING

	hartfrequentie	P-toppen	PQ-interval	QRS-complex
1e graads AV-blok	normaal	normaal	> 200 ms	normaal
2e graads AV-blok	normaal; bij frequent voorkomen te traag	impuls van atrium naar ventrikel wordt intermitterend niet voortgeleid		
– type Wenckebach	idem		per slag toenemend tot de impuls niet meer wordt voortgeleid	normaal
– Mobitz II	idem		P-top plotseling niet gevolgd door QRS	normaal
3e graads AV-blok (totaal blok)	ca. 30 sl./min.	geen relatie met QRS-complexen	n.v.t.	verbreed

proberen. Achteraf kan aan de hand van klachten en tijdstip de aard van de ritmestoornissen worden teruggevonden.

Wanneer ritmestoornissen zich voornamelijk tijdens inspanning voordoen, wordt ergometrie uitgevoerd. Dit is vooral bij de gevaarlijker ventricu-

Tabel 2.9 Cardiale en niet-cardiale oorzaken voor collaps.

cardiaal	niet-cardiaal
verlaagde cardiac output – myocardfalen – outflow-tract-obstructie van links (AS, HOCM) – inflowobstructie (pericardvocht) – dissectie van de aorta – outflow-tract-obstructie van rechts (PS, PH, longembolieën) ritmestoornissen – tachycardieën – bradycardieën	orthostatische hypotensie vasovagaal defecatie, mictie, hoesten sinus-caroticusprikkeling medicamenten cerebrale afwijkingen

AS = aortastenose; HOCM = hypertrofisch obstructieve cardiomyopathie; PS = pulmonalisstenose; PH = pulmonale hypertensie.

Tabel 2.10 Differentiële diagnose van een irregulaire pols.

	palpatie	afwijking(en)	patroon v.jugularis
regelmatig ritme met graduele versnelling en vertraging	toenemend bij inspiratie	sinusaritmie	normaal
regelmatig ritme met incidenteel een te vroege slag	– postextrasystolische pauze	– te vroege sinus-depolarisatie – atriale extrasystole	– propgolf
	± postextrasystolische pauze	ventriculaire extrasystole	± propgolf
	+ postextrasystolische pauze	atriale extrasystole	± propgolf
regelmatig ritme met frequent en regelmatig een te vroege slag		ventriculaire bigeminie/trigeminie/quadrigeminie	± propgolf
regelmatig ritme met delen vertraagd ritme		sick-sinus-syndroom met nodaal escaperitme	– propgolf
regelmatig maar traag ritme	+ incidenteel een te vroege slag na lang RR-interval	sinusbradycardie met arrest en escape beat	± propgolf
onregelmatig ritme	totaal onregelmatig	boezemfibrilleren	geen a-toppen

laire ritmestoornissen zinvol. Tegelijkertijd wordt ook gekeken naar het optreden van myocardischemie omdat dit tamelijk frequent de oorzaak is. De therapie kan dan daarop worden gericht. Adrenerg bepaalde ventriculaire extrasystolen zijn meestal onschuldig. Ze verdwijnen bij wat zwaardere inspanning (controleerbaar met ergometrie en/of 24-uurs ECG) en doen zich voornamelijk overdag voor.

Soms is het noodzakelijk de oorzaak van ritmestoornissen op te sporen met behulp van elektrofysiologisch onderzoek. Daarbij worden katheters naar het hart opgevoerd en kunnen geleidingstijden, oorsprong van de stoornis in de prikkelvorming, prikkelbaarheid en het effect van antiarrhythmica worden beoordeeld. Op grond van deze gegevens kan een gerichte therapie worden ingesteld.

▶ 2.3 Harttonen en geruisen

▶ HARTTONEN

Vooral bij auscultatie is voor een goede interpretatie ervaring nodig; conclusies zijn gebaseerd op herkenning. Een van de regels is dat tijdens het zoeken naar een bepaald geluid de andere geluiden uit de gedachten worden gebannen. Ook worden nogal eens auscultatoire fenomenen gemist omdat alleen wordt geluisterd naar geluiden die op de onderzoeker 'afkomen'. Ausculteren moet in een vaste volgorde gebeuren: frequentie, ritme, de eerste toon, de beide tweede tonen, extra tonen, systolische souffles en diastolische souffles (tabel 2.11).

Om een kleptoon te laten ontstaan is naast voldoende drukverschil een soepele klep nodig. Het geluid ontstaat doordat een klep plotseling in zijn beweging wordt gestopt. Door de grotere drukverschillen links zijn klepsluitingen daar luider dan rechts. Een te luide klepsluiting wijst vrijwel altijd op een groter drukverschil dan normaal. Een te zachte klepsluiting kan ontstaan door afgenomen souplesse van de klep, door een lagere druk of doordat de geluidsbron een grotere afstand heeft tot de stethoscoop dan normaal (adipositas, flinke voor-achterwaartse thoraxdiameter, longafwijkingen, e.d.).

De eerste toon (s-I) wordt veroorzaakt door het sluiten van de mitralis- en tricuspidalisklep; de tricuspidalisklepsluiting is meestal alleen bij pathologische condities hoorbaar. De s-I ontstaat doordat door ventrikelaanspanning de atrioventriculaire kleppen sluiten. De tweede harttoon (s-II) bestaat uit een aorta- (IIA) en een pulmonalissluitingstoon (IIP), waarvan de IIA eerst komt. Doordat de drukken in de ventrikels na contractie snel dalen, worden de kleppen dicht geduwd door de druk in de arteriën. Bij een drukverschil tussen de arterie en de ventrikel dat op dat moment groter is dan normaal, zoals bij systeem- en pulmonale hypertensie, zal de IIA of IIP luider worden. Doordat bij inspiratie rechts een belangrijk bloedvolume wordt aangezogen, doet de rechterventrikel langer over de uitdrijving: de IIP valt later. Dit verklaart de normale respiratie-afhankelijke splijting van de s-II.

De term 'derde toon' (s-III) is gereserveerd voor een laagfrequente, vroegdiastolische ventrikelwandtoon die het beste aan de apex te horen is, vooral in linker zijligging. De toon is fysiologisch bij kinderen en jonge volwassenen en valt samen met het einde van de snelle vullingsfase van de lin-

Tabel 2.11 Normale en afwijkende harttonen.

	punctum maximum	frequentie	oorzaak	voorkomend bij bijvoorbeeld
normale harttonen				
– s-i	apex (plz)	mid/laag	sluiting mitralisklep	normaal
– ejectietoon	3-4L	mid/hoog	einde opengaan aortaklep	normaal
– iia	3-4L	mid/laag	sluiting aortaklep	normaal
– iip	2-3L	mid/laag	sluiting pulmonalisklep	normaal
– s-iii (fysiologisch)*	apex (plz)	laag	vullingstoon bij elastische lv-wand	normaal
afwijkende harttonen				
– s-iii (pathologisch)*	apex (plz)	laag	vullingstoon bij gedilateerd ventrikel	ernstig hartfalen
– pericardial knock*	apex (plz)	laag	botsing bij snelle vulling	pericarditis constrictiva
– tumorplop*	apex (plz)	laag	abrupte stop van tumorbeweging	myxoma cordis
– s-iv	apex (plz)	laag	rekbaarheidsverlies ventrikel (wandspanning ↑, lvedp ↑)	drukbelasting lv/rv infarct/ ischemie
– openingsnap	apex (plz)	hoog	abrupte stop tijdens opening	ms, ts
– mid/laatsystolische click	4L/apex/ (plz)	mid/hoog	abrupte stop bij doorbollen mitralis/ tricuspidalisklep	klepproplaps (mitr., tricusp.)

* Op basis van auscultatie niet van elkaar te onderscheiden.
s-i = eerste harttoon; iia = aortasluitingstoon; iip = pulmonalissluitingstoon; s-iii = derde toon; s-iv = vierde toon; L = links parasternaal; lv = linker ventrikel; rv = rechter ventrikel; plz = punt (apex) linkerzijligging; lvedp = linker-ventrikel einddiastolische druk; ms = mitralisstenose; ts = tricuspidalisstenose.

kerventrikel. In pathologische omstandigheden, zoals bij hartfalen, kan eenzelfde toon ontstaan, die dan echter helemaal niet hoeft te wijzen op een goed elastisch myocard. Het vaststellen van een derde toon geeft dus zeker niet altijd antwoord op de vraag of de functie van een ventrikel normaal is.

De term 'galopritme' werd in oorsprong gehanteerd voor een hartcyclus die uit meer dan een s-i en een s-ii bestaat. De extra toon die aanleiding geeft tot deze term kan volgens deze opvatting dus zijn: een s-iv, een fysiologische s-iii, een s-iii bij hartfalen, een openingssnap (vrijwel altijd hoogfrequent), een 'pericardial knock', een tumorplop of (ingeval van blijvende splijting van de tweede toon) een iip. Later is 'galopritme' gebruikt voor de combinatie s-i, s-ii, s-iii, ongeacht of deze s-iii fysiologisch dan wel pathologisch is. Tegenwoordig wordt in de volwassen cardiologie de term 'galopritme' gebruikt wanneer er sprake is van een s-III dan wel van een s-IV. Uit het bovenstaande blijkt dat er geen diagnostische conclusie kan worden verbonden aan de term 'galopritme'; het is dan ook beter de gehoorde extra toon te omschrijven en een keuze te maken uit een van bovengenoemde mogelijkheden. De s-IV ontstaat even na de atriumcontractie, wanneer het bloed tegen een slecht rekbare linkerventrikelwand botst, zoals bij verhoogde einddiastolische linkerkamerdruk het geval is. Veel minder vaak wordt van rechts een s-IV gehoord. De s-IV is dus evenals de s-III een ventrikelwandtoon (de atriumcontractie zelf maakt zelden of nooit geluid). De toon is het beste aan de apex te horen, vooral in linker zijliging. Omdat het een ventrikelwandtoon is, is de s-IV, evenals de s-III, laagfrequent.

▶ SOUFFLES BIJ KLEPAFWIJKINGEN

Zie figuur 2.3.

Niet alleen de aard maar ook de ernst van alle klepafwijkingen kan niet-invasief worden vastgesteld met Doppler-echocardiografie. Geringe lekkages van alle kleppen, behalve van de aortaklep, worden met deze techniek in meer dan 50% waargenomen bij gezonde mensen, overigens zonder dat hierbij een souffle hoorbaar is.

Een souffle wordt beschreven naar de plaats op de thorax waar zij het luidst is, naar de fase (systolisch of diastolisch), naar het begin en einde in die fase, naar de vorm, naar de frequentie (hoog-, mid- en/of laagfrequent) en naar de luidheid. De luidheid wordt ingedeeld in zes graden. Bij graad I blijft men twijfelen of de souffle wel aanwezig is (bij een regelmatig ritme onder ideale luisteromstandigheden); bij graad II is men er toch wel van overtuigd dat de souffle elke slag bestaat; een graad VI souffle is met de stethoscoop los van de thoraxwand hoorbaar. Graad III, IV en V worden geschat. Volgens deze indeling worden de meeste souffles in de praktijk veel te zacht benoemd.

De systolische souffle bij aortastenose moet worden onderscheiden van een flowsouffle, van een aortasclerose-souffle en van een pulmonalisuitdrijvingssouffle. De souffle is meestal het duidelijkst in de tweede intercostale ruimte rechts van het sternum (2R) en over het verdere aortatraject. Een aortastenose-souffle heeft bijna altijd ook lage frequenties, de flow- en sclerosesouffles niet. Niet de luidheid maar de duur van de souffle bepaalt het onderscheid tussen onbelangrijke of hemodynamisch belangrijke stenose. Het is lastig de duur van de souffle te schatten. Beter kan worden geluisterd naar de stilte tussen het einde van de souffle en de aortasluitingstoon: hoe langer de stilte, hoe minder belangrijk de stenose. Bij aortastenose moet worden bedacht dat een luide souffle zacht kan worden bij linksfalen omdat de pomp het heeft opgegeven en de snelheid van de bloedstroom over de aortaklep afneemt; de souffleduur blijft in vergelijking met de duur van de systole echter wel lang.

Figuur 2.3 Schematische weergave van normale en enkele afwijkende harttonen, alsmede van de meest voorkomende hartgeruisen.

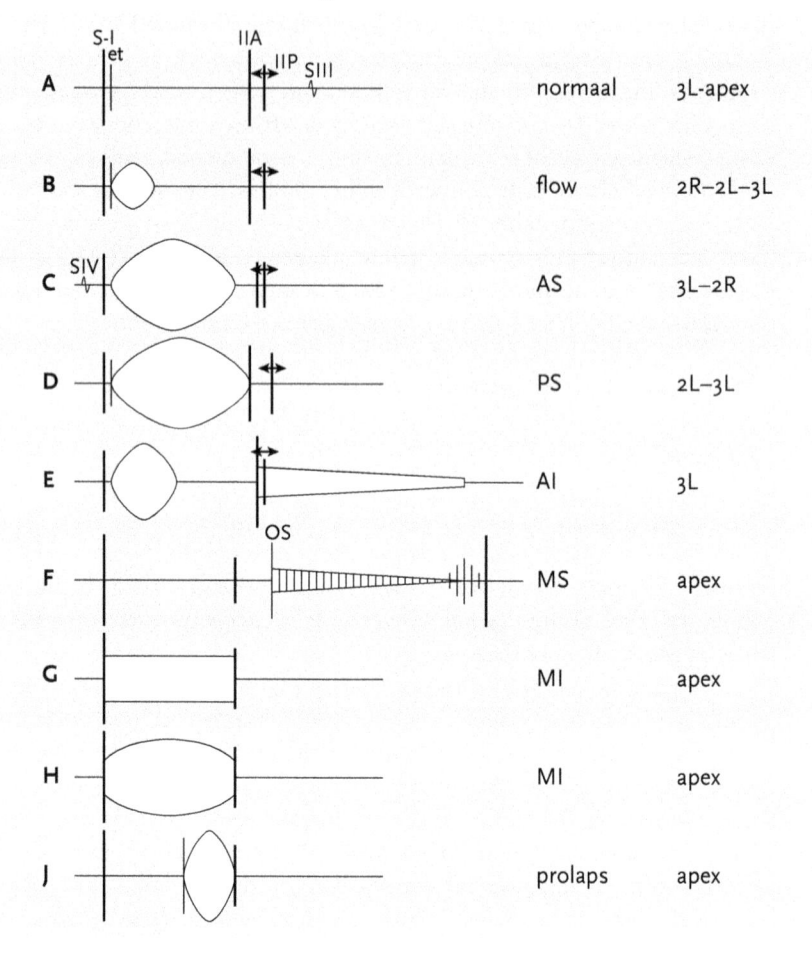

A	normaal	3L-apex
B	flow	2R–2L–3L
C	AS	3L–2R
D	PS	2L–3L
E	AI	3L
F	MS	apex
G	MI	apex
H	MI	apex
J	prolaps	apex

A De vijf normale harttonen zoals die aanwezig zijn bij een gezond kind. S-I = eerste toon; et = ejectietoon; IIA = aortasluitingstoon; IIP = pulmonalissluitingstoon; S-III = derde toon. De positie van de IIP wisselt ten opzichte van de IIA met de respiratie.

B Aorta- of pulmonalisflowsouffle. De souffle duurt kort.

C Aortastenose-souffle. De souffle duurt langer dan een flowsouffle. Dit wordt beoordeeld aan de hand van de duur van de stilte tussen het einde van de souffle en de IIA-toon (zie tekst). Wanneer de aortaklep tevens stijf is (fibrotisch en/of verkalkt) wordt de IIA-toon zachter. Door de drukbelasting van de linkerventrikel valt de IIA wat later dan normaal. Tevens is de positie van een eventuele S-IV aangegeven. (S-IV = vierde toon)

D Pulmonalisstenose-souffle. Door de drukbelaste rechterventrikel valt de IIP later zodat er een blijvende maar wel respiratie-afhankelijke splijting van S-II ontstaat.

E Aorta-insufficiëntie-souffle. De systolische souffle is een Begleitsystolikum die ontstaat doordat het teruggestroomde volume weer extra door het aortaklep-ostium moet.

F Mitralisstenose-souffle, hoorbaar op de apex, vooral in linker zijligging. Er stroomt minder bloed in de linkerventrikel, zodat daar per slag ook minder uitkomt; de systole kan daardoor korter duren. In dit voorbeeld is de klep soepel zodat er een luide S-I en een openingsnap (OS) hoorbaar zijn.

G *Mitralisinsufficiëntie-souffle, hoorbaar op de apex, vooral in linker zijligging. De systole duurt korter omdat het bloed behalve naar de aorta ook makkelijk naar het linkeratrium gaat; de ventrikel is dus eerder 'leeg'. Dezelfde vorm souffle kan ook gevonden worden bij tricuspidalisklepinsufficiëntie en bij een ventrikelseptumdefect.*
H *Veruit de meeste mitralisinsufficiëntie-souffles zijn niet bandvormig maar spoelvormig, soms (bijv. bij chordaruptuur) is er zelfs een zeer uitgesproken crescendo-decrescendovorm.*
J *Souffle passend bij mitralisklepprolaps (MVP). Naarmate de linkerventrikel kleiner wordt tijdens contractie bolt de mitralisklep verder door tot er geen goed contact meer is tussen beide klepbladen en er lekkage ontstaat. Dikwijls wordt de souffle die hiervan het gevolg is voorafgegaan door een click.*

Tabel 2.12 De meest voorkomende oorzaken van klepafwijkingen, onderverdeeld naar aangedane klep.

aortastenose	verkregen – degeneratief – acuut reuma	congenitaal
aorta-insufficiëntie	verkregen – reumatisch – degeneratief – endocarditis – dilatatie van de aortawortel	congenitaal – degeneratief Marfan-syndroom
mitralisstenose	verkregen – acuut reuma	congenitaal

mitralisinsufficiëntie	verkregen
	– dilatatie van de linkerventrikel
	– dilatatie van de klepring
	– acuut reuma
	– chordaruptuur
	– klepprolaps
	– klepruptuur
	– endocarditis
	– papillairspierafwijkingen
	  • ruptuur
	  • disfunctie
		congenitaal
		– Marfan-syndroom

pulmonalisstenose		congenitaal
pulmonalisinsufficiëntie	verkregen – klepringdilatatie op basis van pulmonale hypertensie – pulmonalisstamdilatatie – endocarditis	congenitaal – meestal als onderdeel van een complexe congenitale afwijking
tricuspidalisstenose	verkregen – acuut reuma	
tricuspidalisinsufficiëntie	verkregen – dilatatie van de rechterventrikel – dilatatie van de klepring – endocarditis	

De diastolische souffle bij aorta-insufficiëntie wordt vaak gemist omdat dit geruis meestal erg zacht is en dikwijls de frequentie heeft van normaal ademgeruis. Routinematig moet dan ook naar deze souffle worden gezocht bij stilgehouden uitademing. De souffle is het duidelijkst op 3L en is in zittende houding meestal beter hoorbaar. De souffle moet worden onderscheiden van het geruis bij pulmonalisinsufficiëntie. De souffle bij aorta-insufficiëntie gaat vaak gepaard met een systolische souffle (Begleitsystolikum) doordat het vergrote bruto slagvolume door een normaal klepostium moet. Wanneer de klep soepel is, kan bij mitralisstenose een luide eerste toon worden gehoord. Deze ontstaat doordat, terwijl het bloed nog steeds door de stenotische klep de linkerventrikel instroomt, de druk snel wordt omgedraaid met een groot drukverschil. Bij een soepele klep hoort een mitralisopeningstoon: de klep wordt abrupt in de opengaande beweging gestopt. Bij een stugge, stijve klep is de sluitingstoon zacht en kan de openingstoon afwezig zijn. De souffle die wordt veroorzaakt door mitralisstenose wordt vaak gemist; het geruis is meestal zacht maar ook zo laagfrequent dat men er dikwijls niet op verdacht is. Bovendien is de souffle vaak alleen aan de apex in linker zijligging hoorbaar.

Mitralisinsufficiëntie is mogelijk de meest voorkomende oorzaak van een afwijkende souffle. Klassiek is een bandvormige, hoogfrequente souffle aan de apex. Meestal heeft de souffle echter geen bandvorm maar een spoelvorm. Anderzijds is er bij chordaruptuur en papillairspierdisfunctie vrijwel altijd een zeer luid en uitgesproken crescendo-decrescendogeruis, dat moet

Tabel 2.13 Symptomen en bevindingen bij endocarditis.

symptomen (geen specifieke bevindingen)	bevindingen (niet specifiek)
voorgeschiedenis/anamnese – cardiale souffle – bloedige ingreep – verzwakte afweer *infectie* – koorts – gewichtsverlies – gewrichtsontstekingen *embolisatie–* – uitvalsverschijnselen– – perifere pijnklachten	*infectie algemeen* – ziek – temperatuur – verhoogde bezinking – linksverschuiving – miltvergroting – anemie *infectie cardiaal* nieuwe souffle (bijv. diastolisch) hartfalen – geleidingsstoornissen op elektrocardiogram *embolisatie* – links: CVA, nierfunctiestoornissen – rechts: pneumonie *immunologische reacties* – splinterbloedinkjes – conjunctivale bloedingen – petechiën – noduli van Osler – retinabloedinkjes, microscopische hematurie

Zie voor Dukes-criteria voor de diagnose infectieuze endocarditis tabel 13.5.

worden onderscheiden van het geruis veroorzaakt door een ventrikelseptumdefect, aortastenose of hypertrofisch obstructieve cardiomyopathie.

De meest voorkomende oorzaken van klepafwijkingen zijn samengevat in tabel 2.12.

In tabel 2.12 staat bij alle klepinsufficiënties endocarditis als oorzaak genoemd. Endocarditis is een ernstige afwijking die in hart of bloedvaten vooral daar kan optreden waar het endocard/endotheel beschadigd is of aan slijtage blootstaat. Dit betreft dus niet alleen lekkende hartkleppen, maar ook bijvoorbeeld een ventrikelseptumdefect, een persisterende ductus Botalli en een coarctatio aortae. Omdat de infectie lokaal destructief is, is vroegtijdige herkenning van het ziektebeeld essentieel. Helaas zijn alle symptomen en bevindingen die bij endocarditis passen niet daarvoor specifiek (zie tabel 2.13). Het is dus van belang bij een zieke patiënt met koorts in een vroeg stadium endocarditis in de differentiële diagnose te overwegen. In de praktijk blijkt een 'nieuwe souffle' meestal te berusten op een aorta- of pulmonalis-flow-souffle. Dit is normaal bij een patiënt met koorts en een tachycardie. Voor de diagnose endocarditis dient bij auscultatie van het hart aandacht te worden besteed aan souffles die passen bij kleplekkages en aan souffles die passen bij de bovengenoemde niet-klepafwijkingen. De uiteindelijke diagnose wordt gesteld met bloedkweken.

▶ 2.4 Hartfalen

▷ DEFINITIE EN VOORKOMEN

Hartfalen is een toestand waarbij het hart niet in staat is voldoende bloed uit te pompen om aan de metabole behoeften van de weefsels te voldoen terwijl er wel voldoende aanbod is. Hartfalen is een syndroom, geen diagnose. Wanneer de kwaliteit van het myocard de oorzaak is van hartfalen, bestaat er een ernstige situatie die onder andere door vergrijzing steeds vaker wordt

Tabel 2.14 Functionele classificatie volgens de New York Heart Association.

Klasse I	Patiënten met een hartafwijking zonder dat hierdoor beperkingen in fysieke activiteiten bestaan. Normale fysieke activiteiten veroorzaken geen overmatige vermoeidheid, palpitaties, dyspnoe of angina pectoris.
Klasse II	Patiënten met een hartafwijking waardoor er enige beperkingen in fysieke activiteiten bestaan. Er zijn geen klachten in rust. Normale fysieke activiteiten veroorzaken vermoeidheid, palpitaties, dyspnoe of angina pectoris.
Klasse III	Patiënten met een hartafwijking waardoor er aanzienlijke beperkingen in fysieke activiteiten bestaan. Er zijn geen klachten in rust. Geringere dan normale fysieke activiteiten veroorzaken vermoeidheid, palpitaties, dyspnoe of angina pectoris.
Klasse IV	Patiënten met een hartafwijking waardoor iedere fysieke activiteit gepaard gaat met klachten. Symptomen van hartfalen of van angina pectoris kunnen zelfs in rust aanwezig zijn. De klachten nemen toe bij iedere vorm van fysieke activiteit.

gezien. De vijfjaarsoverleving is < 50%. Een jaar na het stellen van de diagnose is 20% van de mannen en 14% van de vrouwen overleden. De ernst van hartfalen wordt weergegeven in de functionele classificatie volgens de New York Heart Association (tabel 2.14).

▶ OORZAKEN

De cardiac output (co) is bij hartfalen meestal verlaagd maar kan ook normaal of verhoogd zijn. De kwaliteit van het myocard is dikwijls slecht, maar hartfalen kan ook voorkomen bij een goed myocard, zoals bij bijzonder hoge (onvoldoende vullingstijd) of lage hartfrequenties of bij een klepafwijking. Mede gelet op de therapeutische consequenties kunnen de oorzaken van hartfalen het beste worden verdeeld in myocardiale en niet-myocardiale oorzaken (tabel 2.15). Een scherp onderscheid tussen myocardiale en niet-myocardiale oorzaken is echter niet altijd te maken; dikwijls leidt een niet-myocardiale oorzaak vroeg of laat tot myocardbeschadiging. Dit is bijvoorbeeld het geval bij hypertensie, chronische hoge hartfrequentie en thyreotoxicose. Door hypertensie, met als gevolg hypertrofie, neemt de myocardfunctie in de loop der jaren af. Een langdurige hoge hartfrequentie (high output failure) kan leiden tot tijdelijk hartfalen, maar kan het myocard ook beschadigen (tachycardiomyopathie). Thyreotoxicose is een van de oorzaken van high output failure, waarbij uiteindelijk de thyreotoxicose ook zelf het myocard beschadigt. Andere oorzaken van high output failure zijn anemie en beriberi. Na tijdige en gerichte therapie verdwijnt de high output failure meestal.

Tabel 2.15 Oorzaken van hartfalen.

myocardiaal	niet-myocardiaal
coronairafwijkingen	hypertensie
– ischemie	klepafwijkingen/shunts
– infarct	ritmestoornissen
myocarditis	thyreotoxicose
toxische stoffen	longembolie
– alcoholmisbruik	anemie
deficiënties	pericardaandoeningen
– vitamine-B1-deficiëntie (beriberi)	
stapelingsziekten	
– abnormaal eiwit (amyloïd)	
– ijzer (hemochromatose)	
cardiomyopathie (een niet door coronairlijden fibrotisch of ontstoken myocard)	
hypertrofisch (obstructieve) cardiomyopathie	

▶ SYMPTOMATOLOGIE

Om een goed begrip van hartfalen te krijgen, moeten preload en afterload worden besproken. De preload van een ventrikel is de grootte van de einddiastolische wandspanning. De einddiastolische druk is daarvoor een indirecte maat. Normaal veroorzaakt een hogere preload een krachtiger contractie waardoor het slagvolume groter wordt. De afterload van een ventrikel is de gemiddelde systolische wandspanning tijdens de systole. Er bestaat een sterke relatie tussen afterload en de bloeddruk (CO en perifere weerstand). Hartfalen kan worden onderscheiden in een forward failure en een backward failure. Beide kunnen zowel in de rechter als in de linker hartshelft voorkomen. Rechtsfalen kan geïsoleerd voorkomen, bijvoorbeeld als gevolg van longpathologie. Linksfalen kan het gevolg zijn van hypertensie of coronairlijden. Dikwijls komen rechts- en linksfalen gecombineerd voor. Dit geldt ook voor forward en backward failure.

Bij forward failure van de linkerventrikel is de CO afgenomen. De bloeddruk daalt en de pols wordt sneller. De vullingsdruk (preload) is toegenomen, waardoor de contractiekracht tot een bepaalde grens zal toenemen (volgens de wet van Starling). Wanneer het myocard de oorzaak is, is de vullingsdruk van de linkerventrikel toegenomen, waarbij de top van de Starling-curve wordt overschreden; de CO daalt. Dit is weergegeven in figuur 2.4; deze figuur geeft tevens de eruit voortvloeiende aangrijpingspunten weer van diverse groepen medicamenten. Door de lage CO neemt de nierperfusie af, waardoor het renine-angiotensine-aldosteronsysteem (RAAS) wordt geactiveerd en water en zout worden geretineerd (figuur 2.5). De verlaagde CO

Figuur 2.4   Grafische weergave van de relatie tussen klachten, cardiac output en einddiastolische druk van de linkerventrikel. A: normaal verloop van de Starling-curve. B: verlaagde Starling-curve. Tevens is het effect van diverse medicamenten op de verlaagde Starling-curve en op de klachten aangegeven. CO = cardiac output; LVEDD = einddiastolische druk in linkerventrikel; IN = positieve inotropie; V = vasodilatatie; D = diuretica; N = nitraten.

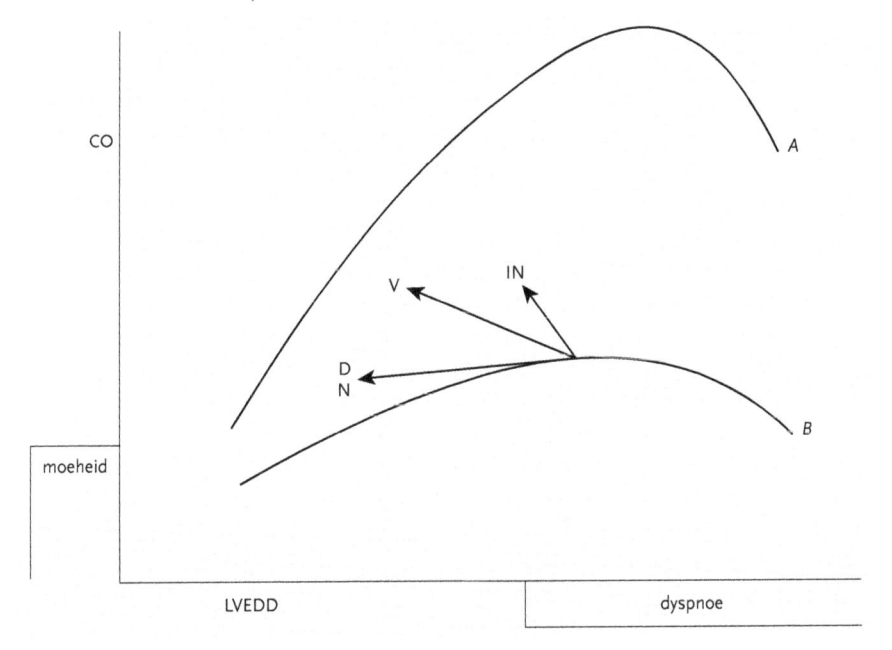

Figuur 2.5   *Schematische weergave van het renine-angiotensine-aldosteronsysteem (RAAS). Daling van de renale perfusie leidt ten slotte tot retentie van water en zout door verhoging van het aldosteron.* CO = *cardiac output;* ACE = *angiotensine-converting-enzyme;* ADH = *antidiuretisch hormoon.*

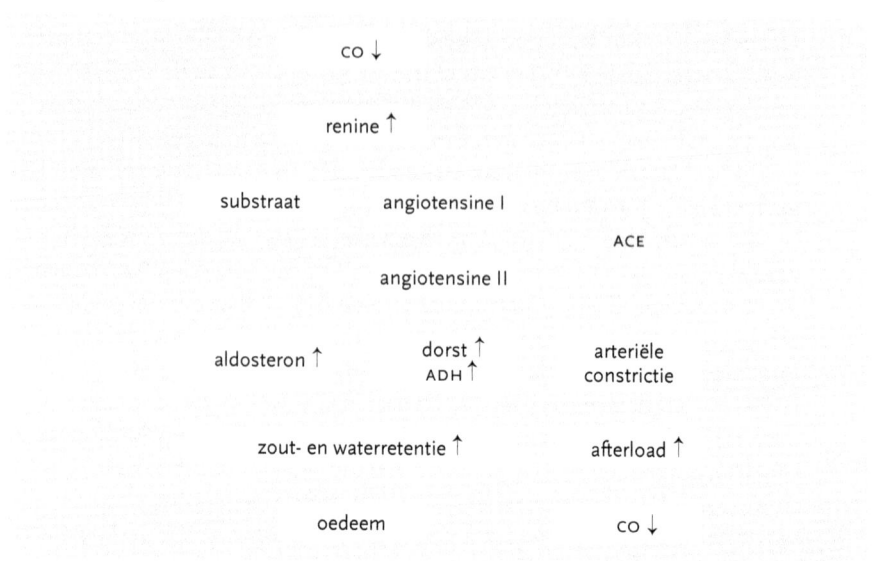

CO ↓

renine ↑

substraat   angiotensine I

ACE

angiotensine II

aldosteron ↑   dorst ↑   arteriële
                    ADH ↑   constrictie

zout- en waterretentie ↑   afterload ↑

oedeem   CO ↓

heeft snelle vermoeidheid en spierzwakte tot gevolg. Een verminderde cerebrale doorbloeding uit zich in verwardheid en geheugenstoornissen. Een rechts-forward failure leidt tot ondervulling van de linkerventrikel met als gevolg een daling van het slagvolume van links; daardoor ontstaan vergelijkbare klachten.

Bij backward failure is de ventrikel niet in staat voldoende bloed te ontvangen. De druk in het achterliggende veneuze systeem neemt toe, waarbij boven een bepaalde grens vocht zal uittreden. Bij rechts-backward failure ontstaat oedeem, zichtbaar aan enkels, benen en buik. Bij links-backward failure ontstaat longstuwing, hoorbaar als crepiteren; de restrictieve longfunctiestoornis die daardoor ontstaat heeft dyspnoe tot gevolg. Aanvankelijk zijn er nog geen crepitaties; de cardiogene dyspnoe is dan moeilijk te onderscheiden van een asthma bronchiale. De cardiale dyspnoe is meestal chronisch en progressief en geeft aanvankelijk uitsluitend klachten bij zwaardere inspanning. De patiënt wijt dit dikwijls aan conditie. Later ontstaat dyspnoe in rust, niet meer goed plat kunnen liggen en nachtelijke klachten. In liggende houding worden immers latente en manifeste oedemen gemobiliseerd en neemt het bloedvolume toe, waardoor het hart nog zwaarder wordt belast. Dikwijls ontstaat er na het begin van een nachtelijke cardiogene dyspnoe een bijkomende niet-productieve kriebelhoest. Ter differentiatie van chronische pulmonale dyspnoe geldt dat dan de hoest meestal aan de dyspnoe voorafgaat. De nachtelijke dyspnoe gaat dikwijls samen met nycturie doordat het vocht in de onderste lichaamshelft in liggende houding wordt gemobiliseerd, in combinatie met vasodilatatie van de niervaten. Nog later heeft de patiënt een voorkeur voor een zittende houding (orthopnoe) en wil 's nachts op meer kussens slapen. Wanneer er tevens rechtsfalen bestaat, wordt de liggende houding extra onaangenaam, omdat als gevolg van de vergrote gestuwde lever het diafragma wordt opgedrukt. Deze leververgroting kan aanleiding zijn tot een vol gevoel en een pijnlijke bovenbuik. Soms kan een patiënt met linksfalen plotseling wakker worden met acute hevige dyspnoe. Men spreekt dan van asthma cardiale. De hydrostatische druk is dan groter geworden dan de colloïdosmotische druk samen met de atmosferische druk, hetgeen leidt tot opgeven van wit of rozig gekleurd schuimend sputum. Dit type dyspnoe verdwijnt niet of nauwelijks bij zitten. Cardiale oorzaken voor acute dyspnoe zijn een groot myocardinfarct en complicaties van een myocardinfarct zoals papillairspierruptuur of ventrikelseptumruptuur. Het myocardinfarct is snel gediagnosticeerd, waardoor de differentiatie met andere oorzaken van acute dyspnoe (zoals longembolie, pneumothorax, acuut longoedeem, luchtwegobstructie) niet moeilijk is. Ook complicaties van endocarditis, zoals een klepruptuur, kunnen acute dyspnoe veroorzaken, maar ook dan is de endocarditis doorgaans al vóór de acute dyspnoe gediagnosticeerd.

▶ ANAMNESE

Uit de combinatie van de beschreven oorzaken en de symptomatologie mag blijken dat de anamnese veel aandacht verdient: vrijwel alle symptomen van hartfalen zijn immers niet-specifiek. Andere oorzaken voor dyspnoe dan linksfalen zijn genoemd. Oedeem kan behalve door rechtsfalen worden veroorzaakt door lokale veneuze insufficiëntie. Oedeem ontstaat ook door hypoalbuminemie bij het nefrotisch syndroom en bij diverse darmziekten. Ook bepaalde medicamenten zoals bètablokkers en calciumantagonisten kunnen oedeem veroorzaken. Oedeem aan de enkels dat asymmetrisch voorkomt, pleit niet voor een centrale maar meer voor een lokale afwijking. Oedeem door rechtsfalen onderscheidt zich van andere oorzaken door de hierbij aanwezige verhoogde centraalveneuze druk (CVD). De leeftijd, de snelheid van ontstaan van de klachten, duizeligheid, syncope, ritmestoornissen, een mogelijk oud myocardinfarct, bekende klepafwijkingen en dergelijke zijn belangrijk om tot nadere differentiatie te komen.

▶ ONDERZOEK

Het onderzoek begint met observatie. Een gedecompenseerde patiënt kan al dyspnoïsch worden bij het uitkleden. In geval van longstuwing zal de patiënt er de voorkeur aan geven niet plat op een onderzoekbank te liggen. De ademfrequentie is bij manifeste decompensatie veelal verhoogd en neemt versneld toe bij lichte inspanning. Dikwijls is de polsfrequentie eveneens licht verhoogd. Ook kan een totaal irregulaire pols worden gevonden, die past bij atriumfibrilleren. Atriumfibrilleren kan ontstaan door hartfalen, maar kan ook – meestal bij cardiale afwijkingen – een uitlokkend moment zijn voor het manifest worden van decompensatie omdat de CO dan met 25-30% afneemt. Bij ernstig hartfalen – acuut of chronisch ontstaan – heeft de lage CO tot gevolg dat er perifeer meer zuurstof aan het bloed wordt onttrokken. Hierdoor kan perifere cyanose ontstaan. Aangezien bij hartfalen vocht wordt vastgehouden moet het gewicht genoteerd worden, ook omdat het uitgangsgewicht belangrijk is voor het beoordelen van de mate van succes van de in te stellen therapie. Een lage bloeddruk komt vaak voor bij linksfalen, een hoge bloeddruk is dikwijls de oorzaak van hartfalen.

De CVD is een afspiegeling van de druk in het rechter atrium. Wanneer de tricuspidalisklep tijdens de diastole openstaat correspondeert deze druk met de einddiastolische druk in de rechterventrikel. Bij falen van de rechterventrikel is de einddiastolische druk verhoogd, wat dus waarneembaar is aan de hoogte van de CVD. Bijgevolg moet bij patiënten met hartfalen de CVD nauwkeurig worden gemeten. Voor deze meting wordt gebruikgemaakt van de veneuze boog (figuur 2.6).

Bij de liggende patiënt wordt de v.jugularis afgedrukt ter hoogte van de kaakhoek (de vene mag niet cardiaalwaarts worden leeggestreken; soms zitten er kleppen in de vene waardoor een pseudo-lage CVD gemeten wordt). De vene wordt door het afdrukken deels door het hart leeggezogen. Het punt van overgang tussen gecollabeerde en gevulde vene (het collapspunt), dat be-

Figuur 2.6 Meting van de centraalveneuze druk (CVD). De posities van de uiteinden van de boog geven de meetpunten aan. Wanneer de CVD flink is verhoogd moet de boog worden omgedraaid (rechts). R = referentiepunt, aL = angulus Ludovici.

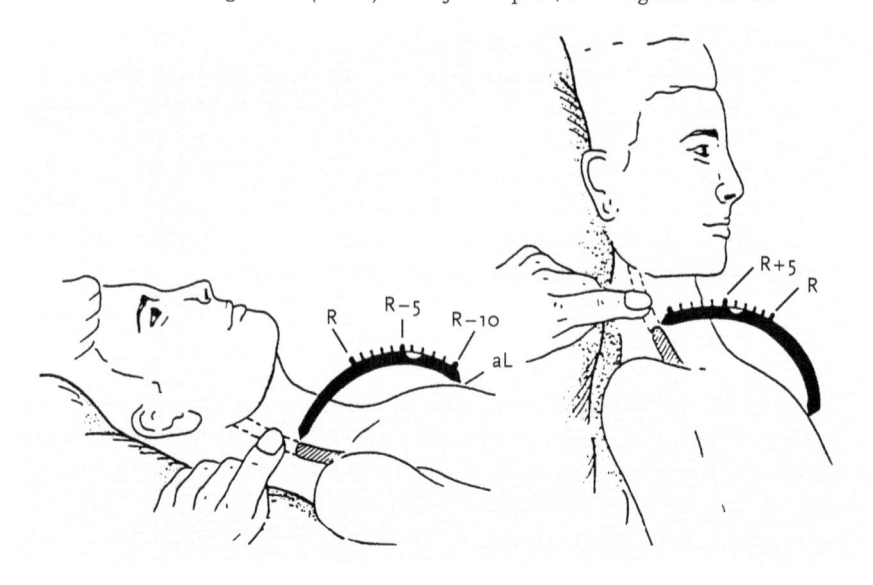

paald wordt tijdens expiratie, is het ene meetpunt, de angulus Ludovici (overgang tussen manubrium en corpus sterni) is het andere. Wanneer bij een 'leeggelopen' vene het punt van collaberen niet zichtbaar wordt, moet de patiënt met het bovenlichaam lager worden gelegd en het onderzoek nog eens worden uitgevoerd. Wanneer een gevulde vene ondanks afdrukken niet collabeert, moet het bovenlichaam hoger worden gelegd tot bij afdrukken het collapspunt wel wordt waargenomen. De veneuze boog wordt met het ene eind op het collapspunt geplaatst en met het andere eind op de angulus Ludovici. De luchtbelpositie geeft de hoogte van de CVD aan in centimeters. Bij gezonde personen ligt de CVD vrijwel altijd tussen R-4 en R-8 cm. Wanneer de CVD hoger is dan R kan de boog worden omgedraaid.

Behalve voor het bepalen van de CVD kan aan de v.jugularis ook het pulsatiepatroon worden vastgesteld. Normaal wordt de vene leeggezogen tijdens de ventrikelsystole: het x-dal. Bij belangrijke tricuspidalisinsufficiëntie wordt het rechteratrium tijdens de ventrikelsystole volgeblazen en daarmee ook de v.jugularis: de veneuze pulsaties zijn dan systolisch positief. Het x-dal kan afwezig zijn bij inflow-obstructie van de rechter harthelft, bijvoorbeeld als gevolg van pericardvocht. Bij een totaal AV-blok kan het rechteratrium soms contraheren tijdens de ventrikelsystole tegen een gesloten tricuspidalisklep; het bloed wordt dan krachtig in de richting van de v.cava gepompt, hetgeen als een forse positieve golf waarneembaar is aan de v.jugularis: een propgolf.

Het hart kan worden gepercuteerd ter beoordeling van de linker en rechter grenzen. Dit geeft echter weinig informatie over de werkelijke grootte. Ter beoordeling van de kwaliteit van de contracties wordt de apex gepalpeerd. Parasternale pulsaties links wijzen bij hartfalen in het algemeen op een impuls van de overbelaste rechterventrikel. De pols is dikwijls versneld en kan zwak aanvoelen (pulsus mollis). Bij een zwakke en onregelmatige contractie van de linkerventrikel (boezemfibrilleren?) hoeft niet elke contractie voelbaar te zijn aan de a.carotis. Dit polsdefecit kan er de oorzaak van zijn dat een te lage hartfrequentie wordt geteld. De frequentie kan worden vastgesteld door precordiaal te ausculteren en aan de hand daarvan te tellen. In een eindstadium van linksfalen kan een zwakke slag om en om worden afgewisseld door een minder zwakke: de pulsus alternans. Ten slotte worden bij de palpatie oedemen beoordeeld, alsmede de grootte van de lever. Bij percussie van de longen wordt onder andere naar de aanwezigheid van een belangrijke hoeveelheid pleuravocht gezocht. In geval van longstuwing door linksfalen kan, vooral eindinspiratoir en over de lagere longvelden, een fijn knisperend geluid worden gehoord tijdens het ademen: crepiteren. Het verdient aanbeveling alvorens te ausculteren de patiënt even te laten doorzuchten en te laten hoesten. De auscultatie van het hart bij hartfalen is zowel gericht op het vaststellen van oorzaken als van gevolgen. Voor het vaststellen van oorzaken wordt bijvoorbeeld naar klepgebreken gezocht. Mitralisinsufficiëntie is meestal het gevolg van linksfalen, met een grote linkerventrikel, maar kan er ook de oorzaak van zijn. Mitralisinsufficiëntie die het gevolg is van linksfalen, veroorzaakt meestal een zachte, mid-hoogfrequente holosystolische souffle aan de apex. Een s-IV wordt vaak gehoord doordat bij verhoogde wandspanning de rekbaarheid is afgenomen en het bloed tegen de ventrikelwand aanbotst. Bij ernstig hartfalen wordt ook dikwijls een s-III gehoord, die auscultatoir echter niet te onderscheiden is van de fysiologische elasticiteits-s-III. De fysiologische s-III kan worden versterkt of weer hoorbaar worden bij ernstige mitralisinsufficiëntie. Wanneer in dit geval hartfalen ontstaat, kan aan de aanwezigheid van een s-III geen duidelijke conclusie worden verbonden over de kwaliteit van het myocard van de linkerventrikel.

▶ AANVULLEND ONDERZOEK

Bij een dyspnoïsche patiënt kan de differentiatie tussen cardiale en pulmonale oorzaak soms lastig zijn. Bij hartfalen ontstaat een rekking van cardiale myocyten waardoor onder andere het B-type natriuretisch peptide (BNP) wordt gesynthetiseerd. De concentratie BNP heeft een relatie met hartfalen. Bij BNP < 100 microgr/l kan de diagnose hartfalen met vrij grote zekerheid worden verworpen. Boven 500 microgr/l is de oorzaak vrijwel zeker hartfalen. Een BNP > 500 microgr/l blijkt een betere voorspeller voor hartfalen te zijn dan anamnese, fysisch onderzoek en thoraxfoto. Bij waarden tussen 100 en 500 microgr/l bestaat er echter een aanzienlijke overlap tussen cardiale en niet-cardiale oorzaken van dyspnoe. Het verdere laboratoriumonderzoek is gericht op mogelijke grondoorzaken. Het ECG kan een oud infarct of ischemie aantonen; verhoogde voltages door linkerventrikelhypertrofie kunnen bijvoorbeeld bij hypertensie of bij aortastenose worden gevonden. Een low-voltage-ECG kan het gevolg zijn van veel diffuus myocardverlies of van pericardvocht. Bij hartfalen kunnen geleiding en QRS-complexen echter normaal zijn. Er kunnen ritmestoornissen worden gevonden, maar de analyse hiervan kan beter worden uitgevoerd met behulp van een 24-uurs-ECG. De thoraxfoto kan een vergrote hartfiguur laten zien; een normale grootte sluit echter geenszins een vergrote of slecht functionerende linkerventrikel uit. Bij longstuwing kunnen redistributie van de longvaten (dikkere bloedvaten dan normaal in de bovenvelden), versterkte hilustekening en/of pleuravocht worden gezien. Lang bestaande stuwing geeft aanleiding tot het ontstaan van Kerley-B-lijntjes op de thoraxfoto (figuur 2.7); dit zijn parallel aan elkaar en vrijwel horizontaal lopende lijntjes in de ondervelden van de longen die lateraal zichtbaar zijn en doorlopen tot de pleura. Het zijn interlobulaire septa die door stuwing zo oedemateus zijn geworden dat ze op een röntgenfoto zichtbaar worden.

Echocardiografie speelt een grote rol bij de diagnostiek van hartfalen en bij de beoordeling van de oorzaak ervan. De grootte van het hart kan nauwkeurig worden bepaald evenals de dikte van de ventrikelwanden. Ook de aanwezigheid van lokale of diffuse wandbewegingsstoornissen kan worden beoordeeld. Pericardvocht als oorzaak van de klachten is heel snel aangetoond of uitgesloten. De ejectiefractie kan worden bepaald en ook de diastolische

Figuur 2.7 Schematische weergave van het rechter longveld van een thoraxfoto bij stuwing van de longen. De centrale longvaattekening is toegenomen en vooral de longvaattekening naar de bovenvelden is versterkt. Kerley-B-lijnen zijn zichtbaar als parallel aan elkaar en vrijwel horizontaal lopende lijntjes in de ondervelden die doorlopen tot de pleura en het gevolg zijn van stuwing in de interlobulaire septa.

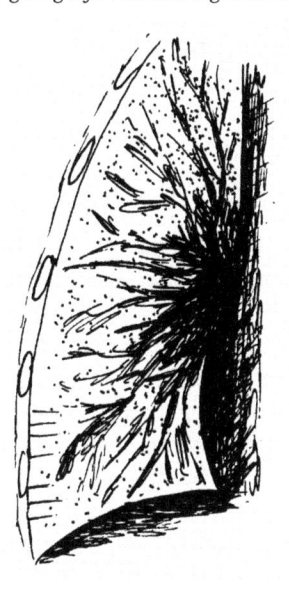

functie. Met Doppler-echografie kunnen voorts klepafwijkingen worden gediagnosticeerd evenals de ernst ervan. Ergometrie is zinvol ter beoordeling van het inspanningsvermogen, de aanwezigheid van ischemie en het beloop of ontstaan van ritmestoornissen. Het bestaan van ischemie kan ook worden aangetoond met stressechocardiografie of met thalliumscintigrafie. Tijdens hartkatheterisatie kan de CO worden bepaald en kunnen intracardiale drukken worden gemeten voorzover een en ander niet duidelijk is geworden uit het Doppler-onderzoek. Het kransvatsysteem kan in beeld worden gebracht en worden beoordeeld op vernauwingen of afsluitingen. Myocardbiopten kunnen uitsluitsel geven over de aard van eventuele myocardafwijkingen.

▶ Literatuur

Braunwald E, ed. Heart disease. A textbook of cardiovascular medicin. 6th ed. Philadelphia: Saunders, 2001.
Roelandt JRTC, Lie KI, Wellens HJJ, Van de Werf F, eds. Cardiologie. Houten: Bohn Stafleu van Loghum, 2002.
Souhami RL, Moxham J. Textbook of medicine; 4th ed. Edinburgh: Churchill Livingstone, 2002.
Maisel AS, Krishnaswamy P, Nowak RM et al. Rapid measurement of B-type natriuretic peptide in the emergency diagnosis of heart failure, NEJM 2002; 347:161-7.

Hoofdstuk 3

AFWIJKINGEN VAN HET RESPIRATOIRE SYSTEEM

F.W.J.M. Smeenk en C.A.F. Jansveld

▶ 3.1 Dyspnoe

Onder dyspnoe wordt gewoonlijk verstaan de subjectieve beleving van een bemoeilijkte ademhaling. Dit ontstaat als er sprake is van een excessieve stimulatie van de respiratoire motoneuronen, vooral als deze toegenomen activiteit niet leidt tot een adequate toename van de ventilatie. Men spreekt van orthopnoe indien de kortademigheid toeneemt in liggende houding en van platypnoe indien deze in staande houding toeneemt.

Dyspnoe kan veroorzaakt worden door pulmonale, cardiale maar ook door niet-cardiorespiratoire aandoeningen. De belangrijkste oorzaken van kortademigheid staan vermeld in tabel 3.1. Men dient zich te realiseren dat bij een patiënt vaak meerdere oorzaken aanwezig kunnen zijn. De anamnese en het lichamelijk onderzoek zullen in ongeveer tweederde van de gevallen de oorzaak aan het licht brengen. Indien geen diagnose verkregen wordt, komen als eerste vervolgonderzoeken een thoraxfoto en longfunctieonderzoek in aanmerking.

Tabel 3.1   Oorzaken van kortademigheid.

hoge obstructie
tracheastenose, aspiratie corpus alienum, larynxpathologie, 'vocal cord' dysfunction

obstructieve ventilatiestoornis (beperking van de dynamische longvolumina)
asthma bronchiale, COPD

restrictieve longfunctiestoornis (beperking van de statische longvolumina)
pneumonie, interstitiële longaandoeningen, longoedeem (cardiaal en niet-cardiaal), pleuravocht, pneumothorax

circulatiestoornissen
longembolie, vasculitis, (primaire) pulmonale hypertensie

psychogeen, hyperventilatie

overige
neuromusculaire aandoeningen, anemie, thyreotoxicose

Bij de anamnese dient men zich in eerste instantie te richten op het objectiveren van de ernst van de kortademigheid door te vragen naar de aard van de activiteiten waarbij het gevoel van kortademigheid optreedt. Door onderscheid te maken in acute en chronische dyspnoe-klachten kan de differentiaaldiagnose verder worden verkleind. De belangrijkste oorzaken van acute en chronische dyspnoe en hun anamnestische en fysisch-diagnostische bevindingen staan vermeld in tabel 3.2 en 3.3. Vervolgens richt men zich op specifieke kenmerken van de klacht waarmee men een indruk kan verkrijgen of de klacht zijn oorzaak vindt in een pulmonaal, cardiaal dan wel cerebraal probleem.

Tabel 3.2   Acute dyspnoe. Belangrijkste oorzaken, anamnese en bevindingen bij lichamelijk onderzoek.

oorzaak	anamnese	lichamelijk onderzoek
asthma bronchiale	– persoonlijke en familie-anamnese – nachtelijke dyspnoe-aanvallen – piepen op de borst, hoesten – hyperreactiviteit, allergie	– orthopnoe – thorax in inspiratiestand – hulpademhalingsspieren – verlengd exspirium, piepende rhonchi
asthma cardiale (links-decompensatio cordis) pericardtamponnade	– kortademigheid, vooral gedurende de nacht, erger bij plat liggen, nycturie – palpitaties, angina pectoris – vaak voorafgegaan door koorts en pijn op de borst, pijn kan ontbreken bij infiltratie door maligne proces	– oedeem bij rechts-decompensatie – orthopnoe, tachypnoe – laat-inspiratoire crepitaties – lage bloeddruk, pulsus paradoxus, verhoogde centraalveneuze druk, die toeneemt bij inspiratie (teken van Kussmaul)
longembolie	– recente immobilisatie of operatie – acuut ontstaan – pijn op de borst, erger bij ademen – hemoptoe – palpitaties	– centrale cyanose – tensiedaling – snelle, soms onregelmatige pols – subfebriele temperatuur – pleurawrijven, pleuravocht
pneumonie	– koorts – pijn op de borst – hoesten, etterig of roestbruin sputum (sputum rufum)	– infiltraatsymptomen
pneumothorax	– acuut optreden – pijn op de borst	– uitgezette thoraxhelft – hypersonore percussie – verzwakt ademgeruis – pulsus paradoxus
corpus alienum	– ontstaan tijdens maaltijd, spelen	– inspiratoire stridor – collaps – cyanose – lokaal verzwakt ademgeruis
hyperventilatiesyndroom	– gevoel geen lucht te krijgen – tintelingen, steken op de borst, collapsneiging	– frequent diep zuchten – tachycardie

Tabel 3.3 *Chronische dyspnoe. Belangrijkste oorzaken, anamnese en bevindingen bij lichamelijk onderzoek.*

oorzaak	anamnese	lichamelijk onderzoek
COPD vooral longemfyseem	– lange voorgeschiedenis – roken, gewichtsverlies – soms sputum	– 'pink puffer' – ademen met getuite lippen ('pursed lips'), hulpademhalingsspieren – hypersonore percussie – vroeg-inspiratoire basale crepitaties
chronische linksdecompensatie van het hart	– dyspnoe bij inspanning – orthopnoe	– eind-inspiratoire crepitaties – evt. extra tonen (S_3, S_4), soms een souffle, vergroting van het hart
chronische recidiverende longembolieën	– vroegere diep-veneuze trombose of risicofactoren hiervoor, soms pijn op de borst	– luide P_2, vergroting van het hart – aanvullend onderzoek: ECG, longscan, e.d.
longfibrose	– lange voorgeschiedenis – progressieve vermoeidheid – hoesten, geen sputum	– trommelstokvingers – centrale cyanose, tachypnoe – eind-inspiratoire crepitaties, 'squeaks'
pleuravocht	– maligniteit – decompensatio cordis – ontstekingen bijv. tuberculose- reumatoïde artritis, SLE	– demping – afwezige stemfremitus – verscherpt ademgeruis (compressie-atelectase)
thoraxmisvormingen		– kyfoscoliose – M. Bechterew

Orthopnoe (toename van de kortademigheid bij platliggen) kan wijzen op een linksdecompensatie, maar ook patiënten met een ernstige bronchusobstructie zitten vaak rechtop. Een volledige anamnese met betrekking tot hyperreactiviteit en allergie kan aanwijzingen geven voor een al of niet allergisch asthma bronchiale. Recente bedrust of een operatie kan duiden op een longembolie. Pijn op de borst treedt op bij spontane pneumothorax en bij longembolie. Een zorgvuldige cardiale anamnese moet worden afgenomen met het oog op angina pectoris, decompensatio cordis en palpitaties. Hartkloppingen en pijn op de borst kunnen zowel voorkomen bij hartaandoeningen als bij een longembolie en het hyperventilatiesyndroom.

Patiënten met luchtwegobstructie tonen in de regel een toegenomen longvolume met laagstaande en weinig beweeglijke longgrenzen. Dikwijls wordt gebruikgemaakt van hulpademhalingsspieren en zijn piepende en brommende rhonchi hoorbaar. Bij een ernstige bronchusobstructie kan het ademgeruis vrijwel onhoorbaar zijn: een levensbedreigende toestand. Bij interstitiële longaandoeningen en longoedeem treedt gewoonlijk een versnelde en oppervlakkige ademhaling op. Laat-inspiratoire crepitaties bij een patiënt met orthopnoe wijzen op linksdecompensatie. Trommelstokvingers, cyanose en diffuse, gewoonlijk basale scherpe crepitaties zijn kenmerkend voor interstitiële longfibrose. Infiltraatsymptomen (demping, bronchiaal ademgeruis en crepitaties) kunnen aanwezig zijn bij pneumonie en longembolie. Tensiedaling en collapsneiging treden op bij longembolie, hartinfarct en hyperventilatiesyndroom. Dit laatste gaat vaak gepaard met tintelingen in de vingers en de mond. Een massieve demping met verscherpt ademgeruis bij afwezige stemfremitus wijst op pleuravocht. Hypersonore percussie bij eenzijdig verzwakt ademgeruis en pulsus paradoxus wijzen op pneumothorax. Subfebriele temperatuur, ritmestoornissen, pleurawrijven en pleuravocht kunnen passen bij een longembolie.

Bloedonderzoek kan eventueel niet pulmonaal of cardiaal bepaalde oorzaken van de kortademigheid aan het licht brengen, zoals een anemie, hyperthyreoïdie, keto-acidose, enzovoort. Door bepaling van het B-type natriuretic peptide (BNP) kan men het bestaan van een decompensatio cordis meer waarschijnlijk maken. Bij een waarde hoger dan 500 µg/l wordt een decompensatio cordis zeer waarschijnlijk. Een waarde lager dan 100 µg/l heeft een hoge negatief voorspellende waarde.

Arteriële bloedgasanalyse is een obligaat onderzoek bij elke vorm van dyspnoe. Een verhoogde arteriële koolzuurspanning ($PaCO_2$) wijst op een alveolaire hypoventilatie, zoals kan voorkomen bij ernstige vormen van obstructieve longaandoeningen, neuromusculaire aandoeningen en depressie van het ademcentrum. Een lage $PaCO_2$ in combinatie met een lage PaO_2 wordt gevonden bij longembolie, longfibrose en longoedeem. Een lage PaO_2 is echter geen maatstaf voor de ernst van de dyspnoe, omdat deze een gevolg kan zijn van gestoorde ventilatie-perfusieverhoudingen. Anderzijds kan een normale PaO_2 worden gevonden bij ernstig longemfyseem met hoge ademarbeid (pink puffers). Bij patiënten met het hyperventilatiesyndroom worden karakteristieke afwijkingen gevonden als hoge pH (> 7,43), lage $PaCO_2$ (< 35 mmHg of 4,7 kPa) en hoge PaO_2 (> 90 mmHg of 12 kPa).

Partiële of totale pneumothorax, pleuravocht, infiltraten, longoedeem, diffuse longafwijkingen, overinflatie en tekenen van longemfyseem kunnen op een thoraxfoto aan het licht komen. Bij patiënten met onverklaarde dyspnoeklachten en een normale thoraxfoto is een hoge-resolutie-CT-scan van de thorax geïndiceerd ter uitsluiting van interstitiële longafwijkingen dan wel occult emfyseem. Ter uitsluiting van acuut hartinfarct, ritmestoornissen, coronaire insufficiëntie en dergelijke moet een ECG worden vervaardigd. Ventilatoire stoornissen moeten zo mogelijk worden geobjectiveerd door middel van longfunctieonderzoek. Bij onbegrepen dyspnoeklachten kan het onderzoek worden uitgebreid met een inspanningsonderzoek, bij voorkeur met metingen van verschillende ventilatoire parameters, arteriële bloedgasanalyse en op indicatie eventueel de flow-volume-curve en de ademarbeid tijdens inspanning. Met behulp van dit onderzoek kunnen cardiale oorzaken, deconditionering en pulmonale oorzaken worden aangetoond. Wat betreft het laatste is vooral de arteriële bloedgasanalyse obligaat voor het op het spoor kunnen komen van ventilatoire (stijging van de arteriële $paCO_2$ bij inspanning) dan wel diffusiestoornissen (daling van de paO_2 bij inspanning).

Uitgebreid longfunctieonderzoek, aangevuld met histamineprovocatie, moet worden uitgevoerd bij patiënten met hyperventilatieklachten zonder bekende oorzaak, omdat diffuse bronchusobstructie vaak een uitlokkend moment is voor het ontstaan van het hyperventilatiesyndroom. De diagnose primair hyperventilatiesyndroom wordt bevestigd door middel van de hyperventilatieprovocatietest, waarbij aangetekend moet worden dat een negatieve hyperventilatieprovocatietest de aandoening niet uitsluit. Men mag de diagnose primair hyperventilatiesyndroom pas stellen na het uitsluiten van mogelijke andere organische aandoeningen die hyperventilatie kunnen uitlokken, zoals angina pectoris.

De diagnostiek van de longembolie wordt besproken in paragraaf 11.3.

▶ 3.2 Hypoxemie en centrale cyanose (tabel 3.4)

Onder hypoxemie wordt verstaan een verlaagde zuurstofspanning (PaO_2) in het arteriële bloed (normaal ≥ 80 mmHg = 10,7 kPa, bij ouderen ≥ 70 mmHg = 9,3 kPa). Centrale cyanose treedt op indien de totale hoeveelheid onverzadigd hemoglobine in het capillaire bloed ongeveer 50 g/l (3,125 mmol/l) bedraagt. Bij een normaal hemoglobinegehalte wordt centrale cyanose waargenomen indien de zuurstofsaturatie in het arteriële bloed minder is dan ongeveer 80%. Centrale cyanose is echter geen betrouwbare maatstaf voor de mate van hypoxemie.

Een hypoxemie kan veroorzaakt worden door alveolaire hypoventilatie, door stoornissen in de ventilatie/perfusieverhoudingen, door diffusiestoornissen of door een verlaagde inspiratoire zuurstofspanning (hooggebergte). Klinisch wordt een onderscheid gemaakt tussen het type I respiratoir falen,

Tabel 3.4   Oorzaken van hypoxemie.

type I *respiratoir falen of partiële respiratoire insufficiëntie (zonder hypercapnie)*
– gestoorde ventilatie-perfusieverhoudingen waarbij shunteffecten op de voorgrond staan (COPD, pneumonie, atelectase, longembolie)
– diffusiestoornissen (cardiaal en niet-cardiaal longoedeem, alveolitis, longfibrose)
– intra- en extrapulmonale rechts-linksshunt (arterioveneuze anastomosen, longembolie)

type II *respiratoir falen of totale respiratoire insufficiëntie (met hypercapnie)*
– ernstig COPD
– kyfoscoliose, neuromusculaire aandoeningen
– slaapapnoe-syndroom
– obesitas-hypoventilatiesyndroom

waarbij de arteriële pCO_2 waarde niet verhoogd en vaak zelfs verlaagd is, en een type II respiratoir falen. Hierbij is tevens sprake van een hypercapnie (zie tabel 3.4). Als vuistregel kan gelden dat bij iedere onbegrepen hypoxemie aan een longembolie moet worden gedacht.

Bij de anamnese kunnen cardiale en pulmonale oorzaken van hypoxemie gewoonlijk goed worden onderscheiden. In het bijzonder moet worden nagegaan of de patiënt klachten heeft van decompensatio cordis of chronisch obstructief longlijden (COPD). De specifieke klachten die optreden bij diffusiestoornissen worden besproken bij de diffuse longafwijkingen (paragraaf 3.6).

De mate van hypoxemie is niet gecorreleerd met de mate van dyspnoe. Patiënten met longemfyseem kunnen extreem dyspnoïsch zijn en toch een normale PaO_2 hebben ('pink puffer'). Een ernstige onderverzadiging van het arteriële bloed kan aanwezig zijn zonder dat de patiënt klaagt over kortademigheid ('blue bloater'). Bij patiënten met neuromusculaire aandoeningen zijn klachten als concentratiestoornissen, hoofdpijn en irritatie, die berusten op de hypercapnie, vaak eerder aanwezig dan klachten over kortademigheid.

Souffles over het hart of over de long kunnen een aanwijzing zijn voor de aanwezigheid van cardiale of pulmonale shunts. Crepitaties over de basale longvelden passen bij een linksdecompensatie, maar ook bij longfibrose. Bij een chronische hypoxemie komen soms horlogeglasnagels en trommelstokvingers voor. Verzwakt ademgeruis, verlengd exspirium en piepende rhonchi wijzen op een chronische obstructieve longaandoening.

De thoraxfoto geeft in de regel de mogelijkheid te differentiëren tussen cardiale en pulmonale oorzaken van de hypoxemie. Longemfyseem, longfibrose, longoedeem, longinfiltraten, diffuse longafwijkingen, pneumothorax, pleuravocht en kyfoscoliose kunnen met behulp van een thoraxfoto worden aangetoond. Arterioveneuze anastomosen kunnen worden aangetoond door middel van pulmonalisarteriografie.

Om te differentiëren tussen een intrapulmonale shunt en diffusiestoornissen wordt de bloedgasanalyse herhaald na inspanning. Bij het shunteffect stijgt de PaO_2 tot normale waarden, bij diffusiestoornissen in engere zin treedt altijd een daling van de PaO_2 op. Dit laatste is het gevolg van een kortere verblijftijd van de erytrocyt in het pulmonale vaatbed bij inspanning, waardoor de tijd voor O_2 om de pO_2 tot equilibratie te laten komen in de capillair en de alveolus tekortschiet. Een lagere paO_2 bij inspanning zal dan het gevolg zijn. Deze daling van de PaO_2 kan ook optreden bij ernstig longemfyseem op grond van het verminderde diffunderende longoppervlak.

Het inademen van 100% zuurstof gedurende ten minste twintig minuten leidt bij gezonden en bij patiënten met een diffusiestoornis tot een stijging van de PaO_2 naar meer dan 600 mmHg (80 kPa). Patiënten met een rechts-linksshunt tonen een te geringe stijging van de PaO_2 (per 20 mmHg ongeveer 1% shunt). De methode is alleen geschikt bij patiënten met een normaal hartminuutvolume.

▶ 3.3 Pneumonie

Pneumonieën worden al naargelang de plaats van ontstaan ingedeeld in pneumonieën die thuis ('community acquired pneumonia') en pneumonieën die in het ziekenhuis (ontstaan meer dan 48 uur na opname; 'nosocomiale pneumonie) worden opgelopen. Dit onderscheid is van belang, omdat bij een community acquired pneumonie meestal andere verwekkers gevonden worden dan bij een nosocomiale pneumonie, hetgeen therapeutische consequenties heeft. In Nederland is de belangrijkste verwekker van een community acquired pneumonie de *Streptococcus pneumoniae* (30%). Andere verwekkers zoals *Haemophilus influenzae, Mycoplasma pneumoniae, Chamydia ssp.* en *Legionella Pneumophilia* worden veel minder frequent aangetroffen (5-15%). De belangrijkste verwekkers van een nosocomiale pneumonie zijn *Staphylococcus aureus* en de Gram-negatieve bacteriën (zie tabel 3.5).

Tabel 3.5   Pneumonie. Indeling en belangrijkste verwekkers.

pneumonie	belangrijkste verwekkers	
buiten ziekenhuis: 'community acquired pneumonia'	'typisch' – *Streptococcus pneumoniae* – *Haemophilus influenzae* – *Moraxella catarrhalis* – *Staphylococcus aureus*	'atypisch' – virus: (para-)influenza, – *Legionella pneumophila* – *Mycoplasma pneumoniae* – *Chlamydia pneumoniae*
in ziekenhuis: 'nosocomiale pneumonie'	Gram-negatieve bacteriën – *Staphylococcus aureus*	
bijzondere vormen van pneumonie – aspiratiepneumonie – opportunistische infecties (bij gestoorde afweer)	indien 'geïnfecteerd': anaërobe bacteriën – virus: cytomegalovirus, herpes-simplex-virus – schimmels: Aspergillus, Candida, *Pneumocystis carinii* – bacteriën: Mycobacteria	

aanvullende diagnostiek
– bloed: volledig bloedbeeld, elektrolyten, nier- en leverfunctie, glucose, C-reactieve proteïne (CRP)
– serologie: virus, *Legionella pneumophila, Mycoplasma pneumoniae,* Chlamydia ssp
– bloedkweek tweemaal (ook bij normale temperatuur)
– sputum: cito Gram, banale kweek
– op indicatie: anaërobe kweek, Legionellaserologie, tuberculose (Ziehl-Neelsen, auraminekleuring, PCR en tuberculosekweek)
– keelwat, nasopharynxspoelsel: viruskweek
– bronchoalveolaire lavage (BAL) en evt. protected specimen brush (PSB): Legionella, schimmels (o.a. Pneumocystis), Mycobacteria, virussen
– urine: Legionella-antigeendetectie (type I)
– overig onderzoek op indicatie: Mantoux (PPD), HIV-serologie, (transbronchiale of 'open') longbiopsie

PCR = polymerase chain reaction; PPD = purified protein derivative; RS = respiratory syncytial.

Bij de work-up van patiënten met een pneumonie is een aantal aspecten van belang: ten eerste het beloop van de ziekte. Ontstaat de ziekte min of meer peracuut met koude rillingen, hoge koorts, het opgeven van gekleurd, soms roodbruin sputum (sputum rufum) en wordt er op de thoraxfoto een lobair infiltraat gezien, dan is een zogenaamde 'typische' pneumonie (veroorzaakt door *Streptococcus pneumoniae*) het meest waarschijnlijk. Is er echter sprake van een meer geprotraheerd beloop met algemene malaiseklachten, spierpijn, hoofdpijn, een prikkelhoest, matige koorts en wordt er op de thoraxfoto een meer discrete interstitiële tekening waargenomen, dan is een 'atypische' pneumonie (veroorzaakt door 'atypische' verwekkers zoals *Chlamydia ssp.*, *Legionella pneumophila* of *Mycoplasma pneumoniae*) meer waarschijnlijk (zie tabel 3.5). Klinisch is het van belang om onderscheid te maken tussen deze ziektebeelden omdat dit therapeutische consequenties kan hebben. Omdat echter uit onderzoek is gebleken dat het in de praktijk moeilijk is om dit onderscheid op klinische gronden te maken, wordt het gebruik van deze termen de laatste jaren afgeraden.

Vervolgens is het van belang om na te gaan onder welke omstandigheden de pneumonie is ontstaan. Zijn er aanwijzingen voor een kort tevoren doorgemaakte virale luchtweginfectie (cave *Staphylococcus aureus*), zijn er vogels in de omgeving die al dan niet ziek kunnen zijn (*Chlamydia psittaci*), is er contact geweest met barende dieren (*Coxiella burnetii*), is men op reis geweest naar gebieden waar men ook rekening moet houden met door Legionella besmet water en dergelijke.

Daarnaast is het van belang dat men zich afvraagt of de pneumonie het gevolg kan zijn van een onderliggende aandoening, zoals een bronchuscarcinoom. Aanwijzingen hiervoor kunnen verkregen worden bij anamnese, het lichamelijk en beeldvormend onderzoek. Men dient hier vooral aan te denken wanneer er tevens sprake is van haemoptoe, er bij lichamelijk onderzoek aanwijzingen zijn voor een afgesloten bronchus (inspiratoire wheeze, verkorte percussie met daarboven verminderd ademgeruis en verminderde bronchofonie) en/of wanneer er bij beeldvormend onderzoek aanwijzingen zijn voor een obstructie-atelectase dan wel een ruimte-innemend proces. Bij recidiverende pneumonieën, vooral als deze zich steeds in hetzelfde gebied voordoen, dient men rekening te houden met bronchiëctasieën en eventueel onderliggende afweerstoornissen.

Ten vierde dient men na te gaan of er sprake is van significante comorbiditeit, zoals COPD, nierinsufficiëntie, leverfalen, status na splenectomie (cave infecties met gekapselde bacteriën, met name de streptokok), diabetes mellitus, alcoholisme, afweerstoornissen, neurologische problematiek waardoor er een neiging tot verslikken bestaat en dergelijke. Dit is vooral van belang omdat men dan rekening zal moeten houden met andere dan de gebruikelijke verwekkers van een longontsteking.

Ten slotte is het van belang om een goede inschatting van de ernst van de pneumonie te maken, zodat men op adequate wijze kan beoordelen of een patiënt nog thuis kan worden behandeld of opgenomen dient te worden. Hiervoor zijn verschillende criteria ontwikkeld waarvan de 'Pulmonary Severity Index' of PSI-score, in 1996 door Fine geïntroduceerd, het meest gebruikt is. Vanwege zijn complexiteit is deze methode echter nooit wijdverspreid geraakt. Recent is een veel eenvoudiger scoresysteem (de 'CURB-65'-score: zie tabel 3.6) ontwikkeld dat dezelfde voorspellende eigenschappen blijkt te hebben als de PSI-score.

Tabel 3.6   Index van de inschatting van de ernst van een pneumonie. De 'CURB-65' score.
Criteria (CURB-65 score 0-5 komt overeen met het aantal aanwezige criteria):
Confusion – Mental Test Score van 8 of lager of desoriëntatie in tijd, plaats en/of persoon?
Urea nitrogen – ureum: hoger dan 7 mmol/l?
Respiratory rate – ademhalingsfrequentie: hoger dan 30 per minuut?
Blood pressure – bloeddruk: diastolisch lager dan 60 of systolisch lager dan 90 mmHg?
65 – leeftijd 65 jaar of ouder?

CURB klasse	mortaliteit	voorgesteld advies
0	0,7%	behandeling thuis
1	3,2%	overweeg behandeling in ziekenhuis
2	13%	behandeling in ziekenhuis
3	17%	behandeling in ziekenhuis; overweeg opname op intensive care
4	41,5%	opname op intensive care
5	57%	opname op intensive care

De uitgebreidheid van het verdere aanvullend onderzoek (zie tabel 3.5) is mede afhankelijk van de ernst van het klinisch beeld. Over het algemeen zal dit ten minste bestaan uit een algemeen laboratoriumonderzoek inclusief bloedbeeld, elektrolyten, nierfunctie, leverfuncties, glucose- en C-reactieve proteïne(CRP)-bepaling. Op indicatie wordt tevens een arteriële bloedgasanalyse verricht.

Bij het klinisch vermoeden van een pneumonie dient dit verder bevestigd te worden door middel van een thoraxfoto. Daarnaast wordt door dit onderzoek de lokalisatie en de uitgebreidheid van de pneumonie, evenals het bestaan van eventueel complicerende factoren (abcedering, atelectase, ruimte-innemend proces, empyeem) duidelijk.

Vervolgens dient onderzoek te worden verricht naar mogelijke verwekkers van de pneumonie door middel van bloedkweken, Gram-preparaat en banale sputumkweek, en eventueel serologisch onderzoek (IgM, Mycoplasma, virus- en Legionellaserologie). Bij klinische verdenking op een Legionella-infectie kan antigeendetectie in de urine aangevraagd worden. Een negatieve antigeendetectietest sluit een Legionella-infectie echter niet uit. Is het klinisch beeld verdacht voor tuberculose dan wel een schimmelinfectie, dan dient men gericht onderzoek hiernaar in te zetten (zie tabel 3.5). Wanneer er sprake is van pleuravocht, wordt een pleurapunctie verricht voor bepaling van ten minste de pH en het inzetten van een cytogram en banale kweek.

Is er sprake van een pH lager dan 7,0, dan is de kans op een complicerend empyeem dermate groot dat direct drainage geïndiceerd is. Is de pH hoger dan 7,2, dan kan worden afgewacht; ligt de pH tussen de 7,0 en 7,2, dan dient de pH van het pleuravocht vervolgd te worden. Nog niet algemeen toegepast zijn de pneumokok-antigeendetectiemethoden in het sputum, bloed en urine, maar deze lijken voor de toekomst een veelbelovende aanvulling op de diagnostiek te kunnen worden. Bij pneumonieën die niet reageren op de gebruikelijke therapie en pneumonieën bij immuungecompromitteerde patiënten dient een bronchoscopie met bronchoalveolaire lavage en eventueel een 'protected specimen brush' overwogen te worden om specifieke verwekkers te kunnen identificeren.

▶ 3.4 Haemoptoe (tabel 3.7)

Haemoptoe is het opgeven van bloed of bloederig sputum, hetgeen meestal gepaard gaat met hoesten. Het opgegeven bloed is helderrood van kleur. Op grond hiervan kan haemoptoe worden onderscheiden van haematemesis, waarbij gewoonlijk donkerbruine maaginhoud wordt uitgebraakt. Eventueel kan de bepaling van de pH-waarde hierbij behulpzaam zijn. Bij blijvende twijfel over de herkomst van het bloed kan een oesofagogastroscopie en/of een KNO-heelkundig onderzoek geïndiceerd zijn. Er is geen verband tussen de hoeveelheid bloed die wordt opgegeven en de ernst van de aandoening.

Tabel 3.7   Oorzaken van haemoptoe.

ziekten van de luchtwegen
acute en chronische bronchitis, bronchiëctasieën, neoplasmata, trauma, fistel tussen luchtweg en oesofagus/vaten

ziekten van het longparenchym
infectieziekten, auto-immuunziekten (bijv. syndroom van Goodpasture, M. Wegener), stollingsstoornissen, iatrogene aandoeningen (na longbiopsie e.d.)

ziekten van de pulmonale vaten
longembolie, arterioveneuze malformaties (congenitaal, verworven bijv. door tuberculose, aspergilloom), verhoogde capillaire druk als bij links decompensatio cordis of ernstige mitralisklepstenose

cryptogeen (in 30% van de gevallen)

Als vuistregel geldt dat iedere vorm van haemoptoe, al dan niet geobjectiveerd en ongeacht de hoeveelheid, een indicatie vormt voor bronchoscopie. Een uitzondering hierop kan alleen gemaakt worden voor patiënten die jonger zijn dan 40 jaar, die een anamnese hebben die korter is dan 1 week en bij wie geen afwijkingen op de thoraxfoto worden gevonden.

Wanneer de haemoptoe gepaard gaat met orthopnoe en andere cardiale verschijnselen is er waarschijnlijk sprake van longstuwing. Chronisch hoesten, al of niet in combinatie met dagelijkse sputumproductie, wijst op een COPD. Het dagelijks opgeven van grote hoeveelheden purulent sputum wijst op bronchiëctasieën. Wanneer de haemoptoe gepaard gaat met acute pijn op de borst en dyspnoe, moet aan een longembolie worden gedacht. Het ontbreken van deze verschijnselen sluit een longembolie echter niet uit. Het opgeven van vrij grote hoeveelheden bloed, zonder tekenen van algemeen ziek zijn of koorts, komt voor bij carcinoïd en aspergilloom. Verschijnselen van een veranderd hoestpatroon, vermagering en algemene malaise vindt men bij het bronchuscarcinoom. Acute ziekteverschijnselen die gepaard gaan met koorts en met het opgeven van bloederig sputum kunnen voorkomen bij pneumonie en exacerbatie van COPD of tuberculose. Bij iedere haemoptoe moet worden gevraagd naar het optreden van een voorafgaande neusbloeding.

Horlogeglasnagels en trommelstokvingers ('clubbing') worden wel gezien bij patiënten met bronchuscarcinoom en bij bronchiëctasieën. Bij longstuwing kan de patiënt niet goed plat liggen en worden eindinspiratoire crepitaties gehoord over de basale longvelden. Blosjes op het gelaat en een diastolische souffle met een 'openingssnap' wijzen op een mitralisstenose. Een COPD-patiënt is gemakkelijk herkenbaar, onder andere aan het toegenomen longvolume, hoge rug en schouders, en een verlengd en piepend exspirium. Pleurawrijven bij haemoptoe moet aan longembolie doen denken. Lokale crepitaties zonder demping kunnen voorkomen bij bronchiëctasieën. Bij verschijnselen van obstructie-atelectase (opgeheven ademgeruis) bestaat de verdenking op een bronchuscarcinoom. Heesheid kan wijzen op een larynxcarcinoom en op een letsel van de n. recurrens zoals kan optreden bij een bronchuscarcinoom met klieren in het aortapulmonale venster. Een zachte systolische souffle lokaal over de long komt voor bij arterioveneuze anastomosen. De erfelijke vorm hiervan behoort tot de ziekte van Rendu-Osler, waarbij teleangiëctasieën worden waargenomen op de lippen, het wangslijmvlies en de huid.

Een oriënterend stollingsonderzoek wordt bij iedere haemoptoe uitgevoerd, maar valt gewoonlijk normaal uit. Longbloedingen kunnen gemakkelijker ontstaan bij patiënten die worden behandeld met anticoagulantia. Indien een haemoptoe optreedt bij te sterke ontstolling moet desondanks aanvullend onderzoek worden verricht. Dit geldt eveneens bij primaire stollingsstoornissen. Een verhoogde bezinkingssnelheid van de erytrocyten (BSE) komt onder andere voor bij pneumonie, bronchuscarcinoom en tuberculose. Een positieve reactie van Mantoux kan wijzen in de richting van een tuberculose, maar is hiervoor niet bewijzend. Bij verdenking op 'cystic fibrosis' moet iontoforese (zweetproef) worden verricht: een chloridegehalte hoger dan 70 mmol/l is bewijzend voor cystische fibrose. Sputumonderzoek op banale micro-organismen, zuurvaste staafjes, kweek op mycobacteriën en schimmels wordt bij iedere haemoptoe ingezet. Cytologisch onderzoek van het sputum is grotendeels vervangen door gerichte borstelpreparaten verkregen door middel van bronchoscopie. Bij langer bestaande haemoptoe kan een daling optreden van het hemoglobinegehalte. Precipiterende antilichamen tegen *Aspergillus fumigatus* zijn aanwezig bij een aspergilloom. De aanwezigheid van erytrocytencilinders in het urinesediment bij longafwijkingen moet doen denken aan een auto-immuunaandoening waarbij de nieren en longen betrokken zijn (bijvoorbeeld de ziekte van Wegener). Een sensitieve en specifieke marker voor de ziekte van Wegener vormt de c-ANCA (antineutrofiele cytoplasmatische antilichamen). Zeldzame oorzaken van haemoptoe zijn idiopathische pulmonale hemosiderose en het syndroom van Goodpasture. In het laatste geval is het onderzoek op antistoffen tegen de glomerulaire basale membraan in het serum positief. De diagnose wordt meestal bevestigd door biopsie van long of nier.

De thoraxfoto geeft informatie over de aanwezigheid van longstuwing (vergroot hart met vage hilusvaatcontouren door interstitieel longoedeem), ruimte-innemende processen, longinfiltraten, longabces (vloeistofspiegel), aspergilloom (luchtsikkel), pleuravocht al of niet met hoogstand van het diafragma (dikwijls de enige afwijking bij een longembolie).

Bronchoscopie, gewoonlijk uitgevoerd met de bronchofiberscoop maar bij ernstiger haemoptoe met de starre bronchoscoop, moet worden verricht bij iedere haemoptoe. Dit onderzoek dient bij voorkeur à chaud te worden verricht. Een carcinoïd manifesteert zich soms alleen door een centrale endobronchiale vaatrijke tumor zonder afwijkingen op de thoraxfoto. Cytologisch en histologisch onderzoek van abnormaal weefsel leiden in de meeste gevallen tot de diagnose; in het algemeen betreft het een bronchuscarcinoom. Een met spoed verrichte bronchoscopie kan de plaats van de bloeding lokaliseren. Bij een massale haemoptoe wordt soms als 'ultimum refugium' ook besloten tot een spoedthoracotomie.

Indien geen endobronchiale afwijkingen aanwezig zijn, wordt het onderzoek aangevuld, afhankelijk van de beschikbaarheid van de onderzoekstechnieken en de lokaal vigerende protocollen, met een longperfusiescan, een spiraal CT-angio van de thorax en/of een pulmonalisangiografie voor het aantonen van een longembolie. Met behulp van bronchialisarteriografie worden bronchopulmonale anastomosen aangetoond die voorkomen bij chronische ontstekingsprocessen zoals bronchiëctasieën. De bronchiëctasieën zelf kunnen worden aangetoond met behulp van hoge-resolutie-computertomografie (HRCT).

▶ 3.5 Solitaire longafwijkingen

Indien is vastgesteld dat zich op de thoraxfoto een beschaduwing in de long bevindt en dat deze solitair is, dan kan deze afwijking berusten op één van de in tabel 3.8 genoemde aandoeningen. Een solitaire longschaduw die geheel wordt omgeven door longweefsel wordt wel 'coin lesion' genoemd in-

Tabel 3.8   Differentiële diagnose van solitaire longafwijkingen.

infectie
primaire tuberculose, tuberculoom, aspergilloom, longabces (*Staphylococcus aureus*, Klebsiella, *Streptococcus pneumoniae*, actinomycose), histoplasmose*, coccidioïdomycose*

maligne tumor
primair bronchuscarcinoom, longmetastase

benigne tumor
hamartoom, lipoom, fibroom

vanishing tumor bij cardiaal longoedeem

minder vaak voorkomende afwijkingen
carcinoïd, ziekte van Wegener, ronde atelectase, longsekwester, arterioveneuze anastomose, reuma-nodus, septische embolieën, met vocht gevulde bullae en cysten

*   Overweeg bij patiënten uit Noord-Amerika

dien deze een min of meer ronde vorm heeft en niet groter is dan ongeveer 3 cm in diameter.

Altijd moet worden gevraagd of bij de patiënt vroeger röntgenonderzoek van de thorax is verricht, om na te gaan of de schaduw reeds eerder aanwezig was. Zorgvuldig moeten de risicofactoren voor het bronchuscarcinoom (zie tabel 3.9) worden nagegaan zoals rookgewoonten en COPD, alsmede klachten over doorgroei zoals pijn op de borst. Heeft de patiënt koorts gehad en klachten over nachtzweten en vermagering, dan kan tuberculose in het spel zijn. Malaiseklachten en vermagering kunnen natuurlijk ook wijzen op een maligniteit. Klachten en verschijnselen van een tumor elders in het lichaam kunnen via een goed opgenomen tractusanamnese aan het licht komen, waarna nader onderzoek in die richting zal plaatsvinden. Bij het ontbreken van enige klacht is maligniteit natuurlijk allerminst uitgesloten. Een haardvormige beschaduwing die gepaard gaat met pleurale afwijkingen bij een patiënt zonder klachten kan wijzen op een ronde atelectase, ook wel

Tabel 3.9   Risicofactoren voor maligniteit van een coin-laesie*.

variabele	laag risico	matig risico	hoog risico
diameter van de afwijking (cm)	< 1,5	1,5-2,2	> 2,2
leeftijd (jaren)	< 45	45-60	> 60
rookstatus	nooit gerookt	roker (< 20 sigaretten per dag)	roker (> 20 sigaretten per dag)
rook-stopstatus	≥ 7 jaar geleden gestopt	< 7 jaar geleden gestopt	niet gestopt
karakteristieken van de grens van de afwijking	scherp, glad	met rondingen	met uitlopers, 'spiculae'

*   vrij naar: Ost, et al. N Engl J Med 2003;348:2535-42.

rol-atelectase genoemd. Een haemoptoe in de anamnese kan behalve op een bronchuscarcinoom ook wijzen op een carcinoïd of op tuberculose.

Klachten over koude rillingen, transpireren, opgeven van veel etterig en soms bloederig sputum zijn verschijnselen die passen bij een longabces. Het begin kan sluipend zijn, maar ook peracuut optreden met intermitterende hoge koorts. Predisponerende factoren zijn alcoholisme, diabetes mellitus, immuunsuppressie en aspiratie. Gevraagd moet worden naar verschijnselen van ontstekingen elders, obstetrisch/gynaecologische procedures, intraveneus drugsgebruik en te lang in de bloedbaan verblijvende katheters, die aanleiding kunnen geven tot septische emboliën. Navraag moet worden gedaan naar een recente aspiratie van maaginhoud.

Tenzij de haard zeer grote afmetingen heeft aangenomen, zijn fysisch-diagnostisch geen verschijnselen waarneembaar. Uitvoerig lichamelijk onderzoek is vooral noodzakelijk om een eventuele primaire tumor elders of eventuele andere metastasen op te sporen; in het bijzonder moet aandacht worden besteed aan de schildklier, mamma, prostaat, de genitalia, nieren, abdominale processen en vergrote lever. Zorgvuldig moet worden gezocht naar huidafwijkingen zoals een fibroom, dat op de posterior-anterioropname van de thorax een ronde schaduw kan teweegbrengen.

Onderzoeken die een primaire tumor op een andere lokalisatie dan de long waarschijnlijk kunnen maken, zijn het vaststellen van een verhoogd gehalte aan prostaatspecifiek antigeen (PSA) bij het gemetastaseerde prostaatcarcinoom en microscopische hematurie bij prostaat- en niercarcinoom. Een sterk verhoogde BSE en een leukocytose met linksverschuiving zijn kenmerkende afwijkingen bij een longabces. Een verhoogde BSE kan natuurlijk ook passen bij de andere genoemde diagnosen. Precipiterende antistoffen tegen *Aspergillus fumigatus* worden gevonden bij een aspergilloom. Door middel van de bepaling van antineutrofiele cytoplasmatische antilichamen (in het bijzonder C-ANCA) kan men de ziekte van Wegener op het spoor komen.

Laboratoriumafwijkingen ontbreken niet alleen bij benigne afwijkingen als hamartoom en ronde atelectase, maar ook bij het carcinoïd en nogal eens bij maligniteiten.

Bacteriologisch onderzoek van het sputum, zowel op banale micro-organismen als op zuurvaste staafjes en schimmels, is de belangrijkste diagnostische procedure bij een longabces. Bij verdenking op een 'immunc compromised host' zal daar nader immunologisch onderzoek naar moeten worden verricht.

Sputumcytologie wordt meer en meer vervangen door cytologisch onderzoek van door bronchoscopie verkregen materiaal uit de longhaard. Aangezien intrabronchiaal doorgaans geen afwijkingen zichtbaar zijn, moet de bronchoscopie worden verricht tijdens doorlichting.

Een positieve reactie van Mantoux en de aanwezigheid van zuurvaste staafjes in het sputum zijn bewijzend voor longtuberculose. Zijn beide onderzoeken echter negatief, dan kan wel degelijk toch nog tuberculose in het spel zijn.

Een verkalking in de solitaire longhaard wijst vrijwel altijd op een langer bestaande, benigne afwijking (meestal tuberculose), maar sluit een maligne aandoening niet uit. Vooral dient men op een maligniteit bedacht te zijn als de verkalking excentrisch is gelegen. Indien de haard glad begrensd is zonder uitlopers en niet gelobd, is er een grote kans op een benigne afwijking, bijvoorbeeld hamartoom, arterioveneuze fistel of ronde atelectase. Bij holtevorming moet worden gedacht aan een bronchuscarcinoom, de ziekte van Wegener en een longabces. Een longabces wordt gekenmerkt door de aanwezigheid van een vloeistofspiegel in de long, gewoonlijk omgeven door infiltraat. De vloeistofspiegel ontbreekt gewoonlijk bij andere processen die gepaard gaan met uitholling, zoals de tuberculeuze caverne (gewoonlijk aanwezig in de longtop), bronchuscarcinoom en ziekte van Wegener. Een aspergilloom toont een typische luchtsikkel die van positie verandert bij verandering van de houding. Wanneer de solitaire haard verbinding heeft met vaatstructuren, moet worden gedacht aan een arterioveneuze malformatie.

Computertomografie van de thorax wordt bij voorkeur verricht om het solitaire karakter van de schaduw aan te geven. Met behulp van Positron Emissie Tomografie (PET) kan op niet-invasieve wijze de waarschijnlijkheid van het al dan niet maligne zijn van een coin laesie nader worden onderzocht. Dit onderzoek heeft met betrekking tot de vraag over het al dan niet maligne zijn van de afwijking een sensitiviteit en specificiteit van respectievelijk 95 en 70%. Vals-positieve uitslagen kunnen het gevolg zijn van inflammatoire processen en vals-negatieve uitslagen het gevolg van maligne tumoren met een relatief lage metabole activiteit (zoals het bronchoalveolaire celcarcinoom, carcinoïd, enz.). Deze techniek is niet toepasbaar bij afwijkingen die kleiner zijn dan 1 cm omdat dit beneden de detectiegrens van de PET valt.

Indien bronchoscopisch onderzoek eventueel gevolgd door een percutane punctie van de haard niet tot een diagnose heeft geleid, zal vaak rechtstreeks worden overgegaan tot een proefthoracotomie om tot een diagnose te komen. De reden voor een dergelijke 'agressieve' benadering is gelegen in het feit dat de prognose van een patiënt met een curatief behandeld stadium I longcarcinoom (vijfjaarsoverleving 70%) zoveel beter is dan wanneer niet curatief kan worden ingegrepen (zie ook tabel 3.10). Alleen als de verdenking op een maligniteit laag kan worden ingeschat (< 10%, zoals bij

Tabel 3.10 Longcarcinoom, indeling, prognose en neiging tot metastasering.

indeling en voorkomen		vijfjaarsoverleving	metastasering
alle typen	100%	13%	
niet-kleincellig	80%	15%	lymfogeen en hematogeen
kleincellig	20%	4% (alleen limited disease) tweejaarsoverleving 12%	hematogeen (als regel reeds bij ontdekking tumor)

röntgenologische afwijkingen die in de afgelopen twee jaar stabiel zijn gebleven en bij 'benigne' vormen van calcificatie) is een afwachtend beleid gerechtvaardigd. De afwijking zal dan regelmatig röntgenologisch gecontroleerd worden. Bij een sterke verdenking op longtuberculose (positieve reactie van Mantoux, klinische verschijnselen van koorts, malaise en vermagering) wordt de patiënt behandeld met antituberculeuze medicatie (gewoonlijk tripeltherapie) in afwachting van de uitslag van de kweken op mycobacteriën, die na twee maanden bekend worden.

▶ 3.6 Diffuse longafwijkingen

Diffuse of fijnvlekkige longafwijkingen zijn longaandoeningen die op de thoraxfoto een diffuus patroon van kleine longschaduwen teweegbrengen (tot een diameter van 3 mm). Meestal worden ook de interstitiële afwijkingen met reticulair patroon onder deze aandoeningen verstaan. Er zijn meer dan 150 aandoeningen die een diffuus beeld kunnen geven. Er is geen patroon dat kenmerkend is voor een bepaalde diagnose. Voor de Nederlandse praktijk zijn de aandoeningen zoals vermeld in tabel 3.11 de belangrijkste.

Tabel 3.11   Oorzaken van diffuse longafwijkingen.

longoedeem (zie tabel 3.12)	– links decompensatie – niet-cardiaal longoedeem
pneumoconiose	– asbestose – silicose
infecties	– viruspneumonieën – miliaire tuberculose – mycosen – pneumocystose en andere opportunistische infecties, vooral bij immuungecompromiteerden
maligne aandoeningen	– broncho-alveolaircelcarcinoom – lymphangitis carcinomatosa
diffuse longafwijkingen met bekende oorzaak	– t.g.v. medicamenten – geassocieerd met collageen vasculaire aandoeningen zoals reumatoïde artritis, systemische lupus erythematodes enz.
granulomateuze diffuse longafwijkingen	– sarcoïdose – extrinsieke allergische alveolitis (boerenlong, duivenmelkerslong)

idiopathische interstitiële pneumonieën (IIP)	– idiopathische pulmonale fibrose (IPF)
	– andere vormen van IIP dan IPF
	  • desquamatieve interstitiële pneumonie
	  • acute interstitiële pneumonie
	  • niet specifieke interstitiële pneumonie
	  • lymfocytaire interstitiële pneumonie
	  • enz.

overige vormen van diffuse longafwijkingen	– lymfangioleiomyomatose – idiopathische pulmonale hemosiderose – histiocytosis x, enz.

Longoedeem op basis van linksdecompensatie is de meest voorkomende oorzaak van diffuse longafwijkingen. Bij longoedeem is de hoeveelheid vocht in het longweefsel toegenomen (perivasculair en peribronchiaal, interstitieel en alveolair longoedeem). In tabel 3.12 zijn de oorzaken samengevat.

Tabel 3.12 Indeling longoedeem.

cardiaal longoedeem is het gevolg van decompensatie van de linker harthelft, waardoor een verhoogde hydrostatische capillaire druk ontstaat

niet-cardiaal longoedeem is het gevolg van een verhoogde capillaire permeabiliteit, al of niet gepaard gaande met een verlaagde colloïd-osmotische druk. De ernstige vormen van niet-cardiaal longoedeem leiden tot het adult respiratory distress syndrome (ARDS)

de belangrijkste oorzaken van het niet-cardiale longoedeem zijn:
a exogene (aërogene) beschadiging van de longcapillairen (inhalatie van toxische gassen of dampen, bijna-verdrinking, aspiratie)
b endogene (vasculaire) beschadiging: sepsis, shock, vetembolie, transfusiereactie, anafylactoïde reacties, extracorporale circulatie; neurogeen oedeem en expansie-oedeem (bij drainage van pleuravocht of pneumothorax).

Bij de anamnese moet worden gevraagd naar het geregeld gebruik van medicamenten zoals nitrofurantoïne, amiodaron, bleomycine en dergelijke, die aanleiding kunnen geven tot diffuse longafwijkingen. De beroepsanamnese en vragen betreffende de hobby's kunnen een extrinsieke allergische alveolitis op het spoor doen komen, zoals inhalatie van duiveneiwitten bij duivenhouders.

Klachten en verschijnselen als vermagering, koorts, algehele malaise alsmede kortademigheid kunnen zowel bij een extrinsieke allergische alveolitis als bij een maligniteit (bijvoorbeeld lymphangitis carcinomatosa) optreden. Wanneer grote hoeveelheden slijm worden opgegeven moet worden gedacht aan een bronchoalveolair celcarcinoom.

Verschijnselen van longoedeem, zowel cardiaal als niet-cardiaal, zijn dyspnoe, versnelde ademhaling (tachypnoe), diepe ademhaling (hyperpnoe) en cyanose. Een galopritme en basale laat-inspiratoire crepitaties komen voor bij longstuwing. De afwezigheid van crepitaties pleit meer voor niet-cardiaal longoedeem. Roze schuimend sputum wijst op een alveolair oedeem, maar differentieert niet tussen cardiaal en niet-cardiaal oedeem. Hoge koorts en bloeddrukdaling passen bij een septische shock. De combinatie van dyspnoe, verwardheid en petechiën bij patiënten met fracturen van lange pijpbeenderen is verdacht voor vetembolieën.

Horlogeglasnagels en trommelstokvingers ('clubbing') komen voor bij idiopathische pulmonale fibrose, asbestose en alveolaire proteïnose. Deze aandoeningen gaan gewoonlijk ook gepaard met crepitaties (klittenbandgeluid). Een vergrote milt en lymfekliervergroting worden een enkele maal gezien bij sarcoïdose. Karakteristieke huidafwijkingen zijn soms aanwezig bij sarcoïdose (erythema nodosum), sclerodermie, lupus erythematodes en dermatomyositis.

De karakteristieke afwijkingen aan de gewrichten zijn bij reumatoïde artritis gemakkelijk te herkennen, maar hoeven niet altijd aanwezig te zijn. Hoge koorts en algemeen ziekzijn komen voor bij miliaire tuberculose, opportunistische infecties zoals pneumocystose en een gegeneraliseerde mycose of mycobacteriose.

Verhoging van de 'hartenzymen' bij een acuut longoedeem wijst op een myocardinfarct. Een verlaagd trombocytenaantal is een vroeg teken van een vetemboliesyndroom. Deze bepaling moet frequent worden verricht bij patiënten met fracturen van de lange pijpbeenderen, in het bijzonder het femur. Bij acuut longoedeem tijdens bloedtransfusie moet serum worden afgenomen voor het aantonen van antistoffen tegen erytrocyten of leukocyten.

Een verhoogde activiteit van het angiotensin-converting enzyme (ACE) komt in 70% van de gevallen voor bij sarcoïdose, maar kan ook voorkomen bij silicose, asbestose en lymfangioleiomyomatose. Bij sarcoïdose vindt men sporadisch hypercalciëmie en hypercalciurie. De diagnose extrinsieke allergische alveolitis vindt steun bij de aanwezigheid van precipiterende antilichamen tegen het betreffende organische materiaal (hooischimmels, duiveneiwitten). De ELISA-bepaling is bij sommige van deze aandoeningen zeer sensitief. Reumaserologie kan positief zijn bij auto-immuunziekten, maar soms ook bij idiopathische longfibrose. Een positieve ANA-test is niet pathognomonisch voor SLE, maar wordt ook bij andere auto-immuunziekten aangetroffen. Een positieve test voor anti-dubbelstrengs DNA-antistoffen is betrekkelijk specifiek voor SLE. Bij mixed connective tissue disease (MCTD) zijn altijd antistoffen tegen extraheerbare kernantigenen (anti-n-RNP) aanwezig. Een hoge sensitiviteit en specificiteit bij de diagnostiek van de ziekte van Wegener biedt de aanwezigheid van antineutrofiele cytoplasmatische antilichamen gericht tegen het proteïnase-3 (c-ANCA). Een positieve p-ANCA met myeloperoxidase(MPO)-specificiteit wordt in 50-80% van de patiënten met een Churg-Strauss-syndroom en een microscopische polyangiitis gevonden. Virus- en mycoplasmapneumonieën worden aangetoond door een significante stijging van de betreffende antistoftiters in het serum.

De diffuse longafwijking heeft op de thoraxfoto geen kenmerkend patroon dat tot een diagnose kan leiden. Enkele karakteristieke afwijkingen zijn echter differentieeldiagnostisch van belang.

Cardiaal longoedeem wordt op de thoraxfoto gekenmerkt door redistributie van vaattekening naar de bovenvelden, vervaging van de hiluscontouren en bronchiale 'cuffing'. Het cardiale oedeem ontstaat eerst rond de bronchi en longvaten, vervolgens in het interstitium en ten slotte in de alveoli. Chronisch longoedeem door longstuwing veroorzaakt karakteristieke lijnschaduwen. Het bekendst zijn de Kerley-B-lijnen die in de basale longvelden horizontaal verlopen (zie figuur 2.7). Deze lijnen komen ook voor bij lymphangitis carcinomatosa. Het acute cardiale longoedeem is dikwijls het sterkst waarneembaar in en rondom de hili, met een uitstralende tekening naar de periferie (vlinderfiguur). De hartschaduw is bij het cardiaal longoedeem dikwijls vergroot. De aanwezigheid van stuwingsinfiltraten, pleuravocht of interlobair vocht wijst eveneens op cardiaal longoedeem. Een diffuus, deels confluerend nodulair beeld bij een normale hartgrootte wijst gewoonlijk op niet-cardiaal longoedeem.

Dubbelzijdige aanwezigheid van klieren in de hilus en het mediastinum wijst in de richting van sarcoïdose. Dit geldt ook voor verkalkte hilusklieren (eierschaalklieren), die echter ook bij silicose voorkomen. De combinatie van diffuse afwijkingen, hyperinflatie en pneumothorax komt voor bij histiocytose-X en lymfangioleiomyomatose. Verkalkingen van de pleura, in het bijzonder van de pleura diaphragmatica, zijn kenmerkend voor asbestose. Een honingraatstructuur wijst op een idiopathische pulmonale fibrose, maar ook op histiocytose-X. Wanneer het diffuse longbeeld wordt gekenmerkt door zeer kleine vlekjes (gerstekorrelgroot), moet miliaire tuberculose worden uitgesloten. Bij de aanwezigheid van pleuravocht moet worden gedacht aan lupus erythematodes, reumatoïde artritis en mixed connective tissue disease (MCTD).

Röntgenonderzoek van schedel en bekken moet worden verricht bij verdenking op histiocytose-X. De high resolution computertomografie (HRCT) is een belangrijk onderdeel van het onderzoek bij patiënten met diffuse longafwijkingen. Op grond van het al dan niet aanwezig zijn van reticulaire afwijkingen, zogenaamde 'ground-glass' patronen, cysteuze afwijkingen en/of fijne noduli, die al dan niet bronchocentrisch gelokaliseerd kunnen zijn, kan de differentiaaldiagnose in belangrijke mate verengd worden.

Longfunctieonderzoek is vooral van belang voor het in kaart brengen van de fysiologische consequenties van de ziekte. Deze karakteriseren zich vooral door het in meer of mindere mate aanwezig zijn van restrictieve longfunctie- en diffusiestoornissen. Deze laatste worden het beste aangetoond door middel van de bepaling van de diffusiecapaciteit voor CO (Kco) en een maximale inspanningstest. Deze laatste test is het meest gevoelig. Indien bij maximale inspanning de PaO_2 daalt, is de diffusie gestoord. Wanneer er naast een restrictieve stoornis ook een obstructieve stoornis in het spel is, moet worden gedacht aan histiocytose-X en lymfangioleiomyomatose. De vitale capaciteit en de Kco-waarde zijn goede parameters om het beloop van de ziekte te vervolgen.

Bronchoalveolaire lavage (BAL) toont bij extrinsieke allergische alveolitis een sterk verhoogd percentage lymfocyten (normaal tot 15%). De ratio tussen T-helper- en T-suppressorcellen (CD4/CD8) is lager dan normaal. Bij sarcoïdose is het percentage lymfocyten in de BAL in de meeste gevallen matig verhoogd (15-40%). De ratio tussen T-helper- en T-suppressorcellen (CD4/CD8) is gewoonlijk hoger dan normaal. Eosinofilie in de lavagevloeistof, al of niet gepaard gaand met een verhoogd percentage segmentkernigen, wordt aangetroffen bij longfibrose, zowel bij de idiopathische vorm als in latere stadia van sarcoïdose en auto-immuunziekten. Helaas is de BAL meestal niet diagnostisch, behalve bij alveolaire proteïnose (amorf eiwitrijk materiaal met een lamellaire structuur bij elektronenmicroscopie), histiocytose-X, asbestose (asbestvezels of -bodies), carcinoom en opportunistische infecties zoals *Pneumocystis carinii*-pneumonie.

Het sluitstuk van de diagnose bij diffuse longafwijkingen, met uitzondering van longoedeem, wordt verkregen door pathologisch-anatomisch onderzoek van longweefsel. Bij sarcoïdose kan de diagnose in 80-90% van de gevallen worden gesteld door middel van multipele perifere longbiopsieën per bronchoscoop. Indien daarbij niet de karakteristieke granulomateuze afwijkingen worden aangetroffen, wordt bij verdenking op sarcoïdose een mediastinoscopie verricht. In de overige gevallen van diffuse longafwijkingen wordt door middel van Video-Assisted-Thoracoscopic-Surgery (VATS) of via open chirurgie een longbiopt genomen. De preparaten dienen voor histologisch en microbiologisch onderzoek te worden ingestuurd.

▶ 3.7 Hiluskliervergroting

Vergroting van de hilusklieren is herkenbaar aan gelobde contouren van de hilus. Hiluskliervergroting kan gepaard gaan met een verbreed mediastinum.

Bij afwezigheid van klachten is de kans groot dat de hiluskliervergroting, met name als deze dubbelzijdig aanwezig is en de patiënt tussen de 20 en 40 jaar oud is, berust op sarcoïdose. Bij acute sarcoïdose kunnen ook malaiseklachten en gewrichtsklachten optreden. Bij algemene malaise, vermagering en koorts denkt men aan maligne lymfomen wanneer de hiluskliervergroting unilateraal is. Klachten over hoesten, pijn op de borst en haemoptoë, vooral bij mannen boven de veertig jaar, zijn verdacht voor een primair bronchuscarcinoom. Bij buitenlanders met klachten over hoesten en algehele malaise bij hiluskliervergroting, moet ook worden gedacht aan primaire longtuberculose.

Bij aanwezigheid van vele kleine kliertjes moet eerder aan een maligne lymfoom worden gedacht dan aan sarcoïdose. Indien alleen supraclaviculair klieren aanwezig zijn, moet worden gedacht aan een primair bronchuscarcinoom. Een vergrote milt kan zowel voorkomen bij sarcoïdose als bij maligne lymfoom. De aanwezigheid van erythema nodosum bij hiluskliervergroting is vrij karakteristiek voor sarcoïdose, maar ook tuberculose en histoplasmose kennen deze combinatie. In tabel 3.13 zijn de belangrijkste oorzaken van hiluskliervergroting samengevat.

Een verhoogde activiteit van angiotensin-converting enzyme (ACE) komt voor in 70% van de gevallen van sarcoïdose, maar ook bij silicose en asbestose. Daarbij is ook dikwijls het gammaglobulinegehalte verhoogd. Een ver hoogde BSE komt voor bij een acute sarcoïdose.

Bij hiluskliervergroting zal in de regel computertomografie (CT) met intraveneus contrast worden aangevraagd, tenzij er sterke verdenking bestaat op sarcoïdose. In dat geval kan worden overgegaan op het verkrijgen van histologisch materiaal.

Tabel 3.13 Belangrijkste oorzaken van vergrote hilus.

primaire aandoening	aanvullend onderzoek	diagnose
sarcoïdose – meestal dubbelzijdig	computertomografie, bronchoalveolaire lavage	long- of slijmvliesbiopsie, mediastinoscopie met lymfeklierbiopsie
maligne lymfoom – Hodgkin- en non-Hodgkin lymfomen	computertomografie	thoracotomie met lymfeklierbiopsie
secundaire aandoening		
bronchuscarcinoom	computertomografie	bronchoscopie met biopsie
tuberculose	sputum, tracheaspoeling, computertomografie	Ziehl-Neelsen-preparaat, PCR, tuberculosekweek

Een eenzijdige vergroting van de hilus, met uitstralende tekening in het longweefsel, wijst in de meeste gevallen op een primair bronchuscarcinoom. Bij een hiluskliervergroting moet altijd doorlichting plaatsvinden om een diafragmaparalyse of het symptoom van Holzknecht te kunnen vaststellen.

Indien er verdenking bestaat op sarcoïdose moet veelal materiaal worden verzameld voor histologisch onderzoek. Een uitzondering kan worden gemaakt voor patiënten die zich presenteren met het klassieke Löfgren-syndroom (patiënten met koorts, erythema nodosum, artralgieën, en bilaterale lymfadenopathie). In andere gevallen dient de diagnose bevestigd te worden door de aanwezigheid van epitheloïde celgranulomen in long-, klier-, litteken- of leverweefsel. Bij sarcoïdose klasse I (alleen hiluskliervergroting) is de kans op het aantonen van granulomen door een leverbiopsie 70%, door multipele perifere longbiopsieën en slijmvliesbiopsieën uit de luchtwegen 80-90%, en door middel van mediastinoscopie 100%.

De bevindingen bij bronchoalveolaire lavage (BAL), zoals het verhoogde aantal lymfocyten (15-40%) en een verhoogde ratio van CD4/CD8-lymfocyten, zijn steungevend voor sarcoïdose, maar niet bewijzend.

De diagnose maligne lymfoom zal doorgaans worden gesteld met behulp van mediastinoscopie indien elders geen lymfomen palpabel zijn. Bij verdenking op een bronchuscarcinoom is bronchoscopie de hoeksteen van de verdere diagnostiek, eventueel inclusief carinapuncties. Bij verdenking op tuberculose moet ten minste driemaal een tracheaspoeling en eventueel aanvullende bronchoscopie worden uitgevoerd voor onderzoek op zuurvaste staafjes. Dit onderzoek is minder belastend en effectiever dan het onderzoek van de nuchtere maaginhoud.

▶ 3.8 Verbreed mediastinum

Het mediastinum is de ruimte tussen de beide longen. Deze wordt ingedeeld in het voorste (anterior), middelste (medium) en achterste (posterior) mediastinum (zie figuur 3.1) Het voorste mediastinum bevat onder andere de thymus en aorta ascendens. Het middelste mediastinum bevat de trachea, hoofdbronchi, oesofagus, longhili, aortaboog, hart, pericard en verder lymfeklieren en zenuwen. Het achterste mediastinum bevat de aorta descendens, sympathische ganglia en perifere zenuwwortels.

Een verbreding van het mediastinum wordt als pathologisch geduid wanneer de contouren gelobd zijn (een verbreding die berust op vaatcontouren of op vet is niet gelobd). De belangrijkste oorzaken van een verbreed mediastinum ingedeeld naar lokalisatie staan vermeld in tabel 3.14.

Figuur 3.1 Indeling mediastinum.

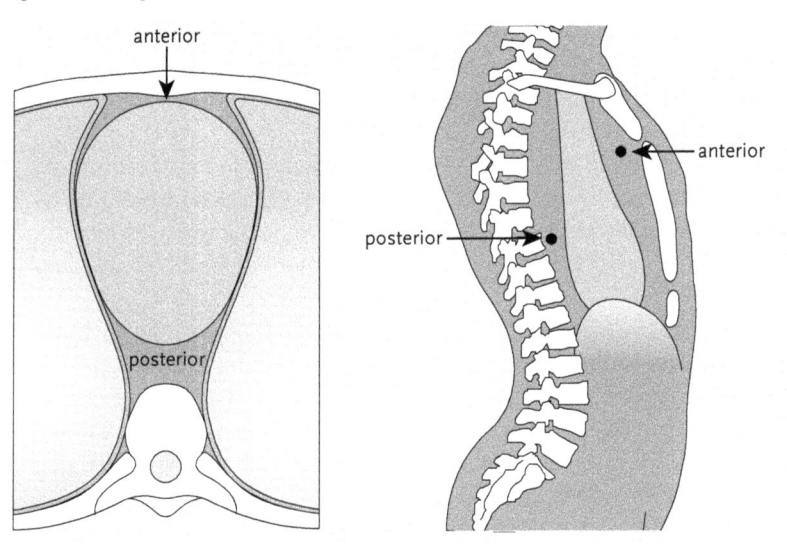

Tabel 3.14 Verbreed mediastinum: belangrijkste afwijkingen.

voorste mediastinum	middelste mediastinum	achterste mediastinum
thymusafwijkingen – thymoom, cyste, lymfoom teratoïde tumoren benigne en maligne lymfomen intrathoracaal struma	klieren – lymfoom, sarcoïdose, metastasen intrathoracaal struma bronchogene tumor, cyste pericardcyste	neurogene tumoren (95%) oesofagustumoren aneurysmata enterale cysten

Bij de diagnostiek van mediastinale tumoren is de anamnese gewoonlijk van weinig waarde. Klachten als hoesten, kortademigheid en pijn op de borst kunnen voorkomen bij een teratoom, thymoom en lymfoom, maar zijn niet specifiek. Neurologische verschijnselen kunnen optreden bij neurogene tumoren. Inspiratoire stridor en kortademigheid kunnen wijzen op een intrathoracaal struma met compressie van de trachea. Klachten over algehele malaise en vermagering kunnen voorkomen bij maligne aandoeningen. Heesheid kan worden veroorzaakt door een stembandverlamming als gevolg van doorgroei in de n. laryngeus recurrens (aan de linkerzijde); passagestoornissen bij het eten in geval van afwijkingen van de oesofagus of compressie hierop; het syndroom van Horner bij aantasting van het sympathische ganglion. Afwezigheid van klachten pleit meer voor een benigne aandoening, maar sluit maligniteit natuurlijk niet uit.

Stuwing van het gelaat en een sterk verhoogde veneuze druk wijzen op een vena-cava-superior-syndroom dat meestal berust op een maligne aandoening. Een palpabele schildklier wijst op een struma met mogelijk intrathoracale uitbreiding, die zowel in het voorste als in het middelste mediastinum kan plaatsvinden. De aanwezigheid van vele kleine lymfeklieren wijst in de richting van de ziekte van Hodgkin of een non-Hodgkin-lymfoom. Een myastheniesyndroom in aanwezigheid van een retrosternaal proces is sterk verdacht voor een thymoom.

Verhoging van de waarden van alfa-1-foetoproteïne, en bètahumaan choriogonadotrofine (β-HCG) wordt in 60-70% van de gevallen gevonden bij de zeldzaam voorkomende niet-seminomen. De bepaling van deze biomarkers biedt een mogelijkheid het beloop van de tumor tijdens de behandeling te controleren.

Bij iedere verbreding van het mediastinum dient röntgendoorlichting plaats te vinden. Indien het mediastinale proces beweegt bij slikken, is er zeer waarschijnlijk sprake van een intrathoracaal struma. Indien de verbreding kleiner wordt bij de Valsalva-manoeuvre (persen met gesloten glottis), berust de verbreding op vaatstructuren. Een paradoxe beweging van het diafragma wijst op een laesie van de n. phrenicus.

De lokalisatie van het proces geeft vaak een indicatie voor de aard ervan. Een proces in het voorste mediastinum achter het corpus sterni is dikwijls een thymoom. Een afwijking achter het manubrium sterni is verdacht voor een intrathoracaal struma. Evenals het thymoom bevindt een teratoom zich gewoonlijk in het voorste mediastinum, maar groeit vaak over de middenlijn heen naar de andere zijde, zowel hoog als laag in het voorste mediastinum. Een proces dat op de voor-achterwaartse thoraxfoto boven de clavicula zichtbaar is, bevindt zich in het dorsale segment van de bovenkwab. Daarbij is de kans op een neurogene tumor groot (schwannoom of neurofibroom). Gladde paracardiale afwijkingen berusten gewoonlijk op cysten, lipomen of een hernia (Morgagni).

Onderzoek van de oesofagus door middel van scopie en/of een oesofagusfoto kan geïndiceerd zijn bij onderzoek naar afwijkingen in het middelste mediastinum. Enerzijds om oesofaguscysten te kunnen aantonen, anderzijds om eventuele compressie of verplaatsing van de oesofagus aan te tonen. Het vervaardigen van een computertomogram (CT) met intraveneus contrast van de gehele thorax is obligaat bij een verbreed mediastinum. Door densiteitsmetingen kan op eenvoudige wijze onderscheid worden gemaakt tussen vetweefsel (–100 Houndfield Units) en solide tumoren (+15 tot +45 HU). Water heeft een densiteit van 0. De meeste cysten hebben een densiteit van 0 tot 15 HU. De aanwezigheid van vloeistofspiegels in het mediastinum wijst op een mediastinitis. Door middel van CT kan in de meeste gevallen onderscheid worden gemaakt tussen primair mediastinale tumoren en mediastinale klieren. Vasculaire afwijkingen zoals anomalieën en aneurysmata worden ook met behulp van CT (eventueel met behulp van dynamische scanning) gediagnosticeerd. Jodiumhoudende contrastmiddelen worden bij voorkeur niet gegeven wanneer er verdenking is op schildklierpathologie, omdat daarmee de opvolgende maanden een schildklierscan (vaak noodzakelijk bij de diagnostiek van schildklierafwijkingen) onmogelijk wordt gemaakt. In deze gevallen wordt bij voorkeur primair gekozen voor 'magnetic resonance imaging' (MRI) van het mediastinum. Dit geldt ook wanneer er verdenking bestaat op een neurogene tumor, omdat met een MRI een eventuele uitbreiding van de tumor in het wortelkanaal beter beoordeeld kan worden.

Soms kan echocardiografie geïndiceerd zijn, vooral bij verdenking op een pericardcyste.

Het histologische bewijs wordt bij klierzwellingen in het middelste mediastinum verkregen door middel van mediastinoscopie (sarcoïdose, ziekte van Hodgkin). Afwijkingen in het achterste mediastinum kunnen soms bereikt en aangeprikt worden voor cytologisch onderzoek door middel van endo-echografie via de oesofagus. De benadering van een intrathoracaal struma geschiedt chirurgisch via de kraagsnede. Een midsternale thoracotomie is de methode van keuze bij de benadering van een proces in het voorste mediastinum met verdenking op thymoom. Het benigne of maligne karakter van een thymoom wordt peroperatief vastgesteld aan de hand van eventuele doorgroei. Het verrichten van een incisiebiopsie, 'true cut'-biopsie of cytologische punctie uit een afwijking waarvan de mogelijkheid bestaat dat het gaat om een thymoom, moet als een kunstfout worden beschouwd.

Bij verdenking op een kiemceltumor, zoals een teratoom, wordt histologisch materiaal gewoonlijk verkregen door middel van een parasternale mediastinoscopie of een kleine anterieure thoracotomie. Op deze wijze kan een voldoende groot biopt worden verkregen voor uitgebreid pathologisch-anatomisch onderzoek. Het intrathoracaal gelegen gedeelte van neurogene tumoren wordt verwijderd via een thoracotomie.

▶ 3.9 Pleuravocht

Pleuravocht kan berusten op transsudaat, exsudaat, bloed (haematothorax), chylus (chylothorax) en pus (empyeem) (tabel 3.15).

Bij een positieve cardiale anamnese zoals orthopnoe en paroxismale nachtelijke benauwdheid is linksdecompensatie waarschijnlijk de oorzaak

Tabel 3.15   Oorzaken van pleuravocht.

transsudaat (Light's criteria: totaal eiwitgehalte in pleuravocht/totaal eiwitgehalte in serum < 0,5 én LDH in pleuravocht/LDH serum < 0,6 én LDH in pleuravocht < 0,66 × bovengrens van de normaalwaarde van het LDH in het serum)
a   verhoogde hydrostatische druk: decompensatio cordis, pericarditis constrictiva
b   verlaagde colloïd-osmotisch druk in het serum: levercirrose, nefrotisch syndroom
c   overige: peritoneaaldialyse, verkeerde route halsinfuus-subclavia-lijn

exsudaat (óf totaal eiwitgehalte in pleuravocht/totaal eiwitgehalte in serum > 0,5 óf LDH in pleuravocht / LDH serum > 0,6 óf LDH in pleuravocht > 0,66 × bovengrens van de normaalwaarde van het LDH in het serum)
a   infecties: pneumonie, tuberculose
b   maligniteit: mesothelioom, pleuritis carcinomatosa
c   collateraal vocht: longembolie
d   auto-immuunziekten: reumatoïde artritis, lupus erythematodes, syndroom van Dressler
e   vocht in de buikholte: pancreatitis, peritonitis, subfrenisch abces, syndroom van Meigs
f   bestraling

haematothorax
lekkend aneurysma aortae, spontane pneumothorax, trauma

chylothorax
thoraxtrauma, obstructie ductus thoracicus (bijv. door kliermetastasen, thoraxchirurgie)

empyeem
lang bestaande infectieuze pleuritis, fistel tussen tractus digestivus en pleura, mediastinitis, doorgebroken longabces, tuberculeus empyeem

van het pleuravocht. Verder moet worden nagegaan of de patiënt lijdt aan een lever- of nieraandoening. Een acuut beeld met koorts en pijn op de borst wijst in de richting van een pleuro-pneumonie. Bij klachten over pijn in de borst, kortademigheid en bloed opgeven moet worden gedacht aan een longembolie. Een maligne pleuritis kan zelfs nog twintig jaar na een mamma-amputatie ontstaan. Een mesothelioom ontstaat gewoonlijk twintig tot dertig jaar na inhalatie van asbestvezels. Bij de tractusanamnese moet zorgvuldig navraag worden gedaan naar symptomen van een primaire tumor elders en mogelijke verschijnselen van een auto-immuunziekte in het kader waarvan een pleuritis kan ontstaan.

Bij de fysische diagnostiek is van belang of het pleuravocht gepaard gaat met een afgesloten bronchus. Het ademgeruis is in dat geval verzwakt tot opgeheven; bij een open bronchus dikwijls versterkt als gevolg van compressie-atelectase. Een afgesloten bronchus wijst vaak op een maligniteit. Bij het lichamelijk onderzoek kan ook een primaire tumor elders aan het licht komen, zoals een ovariumtumor, een mammacarcinoom of een coloncarcinoom. Karakteristieke gewrichtsafwijkingen worden gevonden bij reumatoïde artritis. Verschijnselen van ascites worden gezien bij levercirrose en het syndroom van Meigs. Verder moet worden nagegaan of de patiënt een links- of rechtsdecompensatie heeft: orthopnoe, verhoogde centraalveneuze druk, perifere oedemen, galopritme, cardiale geruisen en eindinspiratoire crepitaties.

Een verhoogde BSE komt voor bij een infectieuze aandoening, auto-immuunziekten en een maligniteit. Bij levercirrose vindt men stoornissen van de synthesefunctie van de lever en bij het nefrotisch syndroom ziet men hypoalbuminemie en proteïnurie. Autoantistoffen als reumafactoren, ANF, anti-ds-DNA en dergelijke zijn positief bij de verschillende auto-immuunziekten. Bij SLE zijn meestal LE-cellen in het pleuravocht aanwezig.

Bij verdenking op een verkeerde route van een hals- of subclavia-infuus wordt het infuus verwijderd en het pleuravocht onderzocht op de in het infuus aanwezige medicamenten en vloeistoffen zoals natrium en glucose.

Op de voor-achterwaartse en dwarse thoraxfoto is pleuravocht pas waarneembaar indien meer dan ongeveer 200 ml vocht aanwezig is. Pleuravocht is herkenbaar aan de oplopende begrenzing en het egale, matglasachtige aspect. Soms lokaliseert het vocht zich tussen het diafragma en de longbasis (subpulmonaal vocht), waardoor de indruk wordt gewekt van een hoogstand van het diafragma. Bij twijfel over de aanwezigheid van vocht wordt een voor-achterwaartse foto gemaakt met horizontale stralengang, met de patiënt in liggende houding. Pleuravocht kan ook echografisch of met computertomografie zichtbaar worden gemaakt.

Vergroting van het hart en een stuwingsbeeld op de thoraxfoto zijn kenmerkend voor linksdecompensatie. Wanneer gelijktijdig een pericarditis aanwezig is, moet worden gedacht aan lupus erythematodes en aan het syndroom van Dressler. Dit laatste geldt vooral indien de patiënt recent een myocardinfarct heeft doorgemaakt of een hartoperatie heeft ondergaan. Verbreding van het mediastinum met gelobde contouren wijst in de regel op een maligniteit. Het pleuravocht kan berusten op chylus of een maligne pleuritis. De aanwezigheid van een coin lesion kan zowel wijzen op een metastase als op een reumanodus. Pleuravocht bij een hoogstand van het diafragma is een van de kenmerken van een longembolie, maar kan ook voorkomen bij een subfrenisch abces. Indien op de thoraxfoto een subclaviakatheter of een halsinfuus zichtbaar is, moet worden gedacht aan een 'fausse route'.

Een diagnostische pleurapunctie is vrijwel altijd geïndiceerd, behalve als er sterke verdenking bestaat op decompensatio cordis of een virale pleuritis. In deze gevallen kan het beloop eventueel na aanpassing van de behandeling worden afgewacht. Bij afname van het pleuravocht dient men in eerste instantie te letten op het aspect en de kleur van het vocht. Een melkachtig aspect wijst op een chylothorax, bloederig vocht op een haematothorax en troebel vocht dan wel pus op een empyeem. Ruikt het vocht naar ammonia dan dient men te denken aan de mogelijkheid van een urinothorax, wordt er een stinkende putride geur waargenomen, dan is een anaëroob empyeem waarschijnlijk.

Het pleuravocht dient vervolgens biochemisch, microbiologisch en cytologisch te worden onderzocht. Het biochemisch onderzoek is vooral van belang omdat hiermee onderscheid gemaakt kan worden tussen een transsudaat en een exsudaat. Dit is voor de differentiaaldiagnose van groot belang (zie tabel 3.15). Hierbij dienen ten minste het glucose, het totaal eiwit (TE) en het LDH-gehalte bepaald te worden. Indien én de verhouding tussen het TE in het pleuravocht en het TE in het serum kleiner is dan 0,5 én de verhouding tussen het LDH in het pleuravocht en het LDH in het serum kleiner is dan 0,6 én het LDH in het pleuravocht niet hoger is dan tweederde van de bovengrens van de normaalwaarde van het LDH in het serum is er sprake van een transsudaat. In alle andere gevallen is er sprake van een exsudaat. Indien men te maken heeft met een transsudaat zal er over het algemeen geen nadere pleurale diagnostiek meer noodzakelijk zijn. Indien het glucosegehalte in het pleuravocht bij een exsudaat kleiner is dan 3,3 mmol/l, dan wordt de differentiaaldiagnose beperkt tot een reumatoïde artritis, een parapneumonische effusie of empyeem, een tuberculeuze pleuritis, een maligne pleuritis, een lupus pleuritis of een oesofagusruptuur. Op indicatie kan het zinvol zijn om de pH (af te nemen in een arteriespuit en direct bepalen) te bepalen. Dit geldt vooral bij parapneumonische effusies. Is de pH-waarde kleiner dan 7,0, dan is de kans op een geïnfecteerde pleura dermate groot dat directe drainage (conservatief dan wel operatief, m.n. indien er sprake is van geloketteerd pleuravocht) geadviseerd wordt. Wordt er gedacht aan de mogelijkheid van een oesofagusruptuur of een pancreatitis als oorzaak van het pleuravocht, dan kan het amylasegehalte in het pleuravocht behulpzaam zijn. In deze gevallen is de verhouding tussen het amylasegehalte in het pleuravocht en het serum groter dan 1,0 of het amylasegehalte in het pleuravocht hoger dan de bovengrens van de normaalwaarde in het serum. De mogelijkheid van een chylothorax kan biochemisch bevestigd worden door bepaling van chylomicronen. Bij bloederig vocht wijst een Hb-gehalte van 25% van het Hb-gehalte in het bloed of hoger op een haematothorax.

Het cytologisch onderzoek kan doen wijzen in de richting van een mesothelioom of een pleurale metastase van een primaire tumor elders. Niet zelden valt het cytologisch onderzoek in deze gevallen echter negatief uit en zal verdere pleurale diagnostiek noodzakelijk zijn.

Het microbiologische onderzoek bestaat uit een Gram-kleuring, banale en anaërobe kweek, en kweek op mycobacteriën. Onderzoek op zuurvaste staafjes in het pleuravocht wordt over het algemeen afgeraden omdat dit bij een tuberculeuze pleuritis in de regel negatief is. De waarde van de PCR-bepaling staat hierbij nog niet vast.

Indien het aanvullende onderzoek geen classificerende diagnose oplevert, zal vrijwel altijd nadere pleurale diagnostiek aangewezen zijn. Meestal zal men vervolgen met een thoracoscopie waarbij à vue pleurabiopten kunnen worden genomen in afwijkende gebieden voor histologisch en bacteriologisch (kweek op mycobacteriën) onderzoek. Bronchoscopisch onderzoek kan voorts geïndiceerd zijn bij een persisterende pleuritis van onbekende oorsprong, met vooral als doel een primaire pulmonale maligniteit als onderliggende oorzaak uit te sluiten. Ook onderzoek naar de aanwezigheid van longembolieën kan in deze gevallen aangewezen zijn.

▶ Literatuur

BTS guidelines for the management of community acquired pneumonia in adults – 2004 update. Http://www.brit-thoracic.org.uk/docs/MACAPrevisedApr04.pdf.

Demedts M, Dijkman JH, Hilvering C, Postma DS, red. Leerboek longziekten; 4e druk. Leuven: Universitaire Pers Leuven, 1999.

Fine MJ, Auble TE, Yealy DM, et al. A prediction rule to identify low-risk patients with community-acquired pneumonia. N Engl J Med 1997;336:243-50.

Mueller C, Scholler A, Laule-Killian K, et al. Use of B-type natriuretic peptide in the evaluation and management of acute dyspnea. N Engl J Med 2004;350:647-54.

Murray JF, Nadal JA, eds. Textbook of respiratory medicine; 3rd ed. Philadelphia: WB Saunders Company, 2000.

Ost D, Fein AM, Feinsilver SH. The solitary pulmonary nodule. N Engl J Med 2003;348:2535-42.

Hoofdstuk 4

SHOCK

J.G. van der Hoeven

▶ 4.1 Inleiding

Shock is een symptomencomplex veroorzaakt door een inadequate weefselperfusie. Hierdoor ontstaat een anaëroob metabolisme en neemt de productie van lactaat toe. De algemene klinische kenmerken van shock zijn dan ook terug te voeren op deze inadequate weefselperfusie:
- verwardheid en een verlaagd bewustzijn; koude, klamme extremiteiten (septische shock vaak uitgezonderd);
- oligurie (urineproductie < 20 ml/uur);
- tachypneu (ademfrequentie > 20/minuut);
- tachycardie (polsfrequentie > 100/minuut);
- hypotensie (systolische bloeddruk ≤ 90 mmHg of een daling ten opzichte van normaal > 40 mmHg).

De lactaatconcentratie in het bloed (normaal < 2 mmol/l) is een goede maat voor de ernst en de duur van het zuurstoftekort in de weefsels en correleert dan ook goed met de uiteindelijke sterfte. Een verhoogde lactaatspiegel kan echter ook worden aangetroffen bij tal van andere ziektebeelden zonder dat hierbij cellulair zuurstoftekort bestaat. Daarnaast is niet bij alle patiënten met shock de lactaatconcentratie verhoogd. Deze concentratie is immers afhankelijk van de balans tussen de aanmaak en klaring van lactaat. De klaring van lactaat vindt voornamelijk plaats in de lever en de nieren. Naast een inadequate weefselperfusie speelt ook het onvermogen van de mitochondriën om zuurstof te gebruiken een rol bij de pathofysiologie van shock. Dit wordt wel cytopathische hypoxie genoemd. Sepsis en cyanide-intoxicatie zijn hiervan goede voorbeelden.

Shock moet worden beschouwd als een medische noodsituatie. Onbehandeld leidt dit onverbiddelijk tot de dood. Het is dan ook van het grootste belang om dit symptomencomplex in een zo vroeg mogelijk stadium te herkennen, omdat door een snel herstel van weefselperfusie de sterfte aanzienlijk afneemt.

▶ 4.2 Klinische indeling

Het zuurstoftransport naar de weefsels (DO_2) is in essentie opgebouwd uit drie componenten: het hartminuutvolume, het hemoglobinegehalte en de zuurstofsaturatie van het hemoglobine (SaO$_2$). De zuurstofspanning (PaO$_2$) draagt slechts voor een zeer klein en verwaarloosbaar deel bij aan dit zuurstoftransport.

Het hartminuutvolume wordt bepaald door de hartfrequentie en het slagvolume. Het slagvolume is afhankelijk van de voorbelasting (preload), nabelasting (afterload) en de contractiliteit. Extreem lage- (< 50/min) en hoge hartfrequenties (> 150/min) leiden over het algemeen tot een afname van het hartminuutvolume. Een daling van de voorbelasting (vulling van de ventrikel) leidt tot een afname van het slagvolume via het Frank-Starling-mechanisme. De relatie tussen de voorbelasting enerzijds en het slagvolume anderzijds wordt sterk beïnvloed door de contractiekracht van de myocardspier. Iedere individuele patiënt heeft derhalve een specifieke voorbelasting waarbij het slagvolume maximaal is. Een toename van de nabelasting leidt tot een afname van het slagvolume, vooral bij patiënten met een afgenomen cardiale reserve. Contractiliteit is een intrinsieke eigenschap van de myocardspiercellen die onafhankelijk is van de voor- en nabelasting. Een afname van de contractiliteit leidt tot een daling van het slagvolume. Een daling van het slagvolume leidt over het algemeen tot een compensatoire tachycardie. Bij sommige vormen van shock is het totale zuurstoftransport toegenomen maar is er een defect in de distributie van de bloedstroom binnen de weefsels (shunting) of kan de aangeboden zuurstof niet door de cellen worden gebruikt (cytopathische hypoxie). Op basis van de bovenstaande fysiologische mechanismen kunnen de verschillende vormen van shock eenvoudig worden ingedeeld (tabel 4.1). Hierbij moet worden opgemerkt dat deze indeling in categorieën in de praktijk niet altijd zo eenvoudig gemaakt kan worden omdat vaak combinaties van verschillende oorzaken aanwezig zijn.

Tabel 4.1 Hemodynamische veranderingen bij verschillende vormen van shock.

	HMV	preload	afterload	contractiliteit	voorbeeld
hypovolemische shock	↓	↓	N	N	bloedverlies plasmaverlies vocht verlies
cardiogene shock	↓	↑	N	↓↓	myocardinfarct ritmestoornis klepafwijkingen cardiomyopathie
obstructieve shock	↓	↓/N	↑	N	longembolie tamponnade pneumothorax dissectie
distributieve shock	↑	↓	↓↓↓	↓/N	sepsis intoxicatie anafylaxie ruggenmergletsel

HMV = hartminuutvolume

▶ 4.3 Hypovolemische shock

Bij de hypovolemische shock kunnen drie grote groepen van oorzaken worden onderscheiden:
- inwendig of uitwendig bloedverlies (trauma, gastro-intestinaal, pulmonaal, abdominaal, grote vaten, gerelateerd aan de zwangerschap);
- verlies van plasma (brandwonden, peritonitis, pancreatitis);
- verlies van water en elektrolyten (braken, diarree, polyurie, ileus).

De oorzaak van een primaire hypovolemische shock is over het algemeen eenvoudig vast te stellen. Een patiënt vertoont de eerdergenoemde algemene verschijnselen van shock en bij lichamelijk onderzoek is de vena jugularis externa vaak gecollabeerd. Bij verlies van water en elektrolyten zijn de slijmvliezen droog. Vaak bestaat er ook een duidelijke orthostase. Extern bloedverlies is onmiddellijk zichtbaar, terwijl een groot intern bloedverlies vrijwel alleen kan plaatsvinden in de borst- en buikholte of in de bovenbenen. Soms is een retroperitoneale bloeding tijdens het gebruik van antistolling een oorzaak van hypovolemische shock. Aan deze diagnose moet ook altijd worden gedacht indien een patiënt een shock ontwikkelt na het inbrengen van een katheter in de femorale vaten. Bij binnenkomst op de eerstehulpafdeling kan het bloedverlies meestal redelijk worden ingeschat op basis van de klinische symptomen (tabel 4.2). Een significant verlies aan plasma kan optreden bij uitgebreide brandwonden (> 15% van een tweede- en/of derdegraads verbranding) en bij verlies naar de zogenaamde derde ruimte, zoals bij een pancreatitis en gegeneraliseerde peritonitis.

Tabel 4.2 Schatting van bloedverlies.

parameter	klasse 1	2	3	4
bloedverlies (ml)	< 750	750-1500	1500-2000	> 2000
bloedverlies (%)	< 15	15-30	30-40	> 40
polsfrequentie (min)	< 100	> 100	> 120	> 140
bloeddruk	normaal	verlaagd	verlaagd	verlaagd
ademfrequentie (min)	14-20	20-30	30-40	> 35
urineproductie (ml/uur)	> 30	20-30	5-15	nihil
czs-symptomen	normaal	angstig	verward	lethargie

Hemodynamisch wordt een hypovolemische shock gekenmerkt door een laag hartminuutvolume als gevolg van de afgenomen voorbelasting. De centraalveneuze druk en de wiggendruk (deze laatste wordt vaak gebruikt als maat voor de linkerventrikel-voorbelasting) zijn verlaagd. Reactief zal de perifere vaatweerstand toenemen om een adequate perfusiedruk te handhaven. Bij een verbloeding daalt het perifere zuurstofaanbod uiteraard nog verder door een gelijktijdig tekort aan hemoglobine. In de weefsels vindt een maximale extractie van zuurstof uit het bloed plaats in een poging om het aërobe metabolisme zo veel als mogelijk te handhaven. De gemengd-veneuze zuurstofsaturatie daalt hierdoor van normaal ongeveer 75% naar waarden tot onder de 40%. Naast de klinische symptomen is dit een belangrijke parameter waarop de vroege behandeling van shock gestuurd kan worden.

▶ 4.4 Cardiogene shock

De bekendste oorzaken van cardiogene shock zijn het acute myocardinfarct met de directe complicaties hiervan (ruptuur van het kamerseptum, acute mitralisklepinsufficiëntie), ritme- en geleidingsstoornissen, myocardcontusie, myocarditis, cardiomyopathie en de verschillende klepafwijkingen. Bij het acute myocardinfarct is primair de contractiliteit van de kamer afgenomen waardoor het hartminuutvolume daalt. Vaak is de voorbelasting toegenomen (centraalveneuze druk en wiggendruk zijn verhoogd) en zijn er tekenen van acuut longoedeem. Een apart klinisch beeld ontstaat wanneer een belangrijk deel van de rechterkamer bij het infarct is betrokken. Hier moet vooral aan worden gedacht wanneer op het elektrocardiogram een uitgebreide infarcering van de onderwand met uitbreiding naar lateraal en naar posterior wordt gezien. Bij deze patiënten kan de rechterkamer de veneuze terugstroom niet goed verwerken waardoor de voorbelasting van de linkerkamer afneemt. Deze patiënten hebben als gevolg hiervan een sterk toegenomen centraalveneuze druk met een lage of normale wiggendruk. Bij echocardiografie wordt vaak een uitbollen van het kamerseptum naar de linkerkamer gezien. Onderkennen van het rechterkamerinfarct is essentieel omdat de behandeling hierop afgestemd moet worden. Een ruptuur van het kamerseptum of een acute mitralisklepinsufficiëntie komt men over het algemeen op het spoor door een acute achteruitgang in de hemodynamiek, gepaard gaande met een nieuw systolisch geruis en het optreden van longoedeem. De diagnose wordt met behulp van echocardiografie gesteld. Daarnaast leidt een ruptuur van het kamerseptum tot een toename van de zuurstofsaturatie van het bloed in de rechterkamer. Dit kan met behulp van de arterius-pulmonalis-katheter worden gemeten. Bij de meeste andere vormen van cardiogene shock is de gemengd-veneuze zuurstofsaturatie afgenomen.

▶ 4.5 Obstructieve shock

Een obstructieve shock wordt veroorzaakt door een obstructie van de circulatie. De meest bekende oorzaken zijn de longembolie, harttamponnade, spanningspneumothorax en dissectie van de aorta.

▶ LONGEMBOLIE

Een grote longembolus, gelokaliseerd centraal in de arteria pulmonalis, leidt tot een acute toename van de nabelasting voor de rechterkamer. De rechterkamer is hierop niet berekend en dit leidt dan ook tot een afname van het hartminuutvolume en een stuwing van het veneuze systeem. Het kamerseptum bolt uit richting de linkerkamer. Bij lichamelijk onderzoek is de vena jugularis externa duidelijk gezwollen en worden soms een gespleten tweede toon en een tricuspidalisklepinsufficiëntie gehoord. Bij auscultatie van de longen worden meestal geen afwijkingen gehoord, maar soms is pleurawrijven aanwezig.

Het elektrocardiogram toont soms aanwijzingen voor een rechterkameroverbelasting (rechter bundeltakblok, $S_1Q_3T_3$-patroon), maar is meestal aspecifiek. Echocardiografisch zijn er tekenen van rechterkameroverbelasting (grote gedilateerde rechterkamer, uitbollen van het kamerseptum naar links, tricuspidalisklepinsufficiëntie) en kan een proximale longembolie soms worden waargenomen. De definitieve diagnose wordt gesteld met behulp van de spiraal CT-scan. Bij een instabiele patiënt die niet naar de CT-scan vervoerd kan worden zijn een klinische verdenking en een bijpassend echocardiografisch beeld vaak voldoende om met de behandeling (fibrinolyse) te starten. De ventilatie-perfusiescan is obsoleet.

▶ HARTTAMPONNADE

Harttamponnade ontstaat door ophoping van vocht (of soms lucht) in het pericard. Hierdoor ontstaat in de eerste plaats een probleem met de vulling van de rechterkamer omdat deze onvoldoende kan relaxeren tijdens de diastole. Dit leidt klinisch tot een stuwing van het veneuze systeem en bij lichamelijk onderzoek is de vena jugularis externa gezwollen. Tijdens de inspiratie neemt het aanbod van bloed naar de rechterkamer toe. Omdat de rechterkamer niet kan relaxeren zal het kamerseptum tijdens de inspiratie verder uitbollen naar links waardoor de linkerkamer kleiner wordt en het hartminuutvolume daalt. Ook de toename van de linkerkamer-nabelasting speelt hierbij een rol. Klinisch kunnen wij dit waarnemen door het ontstaan van een pulsus paradoxus: een daling van de bloeddruk van meer dan 15 mmHg tijdens een diepe inspiratie. De harttonen zijn vaak moeilijk hoorbaar.

Bij hemodynamisch onderzoek wordt een laag hartminuutvolume gevonden met egalisering van de vullingdrukken (centraalveneuze druk, diastolische pulmonalisdruk en wiggendruk). De diagnose wordt gesteld met behulp van echocardiografie. Hierop is pericardvocht meestal eenvoudig zichtbaar en kan de collaps van het rechteratrium worden vastgesteld.

▶ SPANNINGSPNEUMOTHORAX

Bij de spanningspneumothorax leidt een acute toename van druk in de pleuraholte enerzijds tot een verplaatsing van het hart naar contralateraal met afknikken van de vena cava en anderzijds tot een acute toename van de druk in de rechterkamer. Dit leidt tot een veneuze stuwing en sterke daling van het hartminuutvolume. In extreme gevallen kan een circulatiestilstand optreden. Bij lichamelijk onderzoek is de vena jugularis externa gezwollen. Aan de kant van de pneumothorax staat de borstwand bol gespannen en beweegt nauwelijks mee met de ademhaling. Er wordt een hypersonore percussie (doostoon) gevonden en het ademgeruis is duidelijk afgenomen. De trachea is soms naar contralateraal verplaatst. Aanvullende diagnostiek door middel van een thoraxfoto is niet aangewezen en zelfs gecontraïndiceerd. Bij verdenking op een spanningspneumothorax moet onmiddellijk behandeling plaatsvinden door middel van een venflonnaald geplaatst midclaviculair in de tweede intercostaalruimte, gevolgd door thoraxdrainage.

Bij een traumatische spanningspneumothorax of harttamponnade moet men rekening houden met een gelijktijdige verbloeding op een andere plaats in het lichaam waardoor de vena jugularis externa niet altijd gestuwd hoeft te zijn.

▶ DISSECTIE VAN DE AORTA

Een dissectie van de aorta begint met een scheur in de intima waarbij het bloed zich verspreidt binnen de spierlaag van de vaatwand. Soms breekt het bloed op een andere plaats opnieuw door de intima heen waardoor als het ware een dubbele aorta ontstaat. De belangrijkste complicaties zijn:
- volledige ruptuur van de aortawand met verbloeding;
- occlusie van grote bloedvaten met infarcering van organen;
- aortaklepinsufficiëntie;
- tamponnade.

Obstructie van de circulatie kan op meerdere niveaus plaatsvinden. Soms leidt een uitbreidend hematoom tot een compressie van de vena cava en soms is een tamponnade de oorzaak van de obstructieve shock. In zeldzame gevallen kan de dissectieflap leiden tot een partiële afsluiting van de aorta.

Door het grote aantal mogelijke complicaties is het klinisch beeld zeer variabel en de dissectie van de aorta kan dan ook vele verschillende ziektebeelden imiteren. Kenmerkend is echter de heftige scheurende pijn die zich in de loop van de tijd kan verplaatsen. Bij een dissectie van de meer distale aorta is de pijn vooral in de rug gelokaliseerd. De definitieve diagnose wordt meestal gesteld met behulp van (slokdarm)echocardiografie of een CT-scan. Angiografie is zelden noodzakelijk.

▶ 4.6 Distributieve shock

Bij een distributieve shock is het totale aanbod van zuurstof aan de weefsels toegenomen maar is de verdeling binnen de weefsels afwijkend. Vaak bestaat er een uitgesproken vasodilatatie, waardoor het hartminuutvolume sterk is toegenomen. De belangrijkste oorzaken van een distributieve shock zijn:
- sepsis;
- anafylaxie;
- koolmonoxide- en cyanidevergiftiging;
- eindstadium van andere shockvormen;
- ruggenmergletsel.

▶ SEPSIS

Sepsis wordt gedefinieerd als een systemische ontstekingsreactie veroorzaakt door een infectie. Men spreekt van septische shock indien er tevens klinische tekenen zijn van gestoorde orgaanperfusie en hypotensie blijft bestaan ondanks toediening van voldoende vocht. De kenmerkende vasodilatatie wordt waarschijnlijk veroorzaakt door een combinatie van overmatige stikstofoxide(NO)-productie als gevolg van een toegenomen activiteit van het enzym-induceerbaar NO-synthetase (iNOS), vasopressinedeficiëntie en activatie van vasculaire K^+-kanalen. Dit laatste veroorzaakt hyperpolarisatie van de celwand en daarmee een afgenomen beschikbaarheid van intracellulair calcium. De uitgesproken vasodilatatie leidt tot een toename van het hartminuutvolume, hoewel de contractiliteit van het myocard tijdens sepsis duidelijk is gedaald. Daarnaast is ook het endotheel betrokken bij de gegeneraliseerde ontstekingsreactie. Dit heeft niet alleen een protrombogeen effect maar leidt ook tot een toename van de vaatwandpermeabiliteit met een uittreden van vocht naar de weefsels. Bij veel patiënten met sepsis is hypovolemie dan ook een belangrijke medeoorzaak voor de hypotensie. Een andere bijkomstigheid is het onvermogen van de weefsels om de aangeboden zuurstof optimaal te gebruiken. Enerzijds komt dit waarschijnlijk door het optreden van microvasculaire shunting en stasis van bloed maar anderzijds ook door een defect in de mitochondriën.

Bij lichamelijk onderzoek is de patiënt vaak meer verward dan bij de andere vormen van shock en is er een warme, droge rode huid. De polsdruk is vaak toegenomen en soms kan men de vingertoppen voelen pulseren. Bij hemodynamisch onderzoek wordt een sterk toegenomen hartminuutvolume gevonden met een lage perifere vaatweerstand. De gemeten centraalveneuze druk en de wiggendruk zijn sterk afhankelijk van de hoeveelheid toegediende vloeistof op het moment van de meting. Doordat de weefsels de aangeboden zuurstof niet goed kunnen gebruiken is de zuurstofsaturatie in het gemengd-veneuze bloed soms verhoogd.

De diagnose is gebaseerd op een passend klinisch beeld in combinatie met positieve (bloed)kweken.

▶ ANAFYLAXIE

Dit is een IgE-gemedieerde reactie op medicamenten, bloedproducten, insectenbeten, contrastmiddelen, enzovoort, resulterend in mestceldegranulatie en het vrijkomen van verschillende vasoactieve stoffen. Dit leidt tot een uitgesproken vasodilatatie, vochtverlies naar de weefsels maar ook tot een afgenomen contractiliteit van het myocard. De huid is vaak warm en rood en soms ontstaan er urticaria. Een andere levensbedreigende complicatie is het optreden van oedeem in de bovenste luchtwegen. Dit kan tot een snelle obstructie van de ademweg leiden.

▶ RUGGENMERGLETSEL

Neurogene shock als gevolg van een ruggenmergletsel wordt gekenmerkt door de trias van hypotensie, bradycardie en hypothermie. Neurogene shock treedt vooral op bij een dwarslaesie boven het niveau van thoracale 6, enerzijds door een afname van de sympathicusactiviteit (thoracale 1 tot lumbale 2) en anderzijds door een niet-gecompenseerde tonus van de nervus vagus. Dit leidt uiteraard tot een uitgesproken vasodilatatie.

▶ 4.7 Klinische aanpak

Diagnostiek naar de verschillende oorzaken van shock en symptomatische behandeling moeten hand in hand gaan. Behandeling mag nimmer uitgesteld worden omdat een definitieve diagnose nog niet is verkregen. Uitstel van de behandeling leidt tot een hogere sterfte. Hoewel niet iedere patiënt met shock op de intensivecareafdeling behandeld hoeft te worden, is vroegtijdig overleg met een intensivecare-arts aangewezen. Een goede (hetero)-anamnese en een systematisch lichamelijk onderzoek vormen de hoeksteen van de diagnostiek. Bij een gestuwde vena jugularis externa zullen in ieder geval snel een (rechterkamer)myocardinfarct, tamponnade, longembolie en spanningspneumothorax uitgesloten moeten worden. Aanvullend laboratoriumonderzoek (CRP, Hb, leukocyten, creatinine, ureum, troponine, lactaat), microbiële kweken en radiologische diagnostiek moeten gericht plaatsvinden. In het verleden werd vaak een arteria-pulmonalis-katheter (Swan-Ganz) geplaatst indien de exacte diagnose onzeker bleef. De interpretatie van de verkregen gegevens is echter niet eenvoudig gebleken en een zekere diagnose wordt hiermee dan ook zelden gesteld (tabel 4.1). Echocardiografie is van grote waarde bij alle patiënten bij wie de onderliggende oorzaak niet onmiddellijk vastgesteld kan worden. Vrijwel alle vormen van cardiogene shock kunnen hiermee gediagnosticeerd worden evenals de meeste vormen van obstructieve shock. Hypovolemie is met echocardiografie ook eenvoudig vast te stellen. Bovendien kan met behulp van echocardiografie het effect van de behandeling gecontroleerd worden. Bij de moderne diagnostiek en behandeling van shock heeft de echocardiografie dan ook een belangrijke plaats.

▶ Literatuur

Sessler CN, Perry JC, Varney KL. Management of severe sepsis and septic shock. Curr Opin Crit Care. 2004 Oct;10(5):354-63.

Gutierrez G, Reines HD, Wulf-Gutierrez ME. Clinical review: hemorrhagic shock. Crit Care. 2004 Oct;8(5):373-81.

Sanborn TA, Feldman T. Management strategies for cardiogenic shock. Curr Opin Cardiol. 2004 Nov;19(6):608-12.

Schrier RW, Wang W. Acute renal failure and sepsis. N Engl J Med. 2004 Jul 8;351(2):159-69.

Hoofdstuk 5

HYPERTENSIE

W.D. Reitsma

▶ 5.1 Inleiding

Verhoogde bloeddruk gaat gepaard met een afgenomen levensverwachting en een toegenomen incidentie van cerebrovasculaire, cardiovasculaire en renale complicaties. Het is niet goed mogelijk een grenswaarde van normale bloeddruk aan te geven. Al boven een systolische bloeddruk (SBP) van 115 mmHg en een diastolische bloeddruk (DBP) van > 75 mmHg neemt het risico van cerebrovasculaire complicaties en ischemische hartziekte toe. Iedere verhoging van 20 mmHg systolisch /10 mmHg diastolisch verdubbelt het risico. Een bloeddruk van systolisch < 120 mmHg en diastolisch < 80 mmHg wordt als normaal beschouwd en bij een bloeddruk van ≥ 140/90 mmHg spreekt men van hypertensie. De waarden daartussen worden volgens de Amerikaanse indeling prehypertensie genoemd omdat in de groep mensen met deze waarden een verhoogd risico bestaat op het ontwikkelen van hypertensie. Volgens de Europese indeling wordt een bloeddruk van 120-129 systolisch en 80-84 mmHg diastolisch nog als normaal beschouwd en wordt een bloeddruk van 130-139/85-89 mmHg geduid als hoog normaal. Daarnaast wordt nog een aparte categorie onderscheiden: geïsoleerde systolische hypertensie: bloeddruk systolisch ≥ 140 en diastolisch < 90 mmHg.

Het risico van geïsoleerde systolische hypertensie wordt vaak onderschat. Een te hoge systolische bloeddruk is zeker zo'n belangrijke risicofactor voor het optreden van complicaties als een verhoogde diastolische bloeddruk. De grenswaarden van normale en verhoogde bloeddruk volgens de Amerikaanse indeling (zie het JNC7-rapport), bij herhaling gemeten volgens de klassieke methode tijdens het spreekuur, zijn weergegeven in tabel 5.1.

Tabel 5.1   Grenzen van normale en verhoogde bloeddruk.

	bloeddruk in mmHg	
	systolisch	*diastolisch*
normaal	< 120	< 80
prehypertensie	120-139	80-89
hypertensie	≥ 140	≥ 90
stadium 1	140-159	90-99
stadium 2	≥ 160	≥ 100

De bloeddruk wordt bij voorkeur in zittende houding gemeten, waarbij de arm ondersteund wordt door deze op een tafel te laten rusten. De manchet moet goed aansluiten. Deze wordt snel opgepompt tot de pulsaties van de a. radialis niet meer te voelen zijn, waarna men de manchet langzaam laat leeglopen. Tussentijds oppompen wordt ontraden. De druk waarbij het eerste geluid van de pulsaties van de bloedstroom wordt gehoord is de systolische bloeddruk, waar die verdwijnt spreken we van de diastolische bloeddruk. Een eventueel te hoge bloeddruk dient op drie verschillende momenten te worden vastgesteld, het liefst voorafgegaan door 5 tot 10 minuten rust. Stress heeft een duidelijke invloed op de bloeddruk. Het kort tevoren nuttigen van een kop koffie of het roken van een sigaret werkt bloeddrukverhogend en moet daarom worden vermeden.

Het verdient bij het vinden van een te hoge bloeddruk aanbeveling de bloeddruk aan beide armen te meten. De omstandigheden waaronder de bloeddruk wordt gemeten zijn van belang. De door de arts op het spreekuur gemeten bloeddruk is soms hoger dan de door de verpleegkundige of thuis gemeten bloeddruk ('white coat effect'). De betekenis van dit effect is nog onzeker, wanneer de thuis gemeten of de overdag ambulant gemeten bloeddruk geheel normaal is. Dit geldt zeker als andere cardiovasculaire risicofactoren zoals afwijkende lipoproteïnen ontbreken. Wanneer de thuis gemeten bloeddruk of de overdag ambulant gemeten bloeddruk ≥ 120 mmHg systolisch/80 mmHg diastolisch bedraagt, bestaat prehypertensie of eventueel zelfs hypertensie.

Registratie van de bloeddruk gedurende 24 uur bij gezonden toont aan dat de bloeddruk overdag hoger is dan tijdens de slaap in de nacht. Ambulante bloeddrukmeting kan geïndiceerd zijn bij verdenking op 'white coat hypertension', bij episodische hypertensie als mogelijke uiting van een feochromocytoom, bij autonome disfunctie en tijdens antihypertensieve therapie bij hypotensiesymptomen of therapieresistentie.

In westerse landen neemt de bloeddruk, vooral de systolische bloeddruk, toe met de leeftijd. Waarschijnlijk houdt deze toename verband met de levensgewoonten: een overmaat aan calorieën en zout. Bij natuurvolken met een dagelijkse zoutinname van minder dan 60 mmol NaCl (3,5 gram) en geen toename van het lichaamsgewicht met de leeftijd komt hypertensie nauwelijks voor en bestaat er geen correlatie tussen leeftijd en bloeddruk. Volgens bovenstaande criteria (tabel 5.1) heeft in westerse landen ongeveer de helft van de 60- tot 70-jarigen en driekwart van mensen boven de 70 jaar hypertensie.

Hypertensie wordt ingedeeld in primaire en secundaire hypertensie (zie tabel 5.2), de prevalentie van de verschillende vormen van hypertensie wordt aangegeven in tabel 5.3

Tabel 5.2   Oorzaken van hypertensie bij volwassenen.

primaire of essentiële hypertensie

secundaire hypertensie:
renale hypertensie:
- acute glomerulonefritis
- chronische glomerulonefritis
- chronische pyelonefritis
- terminale nierinsufficiëntie
- diabetische nefropathie
- hydronefrose
- cystennieren
- nierarteriestenose
- intrarenale vasculitis

endocriene hypertensie:
a bijnierschors:
   - primair aldosteronisme
   - syndroom van Cushing
   - congenitale deficiëntie van 11-β-hydroxylase of 17-α-hydroxylase
b bijniermerg:
   - feochromocytoom
c overig
   - acromegalie
   - ziekte van Cushing
   - hyperparathyreoïdie
   - hyperthyreoïdie
   - hypothyreoïdie
   - carcinoïdsyndroom

coarctatio aortae

systolische hypertensie door atherosclerose

zwangerschapshypertensie

neurologische aandoeningen, o.a. verhoogde intracraniële druk

hypertensie-aanvallen bij porfyrie

Takayasu-arteriitis

obstructief slaapapneusyndroom

medicamenten en intoxicaties, zie tabel 5.4

Tabel 5.3   Prevalentie van verschillende vormen van hypertensie bij volwassenen.

primaire of essentiële hypertensie	90-95%
renale hypertensie	5-8%
– chronische nierziekten	4-6%
– renovasculaire afwijkingen	1-4%
endocriene oorzaken	0,5-1%
– primair aldosteronisme	0,2-0,5%
– syndroom van Cushing	0,1-0,2%
– feochromocytoom	0,1%
coarctatio aortae	0,5%

▶ 5.2 Primaire hypertensie

Hypertensie wordt naar de oorzaak onderscheiden in primaire hypertensie en secundaire hypertensie. Meer dan 90% van de volwassenen met hypertensie heeft primaire of essentiële hypertensie. Zoals de naam aangeeft is de oorzaak slechts ten dele bekend. Naast erfelijke factoren spelen omgevingsfactoren een belangrijke rol. De genetische achtergrond blijkt uit het feit dat hypertensie geclusterd in families voorkomt. De betekenis van omgevingsfactoren blijkt onder andere uit de correlatie met overgewicht. Bij de pathogenese van primaire hypertensie zijn zowel een toename van de activiteit van het sympathische zenuwstelsel als een verminderd vermogen van de nier om zout uit te scheiden van belang. Een toegenomen sympathische activiteit verhoogt de bloeddruk via vasoconstrictie, leidend tot een verhoogde perifere weerstand, en via een toegenomen contractiekracht en frequentie van het hart. Een verminderd vermogen van de nier tot zoutuitscheiding kan leiden tot zoutretentie en een toegenomen bloedvolume, omdat de nier alleen ten koste van volumetoename een evenwicht kan bereiken tussen zoutopname en zoutuitscheiding. Zoutsensitiviteit, dat wil zeggen bloeddrukstijging onder invloed van toegenomen zoutgebruik, is met name bekend bij het negroïde ras en bij oudere blanken. De betekenis van het renine-angiotensine-aldosteronsysteem bij het ontstaan van primaire hypertensie is niet duidelijk, al zijn er aanwijzingen dat er soms ten opzichte van de bestaande bloeddruk sprake is van een verhoogde plasmarenineactiviteit.

Een andere relatie is die tussen een laag geboortegewicht en het op latere leeftijd optreden van hypertensie, insulineresistentie, diabetes mellitus type 2 en cardiovasculaire complicaties. Hypertensie zou dan mogelijk mede het gevolg zijn van een verminderd aantal nefronen ten gevolge van de intra-uteriene groeivertraging. Veel belangstelling gaat verder uit naar disfunctie van het endotheel en de betekenis van vaatverwijdende factoren zoals NO en vasoconstrictiebevorderende factoren zoals endotheline.

Hypertensie heeft voorts een sterke correlatie met adipositas. Dit geldt vooral voor het zogenaamde mannelijke type van adipositas als gevolg van intra-abdominale vetophoping. Uiterlijk is sprake van een vetophoping in de bovenbuik. Voor de criteria van het metabole syndroom wordt verwezen naar hoofdstuk 1, tabellen 1.30 en 1.31. Dit beeld gaat gepaard met insulineresistentie, hyperinsulinemie, verminderde glucosetolerantie en hyperlipoproteïnemie en hypertensie. Het insulineresistentie- of metabole syndroom wordt uitvoeriger beschreven in hoofdstuk 7. De verschillende componenten van het insulineresistentiesyndroom versterken elkaar wat betreft het risico van het optreden van cardiovasculaire complicaties. Beperking van de calorieopname heeft een gunstig effect op de bloeddruk, zelfs al voordat er sprake is van een belangrijke gewichtsdaling.

Bij de behandeling van hypertensie wordt gestreefd naar een bloeddruk van < 140 mmHg systolisch en < 90 mmHg diastolisch. Aanwezigheid van verschillende risicofactoren vormt vanwege het cumulerende effect een reden tot een eventueel stringentere behandeling. Dit geldt in het bijzonder voor patiënten met diabetes mellitus en hypertensie en bij patiënten met reeds bestaande nierfunctiestoornissen. Er wordt dan gestreefd naar een bloeddruk van ≤ 130/80 mmHg. Bij diabetes kan als gevolg van een gestoorde autoregulatie de bloeddrukverhoging zich duidelijker manifesteren in de nier, waardoor er een toegenomen kans bestaat op nierbeschadiging. Geïsoleerde systolische hypertensie komt vooral voor bij mensen ouder dan 60 jaar en is het gevolg van een verminderde windketelfunctie van de aorta. In tegenstelling tot de vroegere opvatting is behandeling van deze patiënten zinvol, in het bijzonder ter vermindering van cerebrovasculaire complicaties. Helaas wordt een meerderheid van de patiënten met een systolische bloeddruk van > 140 mmHg en een normale diastolische bloeddruk nog steeds niet behandeld. Zoutrestrictie en het gebruik van diuretica komen in eerste instantie in aanmerking. Gewaakt moet worden voor een diastolische bloeddrukdaling beneden 70 mmHg, omdat dit de coronaire perfusie ongunstig kan beïnvloeden.

▶ ANAMNESE EN ONDERZOEK

Bij het ontdekken van milde of matige primaire hypertensie heeft de patiënt meestal geen duidelijke klachten. Voor de anamnese is het eventueel familiair voorkomen van hypertensie en het gebruik van zout, drop, alcohol en medicamenten die tot bloeddrukverhoging kunnen leiden van belang (zie tabel 5.4).

Bij het lichamelijk onderzoek wordt naast het algemene onderzoek speciaal aandacht geschonken aan de volgende aspecten: bloeddrukmeting aan beide armen, percussie en auscultatie van hart en longen, de polsfrequentie, de polsdruk (het verschil tussen de systolische en de diastolische bloeddruk), het bestaan van ritmestoornissen, pulsaties van de carotiden, van de buikaorta, de aa. femorales, de aa. popliteae en de aa. dorsales pedis. Boven de aa. carotidis wordt geluisterd naar souffles. Verder wordt aandacht besteed aan het bestaan van adipositas door het berekenen van de BMI (body mass index) en het meten van de tailleomvang. BMI = gewicht/lengte^2 (gewicht uitgedrukt in kg en lengte in meters). Normale waarde 20-24,9.

Palpatie en auscultatie van de schildklier hoort bij het onderzoek en bij het onderzoek van de buik wordt speciaal gelet op palpabele nieren, een eventuele souffle in de bovenbuik of aan de rugzijde in de costoclaviculaire hoek en het bestaan van een blaasdemping.

Het aanvullende onderzoek bestaat in eerste instantie uit urineonderzoek op albumine, albumine/creatinine-ratio en sedimentafwijkingen, bloedonderzoek op glucose, creatinine, eventueel creatinineklaring of GFR (glomerular filtration rate), natrium, kalium, calcium en een lipidenprofiel (LDL-cholesterol, triglyceriden, HDL-cholesterol).

Verder zal er bij noodzakelijk vervolgonderzoek een thoraxfoto, een ECG, een echocardiogram en een echo van de nieren worden gemaakt. Daarnaast kan oogfundusonderzoek door de oogarts aangewezen zijn. Het is duidelijk dat dit gehele programma niet bij iedere patiënt die zich bij de huisarts meldt zal worden uitgevoerd.

Tabel 5.4   Medicamenten en intoxicaties die bloeddrukverhoging kunnen geven.

dropmisbruik
chronisch overmatig alcoholgebruik
loodintoxicatie
cocaïne en amfetamine
sympathicomimetica
orale contraceptiva
corticosteroïden
erytropoïetine
niet-steroïde anti-inflammatoire middelen (NSAID's)
cyclo-oxygenase-2-remmers
mono-amino-oxydaseremmers in combinatie met het gebruik van oude kaas
ciclosporine

▶ 5.3 Medicamenten, alcohol en drop

Er zijn vele medicamenten die tot bloeddrukverhoging aanleiding kunnen geven. Ze staan in tabel 5.4.

Drop bevat glycerizine, een glycoside van 18-β-glycyrrhetinezuur, waaruit in de darm het glycerizinezuur vrijkomt. Dit glycerizinezuur remt het enzym 11-β-hydroxysteroïddehydrogenase (11-β-HSD) in de nier. 11-β-HSD type 2 in de nier inactiveert cortisol tot cortison. Door de inactivering kan cortisol de mineralocorticoïdreceptor in de nier niet meer activeren. Continue consumptie van ruime hoeveelheden drop remt 11-β-HSD zodanig dat er stimulatie van de mineralocorticoïdreceptor door cortisol plaatsheeft, die leidt tot retentie van water en zout. Overmatig dropgebruik kan op deze wijze ook bij gezonden leiden tot hypertensie. Aan de diagnose hypertensie als gevolg van dropgebruik moet worden gedacht als de hypertensie gepaard gaat met hypokaliëmie. Dit geldt zeker als tevens een metabole alkalose en een lage spiegel van plasmarenineactiviteit en aldosteron bestaan. Deze gegevens zijn van belang voor het onderscheid ten opzichte van primair hyperaldosteronisme (zie ook tabel 5.15).

Zout- en waterretentie treden ook op bij verhoogde bloeddruk door gebruik van corticosteroïden.

Chronisch alcoholgebruik kan eveneens tot hypertensie leiden. Het nuttigen van < 2 eenheden per dag heeft weinig invloed op de bloeddruk. Een hogere consumptie kan leiden tot een dosisafhankelijke stijging van de bloeddruk.

De oestrogene component van orale contraceptiva leidt tot een toename van reninesubstraat en angiotensine-II-productie. Bij een gering percentage van de pilgebruiksters veroorzaakt dit verhoging van de bloeddruk.

Niet-steroïde anti-inflammatoire geneesmiddelen (NSAID's) hebben een antiprostaglandine-effect en bevorderen de water- en zoutretentie. Dit effect komt ook voor bij cyclo-oxygenase-2-remmers.

▶ 5.4 Orgaanschade als gevolg van hypertensie

Langer bestaande ernstige hypertensie leidt tot vaatschade die tot uiting komt in cardiale, renale en cerebrale complicaties en retina-afwijkingen. Onderzoek naar het bestaan van dergelijke complicaties is van groot belang voor de beoordeling van de ernst van de hypertensie.

Tabel 5.5   Complicaties als gevolg van hypertensie.

cardiaal	– linkerkamerhypertrofie met diastolische disfunctie
	– angina pectoris, myocardinfarct, systolische disfunctie
	– decompensatio cordis
cerebraal	– TIA (transient ischaemic attack)
	– apoplexie (80% ischemisch, 10-15% als gevolg van bloeding)
renaal	– (micro)albuminurie, proteïnurie
	– verminderde nierfunctie
aorta	– aneurysmatische verwijding, aneurysma dissecans
perifere vaten	– claudicatio intermittens
ogen	– hypertensieve retinopathie

De oogarts controleert de oogfundus ter beoordeling van de mate van bestaande afwijkingen. Beginnende afwijkingen bestaan uit een verdikking van de arteriewand die leidt tot een toegenomen lichtreflex bij oogspiegelen en zogenaamde kruisingsfenomenen, waarbij dilatatie optreedt van venen op plaatsen waar ze arteriën kruisen. Dit wijst op afvloedbelemmering. Deze afwijkingen worden gerekend tot graad 1-2 retinopathie bij hypertensie, maar zijn weinig specifiek, omdat ze boven de leeftijd van 50 jaar ook kunnen voorkomen terwijl er geen hypertensie bestaat. Ernstiger afwijkingen (graad 3) zijn exsudaten en bloedingen. Exsudaten kunnen zich voordoen als kleine witte, scherp omschreven laesies, of als grotere witte, minder scherp omschreven laesies ('cotton-wool spots'). Deze laatste afwijkingen zijn het ernstigst. Papiloedeem (graad 4) en macula-exsudaten leiden tot ernstige visusstoornissen. Voor de kliniek levert oogfundusonderzoek de meest directe en betrouwbare beoordeling op van microvasculaire vaatbeschadiging ten gevolge van hypertensie. Dit onderzoek is echter met name aangewezen bij ernstige hypertensie en langdurig bestaande verhoogde bloeddruk. De classificatie van hypertensieve retinopathie wordt aangegeven in tabel 5.6.

Tabel 5.6   Classificatie van hypertensieve retinopathie.

graad 1	geringe vernauwing en sclerose van de retinale arteriën
graad 2	kaliberwisselingen en geslingerd verloop van retinale arteriën, sclerose van de arteriën met toegenomen lichtreflex en arterioveneuze kruisingsfenomenen, met lokale constrictie van de venen
graad 3	bovengenoemde afwijkingen met bloedingen en 'cotton-wool'-laesies
graad 4	afwijkingen passend bij graad 1-3, bovendien papiloedeem en retina-oedeem

Zie ook hoofdstuk 17, tabel 17.9.

De belangrijkste cardiale complicaties zijn linksdecompensatie en coronaire atherosclerose leidend tot angina pectoris en myocardinfarct. Hieraan voorafgaand ontwikkelt zich veelal linkerkamerhypertrofie. De hartgrootte, die wordt beoordeeld op de thoraxfoto, en ook het elektrocardiogram zijn onnauwkeurige parameters voor het vaststellen van linkerkamerhypertrofie. Veel waardevoller is het echocardiogram, aan de hand waarvan behalve over de mate van hypertrofie ook een oordeel kan worden gevormd over de systolische en diastolische functie van het myocard. De vroegste functionele verandering van het hart bij hypertensie is een stoornis van de relaxatie van de linkerkamer, wat wijst op een diastolische functiestoornis. Bij de diastolische vulling van de linkerkamer wordt onderscheid gemaakt tussen een vroege fase (de E-fase) als gevolg van de passieve ontlediging van de boezem en een late fase (de A-fase) veroorzaakt door de boezemcontractie. De ratio tussen de E- en de A-fase kan worden gemeten met Doppler-echocardiografie. Bij een diastolische functiestoornis verandert de E/A-ratio in die zin dat de ratio afneemt.

Tot de cerebrale complicaties behoren de TIA ('transient ischaemic attack'), de cerebrale bloeding en trombose en eventueel de multi-infarct-dementie. Cerebrale symptomen, zogenaamde hypertensieve encefalopathie, komen voor bij ernstige hypertensie, in het bijzonder als deze in korte tijd is verergerd. Ze worden toegeschreven aan het falen van de autoregulatie van de cerebrale doorbloeding. Deze autoregulatie zorgt over een ruim traject van verschillende bloeddrukken voor een constante cerebrale doorbloeding. Uitingen van cerebrale encefalopathie zijn verwardheid, sufheid, hoofdpijn, dysartrie, hemianesthesie, hemiparese, visusstoornissen, insulten en eventueel een coma. Een cerebrovasculair accident kan het gevolg zijn van hypertensie, maar kan ook hypertensie veroorzaken.

De vroegste symptomen van nierafwijkingen zijn nycturie, microalbuminurie en hyperurikemie. Microalbuminurie gaat gepaard met een verhoogd risico op cardiovasculaire complicaties. Ten aanzien van de nierfunctie gaat primaire hypertensie meestal eerst gepaard met een toename van de niervaatweerstand, waarbij de nierdoorbloeding afneemt maar de glomerulaire filtratie gehandhaafd blijft met een toename van de filtratiefractie. In deze fase is de uraatklaring veelal afgenomen, hetgeen leidt tot een verhoogd serum-urinezuurgehalte. Zoutrestrictie geeft dan een verminderde stijging van de plasma-renineactiviteit. In een latere fase daalt de glomerulaire filtratie. Een stijging van het serum-creatinine treedt pas laat op als meer dan 30-40% van de nierfunctie verloren is gegaan. Hypertensie bij diabetes mellitus heeft in het bijzonder een ongunstige invloed op de nierfunctie, omdat als gevolg van een dilatatie van de afferente arteriolen de intraglomerulaire druk sterk verhoogd is. Samen met de verhoogde concentratie van glucose in het bloed kan hypertensie bij diabetici leiden tot een versnelde achteruitgang van de nierfunctie.

Een belangrijke vasculaire complicatie bij hypertensie is verder het optreden van een aneurysma aortae, eventueel gecompliceerd door een ruptuur. Met een echografie van de buikaorta kan een aneurysma vroegtijdig worden aangetoond. De mogelijkheden van vasculair onderzoek zijn de afgelopen jaren sterk toegenomen. Meting van de intima-media-dikte van de a. carotis is een relatief eenvoudige methode om een indruk te krijgen over het vaatstelsel. Toename van de intima-media-dikte heeft een voorspellende waarde bij het inschatten van het risico van het optreden van cerebrovasculaire en cardiovasculaire complicaties.

▶ 5.5 Geaccelereerde maligne hypertensie

Geaccelereerde maligne hypertensie is een ernstige vorm van hypertensie die gepaard gaat met vaat- en weefselbeschadiging. De diastolische bloeddruk bedraagt meestal meer dan 140 mmHg. In de oogfundus worden papiloedeem, exsudaten en soms bloedingen gevonden. Neurologische afwijkingen kunnen hierbij optreden. Als de neurologische symptomen ernstig zijn en bestaan uit hoofdpijn, verwardheid, visusstoornissen, verlaagd bewustzijn, convulsies, misselijkheid en braken spreken we van hypertensieve encefalopathie. Daarnaast is er een achteruitgang van de nierfunctie met soms oligurie en proteïnurie. Bij onderzoek van het hart bestaat er een toegenomen apicale impuls, terwijl zich decompensatio cordis kan ontwikkelen.

Geaccelereerde hypertensie komt vaker voor bij secundaire hypertensie dan bij primaire hypertensie en meer bij mannen dan bij vrouwen. Bij de negroïde bevolking wordt geaccelereerde hypertensie frequenter gezien dan bij blanken.

Onder een hypertensieve crisis wordt een toestand verstaan waarbij in het verloop van enige dagen tot weken een ernstige bloeddrukstijging optreedt tot meer dan 140 mmHg diastolisch. Tekenen van reeds bestaande ernstige orgaanschade kunnen daarbij ontbreken. Hypertensieve encefalopathie gepaard gaande met ernstige hoofdpijn en bewustzijnsveranderingen komt zelfs meer voor bij mensen met een normale bloeddruk die plotseling stijgt, zoals in de zwangerschap bij het ontstaan van eclampsie, dan bij mensen met chronische hypertensie. Het doorbreken van de autonome autoregulatie leidend tot vasodilatatie, met als gevolg cerebrale hyperperfusie, speelt een belangrijke rol bij het ontstaan van de encefalopathie. Hypertensieve encefalopathie wordt veroorzaakt door hersenoedeem en eventueel micro-infarcten. Een hypertensieve crisis kan zeer plotseling ontstaan bij een feochromocytoom of na het staken van een antihypertensivum, met name clonidine. Andere mogelijke oorzaken zijn een secundaire hypertensie bij nierziekten en een cerebrovasculair accident. Een hypertensieve crisis is op zichzelf een zeer bedreigende situatie, omdat die kan leiden tot cardiovasculaire complicaties zoals myocardinfarct, linksdecompensatie, aneurysma dissecans of een apoplexie. In tabel 5.7 staat een aantal differentiële overwegingen ten opzichte van geaccelereerde maligne hypertensie genoemd.

Tabel 5.7 Differentieeldiagnostische overwegingen bij geaccelereerde maligne hypertensie en hypertensieve crisis.

cerebrale aandoeningen
- cerebrovasculair accident
- hersentumor
- subarachnoïdale bloeding
- encefalitis
- epilepsie
- cerebrale vasculitis bij SLE

secundaire hypertensie
- feochromocytoom
- nierarteriestenose
- overvulling bij nierinsufficiëntie

acute intermitterende porfyrie

hypercalciëmie

sympathicomimetica (cocaïne)

▶ 5.6 Hypertensie en zwangerschap

Het normale verloop van de bloeddruk tijdens de zwangerschap wordt gekenmerkt door een geleidelijke daling van de gemiddelde arteriële bloeddruk (diastolische bloeddruk + 1/3 × (systolische bloeddruk − diastolische bloeddruk)) van 3-4 mmHg, waarna vanaf de 22e zwangerschapsweek de gemiddelde arteriële bloeddruk weer geleidelijk stijgt tot 90 mmHg. Bij een bloeddruk van ≥ 140/90 mmHg wordt van hypertensie gesproken. Dit komt bij 2 tot 10% van alle zwangerschappen voor. De hemodynamische veranderingen in het normale zwangerschapsbeloop bestaan uit een toename van het hartminuutvolume en het extracellulaire volume inclusief plasmavolume, bij een afname van de perifere vaatweerstand. De hormonale veranderingen die verband houden met de bloeddruk zijn een toegenomen plasma-renineactiviteit en angiotensine-II-spiegel, maar een verminderde gevoeligheid voor het effect van angiotensine op de vaten (afname van angiotensine-II-receptoren). De productie van vasodilaterende prostaglandinen is toegenomen. Daardoor neemt de nierdoorstroming toe.

Hypertensie in de zwangerschap wordt als volgt geclassificeerd:
- Chronische hypertensie: bloeddruk ≥ 140/90 mmHg bestaand voor de zwangerschap of voor de twintigste zwangerschapsweek en > 12 weken na de zwangerschap nog steeds aanwezig.
- Zwangerschapshypertensie: hypertensie zonder proteïnurie die na de twintigste zwangerschapsweek ontstaat en voordien niet bekend is. Dit beeld kan overgaan in pre-eclampsie. Na de zwangerschap is de bloeddruk meestal weer normaal. Volgende zwangerschappen kunnen zonder opnieuw optreden van hypertensie verlopen.
- Pre-eclampsie: bloeddruk ≥ 140 mmHg systolisch en/of ≥ 90 mmHg diastolisch met proteïnurie van > 300 mg/24 uur. Dit kan verergeren tot eclampsie.
- Eclampsie: het optreden van convulsies bij een patiënt met pre-eclampsie.
- Chronische hypertensie met pre-eclampsie: het optreden van proteïnurie bij langer bestaande hypertensie of chronische hypertensie met plotselinge twee- tot drievoudige toename van reeds bestaande proteïnurie. Dit kan verergeren tot eclampsie. Het beeld kan ook reeds in het begin van de zwangerschap optreden.

Pre-eclampsie wordt gekenmerkt door vochtretentie, die tot oedeem van de oogleden, enkels en handen leidt. Er bestaat proteïnurie (> 300 mg/24 uur), terwijl de bloeddruk te hoog is en vooral vanaf de dertigste zwangerschapsweek neigt tot een verdere stijging. De patiënten klagen over hoofdpijn, misselijkheid en braken. Pre-eclampsie komt het meest voor bij nullipara's, bij meerlingzwangerschappen, bij vrouwen die bekend zijn met langer bestaande hypertensie, bij nierziekte en bij een positieve familieanamnese voor pre-eclampsie.

Ten opzichte van het normale zwangerschapsverloop blijft bij pre-eclampsie de groei van de foetus achter. Afwijkingen van de placenta-arteriën kunnen leiden tot placenta-infarcten en solutio placentae en zijn de oorzaak van de toegenomen foetale mortaliteit. Hemodynamisch gezien is de perifere vaatweerstand toegenomen; het hartminuutvolume, het plasmavolume en de nierdoorstroming zijn afgenomen. Dit kan leiden tot een stijging van het serum-creatininegehalte. De uraatklaring, een functie van de proximale tubulus, is afgenomen en geeft aanleiding tot een verhoogd serum-urinezuurgehalte. Het verminderde plasmavolume komt tot uiting in een toegenomen hematocrietwaarde.

Eclampsie is een dramatische klinische toestand met een slechte prognose voor moeder en kind. Eclampsie gaat meestal gepaard met een snelle stijging van de bloeddruk, tekenen van cerebrale encefalopathie, diffuse intravasale stolling en leverfunctiestoornissen. De symptomen bestaan uit convulsies, visusstoornissen en verschijnselen van acute nierinsufficiëntie zoals oligurie en anurie. De laboratoriumgegevens tonen trombocytopenie, toename van fibrinedegradatieproducten, stollingsstoornissen, vormafwijkingen van de erytrocyten als uiting van de toegenomen intravasculaire stolling, proteïnurie als uiting van de nierbeschadiging, en stijging van transaminasen door leverbeschadiging. Dit beeld is bekend als het HELLP-syndroom, waarmee de combinatie hemolytische anemie (H), 'elevated' leverenzymen (EL) en laag aantal plaatjes (LP) wordt bedoeld. Als gevolg van goede zwangerschapscontrole en tijdig herkennen van pre-eclampsie komt eclampsie tegenwoordig in de westerse wereld nog maar weinig voor, maar in ontwikkelingslanden is het nog steeds een veelvoorkomend probleem.

▶ 5.7 Secundaire hypertensie

Naast primaire hypertensie kennen we een aantal oorzaken van secundaire hypertensie (zie tabel 5.2). Hypertensie is bij kinderen veel vaker secundair dan bij volwassenen. Bij 18-jarigen met hypertensie is in ongeveer de helft van de gevallen sprake van secundaire hypertensie. Bij jonge kinderen ligt dit percentage nog hoger. Nefrogene hypertensie is daarbij de belangrijkste oorzaak en kan het gevolg zijn van glomerulonefritis, pyelonefritis, refluxnefropathie en nierarteriestenose.

▶ NEFROGENE HYPERTENSIE

De meest voorkomende vorm van secundaire hypertensie is nefrogene hypertensie, die bij volwassen patiënten met hypertensie, zoals die zich in de internistenpraktijk voordoet, verantwoordelijk is voor 5-8% van de gevallen. Nefrogene hypertensie kan worden onderverdeeld in hypertensie ten gevolge van parenchymateuze nierziekten en renovasculaire hypertensie.

Hypertensie ten gevolge van parenchymateuze nierziekten
De nierafwijkingen kunnen zowel de oorzaak als het gevolg van hypertensie zijn. Bij primaire hypertensie zijn er aanwijzingen voor een verminderd vermogen van de nier tot uitscheiding van zout en water. De hypertensie die hiervan het gevolg is leidt tot nierschade. Wanneer eenmaal nierschade ontstaan is, verergert dit de hypertensie. Nierschade ten gevolge van nierziekte leidt meestal tot hypertensie. Bij een verminderde glomerulaire filtratie van < 50 ml/min is hypertensie een veelvoorkomend begeleidend verschijnsel. Hypertensie bij bestaande nierziekte leidt tot een versnelde achteruitgang van de nierfunctie.

Hypertensie ten gevolge van nierziekte komt onder andere voor bij acute glomerulonefritis, chronische glomerulonefritis, chronische pyelonefritis, polycysteuze nierziekte, diabetische nefropathie, lupus erythematodes, sclerodermie, vasculitis, sikkelcelanemie, chronische urineretentie met blaasdilatatie en hydronefrose bij prostaathypertrofie, renine-secernerende niertumoren en nierbeschadiging door geneesmiddelen, bijvoorbeeld analgetica en vitamine D. Het vinden van palpabele nieren bij het lichamelijk onderzoek kan wijzen op cystennieren als oorzaak van hypertensie. Naast het oriënterende onderzoek van urine en bloed zoals dat beschreven is bij primaire hypertensie wordt allereerst een echografie verricht, met name om een eventueel links-rechtsverschil in niergrootte aan te tonen. Voor de differentiële diagnostiek tussen de verschillende nierziekten en het verdere aanvullende onderzoek wordt verwezen naar hoofdstuk 6.

Renovasculaire hypertensie
Nierarteriestenose is verantwoordelijk voor ongeveer 50% van de gevallen van nefrogene hypertensie. Bij jongeren, veelal vrouwen tussen 20 en 30 jaar, berust de nierarteriestenose op fibromusculeuze dysplasie. Bij ouderen is de oorzaak van nierarteriestenose meestal een atheromateuze plaque die is gelokaliseerd bij de afsplitsing van de a. renalis. Verder kan renovasculaire hypertensie ontstaan als gevolg van arteriitis, bijvoorbeeld als uiting van de ziekte van Takayasu of polyarteriitis nodosa. Compressie van de nierarterie van buitenaf kan ook tot hypertensie leiden.

Soms wordt een stenose ontdekt doordat er een souffle wordt gehoord in de bovenbuik of aan de rugzijde in de costovertebrale hoek. Het ontbreken van een souffle sluit een nierarteriestenose zeker niet uit, terwijl bovendien bij herhaald onderzoek de souffle vaak niet reproduceerbaar is. Ook kan een souffle worden gevonden bij iemand met een normale bloeddruk.

Verdenking op renovasculaire hypertensie bestaat bij een ernstige hypertensie die in betrekkelijk korte tijd is ontstaan of verergerd, terwijl de familieanamnese negatief is voor hypertensie. Ongeveer tweederde van de mensen met renovasculaire hypertensie heeft een atherosclerotische laesie. Het betreft merendeels mensen boven de 50 jaar die roken, met vaak meerdere risicofactoren voor atherosclerose en met andere uitingen van vaatlijden. Aan de mogelijkheid van nierarteriestenose moet worden gedacht in geval van een therapieresistente hypertensie, bij een uitgesproken stijging van het serum-creatinine na het starten van een behandeling met een 'angiotensin-converting enzyme'(ACE)remmer of een angiotensine-II-receptorantagonist. Bij renovasculaire hypertensie komen in hogere frequentie dan bij primaire hypertensie ernstige oogfundusafwijkingen, hypokaliëmie en een gestoorde nierfunctie voor. Soms treden onverwacht symptomen van linksdecompensatie op. Een aantal kenmerkende symptomen van renovasculaire hypertensie staat in tabel 5.8.

Tabel 5.8 Bevindingen, die verdenking oproepen op het bestaan van renovasculaire hypertensie.

- ernstige hypertensie op jonge leeftijd (fibromusculeuze dysplasie)
- in korte tijd ontstane hypertensie (bij ouderen)
- duidelijke tekenen van atherosclerose
- ernstige oogfundusafwijkingen
- souffle in de bovenbuik of aan de rugzijde in de costovertebrale hoek
- hypokaliëmie met verhoogde PRA en plasma-aldosteron
- toename van het serum-ureum en -creatinine tijdens een behandeling met een ACE-remmer (cave bilaterale nierarteriestenose)

PRA = plasmarenineactiviteit; ACE = angiotensine-converterend enzym
NB. Proteïnurie sluit renovasculaire hypertensie niet uit.

In de nier achter de stenose heeft een verhoogde productie plaats van renine. Dit leidt via een toegenomen vorming van angiotensine-I en angiotensine-II tot secundair hyperaldosteronisme. Angiotensine-II geeft vasoconstrictie en stimuleert de secretie van aldosteron, wat leidt tot zout- en waterretentie en neiging tot hypokaliëmie. Voor het renine-angiotensine-aldosteronsysteem wordt verwezen naar tabel 5.9.

Tabel 5.9 Het renine-angiotensine-aldosteronsysteem.

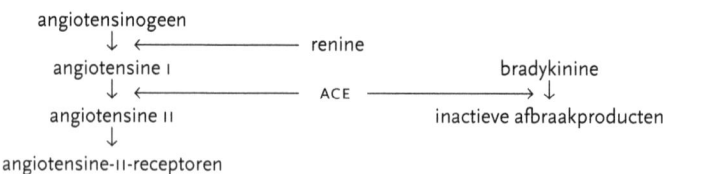

```
angiotensinogeen
       ↓  ←─────────────── renine
angiotensine I                              bradykinine
       ↓  ←─────── ACE ───────→  ↓
angiotensine II                   inactieve afbraakproducten
       ↓
angiotensine-II-receptoren
```

ACE (angiotensine-converterend enzym) grijpt op twee plaatsen aan: het zet het niet-metabool actieve angiotensine I om in het actieve angiotensine II wat de vasoconstrictie bevordert, terwijl het tevens de afbraak van het vasodilaterend werkende bradykinine bevordert.
Stimulering van de angiotensine-II-receptoren geeft aanleiding tot natriumretentie door stimulering van de afgifte van aldosteron en via een direct effect op de nier. Het leidt tot vasoconstrictie, beïnvloedt de remodellering van gladde spiercellen van de vaten en kan op den duur aanleiding geven tot hypertrofie van het hart.

Met de toegenomen mogelijkheden om niet-invasief een goede afbeelding te verkrijgen van de nierarterie, zal bij verdenking op het bestaan van een nierarteriestenose eerst geprobeerd worden de stenose te visualiseren. Bij een normale nierfunctie heeft spiraal-CT-angiografie de voorkeur omdat hiermee de fraaiste afbeelding wordt verkregen. Een nadeel van deze methode is dat er een hoge dosis contrast wordt gebruikt, wat een bezwaar is bij een gestoorde nierfunctie, en dat de patiënt in staat moet zijn tijdens de opname de adem in te houden. Bij een gestoorde nierfunctie wordt daarom gekozen voor de magnetische resonantieangiografie, waarbij het gebruikte contrastmiddel niet nefrotoxisch is. Het maken van een renogram na toediening van captopril met behulp van isotopen om een eventueel links-rechtsverschil aan te tonen is wat op de achtergrond geraakt, omdat hiermee geen informatie verkregen wordt over de exacte locatie van de stenose en er bij een positieve uitslag alsnog afbeeldend onderzoek moet volgen. Een normaal renogram zonder links-rechtsverschil sluit een stenose echter praktisch uit.

▶ COARCTATIO AORTAE

Coarctatio aortae is vooral bij kinderen een oorzaak van hypertensie. Pulsaties van de femorale arteriën zijn meestal afwezig of duidelijk verzwakt ten opzichte van de radialispols. De aanwezigheid van een lage bloeddruk aan de benen en een hoge bloeddruk aan de armen met een systolische souffle aan de rugzijde in het aortatraject zijn kenmerkend. Als gevolg van de ontwikkeling van collateralen van de intercostale arteriën kan op de thoraxfoto 'notching' van de ribben te zien zijn. Bij verdenking op een coarctatio aortae moet de bloeddruk aan de benen vergeleken worden met die aan de armen. Een exacte afbeelding van de aorta en eventuele collateralen kan met magnetische resonantieangiografie worden verkregen.

▶ OBSTRUCTIEF SLAAPAPNEUSYNDROOM

Episodes van apneu, hypopneu en snurken gedurende de slaap komen regelmatig voor, met name bij mensen met sterk overgewicht, en zijn duidelijk geassocieerd met hypertensie. De relatie met hypertensie wordt toegeschreven aan toegenomen sympathicusstimulatie als gevolg van de slaapstoornis. De herhaaldelijke bloeddrukstijgingen die optreden zouden op den duur kunnen leiden tot permanente hypertensie.

▶ ENDOCRIENE HYPERTENSIE

Hypertensie komt bij vele endocriene afwijkingen voor, zoals feochromocytoom, primair aldosteronisme, syndroom en ziekte van Cushing, congenitale bijnierhyperplasie, acromegalie en hyperthyreoïdie. Bij de meeste van deze aandoeningen bestaan kenmerkende symptomen die tot de diagnose leiden (zie hoofdstuk 8). In deze paragraaf worden de endocriene aandoeningen besproken die bij volwassenen als voornaamste symptoom hypertensie hebben, namelijk het feochromocytoom en het primaire aldosteronisme.

Feochromocytoom
Feochromocytoom komt bij minder dan 0,1% van de mensen met hypertensie voor. Aanvallen van paroxismaal verhoogde bloeddruk worden als het klassieke symptoom beschouwd van een feochromocytoom. Meestal is echter ook tussen de aanvallen de bloeddruk verhoogd. De bloeddruk kan ech-

ter tussen de aanvallen normaal en zelfs verlaagd zijn. Aanvallen kunnen worden uitgelokt door lichamelijke inspanning, palpatie van de buik, verhoogde intra-abdominale druk tijdens de defecatie of tijdens plassen of bij een operatie. De exacerbaties worden gekenmerkt door aanvallen van hoofdpijn, transpireren, bleek wegtrekken, een warmtegevoel, hartkloppingen en aanvallen van tachycardie, angstgevoelens en soms door pijnaanvallen op de borst of abdominaal. Orthostatische hypotensie kan bij het ziektebeeld passen en er is een neiging tot gewichtsverlies (zie ook tabel 5.10). Bij het registreren van een aanval kan een 24-uurs ambulante bloeddrukmeting zeer behulpzaam zijn.

Tabel 5.10 Symptomen van het feochromocytoom.

- hypertensie: continu verhoogd of met exacerbaties in aanvallen met een normale en soms lage bloeddruk tussen de aanvallen
- orthostatische hypotensie
- hoofdpijn, transpireren, bleek wegtrekken, palpitaties, warmtegevoel, angst, gewichtsverlies, pijn op de borst of abdominaal
- cave familieanamnese op het voorkomen van feochromocytoom, multipele endocriene neoplasie type IIa en IIb of plotselinge dood

Feochromocytomen zijn in 80-90% van de gevallen gelokaliseerd in het bijniermerg, waarvan 10-20% bilateraal. Bilaterale tumoren zijn verdacht voor familiair voorkomende feochromocytomen. Ongeveer 10% is extra-adrenaal maar intra-abdominaal gelokaliseerd, terwijl < 3% van de feochromocytomen intrathoracaal of cervicaal worden gevonden. Verdenking op aanwezigheid van een feochromocytoom ontstaat bij het bestaan van bovengenoemde klachten en bij hypertensie met een positieve familieanamnese voor feochromocytoom of plotselinge dood. Bij een positieve familieanamnese dient een feochromocytoom te worden uitgesloten.

Feochromocytoom komt in 10% van de gevallen familiair voor, in het bijzonder in het kader van multipele endocriene neoplasie (MEN 2a en 2b, waarbij in > 50% van de gevallen een feochromocytoom optreedt), het syndroom van Von Hippel-Lindau met 20% feochromocytoom en in samenhang met neurofibromatose. Bij deze patiënten is gericht zoeken naar een feochromocytoom aangewezen. De meeste patiënten met een negatieve familieanamnese voor feochromocytoom maar wel met hypertensie en een of meer symptomen die zouden kunnen passen bij een feochromocytoom, blijken geen feochromocytoom te hebben. De differentiaaldiagnostische overwegingen in die situatie staan in tabel 5.11.

Diagnostiek
Catecholaminen worden gesynthetiseerd door chroomaffiene cellen uit het aminozuur tyrosine. Het werkzame eindproduct is noradrenaline, behalve in het bijniermerg, waar het merendeel van het noradrenaline wordt omge-

Tabel 5.11 Differentieeldiagnostische overwegingen ten opzichte van een feochromocytoom.

endocriene aandoeningen
- thyreotoxicose
- hypoglykemie bij diabetes mellitus
- insulinoom
- carcinoïdsyndroom
- mastocytose
- menopauzale symptomen

cardiale aandoeningen
- paroxismale tachycardie
- angina pectorisaanvallen

overige aandoeningen
- acuut longoedeem
- eclampsie
- hypertensieve crisis (tijdens of na operatie, na plotseling staken van antihypertensiva, na gebruik van MAO-remmers)
- migraine
- hersentumoren
- apoplexie
- epilepsie
- hyperventilatiesyndroom bij angst
- porfyrie
- loodintoxicatie
- overdosis sympathicomimetica

zet tot adrenaline. Noradrenaline en adrenaline worden vervolgens omgezet via het enzym catechol-O-methyltransferase tot respectievelijk normetanefrine en metanefrine. Beide worden uiteindelijk onder invloed van monoamineoxidase omgezet in vanillylamandelzuur.

Voor de laboratoriumdiagnostiek van het feochromocytoom wordt gebruikgemaakt van de bepaling van de uitscheiding van de afbraakproducten van catecholaminen in de 24-uursurine en van plasmabepalingen. In tabel 5.12 wordt een aantal referentiewaarden aangegeven zoals die worden gevonden in de gezonde populatie. De spreiding van de normale waarden is groot. Dit komt mede doordat de waarden bij gezonden in stresssituaties

Tabel 5.12 Diagnostische tests bij verdenking op feochromocytoom.

		referentiewaarden bij gezonde mensen zonder hypertensie
24-uursuitscheiding van catecholaminen in de urine	totale metanefrines	< 4500 nmol/24 uur
	normetanefrine	450-2750 nmol/24 uur
	metanefrine	245-1585 nmol/24 uur
	noradrenaline	90-600 nmol/24 uur
	adrenaline	10-130 nmol/24 uur
basale plasmawaarden	noradrenaline	< 3 nmol/l
	normetanefrine	< 0,6 nmol/l
	adrenaline	< 0,45 nmol/l
	metanefrine	< 0,3 nmol/l

sterk kunnen toenemen. Als afkappunt voor de interpretatie van een verhoogde uitscheiding wordt daarom meestal een waarde gebruikt die 1,5 tot 2 maal hoger ligt dan de in tabel 5.12 aangegeven bovengrens van de normale waarde.

Vals verhoogde waarden kunnen zich voordoen in situaties van stress zoals na operatie, een myocardinfarct, ernstige decompensatie, een apoplexie, hypoglykemie, bij het obstructieve slaapapneusyndroom of als gevolg van het gebruik van sommige medicamenten zoals: tricyclische antidepressiva, MAO-remmers, bèta-receptorblokkers, fentolamine en geneesmiddelen die catecholaminen bevatten. Labetalol en sotalol kunnen bovendien interfereren met de bepaling van metanefrines.

De sensitiviteit van urinebepalingen is geringer dan die van plasmabepalingen, maar de specificiteit is groter. Dit betekent dat bij het diagnostisch testen van patiënten met hypertensie die klachten hebben die wijzen op de mogelijkheid van een feochromocytoom, maar bij wie de pretest-waarschijnlijkheid van een feochromocytoom niet bijzonder groot is, de urinebepalingen de voorkeur genieten. Patiënten daarentegen met een sterke verdenking op het bestaan van een feochromocytoom, (zoals bij multipele endocriene neoplasie (MEN-syndroom type 2a of 2b), een voorgeschiedenis van een feochromocytoom, een positieve familieanamnese van een feochromocytoom, het hebben van het syndroom van Von Hippel-Lindau of neurofibromatose) komen in aanmerking voor een bepaling van de gefractioneerde metanefrines in plasma. Een dergelijke bepaling is zeer sensitief en een negatieve uitslag sluit een feochromocytoom praktisch uit. Door de toegenomen beschikbaarheid van betrouwbare biochemische bepalingen in urine en plasma is de behoefte aan farmacologische tests afgenomen en is de indicatie hiervoor beperkt.

Als er hypertensie bestaat en er twijfel is omdat de catecholaminen maar matig (< 2 × normaal) verhoogd zijn, kan een clonidinetest worden gedaan. Hierbij wordt 0,3 mg clonidine oraal toegediend. Bij gezonde personen daalt hierop het plasma-noradrenalinegehalte tot beneden 3 nmol/l na ongeveer 2 uur.

Als op grond van het biochemische onderzoek het bestaan van een feochromocytoom zeer waarschijnlijk is, wordt afbeeldend onderzoek verricht om de tumor te lokaliseren. Hiertoe bestaan verschillende mogelijkheden: CT-onderzoek, MRI of meta-^{123}I-benzyl-guanidescanning (MIBG). Begonnen wordt met CT- of MRI-onderzoek van de bijnieren en het overige buik- en bekkengebied. Indien dit negatief uitvalt, wordt het onderzoek uitgebreid tot de thorax en het halsgebied. In geval van een negatieve CT- en MRI-test en positieve hormonale uitslagen wordt functioneel afbeeldend onderzoek verricht met behulp van de MIBG-scanning.

Bij een bilaterale lokalisatie of een positieve familieanamnese moet naar een multipele endocriene neoplasie (MEN) worden gezocht. Dit kan met behulp van een pentagastrinetest met calcitoninebepaling, waarmee een medullair schildkliercarcinoom waarschijnlijk kan worden gemaakt of uitgesloten. Medullair schildkliercarcinoom vormt evenals het feochromocytoom een onderdeel van MEN-type 2a en 2b en is meestal al eerder aantoonbaar dan het feochromocytoom.

De MEN-typen 2a en 2b zijn autosomaal dominant erfelijke aandoeningen met mutaties op chromosoom 10. Moleculair-genetisch onderzoek bij de patiënt en de familieleden kan de diagnose bevestigen. Bij een positieve uitslag van het genetische onderzoek kan het zinvol zijn ondanks het ontbreken van biochemische aanwijzingen voor het aanwezig zijn van een feochromocytoom lokalisatieonderzoek te verrichten. Anderzijds is bijvoorbeeld de praktische consequentie van het vinden van een chromosomale afwijking van het MEN-2a-gen niet duidelijk, omdat de penetrantie incompleet is en slechts 40% van de dragers voor het 70e jaar symptomen krijgt.

Primair aldosteronisme

Aldosteron, het belangrijkste mineralocorticoïde hormoon, wordt in de zona glomerulosa van de bijnierschors geproduceerd. De voornaamste fysiologische prikkel tot afgifte van aldosteron is angiotensine II, dat onderdeel is van het renine-angiotensine-aldosteronsysteem (zie tabel 5.9).

Primair aldosteronisme berust in ongeveer tweederde van de gevallen op een aldosteronproducerend adenoom (het klassieke syndroom van Conn) en bij een derde op een bilaterale glomerulosa-hyperplasie (ideopathisch aldosteronisme). Zeldzamere oorzaken van primair aldosteronisme zijn unilaterale hyperplasie en het glucocortocoïd-supprimeerbare aldosteronisme. Een aldosteronproducerend bijniercarcinoom is uiterst zeldzaam (zie tabel 5.13). Een benigne aldosteronproducerend adenoom is meestal klein, minder dan 2 cm in diameter, terwijl een maligne tumor vaak groter is en ook andere hormonen kan produceren. De frequentie van voorkomen van primair aldosteronisme is nog steeds een punt van discussie. Terwijl het over het algemeen als een vrij zeldzame vorm van hypertensie wordt beschouwd (0,1-0,2% van alle patiënten met hypertensie), menen sommigen

Tabel 5.13 Oorzaken van primair aldosteronisme.

aldosteronproducerend adenoom (65-70%)
– meestal ongevoelig voor het effect van angiotensine

bilaterale glomerulosa-hyperplasie (30%)
– meestal wel gevoelig voor het effect van angiotensine: zgn. idiopathisch aldosteronisme, indien niet gevoelig voor angiotensine: zgn. primaire bijnierhyperplasie

glucocorticoïd-supprimeerbaar aldosteronisme

aldosteronproducerend bijniercarcinoom (< 3%)

NB Het onderscheid tussen de verschillende oorzaken van primair aldosteronisme is van belang omdat dit consequenties heeft voor de behandeling.

dat bij gericht zoeken en screening door middel van de ratio van aldosteron ten opzichte van de plasmarenineactiviteit dit percentage wel ongeveer 10% bedraagt.

Primair aldosteronisme wordt het meest frequent gediagnosticeerd tussen 30 en 50 jaar. De klachten van de patiënt kunnen bestaan uit spiervermoeibaarheid, paresthesieën, soms lichte neiging tot tetanie, intermitterende paralyse, nachtelijke polyurie en polydipsie. Deze klachten, die vooral samenhangen met het bestaan van hypokaliëmie, zijn meestal meer uitgesproken bij een aldosteronproducerend adenoom dan bij idiopathisch aldosteronisme. Adenomen komen wat meer bij vrouwen voor en bilaterale hyperplasie wat meer bij mannen. Bij onderzoek worden hypertensie en hypokaliëmie gevonden. Primair aldosteronisme kan gepaard gaan met ernstige hypertensie. Lichte hypokaliëmie < 3,7 mmol/l wordt bij de meerderheid van de patiënten gevonden en is het meest uitgesproken bij de patiënten met een adenoom. De hypokaliëmie verergert als gevolg van zoutbelasting en toepassing van thiazidediuretica en verbetert door zoutbeperking. Bij ongeveer de helft van de patiënten bestaat een gestoorde glucosetolerantie. Bij iedere patiënt met hypertensie en spontane hypokaliëmie, dus zonder diureticagebruik, rijst verdenking op het bestaan van primair aldosteronisme. Dit geldt zeker wanneer bij hypokaliëmie en hypertensie zonder diuretica de 24-uursuitscheiding van kalium in de urine meer dan 30 mmol/24 uur bedraagt. Deze patiënten en degenen die tijdens de hypertensiebehandeling een onverklaarde hypokaliëmie ontwikkelen of moeilijk behandelbaar blijken te zijn, komen in aanmerking voor nader onderzoek om het bestaan van primair aldosteronisme uit te sluiten. Antihypertensiva, zeker bètablokkers, dienen enige weken te worden gestopt voor de analyses worden uitgevoerd.

Tabel 5.14 Kenmerken van primair aldosteronisme.

symptomen
hypertensie met spiervermoeibaarheid, paresthesieën, neiging tot tetanie, nachtelijke polyurie en polydipsie

algemene laboratoriumbevindingen
hypokaliëmie, spontaan, verergerend bij zoutbelasting en gebruik van thiazidediuretica
excessief kaliumverlies met de urine
metabole alkalose
hypernatriëmie

diagnose
vóór de diagnose pleiten:
- een lage plasmarenineactiviteit (PRA) ondanks zoutrestrictie
- de combinatie van een gesupprimeerde PRA (liggend en staand < 2 ng/ml/uur) met een verhoogd plasma-aldosteron (> 380 pmol/l)
- een sterk verhoogd basaal 18-hydroxycorticosteron (> 2800 micromol/l)een daling van het plasma-aldosteron tot < 240 pmol/l na een infuus van 0,9% NaCl maakt een aldosteronproducerend adenoom onwaarschijnlijk.

Diagnostiek
De diagnose primair hyperaldosteronisme wordt gesteld door het vinden van de combinatie van een verhoogd plasma- of urine-aldosterongehalte met een gesupprimeerde PRA (plasma-renineactiviteit). Na zoutbelasting blijft het plasma-aldosteron te hoog, terwijl na zoutrestrictie de PRA onvoldoende stijgt. De PRA is zowel in liggende als staande houding gesupprimeerd. Bij zoutbelasting worden de bepalingen veelal nuchter en na afloop van een vier uur durend infuus van 2 liter NaCl 0,9% uitgevoerd. Bij gezonden en patiënten met primaire hypertensie wordt de plasma-aldosteronspiegel na een dergelijke zoutbelasting onderdrukt tot beneden 240 pmol/l. Bij primair hyperaldosteronisme als gevolg van een adenoom blijft de plasma-aldosteronconcentratie na de zoutbelasting hoger dan 240 pmol/l. Patiënten met bilaterale hyperplasie vertonen soms wel meer suppressie. Het onderscheid tussen een aldosteronproducerend adenoom en een bilaterale hyperplasie is van groot belang omdat operatieve behandeling in principe curatief is bij een adenoom, maar zelden effectief is bij bilaterale hyperplasie. De biochemische gegevens van een bilaterale hyperplasie zijn minder uitgesproken dan bij een adenoom. Een onderscheid kan soms worden gevonden door de aldosteronspiegel na vier uur rondwandelen te vergelijken met de nuchtere waarde. Adenomen zijn in het algemeen niet gevoelig voor houdingsverandering, wel voor de daling van ACTH in de ochtend. Een paradoxale daling waarbij de 12-uurswaarde lager is dan de nuchtere waarde of het ontbreken van een stijging pleit dan voor een adenoom. Een stijging van aldosteron sluit een adenoom echter niet uit. Bij bilaterale hyperplasie wordt bij de test met het rondwandelen vrijwel altijd een stijging van het aldosteron gevonden omdat de aldosteronafgifte dan reageert op een kleine stijging van de angiotensine-II-spiegel.

Met CT-scanning of een MRI is het mogelijk om microadenomen te ontdekken die groter zijn dan 7 mm. Aldosteronproducerende adenomen zijn meestal kleiner dan 2 cm, terwijl de zeldzame carcinomen groter zijn. Onderzoek naar de lokalisatie kan verder worden uitgevoerd met behulp van radioactief gemerkt iodocholesterol. De scanning wordt uitgevoerd na vijf dagen dexamethasonsuppressie ter voorkoming van inbouw in het cortisol en daardoor opname in het normale bijnierweefsel. Ook een eventuele behandeling met spironolacton moet tevoren worden gestaakt. Bij een adenoom is er dan sprake van een eenzijdige opname, bij bilaterale hyperplasie is er bilaterale opname en is er geen lateralisatie.

Wanneer het ondanks alle voorafgaande diagnostiek niet duidelijk is wat de oorzaak van primair hyperaldosteronisme is, komt beiderzijds uitgevoerde bijniervenekatheterisatie in aanmerking. Hierbij kan aan de zijde van een adenoom een twintigmaal verhoogde aldosteronspiegel worden gevonden, mits de katheter op de juiste plaats ligt.

Primair aldosteronisme moet worden onderscheiden van het zeldzame door glucocorticoïden supprimeerbare aldosteronisme en van deficiëntie van 11-β-hydroxysteroïd-dehydrogenase. Bij door glucocorticoïd supprimeerbaar aldosteronisme wordt aldosteron niet in de zona glomerulosa van de bijnierschors gemaakt maar in de zona fasciculata onder stimulatie door ACTH. Glucocorticoïd-supprimeerbaar aldosteronisme wordt autosomaal dominant overgeërfd en is een zeldzame oorzaak van familiaire hypertensie, die meestal gunstig reageert op toediening van glucocorticoïden. De hypertensie wordt meestal al op jonge leeftijd ontdekt.

Mutaties van het 11-β-hydroxysteroïd-dehydrogenase type 2 zijn de oorzaak van het zeldzame autosomaal recessief overervende 'apparent mineralocorticoid excess' syndroom waarbij de mineralocorticoïd receptor niet wordt beschermd tegen cortisol omdat cortisol in de nier niet wordt omgezet in het niet-werkzame cortison. Een verkregen vorm hypertensie door remming van het 11-β-hydroxysteroïd-dehydrogenase is de frequent voorkomende drophypertensie (zie 5.3). In tabel 5.15 wordt het onderscheid aangegeven in laboratoriumbevindingen tussen primair aldosteronisme, drophypertensie en hypertensie bij nierarteriestenose. Hypertensie ten gevolge van congenitale enzymdeficiënties in de bijnierschors komt in hoofdstuk 8 ter sprake.

Tabel 5.15 *Differentiële diagnose tussen primair aldosteronisme, drophypertensie en hypertensie bij nierarteriestenose.*

	primair aldosteronisme	drophypertensie	nierarteriestenose
renine	↓	↓	↑
angiotensine II	↓	↓	↑
aldosteron	↑	↓	↑
natriumretentie	↑	↑	↑
kaliumverlies	↑	↑	↑

▶ Literatuur

Birkenhäger WH, Leeuw PW de. Handboek hypertensie. Utrecht: De Tijdstroom 2003.
Chobanian AV et al. National High Blood Pressure Education Program Coordinating Committee. The seventh report of the Joint National Committee on Prevention, Detection, Evaluation and Treatment of High Blood Pressure: the JNC 7 report. Hypertension, 2003;42:1206-52.
Ganguly A. Primary aldosteronism. N Eng J Med, 1998;339:1828-34.
Ilias I, Pacak K. Current approaches and recommendations of algorithm of the diagnostic localization of pheochromocytoma. J Clin Endocrin Metab 2004;89: 479-91.
Izzo JL jr., Black HR. Hypertension primer. The essentials of high blood pressure. Basic science, population science and clinical management. 3rd ed. Philadelphia: Lippincott Williams & Wilkins 2003.
Kaplan NM. Clinical hypertension. 7th ed. Baltimore: Williams & Wilkins, 1998.

Kudva YC et al. The laboratory diagnosis of adrenal pheochromocytoma: the Mayo Clinic experience. J Clin Endocrinol Metab, 2003;88:4533-9.

Lenders JWM et al. Biochemical diagnosis of pheochromocytoma. Which test is best? JAMA, 2002;287:1427-34.

Meiracker AH van den, Deinum J. Primair hyperaldosteronisme. Ned Tijdschr Geneesk, 2003;147:1580-5.

Philips JL et al. Predictive value of preoperative tests in discriminating bilateral adrenal hyperplasia from an aldosteron-producing adrenal adenoma. J Clin Endocrin Metab, 2000;85:4526-33.

Safian RD, Textor SC. Renal-artery stenosis. N Eng J Med, 2001;344:431-42.

Hoofdstuk 6

AANDOENINGEN VAN DE NIEREN

A.J.M. Donker en R.M. Valentijn

▶ 6.1 Pijn uitgaand van de tractus urogenitalis

▶ INLEIDING

Nieren kunnen pijnlijk zijn, spontaan of bij palpatie. Bekend is de koliekpijn bij obstructie, die een gevolg is van rek van het nierkapsel, het nierbekken en/of de ureter. De term 'renale koliek' is eigenlijk onjuist: acute obstructie veroorzaakt een *constante*, steeds erger wordende lendenpijn, met uitstraling naar lies, testis of labium. De patiënt kan misselijk zijn en de pijn kan gepaard gaan met braken. Er bestaat een verband tussen de snelheid waarmee de rek optreedt en de ernst van de (koliek)pijn. Plotseling optredende obstructie van de ureter, bijvoorbeeld door een steen, veroorzaakt veel meer klachten dan een zich geleidelijk ontwikkelende hydronefrose door, bijvoorbeeld, prostaathypertrofie. In het laatste geval is er vaak helemaal geen pijn, of alleen maar een doffe pijn in de lendenen na waterbelasting of na het gebruik van een diureticum.

Een parenchymateuze nieraandoening kan, bij *snel* optredende zwelling van de nier (interstitieel oedeem en/of infiltraat zoals bij acute pyelonefritis), eveneens leiden tot (slag)pijn in de nierloge. Slagpijn is overigens een weinig specifiek symptoom, omdat ook gezonden een slag in de nierloge als onaangenaam ervaren.

Lendenpijn kan ook berusten op een perinefritisch abces. Vaak zijn dan ter plaatse ook rubor, calor en tumor waar te nemen. Lendenpijn komt soms ook voor bij hematuriesyndromen zoals IgA-nefropathie. Ten slotte kan ook een niercelcarcinoom lendenpijn (of abdominale pijn) veroorzaken. De klassieke trias van macroscopische hematurie, pijn en een palpabele tumor wordt echter maar bij 10% van de gevallen gevonden en betekent veelal de aanwezigheid van een voortgeschreden, niet meer curabele maligniteit.

Dysurie, een brandende pijn bij het plassen, gaat vaak gepaard met een suprapubisch gelokaliseerd onbestemd gevoel, frequente mictie en nycturie en lichte temperatuurverhoging. Het wijst op een blaasontsteking en komt frequent voor bij vrouwen. Dysurie kan echter ook berusten op urethritis of op een chronische prostatitis. Bij acute prostatitis bestaat er naast koorts ook pijn ter hoogte van het perineum.

▶ NEFROLITHIASE

Nierstenen manifesteren zich meestal door het optreden van hevige pijn, die bijna altijd gepaard gaat met hematurie, al dan niet macroscopisch (zie tabel 6.1). Oorzaken van nefrolithiase staan in tabel 6.2 en de differentieel-diagnostische overwegingen bij een vermoede niersteenaanval zijn samengevat in tabel 6.3.

Voor de diagnose zijn in eerste instantie het urinesediment, de serumcreatinineconcentratie en echografie van de nieren van belang (naast de bloeddruk, de lichaamstemperatuur en eventueel het aantal leukocyten in het bloed). Bedacht moet worden dat een normaal echogram van de nieren een obstructie van de urinewegen niet altijd uitsluit en dat urinezuurstenen niet op een blanco buikoverzichtsfoto zichtbaar zijn. Voor het onderscheid tussen een niersteen en een nierinfarct is bepaling van het LDH-gehalte in het bloed van belang. Dit is bij een nierinfarct verhoogd.

Bij verdenking op nierstenen moet de urine worden gezeefd, zodat een eventueel geloosd concrement kristallografisch kan worden onderzocht ter beoordeling van de samenstelling (zie ook tabel 6.4).

Wanneer nierstenen worden aangetoond bestaat het aanvullende laboratoriumonderzoek uit bepaling in het serum van calcium, fosfaat, albumine, bicarbonaat en urinezuur. De pH van de urine wordt bepaald, evenals de 24-uursuitscheiding met de urine van calcium, oxalaat, citraat, hydroxyproline en urinezuur. Ongeveer 30% van de patiënten met calciumbevattende stenen heeft hypercalciurie. Een minderheid van deze patiënten heeft een daarvoor aantoonbare oorzaak zoals hyperparathyreoïdie, sarcoïdose, renale tubulaire acidose, osteolytische botprocessen of steroïdmedicatie. De overige patiënten hebben een idiopathische hypercalciurie die berust op een toegenomen calciumabsorptie in de darm, een verminderde terugresorptie van calcium in de nier of een verhoogde botresorptie.

Cystinekristallen zijn bewijzend voor het bestaan van cystinurie. Urinezuurstenen komen in verhoogde frequentie voor bij mensen met een verhoogd urinezuurgehalte in het serum.

Bij verdenking op een urineweginfectie worden kweken ingezet.

Ter bestrijding van de pijn die door een niersteen wordt veroorzaakt, wordt diclofenac, rectaal of intramusculair, toegediend. Verder kan een parasympathicolyticum (atropinesulfaat of butylscopolamine), zo nodig gecombineerd met pethidine, worden gegeven. Bij niersteenlijden moet altijd voor een voldoende urineproductie worden zorg gedragen door veel te drinken, ook gedurende de nacht. Voor de verdere therapie en profylaxe wordt verwezen naar een handboek.

Tabel 6.1 Symptomen van een niersteenkoliek.

- pijn in de flank, uitstralend naar lies, perineum, scrotum of penis
- bewegingsdrang
- misselijkheid of braken
- eventueel + macroscopische hematurie of anurie (calculus anuria).

NB Urolithiasis kan ook een doffe pijn in de flank geven zonder bewegingsdrang en misselijkheid/braken, of helemaal geen pijn.

Tabel 6.2 Oorzaken van nierstenen.

- hypercalciurie (sarcoïdose; hyperparathyreoïdie; distale tubulaire acidose; idiopathisch)
- hyperuricosurie (jicht; massale celnecrose; idiopathisch)
- hyperoxalurie (primair; secundair bij malabsorptie t.g.v. ontstekingsprocessen in de darm of na ileumresectie)
- urineweginfectie met ureumsplitsende bacteriën (o.a. Proteus-soorten)
- cystinurie (recessief erfelijk; zeldzaam)

Tabel 6.3 Differentiële diagnose van een niersteenkoliek.

- nierinfarct (embolie, arteriële trombose)
- papilnecrose (analgetica, diabetes mellitus, sikkelcelanemie)
- bloeding in, of infectie van een niercyste
- pyelonefritis
- niertumor
- niet-renale oorzaken, zoals galsteenkoliek, beklemde breuk, pancreatitis, obstructie-ileus, retroperitoneale bloeding, extra-uteriene graviditeit, ovariumpathologie (waaronder ovulatiepijn)

Tabel 6.4 Frequentie van voorkomen van typen nierstenen.

- calciumoxalaat (hypercalciurie, hyperoxalurie)	80%
- struviet (magnesium-ammoniumfosfaat en calciumfosfaat) bij infecties	10%
- urinezuur (hyperurikemie)	5%
- cystine (cystinurie)	1-2%

▶ URINEWEGINFECTIE (TABEL 6.5)

Het symptoom frequente, pijnlijke mictie, vaak gepaard gaand met een onbestemd gevoel in de onderbuik en het lozen van troebele, vaak stinkende en soms bloederige urine, wijst op een blaasontsteking. Komen daar koude rillingen en koorts bij, dan is er tevens sprake van pyelonefritis (lendenpijn) of prostatitis (pijn in het perineum). Slechts de helft van de patiënten met symptomen van een blaasontsteking toont 'significante' bacteriurie ($\geq 10^5$ colony forming units (CFU) per ml). Dit betekent echter niet dat de andere helft lijdt aan een abacteriële blaasontsteking. Factoren die leiden tot een gering aantal CFU zijn onder andere frequente blaaslediging, geforceerde diurese, voorgeschreven chemotherapie, adhesie van bacteriën aan puscellen of uromucoïd en een verkeerd groeimedium. Daarom is het raadzaam bij ongecompliceerde cystitisklachten af te gaan op de anamnese en het aspect van vers geloosde urine (troebel!), en het urinesediment te bekijken van 'midstream'-urine, waarin weinig plaveiselcellen behoren voor te komen. In de huisartspraktijk en bij poliklinische patiënten hoeft men geen kweek uit te zetten bij een eenmalige, ongecompliceerde urineweginfectie. Dit bespaart kosten. In alle andere gevallen moet wel een urinekweek worden uitgevoerd. De differentieeldiagnostische overwegingen bij al dan niet recidiverende urineweginfecties zijn samengebracht in tabel 6.6, terwijl tabel 6.7 de meest voorkomende verwekkers opsomt.

Tabel 6.5 Symptomen van cystitis en pyelonefritis.

cystitis
- frequente, pijnlijke aandrang/mictie (pollakisurie, dysurie/strangurie)
- urge-incontinentie (oudere vrouwen)
- onaangenaam, zwaar gevoel in de onderbuik
- subfebriele temperatuur
- troebele, vaak stinkende urine
- soms macroscopische hematurie

pyelonefritis
- (frequente, pijnlijke aandrang/mictie)
- koude rillingen, hoge koorts (cave septische shock)
- enkel- of dubbelzijdige lendenpijn/slagpijn
- anorexie, misselijkheid/braken, spierpijn

Tabel 6.6 Differentiële diagnose van urineweginfecties.

- blaasontsteking/pyelonefritis
- prostatitis
- bacteriële urethritis (waaronder *Neisseria gonorrhoea* en *Chlamydia trachomatis*)
- niet-bacteriële urethritis (herpes simplex, Reiter-syndroom)
- vaginale infecties
- acute appendicitis, cholecystitis, darmperforatie

Tabel 6.7 De meest voorkomende verwekkers van een urineweginfectie.

bacterieel	*E. coli, Proteus, Klebsiella, Enterobacteriaceae*
venerisch	gonokokken, herpes simplex en *Chlamydia trachomatis*
schimmels	*Candida albicans*

Het lichamelijk onderzoek bij dysurie draagt meestal weinig bij. Men moet speciaal letten op de blaasdemping (cave overloopblaas), de prostaat en de genitaliën (fluor; cervix en adnexen; bij mannen écoulement).

Het laboratoriumonderzoek omvat een beoordeling van het urinesediment en, bij verdenking op een pyelonefritis, urine- en bloedkweken. Het resistentiepatroon van de betrokken bacterie is vooral bij een persisterende of recidiverende urineweginfectie van belang. In dat geval dient ook onderzoek naar eventuele anatomische afwijkingen te geschieden, zeker bij mannen. Bij chronische prostatitis kan een positieve kweek soms pas worden gevonden na prostaatmassage. Bij leukocyturie en een negatieve urinekweek moet ook aan urogenitale tuberculose worden gedacht.

De behandeling van een ongecompliceerde cystitis zonder urinekweekgegevens bestaat uit het zorg dragen voor een ruime diurese en het voorschrijven van trimethoprim. Bij een acute pyelonefritis wordt gestart met oraal een chinolon, zoals ciprofloxacine of ofloxacine. Men zij bedacht op de mogelijkheid van het bestaan van een urosepsis en aan ernstig zieke patiënten wordt intraveneus een cefalosporine met een aminoglycoside toegediend. Er worden dan naast urine- ook bloedkweken afgenomen. Aan de hand van de uitslag van het resistentiepatroon van de bij de kweek gevonden verwekker, wordt vervolgens de behandeling zo nodig aangepast.

De kans op het optreden van recidiverende urineweginfecties is bij vrouwen groter dan bij mannen vanwege de kortere urethra en hangt samen met de seksuele activiteit en de hormonale status (oestrogeendeficiëntie). Afvloedbelemmering van de urine, zoals voorkomt bij obstructie van de urinewegen, een neurogene blaasdisfunctie of tijdens de zwangerschap, is een sterk predisponerende factor voor recidiverende urineweginfecties. Dit geldt in sterke mate bij patiënten met een verblijfskatheter. Ten slotte is de bacteriële virulentie van belang. Een aantal oorzaken voor persisterende infecties van de urinewegen en recidiefinfecties met dezelfde of andere verwekkers wordt gegeven in tabel 6.8.

Tabel 6.8 Oorzaken van persisterende en recidiverende urineweginfecties.

persisterende infecties (blijvend positieve urinekweek met hetzelfde micro-organisme tijdens antibiotische therapie)
a resistentie
b medicatie-ontrouw
c onvoldoende urineconcentratie antibioticum
d superinfectie met nieuw micro-organisme (in het bijzonder bij continue blaaskatheter)

'relapse' urineweginfectie (opnieuw optreden van infectie met hetzelfde micro-organisme na voorafgaande adequate eradicatie; meestal 'relapse' binnen twee weken na staken therapie)
a onvoldoende lange duur c.q. effectiviteit van de therapie (prostatitis, pyelonefritis)
b geïnfecteerde nierstenen en nierabcessen
c zonder duidelijke anatomische oorzaak

herinfectie urineweginfectie (t.g.v. een nieuw micro-organisme met een ander resistentiepatroon na succesvolle behandeling van het vorige micro-organisme)
a hernieuwde fecale-perineale verontreiniging
b persisterende anatomische afwijkingen

▶ 6.2 Hematurie

Normaal worden per etmaal 1×10^6 erytrocyten met de urine uitgescheiden en vindt men in het urinesediment bij een vergroting van 400× 0-2 rode bloedcellen per gezichtsveld. Bij hematurie vindt men ≥ 3 ery's per gezichtsveld (microscopische hematurie). Het aantal erytrocyten wordt tegenwoordig ook wel opgegeven als het aantal erytrocyten per ml ongecentrifugeerde urine. Bij een aantal van meer dan 13.000 per ml spreekt men van erytrocyturie of hematurie. Bij macroscopische hematurie ziet de urine, afhankelijk van de zuurgraad, rood (als vleesnat) bij alkalische urine, of bruin (als cola) bij zure urine (pH < 6) als gevolg van de vorming van hematine. Roodbruine urine kan hematurie, maar ook hemoglobinurie of myoglobinurie betekenen. Verder ziet de urine soms rood na het eten van bietjes of paprika. Ook geneesmiddelen kunnen de urine rood kleuren, bijvoorbeeld rifampicine, fenolftaleïne en methyldopa, vooral wanneer de urine alkalisch is. De differentiële diagnose van hematurie is opgenomen in tabel 6.9. Tabel 6.10 geeft een indeling van de glomerulaire ziekten waarbij vaak (microscopische) hematurie optreedt.

Een 'dipstick', waarmee hematurie kan worden aangetoond, maakt geen onderscheid tussen enerzijds hematurie en anderzijds hemoglobinurie of myoglobinurie; beoordeling van het sediment biedt dan uitkomst. Bij hemoglobinurie is er ook hemoglobinemie en derhalve een laag haptoglobinegehalte in het bloed; bij myoglobinurie bestaat er ook myoglobinemie en is het creatinefosfokinasegehalte (CPK) in het bloed verhoogd.

Macroscopische hematurie ziet men nogal eens bij traumata, tumoren, vaatanomalieën en IgA-nefropathie (intermitterend). In combinatie met koorts, gewichtsverlies, pijn en een vaak zeer hoge BSE, wijst macroscopische hematurie op niercelcarcinoom (Grawitz).

Bij hematurie is het van belang op voorhand uit te maken of de erytrocyten afkomstig zijn uit het nierparenchym (glomerulaire hematurie) of uit de

Tabel 6.9 Differentiële diagnose van hematurie.

renale oorzaken
a glomerulaire aandoeningen
b stenen, cysten, arterioveneuze malformaties, papilnecrose, nierinfarct
c infecties (pyelonefritis, tbc)
d maligniteiten

postrenale oorzaken
a mechanisch (stenen, obstructie, trauma (joggen))
b ontstekingen (cystitis, urethritis, prostatitis)
c tumoren (urotheelcelcarcinoom, poliepen)

hematologische oorzaken
a stollingsafwijkingen (hemofilie, ziekte van Von Willebrand, anticoagulantia)
b sikkelcelnefropathie

Tabel 6.10 Indeling van glomerulaire ziekten.

primair glomerulaire aandoeningen
a proliferatieve glomerulonefritis met verlies van nierfunctie
 – acute, postinfectieuze glomerulonefritis
 – snel progressieve glomerulonefritis (bijv. Goodpasture met of zonder longsymptomen)
 – mesangiaal proliferatieve glomerulonefritis
 – membranoproliferatieve glomerulonefritis
b glomerulopathieën gepaard gaand met nefrotisch syndroom
 – minimal-change glomerulopathie
 – focale, segmentale glomerulosclerose en hyalinose
 – membraneuze glomerulopathie
 – fibrillaire glomerulonefritis
c glomerulopathieën met geïsoleerde glomerulaire hematurie
 – dunne basale-membraannefropathie
d erfelijke aandoeningen zoals de ziekte van Alport

secundair glomerulaire aandoeningen
a glomerulonefritis bij systemische auto-immuunziekten
 – glomerulonefritis bij SLE
 – glomerulonefritis bij reumatische ziekten (sclerodermie, reumatoïde artritis, ziekte van Sjögren, MCTD)
 – glomerulonefritis bij cryoglobulinemie
 – ziekte van Behçet
b glomerulonefritis bij vasculitis
 – ziekte van Wegener
 – polyarteriitis nodosa
 – syndroom van Churg-Strauss
 – ziekte van Henoch-Schönlein
c glomerulonefritis bij microangiopathie
 – hemolytisch uremisch syndroom
 – trombotische, trombocytopenische purpura
 – diffuse intravasale stolling
 – maligne hypertensie
 – pre-eclampsie/eclampsie
d diabetische nefropathie
e paraproteïnemie/amyloïdose

SLE = lupus erythematodes disseminatus, MCTD = mixed connective tissue disease.

urinewegen/blaas (niet-glomerulaire hematurie); dit bespaart onnodig en, voor de patiënt, onaangenaam onderzoek. Onderscheid tussen glomerulaire en niet-glomerulaire hematurie kan op verschillende wijzen worden gemaakt. Allereerst zijn erytrocytencilinders bewijzend voor een glomerulaire origine van de rode bloedcellen. Cilinders zijn het beste aantoonbaar in verse ochtendurine (geconcentreerd en zuur). Dysmorfe erytrocyten zijn suggestief voor *glomerulaire*, monomorfe erytrocyten voor *niet-glomerulaire* hematurie (bij voorkeur fasecontrastmicroscoop gebruiken). Als meer dan 40% van de erytrocyten dysmorf is, pleit dit voor een glomerulaire aandoening.

Stolsels pleiten voor niet-glomerulaire hematurie; hetzelfde kan worden gezegd van pijnlijke hematurie. Pijnloze hematurie gecombineerd met beduidende proteïnurie ziet men vooral bij glomerulaire aandoeningen.

Bij hematurie let men bij het lichamelijk onderzoek op de aanwezigheid van palpabele nieren (cysten, tumoren), suprapubische drukpijn (cystitis) en tekenen van hemorragische diathese (inclusief splinterbloedinkjes). Zoals eerder aangegeven, zegt slagpijn in de nierloges niet veel. Hoge bloeddruk en/of oedeem kunnen een aanwijzing zijn voor een glomerulaire aandoening. Inspectie van de genitalia en de anus, en een rectaal toucher zijn bij hematurie essentieel en mogen niet worden nagelaten. Een rectaal toucher geeft geen stijging van de spiegel van prostaatspecifiek antigeen (PSA) onmiddellijk aansluitend aan het toucher. Twee tot zes uur na het toucher bestaat soms wel een geringe stijging, maar na 24 uur is de spiegel terug op de uitgangswaarde.

Ten slotte, pijnloze hematurie bij een jonge patiënt betreft meestal een glomerulaire aandoening waarvoor internistische/nefrologische analyse is aangewezen. Monomorfe, pijnlijke hematurie bij een patiënt boven de veertig daarentegen moet in eerste instantie door de uroloog worden geanalyseerd. In figuur 6.1 wordt de beleidslijn aangegeven die wordt gevolgd bij erytrocyturie.

Figuur 6.1 Wat te doen bij erytrocyturie?

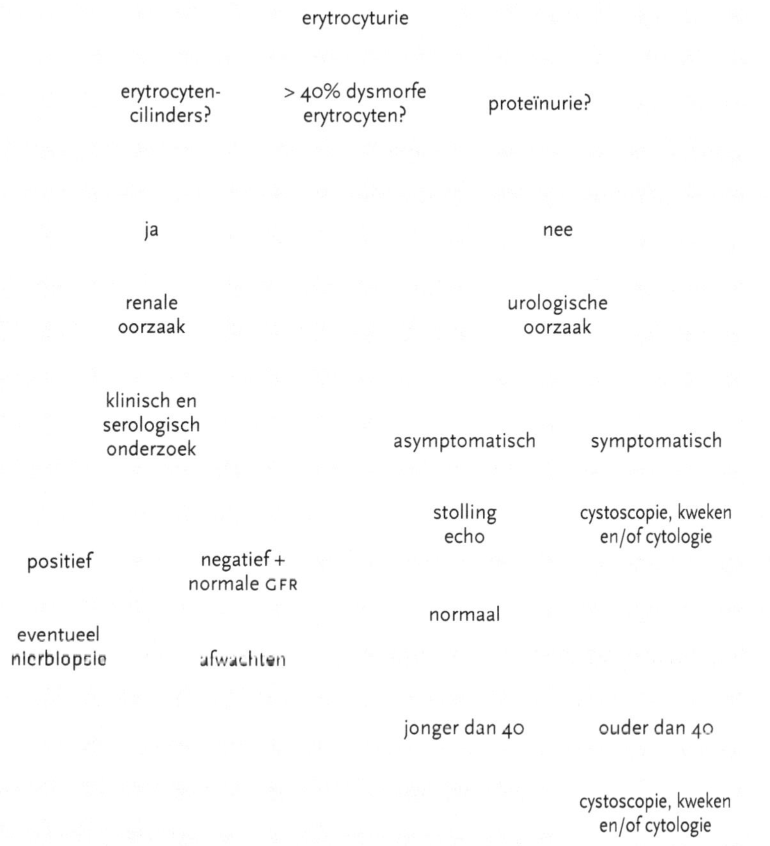

erytrocyturie

erytrocyten-cilinders?   > 40% dysmorfe erytrocyten?   proteïnurie?

ja   nee

renale oorzaak   urologische oorzaak

klinisch en serologisch onderzoek   asymptomatisch   symptomatisch

                                            stolling   cystoscopie, kweken
                                            echo   en/of cytologie

positief   negatief + normale GFR   normaal

eventueel nierbiopsie   afwachten

                                            jonger dan 40   ouder dan 40

                                                              cystoscopie, kweken
                                                              en/of cytologie

De standaardanalyse bij hematurie omvat naast urineonderzoek, zoals urinesediment, 24-uursurine op eiwituitscheiding, urinekweek en urinecytologie (afhankelijk van de leeftijd), een volledig stollingsonderzoek, bepalingen van hemoglobine, BSE, CRP, nierfunctie en minstens één type afbeeldingsonderzoek van de nieren (echografie of eventueel een IVP). In hoeverre de analyse verder wordt uitgebreid met CT-scanning, arteriografie, serologisch onderzoek en/of een nierbiopsie hangt sterk af van de ernst en de vermoedelijke afwijking, en van de prognostische en therapeutische consequenties van een definitieve diagnose.

▶ 6.3 Proteïnurie

Eiwit in de urine bij iemand zonder klachten (prevalentie 3,5%) kan een eerste uiting zijn van een ernstige nieraandoening, maar vaker heeft het verschijnsel uiteindelijk geen klinische betekenis wanneer het om niet meer dan 1 gram per etmaal gaat (bijvoorbeeld bij orthostatische proteïnurie).

Normaal scheidt de mens per 24 uur minder dan 150 mg eiwit uit, waarvan 60% bestaat uit plasma-eiwitten (o.a. 20 tot maximaal 30 mg albumine) en 40% uit glycoproteïnen (Tamm-Horsfall-mucoproteïne).

Proteïnurie (eiwitverlies > 150 mg/etmaal) kan een gevolg zijn van een abnormale glomerulaire permeabiliteit, een tubulaire stoornis (Fanconi-syndroom) of een verhoogd aanbod van kleine eiwitten zoals van bèta-2-microglobuline of van lichte ketens ('overflow'-proteïnurie). Er is sprake van een nefrotisch syndroom bij een 24-uurs eiwitverlies van > 3,5 gram. Dit gaat meestal gepaard met hypoalbuminemie (serumalbumine < 30 g/l), oedeem als gevolg van natrium- en waterretentie, en hypercholesterolemie. De retentie van natrium en water kan ook leiden tot vochtophoping in de pleuraholte of tot vorming van ascites. Ter onderscheiding van rechtsdecompensatie van het hart is de meting van de centraalveneuze druk belangrijk. Deze is niet verhoogd bij een nefrotisch syndroom.

Dipsticks zoals de Albustix zijn positief vanaf 300 mg albumine per etmaal bij een normale diurese (figuur 6.2). Tussen 30 en 300 mg albumine per etmaal wordt van microalbuminurie gesproken. Microalbuminurie kan alleen met speciale technieken worden gemeten en is een relatief vroege uiting van diabetische nefropathie. De afwijking wordt echter ook bij ongeveer 30% van de patiënten met essentiële hypertensie gevonden en wordt als een cardiovasculaire risicofactor beschouwd.

Met de Albustix kan geen Bence-Jones-proteïnurie worden aangetoond, wel met de kookproef volgens Bang. Bij weinig geconcentreerde urine (sm < 1010) kan men met de Albustix een proteïnurie missen. Door behalve de Albustix ook het sediment te bekijken, wordt vaak snel duidelijk waar de oorzaak moet worden gezocht: bij microscopische hematurie in de glomerulus, bij leukocyturie in het tubulo-interstitium.

Figuur 6.2 Wat te doen wanneer de Albustix-test bij herhaling positief uitvalt? De Albustix-test is negatief bij paraproteïnurie, hemoglobinurie of myoglobinurie ('overloopproteïnurie').

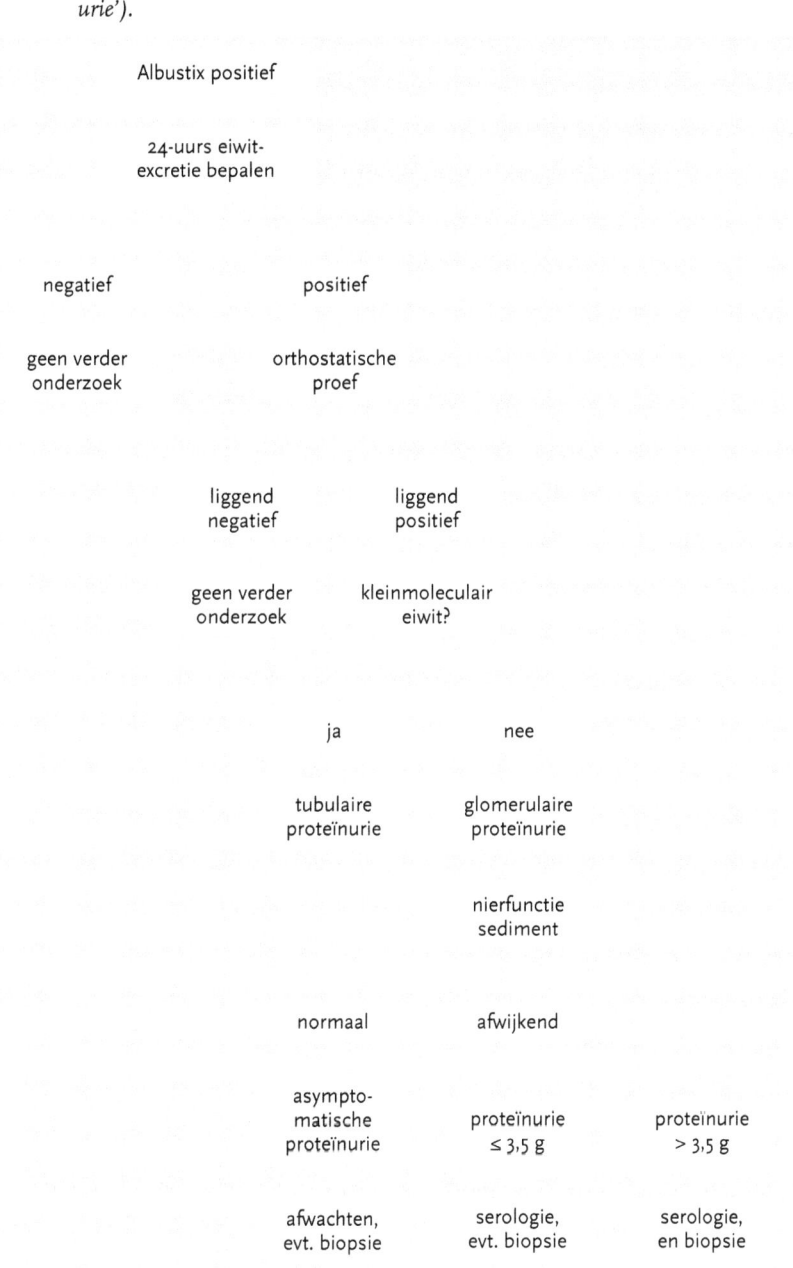

```
                     Albustix positief
                            |
                     24-uurs eiwit-
                     excretie bepalen
                       /         \
                 negatief       positief
                    |              |
              geen verder     orthostatische
              onderzoek          proef
                              /          \
                         liggend       liggend
                         negatief      positief
                            |             |
                      geen verder    kleinmoleculair
                      onderzoek         eiwit?
                                       /      \
                                      ja       nee
                                      |         |
                                 tubulaire  glomerulaire
                                 proteïnurie proteïnurie
                                                |
                                            nierfunctie
                                             sediment
                                            /       \
                                        normaal    afwijkend
                                           |          |
                                       asympto-  proteïnurie   proteïnurie
                                       matische   ≤ 3,5 g       > 3,5 g
                                       proteïnurie
                                           |          |            |
                                       afwachten, serologie,  serologie,
                                       evt. biopsie evt. biopsie en biopsie
```

Zowel gezonden als patiënten met een glomerulaire aandoening scheiden staand meer albumine uit dan liggend. Wordt alleen in staande houding eiwit met de urine verloren, dan spreekt men van orthostatische proteïnurie. Dit is in het algemeen van weinig betekenis.

Bestaat er proteïnurie, dan is het van belang de hoeveelheid uitgescheiden eiwit per 24 uur te kwantificeren. Door dan tevens de creatinine-uitscheiding te bepalen, kunnen grove 'verzamelfouten' worden opgespoord (de creatinine-uitscheiding bedraagt bij vrouwen ongeveer 10 mmol per etmaal, bij mannen ongeveer 16 mmol). Creatinine is een afbraakproduct van spierweefsel. De uitscheiding is dus direct afhankelijk van de spiermassa.

Proteïnurie kan eveneens worden gevonden tijdens koorts, na zware lichamelijke inspanning en bij hartfalen; men spreekt dan van functionele proteïnurie. Idiopathische voorbijgaande of intermitterende proteïnurie, beide zonder sedimentafwijkingen, komt regelmatig voor bij kinderen en jonge volwassenen en is onschuldig.

Het nefrotisch syndroom bij volwassenen kan in ongeveer 80% van de gevallen worden toegeschreven aan een primair glomerulaire aandoening (tabel 6.11). Primaire glomerulonefritiden zijn klinisch niet gemakkelijk van elkaar te onderscheiden. Bij membranoproliferatieve glomerulonefritis (MPGN) en focale glomerulosclerose (FGS) komen vaak microscopische hematurie en hypertensie voor, bij MPGN ook bloedarmoede. 'Minimal change' nefropathie (MCN) is vooral een aandoening bij kinderen en reageert goed op corticosteroïden.

Tabel 6.11 Oorzaken van het nefrotisch syndroom.

primair glomerulaire aandoeningen
a minimal-change nefropathie (MCN)
b membraneuze glomerulopathie (MGP)
c membranoproliferatieve glomerulonefritis (MPGN)
d focaal proliferatieve glomerulonefritis
e focale glomerulosclerose (FGS)
f idiopathische, crescentische glomerulonefritis

secundair glomerulaire aandoeningen
a systeemaandoeningen (SLE, Henoch-Schönlein, amyloïdose, diabetes mellitus, enz.)
b erfelijke/familiaire aandoeningen (Alport, Fabry, sikkelcelziekte, congenitale lipodystrofie, congenitaal nefrotisch syndroom)
c medicamenteus (goud, d-penicillamine, NSAID's, heroïne)
d maligniteiten (Hodgkin- en non-Hodgkin-lymfoom, (gastro-intestinale) carcinomen, multipel myeloom)
e infectieus (poststreptokokkenglomerulonefritis, hepatitis B, bacteriële endocarditis, HIV, enz.)
f diversen, zoals pre-eclampsie en transplantaatrejectie

Een selectieve proteïnurie wordt gevonden bij MCN, bij beginnende membraneuze glomerulopathie (MGN) en bij beginnende amyloïdose. De selectiviteit van de proteïnurie wordt bepaald aan de hand van de selectiviteitsindex (in 24-uurs urine omdat de selectiviteitsindex een dagnachtritme kent), waarbij de klaring van een groot moleculair eiwit zoals IgG (molecuulgewicht 160.000 dalton) wordt vergeleken met de uitscheiding van albumine (molecuulgewicht 69.000 dalton) of transferrine (90.000 dalton). Zie ook tabel 6.12.

$$\text{selectiviteitsindex} = \frac{\text{klaring van IgG}}{\text{klaring van albumine of transferrine}} \times 100$$

Bij een selectieve proteïnurie is de index minder dan 20%. Een nierbiopsie is geïndiceerd wanneer het onderliggende lijden onduidelijk is en een (veelal immunosuppressieve) therapie mogelijk wordt geacht.

Bij proteïnurie c.q. nefrotisch syndroom komen de volgende laboratoriumbepalingen in aanmerking en gelden de volgende overwegingen:
- 24-uursurine op eiwit, creatinine, Na, Bence-Jones-eiwit en eventueel immuno-elektroforese.
- Serumonderzoek op creatinine, ureum, Na, K, totaal eiwit, albumine, paraproteïnen, cholesterol.
- Urinesediment en zo nodig urinekweek. De aanwezigheid van vele vormelementen ('casts') moet aan de mogelijkheid van lupusnefritis doen denken. Bij positieve urinekweek moet infectie van hogere urinewegen met anatomische afwijkingen worden overwogen.
- Bij zeer ernstige proteïnurie kan tevens verlaging van het serum-antitrombine-III optreden.
- Complementonderzoek is soms afwijkend bij primaire glomerulonefritis, zoals bij poststreptokokken-glomerulonefritis (C3 verlaagd), bij MPGN (met C3-verlaging en soms aantoonbare C3-'nephritic factor') en bij SLE (met verlaging CH50, C3 en/of C4).
- Circulerende immuuncomplexen zijn soms aantoonbaar bij MPGN, SLE en bacteriële endocarditis; bij de overige vormen van glomerulonefritis zijn circulerende immuuncomplexen meestal afwezig.
- Serologisch onderzoek is geïndiceerd bij verdenking op SLE (ANF, anti-DNA, ENA), ziekte van Wegener (c-ANCA = cytoplasmatisch fluorescentiepatroon en gericht tegen proteïnase 3), vasculitiden (p-ANCA, o.a. gericht tegen myeloperoxidase), syndroom van Goodpasture (anti-GBM-antilichamen), reumatoïde artritis (reumafactoren).
- Bij verdenking op amyloïdose kan een rectum-, gingiva- of vetbiopt (buikwand) worden onderzocht op aanwezigheid van amyloïd.
- Afhankelijk van de ernst van de hypoalbuminemie is het serumcalcium verlaagd (geïoniseerd calcium normaal, tenzij er vitamine-D-verlies in de urine optreedt).
- In 10-15% van de gevallen blijkt bij een MGN een onderliggende maligniteit aanwezig te zijn. Vaak is nierbiopsie noodzakelijk voor exacte classificering, prognosebepaling en indicatiestelling tot (veelal immunosuppressieve) therapie.

– Abnormale immunologische tests komen bij veel patiënten met een nefrotisch syndroom voor, maar dragen weinig bij aan een differentiatie tussen de verschillende oorzaken. Zo zijn de IgG-spiegels vaak verlaagd, met normale IgM- en IgA-concentraties, terwijl celgemedieerde immunologische tests (PHA-stimulatietests, 'mixed-lymphocyte cultures', T4(helper)/T8(suppressor)-ratio's) veelal afwijkend zijn. Een HIV-test kan geïndiceerd zijn, aangezien HIV-nefropathie zich door proteïnurie manifesteert.

▶ 6.4 Acute en chronische nierinsufficiëntie

▶ INLEIDING

Tabel 6.12 Nefrologische formules.

$$\text{creatinineklaring} = \frac{\text{urine-creatinine/24 uur}}{\text{plasma-creatinine}} \times \frac{1}{1440}$$

Cockroft-formule (schatting van de klaring)

$$\text{creatinineklaring (man)} = \frac{(140 - \text{leeftijd}) \times \text{gewicht (kg)}}{\text{plasma-creatinine}}$$

Creatinineklaring (vrouw) = 0,85 × bovenstaande formule

fractionele natriumexcretie

$$\text{FeNa}^+ \text{ (\%)} = \frac{\text{urine-natrium} \times \text{plasma-creatinine}}{\text{urine-creatinine} \times \text{plasma-natrium}} \times 100$$

$$\text{selectiviteitsindex (\%)} = \frac{\text{klaring IgG}}{\text{klaring albumine of transferrine}} \times 100$$

normale waarden
creatinineklaring bij mannen 120 ± 25 ml/min; bij vrouwen 95 ± 20 ml/min
fractionele natriumexcretie bij normale natriuminname < 1%; selectiviteitsindex < 20%.

Acute nierinsufficiëntie is een in enkele dagen tot weken optredend nierfunctieverlies van meer dan 50%. De ernst is vooral afhankelijk van de duur van de stoornis en van de uitgangswaarde van de nierfunctie. De stoornis kan gesuperponeerd op een chronische nierinsufficiëntie voorkomen. Acute nierinsufficiëntie moet worden onderscheiden van snel progressieve nierinsufficiëntie ('rapidly progressive glomerulonephritis'), die wordt gekenmerkt door een binnen enkele weken tot maanden optredende halvering van de nierfunctie (creatinineklaring).

Acute nierinsufficiëntie kent *prerenale, renale* en *postrenale* oorzaken. Renale en postrenale acute nierinsufficiëntie kan gepaard gaan met een normale urineproductie, met oligurie (< 400 ml/etmaal) en met anurie (< 50 ml/etmaal).

Van *chronische* nierinsufficiëntie wordt gesproken wanneer de glomerulaire filtratiesnelheid (GFR) sterk is afgenomen (< 50% van normaal) en progressie naar terminale nierinsufficiëntie waarschijnlijk is (met een lineair verval van de reciproke van het serum-creatininegehalte in de tijd). Na verlies van een kritische hoeveelheid nefronen is verdere achteruitgang van de nierfunctie meestal niet meer afhankelijk van het oorspronkelijke nierlijden, maar een zichzelf onderhoudend, onafwendbaar en progressief proces (zie ook figuur 6.3). De snelheid waarmee de achteruitgang van de nierfunctie zich voltrekt, kan echter wel in gunstige zin worden beïnvloed, bijvoorbeeld door toediening van een ACE-remmer.

Figuur 6.3   Mechanisme van nierfunctieverlies na nierbeschadiging (naar: New Eng J Med 1998;339:1449).

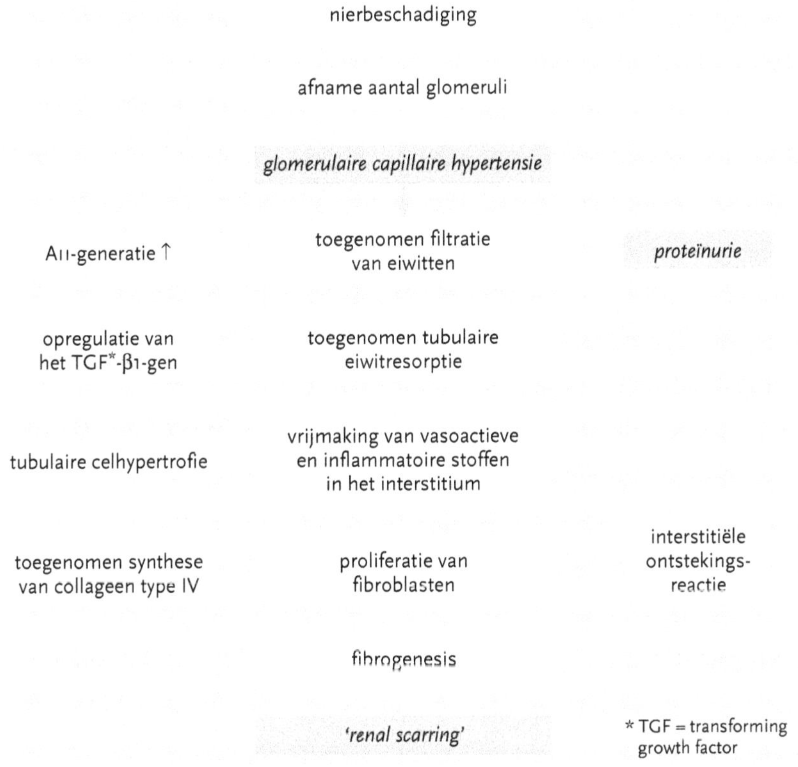

nierbeschadiging

afname aantal glomeruli

glomerulaire capillaire hypertensie

AII-generatie ↑	toegenomen filtratie van eiwitten	*proteïnurie*
opregulatie van het TGF*-β1-gen	toegenomen tubulaire eiwitresorptie	
tubulaire celhypertrofie	vrijmaking van vasoactieve en inflammatoire stoffen in het interstitium	
toegenomen synthese van collageen type IV	proliferatie van fibroblasten	interstitiële ontstekings- reactie

fibrogenesis

'renal scarring'   * TGF = transforming growth factor

▶ ACUTE NIERINSUFFICIËNTIE (TABEL 6.13 EN 6.14)

De klachten kunnen variëren van geheel afwezig (dus uitsluitend een sterke creatinine- en ureumstijging) tot zeer ernstig met alle verschijnselen van uremie (misselijkheid, braken, sufheid, somnolentie, coma, pericarditis en pleuritis).

Bij verdenking op een *prerenale* oorzaak van acute nierinsufficiëntie wordt aandacht geschonken aan het mogelijke bestaan van extracellulair of vasculair volumeverlies (excessief zweten, braken, diarree, diureticagebruik, bloeding, oedeem, alcoholmisbruik) en een verminderd hartminuutvolume (myocardinfarct, pericarditis, harttamponnade, enz.). Ook wordt gelet op eventuele tekenen van bijnierinsufficiëntie.

Voor een *renale* genese pleiten symptomen als koorts, (palpabele) purpura, hematurie, opgeven (of snuiten) van bloed en aanwijzingen voor vasculitis of een collageenziekte (bijvoorbeeld gewrichtsklachten, het Raynaud-fenomeen, pleuritis en ulcera in de mond). Zeer belangrijk is het uitvoerig vragen naar het geneesmiddelengebruik met het oog op acute interstitiële nefritis. Kreeg de patiënt misschien een ACE-remmer (nierarteriestenose) of anticoagulantia (cholesterolembolieën) toegediend? Denk daarbij ook aan röntgencontrastmiddel-nefrotoxiciteit.

Voor een eventuele *postrenale* oorzaak moet worden gevraagd naar het aspect van de urine (hematurie? stolsels?), het mictiepatroon (prostaathypertrofie), steenlijden in de voorgeschiedenis en analgeticagebruik (papilnecrose).

Bij het lichamelijk onderzoek moet men letten op verschijnselen van dehydratie (liggende en staande bloeddruk, polsfrequentie liggend en staand, huidturgor, droge tong en slijmvliezen), en voorts op tekenen van hartfalen (centraalveneuze druk, hartgrootte, hepatomegalie, oedeem, longauscultatie).

Naast een nauwkeurig onderzoek van de longen, het hart en het abdomen (blaasdemping!), moet bij mannen altijd een rectaal toucher (prostaat) worden verricht. Hypotensie en tachycardie zijn verschijnselen die passen bij prerenale oorzaken en bij acute ischemische tubulusnecrose (ATN). Daarentegen is hypertensie een weinig specifiek verschijnsel.

Een enkele maal bestaat er enige slagpijn in de nierloges, hetgeen echter een weinig specifiek symptoom is. Nauwkeurig lette men op aanwijzingen voor een systeemziekte, zoals palpabele purpura, splinterbloedingen, petechiën, synovitis, oogfundusafwijkingen, tekenen van vasculitis of geneesmiddelenexantheem.

De aanwezigheid van leverstigmata en ascites moet aan de mogelijkheid van een hepatorenaal syndroom doen denken. Tekenen van livedo reticularis en blauw/paarse verkleuring van tenen en laterale voetzoolrand zijn zeer suspect voor cholesterolembolieën.

Het laboratoriumonderzoek omvat het beoordelen van het urinesediment, waarbij wordt gelet op de aanwezigheid van erytrocytencilinders (glomerulonefritis). Het vinden van eosinofielen in de urine (kleuring volgens Hansel) pleit voor het bestaan van allergische, tubulo-interstitiële nefritis of cholesterolembolieën. Van belang is verder de aanwezigheid van proteïnurie, wijzend op een glomerulaire afwijking.

De bloedchemie zal naast het serumcreatinine en -ureum in eerste aanleg bestaan uit het serum-kalium (cave hyperkaliëmie), de pH en het bicarbonaatgehalte (metabole acidose), verder aangevuld met serum-calcium, fosfaat, -natrium en -chloor. Echo-onderzoek is van belang voor bepaling van de niergrootte en het eventueel aantonen van stuwing. Het onderscheid tussen prerenale en renale afwijkingen is veelal mogelijk aan de hand van het concentrerend vermogen van de nier en het bestaan van sedimentafwijkingen (tabel 6.13).

Tabel 6.13 Onderscheid tussen renale en prerenale vormen van acute nierinsufficiëntie.

	renaal	prerenaal
urine-osmolaliteit (mosmol/kg)	< 350	> 500
urine soortelijke massa (sm)	≤ 1010	> 1020
ureum urine/plasma	< 10	> 20
creatinine urine/plasma	≤ 20	≥ 40
[Na$^+$] urine (mmol/l)	> 40	< 20
FeNa$^+$ (%)*	≥ 1	< 1
sediment	veel vormelementen	normaal

* FeNa$^+$ = fractionele natriumexcretie

De fractionele excretie van Na$^+$ (FeNa$^+$; zie tabel 6.12) wordt gedefinieerd als de klaring door de nier van natrium als percentage van de glomerulaire filtratiesnelheid (GFR). De berekening hiervan is aangegeven in de formule:

$$\text{FeNa}^+ (\%) = \frac{\text{urine[natrium]} \times \text{plasma[creatinine]}}{\text{urine[creatinine]} \times \text{plasma[natrium]}} \times 100$$

De betrouwbaarheid van de criteria die worden genoemd in tabel 6.13 is betrekkelijk. Voorafgaand gebruik van medicamenten (diuretica en dopamine) verstoort deze indices. Dit geldt ook bij gecombineerde oorzaken, zoals uitdroging bij preëxistent nierlijden.

De differentiële diagnose van acute glomerulonefritis c.q. van 'rapidly progressive glomerulonephritis' staat vermeld in tabel 6.15 c.q. 6.16.

Tabel 6.14 Oorzaken van acute nierinsufficiëntie.

prerenale oorzaken
a verminderd hartminuutvolume (myocardinfarct, hartritmestoornissen, ernstig hartfalen, harttamponnade, longembolie, positieve drukbeademing)
b hypovolemie met of zonder hypotensie:
   1 verminderde vochtinname
   2 verlies van extracellulair vocht (renaal, gastro-intestinaal en via de huid)
   3 redistributie (hypoalbuminemie, levercirrose, nefrotisch syndroom, pancreatitis, peritonitis, darmobstructie, verbrandingen)
c perifere vasodilatatie (sepsis, shock, leverinsufficiëntie, antihypertensieve medicatie, intoxicaties)
d onderbreking van de renale autoregulatie door prostaglandinesyntheseremmers of ACE-remmers
e bijnierinsufficiëntie

renale oorzaken
a acute tubulusnecrose
   1 ischemische schade (shock, lage 'cardiac output', renovasculaire obstructie, 'multiple organ failure')
   2 nefrotoxische schade
      – exogene toxinen: antibiotica, anaesthetica, röntgencontrastmiddelen, analgetica, chemotherapeutica: o.a. cisplatine
      – immunosuppressiva: o.a. ciclosporine
      – antivries (ethyleenglycol), zware metalen, vergiften
      – endogene toxinen:
        • pigment (myoglobuline, hemoglobine, methemoglobine)
        • kristaldeposities (urinezuur, calciumoxalaat)
        • tumorspecifieke syndromen (tumorlysissyndroom)
b acute interstitiële nefritis (medicamenteus, infectieus, infiltratief (leukemie en lymfoom) en idiopathisch)
c acute glomerulopathieën en (systemische) vasculitiden (Wegener, Goodpasture, SLE, Henoch-Schönlein, cryoglobulinemie, acute postinfectieuze glomerulonefritiden, hemolytisch uremisch syndroom en trombotische trombocytopenische purpura)
d athero-embolisch (acute schorsnecrose, ischemische nierinfarcten, cholesterolemboliëen)

postrenale oorzaken
a obstructie van de ureters
   1 buiten de ureter
      – tumoren
      – retroperitoneale fibrose
      – endometriose
   2 in de ureter
      – stenen
      – stolsels
      – oedeem
      – papilnecrose
      – urotheeltumoren
b blaasuitgangobstructie
   – stenen
   – stolsels
   – tumor (blaastumor/cervixtumor)
   – prostaathypertrofie
   – functioneel (anticholinergica)
   – neurogene blaas
c urethraobstructie
   – congenitale kleppen
   – strictuur
   – tumor
   – phimosis

Tabel 6.15 Differentiële diagnose van acute glomerulonefritis.

systemische vasculitis
- ziekte van Wegener
- polyarteriitis nodosa
- microscopische polyarteriitis
- syndroom van Churg-Strauss
- ziekte van Henoch-Schönlein

andere systeemaandoeningen
- systemische lupus erythematodes
- cryoglobulinemie
- reumatoïde ziekten (reumatoïde artritis, sclerodermie)
- ziekte van Behçet

infectie-gerelateerd
- acute, postinfectieuze glomerulonefritis
- bacteriële endocarditis
- shuntnefritis

antiglomerulaire basale membraanglomerulonefritis (ziekte van Goodpasture)

primaire glomerulonefritis
- IgA-glomerulopathie
- membranoproliferatieve glomerulonefritis
- membraneuze glomerulopathie
- minimal-change glomerulopathie
- focale segmentale glomerulosclerose en hyalinose

tumor-gerelateerd (paraneoplastisch)
- carcinoom
- lymfoom
- leukemie

geneesmiddel-gerelateerd
- hydralazine
- penicillamine
- rifampicine

Tabel 6.16 Differentiële diagnose van 'rapidly progressive glomerulonephritis'.

antiglomerulaire basale membraanglomerulonefritis (ziekte van Goodpasture)

immuuncomplex-gemedieerde glomerulonefritis, bijvoorbeeld
- postinfectieuze glomerulonefritis
- SLE-nefritis
- cryoglobulinemie

pauci immune glomerulonefritis, bijvoorbeeld
- ziekte van Wegener
- microscopische polyarteriitis

glomerulonefritis bij microangiopathie, bijvoorbeeld
- hemolytisch uremisch syndroom
- diffuse intravasale stolling
- maligne hypertensie

▶ CHRONISCHE NIERINSUFFICIËNTIE (TABEL 6.17)

Bij chronische nierinsufficiëntie bestaan er meestal progressieve moeheids- en malaiseklachten, maar klachten en verschijnselen kunnen per patiënt zeer wisselend zijn. Vaak voorkomende algemene klachten en verschijnselen van uremie zijn:
- misselijkheid, braken, diarree, jeuk, conjunctivitis, branderige ogen, hoofdpijn en sufheid, concentratiestoornissen, nycturie, spierzwakte/-krampen, 'restless legs';
- natrium- en waterretentie, oedeem, hypertensie;
- anemische klachten (moe, algemene malaise) en een vaalbleke huidkleur, leidend tot een 'uremisch uiterlijk';
- pleuritis, pericarditis.

Misselijkheid en braakneiging zijn vaak in de ochtenduren het meest uitgesproken. In ernstige gevallen of vergevorderde stadia van uremie treden op: smaakverlies, een hemorragische diathese, renale osteodystrofie met botpijnen en/of pathologische fracturen, decompensatio cordis, convulsies of een coma. Bij ernstige hypertensie kunnen visusstoornissen als gevolg van hypertensieve retinopathie optreden.

Meer ziektespecifieke verschijnselen zijn:
- doofheid, visusstoornissen en lensafwijkingen bij de ziekte van Alport (belaste familieanamnese);
- mechanische bezwaren in het abdomen ten gevolge van zeer grote cystenieren;
- mictieklachten en urineweginfecties bij anatomische afwijkingen van de urinewegen (soms slechts uitsluitend klachten in de vroege jeugdjaren);
- acute flankpijn met koorts en/of macroscopische hematurie bij nierinfarcten.

Tabel 6.17 Kenmerken van chronische nierinsufficiëntie.

- hypertensie/hypervolemie/pericarditis (door retentie van natrium, water en de uremie)
- polyneuropathie met klachten over paresthesieën, brandend gevoel in de voeten en/of 'restless legs'
- gedragsveranderingen, lethargie, geheugenstoornissen, concentratiestoornissen, traagheid, organische psychosen, convulsies en coma
- gastritis (afgenomen eetlust en misselijkheid) en colitis (diarree)
- anemie/verlengde bloedingstijd (menorragie/ecchymosen)
- hyperkaliëmie/metabole acidose/hyperurikemie/insulineresistentie/hyperhomocysteïnemie
- afgenomen libido, dysmenorroe/amenorroe/fertiliteitsstoornissen, impotentie
- renale osteodystrofie met neerslagen van calciumfosfaat in bloedvaten en extra-ossale weefsels (schouders/heupen)
- jeuk/gepigmenteerde huid/rode-ogensyndroom (calciumdeposities in de conjunctivae)
- verhoogde gevoeligheid voor infecties door stoornissen in de humorale en cellulaire immuunrespons en verhoogde incidentie van cardiovasculaire complicaties

In de anamnese dient speciale aandacht te worden besteed aan chronisch medicijngebruik zoals pijnstillers, met verder ook aandacht voor diabetes, erfelijke aandoeningen en een familieanamnese voor nierziekten.

Bij ernstige chronische nierinsufficiëntie ziet de patiënt er meestal vaalbleek uit en vindt men vaak krabeffecten (jeuk). Centrale hyperventilatie (ademhaling volgens Kussmaul) wijst op ernstige metabole acidose. Men moet voorts letten op verschijnselen van neuropathie, pleuritis en/of pericarditis. Uremische polyneuropathie en pericarditis ziet men vooral bij preterminale nierinsufficiëntie. Een ring van dystrofische calcificaties rond de iris ('limbus sign') wijst op lang bestaande nierinsufficiëntie met ernstige secundaire hyperparathyreoïdie. Bij preterminale nierinsufficiëntie verspreidt de patiënt tevens een weeïge, zoete geur (dimethylamine en trimethylamine).

Differentiatie tussen acute versus chronische nierinsufficiëntie kan soms, bij ontbreken van anamnese en/of historische laboratoriumgegevens, zeer moeilijk zijn. Gegevens die pleiten voor een chronische aandoening zijn langdurige malaise, hypertensie en anemie, nycturie en polyurie, jeuk, nefrotisch syndroom, afgenomen niergrootte en aanwijzingen voor renale osteodystrofie (handfoto) of perifere neuropathie ('restless legs').

De oorzaken van chronische nierinsufficiëntie zijn samengevat in tabel 6.18.

Tabel 6.18 Differentiële diagnose van chronische nierinsufficiëntie.

glomerulaire aandoeningen
- primaire en secundaire glomerulonefritiden,
- focale glomerulosclerose, IgA-nefropathie,
- diabetische nefropathie

chronische interstitiële nefritis
- refluxnefritis, pyelonefritis, analgeticanefropathie

erfelijke nierziekten
- ziekte van Alport, cystenieren, nefronoftise

vasculaire afwijkingen
- hypertensieve nefropathie, nefrosclerose, nierinfarct, nieremboliën, occlusie van de nierarteriën, vasculitis (polyarteriitis, Wegener)

chronische obstructie – anatomische afwijkingen
- reflux, agenesie, dysplasie en hypoplasie

systeemziekten
- multipel myeloom, amyloïdose, sarcoïdose

De oorzaken die tot chronische en eventueel tot terminale nierinsufficiëntie kunnen leiden, zijn zeer talrijk. Soms is nierfunctievervangende therapie noodzakelijk. De voornaamste ziekten die hiertoe leiden zijn chronische glomerulonefritis (33%), interstitiële nefritis (12%), erfelijke cystenieren (10%), nefrosclerose (8%), diabetische nefropathie (10%), vasculitiden en gebruik van sommige medicamenten.

▶ BEHANDELING

Direct bedreigend bij acute en preterminale chronische nierinsufficiëntie zijn de hyperkaliëmie en een ernstige overvulling. Daarom worden zo spoedig mogelijk serumkalium, -calcium, -fosfaat,- ureum, -creatinine, -albumine en -bicarbonaat bepaald. Bij tekenen van hyperkaliëmie, bijvoorbeeld op het ECG (zie figuur 1.1), wordt eerst 10-20 ml calciumgluconaat 10% intraveneus toegediend. Snelle doch tijdelijke correctie van het serum-kaliumgehalte kan ook worden verkregen door 0,5 mg salbutamol intraveneus toe te dienen. Daarna wordt 50 ml glucose 50% gegeven (+ thiamine bij alcoholisten), zo nodig met insuline bij patiënten met diabetes mellitus. Toediening van $NaHCO_3$ intraveneus is obsoleet. Wel kan een kaliumuitwisselende hars worden gegeven, oraal en/of rectaal, in een dosering van 10-50 gram, samen met een 25% sorbitoloplossing.

Ernstige overvulling is een indicatie voor hemodialyse of hemofiltratie. In geselecteerde gevallen kan het effect van furosemide intraveneus en/of sorbitol per maagsonde (100 ml, 70%) worden geprobeerd.

Indicaties voor dialyse zijn:
- overvulling,
- uremie (ureum > 50 mmol/l),
- pericarditis,
- hyperkaliëmie (> 7 mmol/l) die niet reageert op conservatieve maatregelen.

▶ Literatuur

Brady HR, Singer GG. Acute renal failure. Lancet, 1995;346;1533-40.
Brenner BM. Brenner and Rector's The kidney. Vol 1 and 2. 7th ed. Philadelphia: Saunders, 2003.
Davison AM, Cameron JS, Grünfeld J-P, Kerr DNS, Ritz E, Winearls CG, eds. Oxford textbook of clinical nephrology; 3rd ed. Oxford, New York, Tokyo: Oxford University Press, 2005.
Jong PE de, Koomans HA, Weening JJ, red. Klinische nefrologie. 3e herziene druk. Maarssen: Elsevier gezondheidszorg, 2000.
Remuzzi G, Bertani T. Pathophysiology of progressive nephropathies. New Egl J Med 1998;339:1448-56.
Schrier RW, Wang W. Acute renal failure and sepsis. New Engl J Med 2004; 351:159-69.
Thadhani R. Acute renal failure. New Engl J Med 1996;334:1448-60.

Hoofdstuk 7

AFWIJKINGEN VAN DE KOOLHYDRAAT- EN VETSTOFWISSELING

W.D. Reitsma en J.W.F. Elte

▶ 7.1 Diabetes mellitus

De prevalentie van diabetes mellitus bedraagt 2-4% in welvarende westerse landen en 1-2% in ontwikkelingslanden. Bij diabetes worden twee hoofdtypen onderscheiden: diabetes mellitus type 1 en type 2.

Diabetes mellitus type 1 is meestal een auto-immuunziekte, met een prevalentie van ongeveer 3,5‰. De ziekte wordt meestal op jonge leeftijd manifest, in de helft van de gevallen beneden het twintigste levensjaar. Maar ook op oudere leeftijd bij mensen boven 65 jaar komt auto-immuun type-1-diabetes voor. Er wordt dan wel gesproken van 'latent auto-immune diabetes of the adult' het zogenaamde LADA-type van diabetes mellitus.

Diabetes mellitus type 2 komt tienmaal zo vaak voor. Dit beeld wordt vooral veel gezien na het veertigste levensjaar en neemt in frequentie toe met de leeftijd. Boven de leeftijd van 65 jaar komt type-2-diabetes bij 5-10% van de bevolking voor. Met het toenemen van de prevalentie van overgewicht komt diabetes mellitus type 2 tegenwoordig ook op jongere leeftijd bij adolescenten en zelfs bij kinderen voor. In tropische landen komen vormen van diabetes voor die berusten op ondervoeding. Diabetes kan voorts het gevolg zijn van andere aandoeningen van het pancreas, zoals chronische pancreatitis, overproductie van tegen insuline gerichte hormonen en zeldzame afwijkingen van de insulinereceptor. Van een aantal medicamenten is bekend dat ze de koolhydraatstofwisseling ongunstig beïnvloeden.

In tabel 7.1 wordt een indeling gegeven van de oorzaken van de verschillende typen van diabetes mellitus.

De symptomen van type-1-diabetes ontstaan meestal in het verloop van enkele dagen tot enkele weken. Ze bestaan uit polyurie, dorst, vermagering ondanks polyfagie en neiging tot keto-acidose. Aan het manifest worden van de symptomen gaat een asymptomatische fase vooraf waarin al antistoffen tegen eilandjesstructuren en subtiele stoornissen van de insulinesecretie en de glucosetolerantie kunnen worden aangetoond.

Bij type-2-diabetes zijn de symptomen van dorst en polyurie veel minder uitgesproken. Er bestaat meestal overgewicht, terwijl keto-acidose uitsluitend ontstaat onder extreme omstandigheden, zoals ernstige intercurrente infecties. Geringe hyperglykemie kan symptoomloos verlopen. Glucosurie kan daarbij ontbreken, omdat vooral bij oudere mensen de nierdrempel voor glucose vaak verhoogd is (> 10 mmol/l). Aan het stellen van de diagnose type-2-

Tabel 7.1   Oorzaken van diabetes mellitus.

type 1a (afhankelijk van insuline, auto-immuungenese)
- klinisch: dorst, polyurie, vermagering, neiging tot keto-acidose
- immunogenese leidend tot destructie van bètacellen (antistoffen tegen eilandjes, antistoffen tegen glutaminezuurdecarboxylase, associatie met HLA-DR$_3$ en -DR$_4$, virale infectie soms uitlokkend moment)
- soms in samenhang met andere auto-immuunziekten van de schildklier, de bijnier of met pernicieuze anemie, dan ontstaan op latere leeftijd

type 1b (afhankelijk van insuline, idiopathisch)
- idiopathisch zonder aanwijzingen voor auto-immuniteit of associatie met bepaalde HLA-typen
- perioden met neiging tot keto-acidose
- vooral bij mensen van Aziatische of Afrikaanse origine

type 2
- klinisch: geleidelijk begin, weinig neiging tot keto-acidose, vaak gepaard gaand met adipositas (met overgewicht 85%, zonder overgewicht 15%)
- zeker initieel niet afhankelijk van insuline
- met voornamelijk insulineresistentie en een relatief insulinetekort of vooral een insulinesecretiedefect met tevens insulineresistentie
- sterk erfelijke tendens
- geen auto-immuundestructie van bètacellen
- vaker voorkomend bij mensen met hypertensie en/of dyslipidemie en bij vrouwen met zwangerschapsdiabetes in de anamnese

zwangerschapsdiabetes

andere typen van diabetes
- genetische defecten:
  - van de bètacelfunctie:
    a   MODY* 1 (chromosoom 20q)
    b   MODY 2 (chromosoom 7p)
    c   MODY 3 (chromosoom 12)
    d   mitochondriale DNA-afwijkingen
  - van de insulinewerking:
    a   type-A-insulineresistentie bij acanthosis nigricans
    b   lipotrofe diabetes mellitus
    c   leprechaunisme
- aandoeningen van het pancreas: chronische pancreatitis, uitgebreid carcinoom, hemochromatose, mucoviscidose, pancreatectomie
- endocriene aandoeningen met hormoonoverproductie: acromegalie, feochromocytoom, glucagonoom, hyperaldosteronisme, hyperthyreoïdie, somatostatinoom, syndroom van Cushing

diabetes en glucose-intolerantie uitgelokt door geneesmiddelengebruik en hyperalimentatie
- glucocorticoïden, thiazidediuretica, bètablokkerende geneesmiddelen, fenothiazinen, isoniazide, nicotinezuur, parenterale voeding

ontstekingen
- meest bij patiënten met HLA-typen zoals bij type 1a: Cocsackie-virus, cytomegalovirus, adenovirus, bofvirus

overige erfelijke vormen
- porfyrie, Downsyndroom, Turner-syndroom, Klinefelter-syndroom, Prader-Willy-syndroom

zeldzame vormen van immune diabetes
- o.a. stiff-man syndrom, antistoffen tegen de insulinereceptor bij SLE

*   MODY = maturity-onset diabetes of the young

diabetes gaat gemiddeld een periode van zes tot acht jaar vooraf waarin reeds afwijkingen van de vetstofwisseling en een (licht) verminderde glucosetolerantie bestaan. Bij 10-20% van de patiënten zijn daarom op het moment van het stellen van de diagnose al complicaties aantoonbaar.

Diabetes kan zich voorts presenteren via complicaties zoals recidiverende infecties (balanitis, vulvitis en urineweginfecties). Visusstoornissen kunnen het gevolg zijn van refractiestoornissen secundair aan een sterk verhoogde glucoseconcentratie in het bloed (in het bijzonder bij type-1-diabetes), of van retina-afwijkingen en cataract als gevolg van reeds lang bestaande, niet-onderkende glucose-intolerantie (type-2-diabetes).

Tabel 7.2 Typische kenmerken van diabetes mellitus type 1 en type 2.

	type 1	type 2
kliniek	– latente periode zonder klinische symptomen, daarna in korte tijd ontstaan van symptomen van dorst, polyurie, vermagering met neiging tot keto-acidose – op het moment van het stellen van de diagnose is de bloedglucosewaarde sterk verhoogd, vaak is er ketonurie en soms zelfs reeds een duidelijke metabole acidose – bij het manifest worden van de ziekte zijn er nog geen tekenen van micro- of macroangiopathie	– overgewicht bij 85%, minder symptomen van dorst en polyurie, weinig neiging tot keto-acidose – de diagnose wordt vaak pas laat gesteld, gemiddeld bestaat er al 6-8 jaar verminderde glucosetolerantie voordat de diagnose wordt gesteld; ook dyslipidemie en hypertensie bestaan vaak al jaren tevoren – complicaties zoals micro- en macroangiopathie kunnen al aanwezig zijn op het moment waarop de diagnose wordt gesteld
prevalentie en leeftijd van ontstaan	over alle leeftijden 3-4 per 1000; de aandoening ontstaat vaak op de kinderleeftijd met een piek rond 12-14 jaar, maar kan ook bij ouderen optreden (zgn. LADA-type* diabetes)	toenemende prevalentie bij het ouder worden: 1-2% op 40-jarige leeftijd, 5% tussen 50 en 60 jaar, > 10% ouder dan 70 jaar
substraat	vrijwel afwezige insulinesecretie, bètacelmassa < 10% van normaal als gevolg van immunologische afbraak, lymfocytaire infiltratie rond de eilandjes van Langerhans, antistoffen tegen eilandjesstructuren	in combinatie met insulineresistentie relatieve afname van de insulinesecretie, bètacelmassa 50-70% van normaal, amyloïddepositie in de eilandjes van Langerhans, geen antistoffen
erfelijkheid	ongeveer 30-40% concordantie bij eeneiige tweelingen; in 90% associatie met HLA-DR$_3$ en/of HLA-DR$_4$	90% concordantie bij eeneiige tweelingen, geen associatie met HLA-typen

* LADA = latent autoimmune diabetes of the adult

De bevindingen bij lichamelijk onderzoek zijn meestal weinig opvallend; men vindt eventueel rode blosjes op het gelaat, balanitis, vulvitis of een urineweginfectie. Bij keto-acidotische ontregeling zijn er wel kenmerkende symptomen, zoals uitdroging, hypotensie, Kussmaul-ademhaling, coma en maagdilatatie met braken.

Bij het stellen van de diagnose diabetes mellitus kan men meestal op klinische gronden beslissen of er sprake is van type-1- of type-2-diabetes. In tabel 7.2 wordt dit nader toegelicht.

De diagnose diabetes mellitus wordt gesteld op grond van verhoogde glucosewaarden in bloed of plasma. Bij gezonden varieert de glucosespiegel tussen 4 en 7 mmol/l. Bij type-1-diabetes mellitus is de glucosespiegel sterk verhoogd, veelal hoger dan 15-20 mmol/l. In combinatie met de anamnese en de aanwezigheid van glucosurie, en praktisch altijd acetonurie, is de diagnose duidelijk. Bij type-2-diabetes mellitus is de stijging van de bloedglucosewaarde meestal minder uitgesproken. De criteria voor het stellen van de diagnose staan vermeld in tabel 7.3.

Tabel 7.3   Diagnostische criteria voor het stellen van de diagnose diabetes mellitus (glucose in mmol / l, capillair bloed).

glucose	nuchter	twee uur na de maaltijd
geen diabetes mellitus	< 5,6 mmol/l	< 7,8 mmol/l
IFG en NGT	≥ 5,6-< 6,1 mmol/l	< 7,8 mmol/l
NFG en IGT	< 5,6 mmol/l	≥ 7,8-< 11,1 mmol/l
IFG en IGT	≥ 5,6-< 6,1 mmol/l	≥ 7,8-< 11,1 mmol/l
diabetes mellitus	≥ 6,1 mmol/l	≥ 11,1 mmol/l

IFG = impaired fasting glucose, NFG = normal fasting glucose, IGT = impaired glucose tolerance, NGT = normal glucose tolerance

De genoemde nuchtere waarden zijn de criteria van de American Diabetes Association. Waarden van 5,6 mmol/l tot en met 6,0 mmol/l worden geduid als gestoorde nuchtere glucosewaarde. De 2-uurswaarden zijn de grenzen van de glucosewaarde volgens de WHO-criteria twee uur na een glucosebelasting met 75 gram glucose. Waarden van 7,8 mmol/l tot en met 11 mmol/l worden geïnterpreteerd als verminderde glucosetolerantie. Helaas zijn de waarden die nuchter en twee uur na de maaltijd worden gevonden nogal eens discrepant in die zin dat volgens het ene criterium wel en volgens het andere criterium geen sprake is van diabetes. Voor een zekere diagnosestelling in de algemene praktijk is het daarom aanbevelenswaardig als aan beide criteria wordt voldaan. Wanneer het glucosegehalte in veneus bloed wordt bepaald, liggen de criteria voor de nuchtere waarden hoger, omdat het glucosegehalte in plasma 15% hoger is dan in volbloed. Men spreekt dan van diabetes wanneer de waarde nuchter ≥ 7,0 mmol/l bedraagt en er is geen sprake van diabetes wanneer de waarde < 6,1 mmol/l is. Ten aanzien van de 2-uurswaarde bestaat er geen verschil tussen de criteria voor capillair bloed en veneus plasma. De verklaring hiervoor is dat na belasting de extractie van glucose, die op capillair niveau plaatsvindt, het verschil tussen capillair bloedglucose en veneus plasmaglucose compenseert.

Het verdient aanbeveling in geval van twijfel de bepalingen na enige weken te herhalen. De orale glucosetolerantietest met 75 gram glucose is voor individuele diabetesdiagnostiek praktisch verlaten. Deze test betekent een onnatuurlijke belasting, die in geval van twijfel ook vaak tussenliggende waarden vertoont en derhalve niet bijdraagt tot nadere diagnosestelling. Een gestoorde nuchtere glucosewaarde heeft een andere pathofysiologische achtergrond dan een verhoogde waarde twee uur na de maaltijd. Een te hoge nuchtere glucosespiegel is het gevolg van een te grote afgifte van glucose uit de lever. Een te hoge glucosespiegel twee uur na de maaltijd (gestoorde glucosetolerantie) is het gevolg van een gestoorde insulinesecretie en/of insulineresistentie. Zowel een te hoge nuchtere glucosewaarde als een gestoorde glucosetolerantie hebben een voorspellende waarde voor de toekomstige incidentie van diabetes. Wanneer beide gestoord zijn is dat risico ongeveer 60% in een periode van vijf jaar. Dat is ongeveer tweemaal zo groot als wanneer één van beide gestoord is.

Bij twijfel tussen diabetes type 1 en type 2 kan onderzoek naar antistoffen tegen eilandjesstructuren worden verricht. Het vinden van ICA ('islet cell antibodies') pleit voor type 1. De eventueel aanwezige insulinereserve kan worden bepaald door 1 mg glucagon intraveneus toe te dienen en na vijf en tien minuten de stijging van C-peptide en insuline te meten. Bij type 1 ontbreekt de insulinereserve, hoewel dit soms niet het geval is in de eerste maanden na het stellen van de diagnose, wanneer tijdelijk sprake is van een zeker herstel van de insulinesecretie (de zgn. initiële remissie of honeymoonfase).

Diabetes mellitus ten gevolge van ondervoeding komt voor in tropische ontwikkelingslanden in Afrika en Azië. Er kunnen twee ziektebeelden worden onderscheiden, waarvan één gepaard gaat met fibrosering van het pancreas met kalkdeposities. Dit ziektebeeld manifesteert zich vaak al op de kinderleeftijd door recidiverende aanvallen van buikpijn. Diabetes wordt dan meestal manifest beneden het dertigste levensjaar en komt vaker bij mannen dan bij vrouwen voor. De diabetes kan leiden tot ernstige hyperglykemie, meestal zonder ketose. Ook de exocriene pancreasfunctie is gestoord. Het andere ziektebeeld van diabetes in de tropen gaat niet gepaard met aanvallen van buikpijn. Er zijn geen verkalkingen in het pancreas, de exocriene functie is normaal. Deze patiënten vertonen een sterk gewichtsverlies, resulterend in cachexie, insulineresistentie en ontbreken van ketose. De oorzaak zou eiwitdeficiëntie zijn.

Veel frequenter dan ondervoeding is overvoeding de oorzaak van het manifest worden van diabetes mellitus. De sterke toename van de prevalentie van type 2 diabetes mellitus in de westerse wereld, maar de laatste jaren ook in ontwikkelingslanden, is het gevolg van het in toenemende mate optreden van overgewicht. Overgewicht leidt veelal tot insulineresistentie en speelt zo een centrale rol bij het ontstaan van het metabole syndroom (zie onder 7.5 bij secundaire hyperlipidemie). Wanneer insulineresistentie zich ontwikkelt, leidt dit in eerste instantie tot compensatoire toegenomen insulinesecretie. Wanneer deze compensatie tekortschiet ontstaat type 2 diabetes mellitus (figuur 7.1).

Figuur 7.1   Diabetes mellitus type 2 en insulineresistentie.

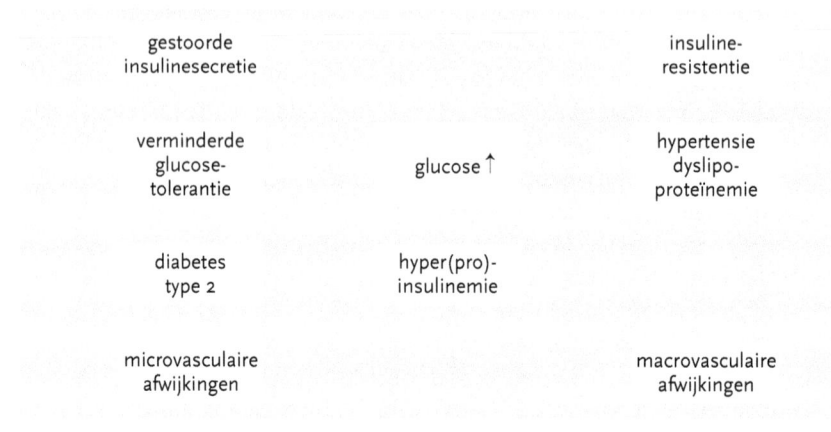

```
        gestoorde                                    insuline-
     insulinesecretie                              resistentie


      verminderde                                  hypertensie
        glucose-               glucose ↑            dyslipo-
       tolerantie                                  proteïnemie


        diabetes              hyper(pro)-
         type 2                insulinemie


      microvasculaire                            macrovasculaire
        afwijkingen                                afwijkingen
```

Bij mensen met insulineresistentie worden naast de gestoorde glucosetolerantie andere uitingen van het metabole syndroom gevonden, zoals hypertensie en een afwijkend lipidenpatroon. Het risico op het manifest worden van diabetes is gecorreleerd aan de mate van adipositas. Bij een 'body mass index' (BMI) van > 35 kg/m² is dit risico ongeveer 40 maal zo groot als bij een BMI van < 23 kg/m².

Oriënterende screening op type 2 diabetes door middel van een bloedglucosewaarde twee uur na de maaltijd heeft zin bij mensen met een duidelijk verhoogd risico op het hebben van diabetes. Hieronder vallen mensen ouder dan 45 jaar met:
- diabetes mellitus type 2 bij ouders, broers of zusters; vetstofwisselingsstoornissen of manifeste hart- en vaatziekten;
- overgewicht (BMI > 27 kg/m²);
- hypertensie;
- zwangerschapsdiabetes in het verleden of vrouwen die kinderen hebben gebaard met een geboortegewicht van meer dan 4000 gram;
- etnische belasting zoals bevolkingsgroepen afkomstig uit Zuid-Oost-Azië.

Bij een normale uitslag zou het bloedglucosegehalte om de drie jaar herhaald moeten worden.

Diabetes die optreedt in combinatie met specifieke ziekten wordt meestal wel herkend door de klachten en bevindingen van de onderliggende aandoening. Voor de endocriene afwijkingen wordt verwezen naar hoofdstuk 8. Het ontstaan van een maligniteit kan bij een bestaande diabetes enerzijds leiden tot een verminderde insulinebehoefte; aan de andere kant kan een beginnend pancreascarcinoom glucose-intolerantie tot gevolg hebben. Geneesmiddelen met een ongunstig effect op de glucosetolerantie behoren bij de anamnese te worden opgespoord.

Zwangerschapsdiabetes is het gevolg van een gestoorde glucosetolerantie die voor het eerst tijdens de zwangerschap wordt geconstateerd. Na de zwangerschap verdwijnt deze glucose-intolerantie meestal weer. Op den duur ontstaat echter bij 50% van deze patiënten permanente diabetes type 2. Men zij op het voorkomen van zwangerschapsdiabetes bedacht bij onverklaarde perinatale mortaliteit, een geboortegewicht van meer dan 4000 gram bij primiparae of meer dan 4250 gram bij multiparae, positieve discongruentie en een positieve familieanamnese voor diabetes mellitus. Het herhaald voorkomen van glucosurie bij zwangeren roept ook verdenking op, hoewel dit geen goed criterium is. Tijdens de zwangerschap is de nierdrempel voor glucose verlaagd en kan lichte glucosurie ontstaan zonder dat er sprake is van diabetes. De diagnose wordt gesteld op grond van bloedglucosespiegels, bij voorkeur na een maaltijd.

Diabetes mellitus bij acanthosis is uiterst zeldzaam en kan worden onderscheiden in twee vormen. Eén vorm, met insulinereceptordeficiëntie, komt vooral bij jonge vrouwen voor en gaat gepaard met androgene verschijnselen, zoals hirsutisme, amenorroe en polycysteuze ovaria. De andere vorm komt meestal bij oudere mensen voor en wordt gekenmerkt door een hoge BSE, DNA-autoantistoffen en immunoglobulinen die de insulinereceptor blokkeren.

▶ 7.2 Bewusteloosheid bij diabetes mellitus

De belangrijkste oorzaken van bewusteloosheid bij diabetes mellitus zijn samengebracht in tabel 7.4.

Tabel 7.4 Oorzaken van bewusteloosheid bij diabetes mellitus.

- hypoglykemie
- keto-acidotisch coma diabeticum
- hyperosmolair coma
- melkzuuracidose
- cerebrovasculair accident

▶ HYPOGLYKEMIE (TABEL 7.5)

Bij mensen zonder diabetes wordt arbitrair bij een bloedglucosegehalte van ≤ 2,5 mmol/l gesproken van hypoglykemie. Patiënten met diabetes mellitus die behandeld worden met insuline hebben volgens dit criterium vaak hypoglykemie zonder duidelijke symptomen. Het is daarom niet praktisch bij hen hypoglykemie te definiëren als een absolute concentratie van glucose.

Hypoglykemie is de meest voorkomende complicatie, vooral bij diabetes mellitus type 1. De symptomen berusten op neuroglucopenie en stimulatie van de contraregulatie, in het bijzonder de productie van adrenaline. Een geringe daling van het glucosegehalte in het bloed (beneden 3,5 mmol/l) geeft vaak als eerste symptomen hongergevoel, hoofdpijn en verminderd concentratievermogen. Bij een verdere glucosedaling treden de klassieke symptomen op die berusten op adrenaline- en noradrenalineafgifte, zoals hartkloppingen, sterk transpireren, een trillerig gevoel en angst. De patiënt trekt bleek weg. De pupillen van de ogen zijn wijd. Verdergaande glucosedaling geeft nog meer uitgesproken symptomen van neuroglucopenie, zoals spraakstoornissen, dubbelzien, verwardheid, soms gepaard gaand met motorische onrust en agressief gedrag, maar soms ook leidend tot sufheid. Bij glucosespiegels beneden 1 mmol/l zijn convulsies en een diep coma te verwachten. Een dergelijke ernstige hypoglykemie kan tot de dood leiden of tot blijvende hersenbeschadiging. Dit laatste lijkt het meest voor te komen bij oudere patiënten die langdurig een ernstige hypoglykemie doormaken.

Tabel 7.5   Symptomen van hypoglykemie en glucosespiegels in het bloed.

concentratieverlies, gestoorde fijne motoriek	3-3,5 mmol/l
hartkloppingen, transpireren, honger, angstgevoel, verwardheid	2,5-3 mmol/l
ernstige sufheid	2-2,5 mmol/l
motorische onrust, convulsies, coma	1-2 mmol/l

In de meeste gevallen is het herkennen van een hypoglykemie niet moeilijk. Veelal herkent de patiënt zelf de symptomen tijdig. Hypoglykemiesymptomen ontstaan in korte tijd, soms binnen enkele minuten. Er bestaat geen duidelijke relatie tussen de hoogte van de glucosespiegel en de ernst van de symptomen. Sommige patiënten hebben weinig klachten bij een lage glucosewaarde van bijvoorbeeld 2,5 mmol/l, terwijl andere patiënten al last hebben bij een waarde van 4 mmol/l. Dit lijkt verband te houden met de pre-existente glucoseregulering. Patiënten die scherp ingesteld zijn, met in het algemeen lage glucosespiegels in het bloed, blijken een hypoglykemie minder goed te voelen aankomen ('hypoglycaemia unawareness'). De chronisch lage bloedglucosewaarden blijken gecompenseerd te worden door een toename van de glucose-extractie uit het bloed in de hersenen met als gevolg een toename van het glucosetransport naar de hersencellen. Daardoor ontstaan bij deze patiënten minder symptomen bij beginnende hypoglykemie, die bij verdere daling van het glucosegehalte zonder duidelijke waarschuwingssymptomen kunnen overgaan in een coma. De contraregulatie komt pas bij een lagere glucosespiegel op gang. Patiënten met langdurig bestaande diabetes mellitus hebben bovendien soms een stoornis in de contraregulatie. Vooral wanneer zowel de adrenalineproductie als de glucagonproductie gestoord is, is er een toegenomen risico op hypoglykemie.

Chronische hyperglykemie overdag door hypersecretie van contraregulerende hormonen als gevolg van nachtelijke hypoglykemie (het zogenaamde Somogyi-fenomeen) is waarschijnlijk een zeldzaam voorkomende oorzaak van slechte regulering van diabetes mellitus. Aan nachtelijke hypoglykemie moet worden gedacht als een insulinespuitende patiënt 's morgens bezweet wakker wordt. Bij vermoeden van nachtelijke hypoglykemie wordt aangeraden om een aantal malen 's nachts om 3 uur het bloedglucosegehalte te bepalen en bij lage waarden de avonddosis insuline te verlagen.

Veel frequenter komt het dawn-fenomeen voor, dat een gevolg is van een tekort aan insuline gedurende de nacht en zo aanleiding geeft tot een te hoge nuchtere bloedglucosewaarde. De nachtelijke glucosespiegel is dan niet te laag.

Ongeveer 30% van de patiënten met diabetes mellitus type 1 die strikt gereguleerd zijn, heeft een- of meermalen per jaar een ernstige hypoglykemie die niet tijdig door henzelf kan worden gecoupeerd, en die hulp van een partner of een medicus nodig maakt. Ongeveer de helft van de patiënten heeft eenmaal per maand een minder ernstige hypoglykemie. Hoewel hypoglykemie vooral voorkomt bij diabetespatiënten die insuline spuiten, kan een hypoglykemie ook voorkomen bij type-2-diabetespatiënten die een sulfonylureumderivaat gebruiken. Dit geldt in het bijzonder voor de sulfonylureumderivaten van de tweede generatie, zoals glibenclamide. Een hypoglykemie ontstaat vooral wanneer de patiënten niet eten en wel de tabletten gebruiken. Bij oudere alleenstaanden kan dit leiden tot langdurige hypoglykemie, met als gevolg hersenbeschadiging. Bij behandeling van deze hypoglykemieën moet men waken voor recidief, omdat het sulfonylureumderivaat na herstel van de glucosespiegel nog werkzaam is. Dit laatste geldt in mindere mate bij een hypoglykemie als gevolg van een overmaat aan insuline. Alcohol en sommige geneesmiddelen kunnen het optreden van een hypoglykemie bevorderen. Alcohol remt de gluconeogenese en kan zo bij patiënten met diabetes aanleiding geven tot hypoglykemie als er onvoldoende leverglycogeen beschikbaar is voor de glycogenolyse, zoals na een langere periode van voedselonthouding of wanneer tevoren sport beoefend is. Niet-selectieve bètablokkers remmen zowel de glycogenolyse als de gluconeogenese en kunnen zo aanleiding geven tot hypoglykemie.

In tabel 7.6 zijn de voornaamste oorzaken van hypoglykemie bij diabetes aangegeven.

Tabel 7.6 Oorzaken van hypoglykemie bij diabetes mellitus.

- wel insuline spuiten en daarna niet eten
- te veel insuline spuiten
- lichamelijke inspanning (sporten) bij dezelfde insulinedosis en dezelfde hoeveelheid voedsel
- alcohol
- bètablokkers
- betere absorptie van insuline: bijvoorbeeld het toedienen van insuline op een andere plaats, omdat op de gebruikelijke plaats infiltraten zijn ontstaan
- sulfonylureum-medicatie
- progressieve nierinsufficiëntie ten tijde van insulinesubstitutie

▶ HET KETO-ACIDOTISCHE COMA

Een keto-acidotisch coma ontstaat als gevolg van insulinedeficiëntie. Door het tekort aan insuline neemt de glucose-utilisatie af en nemen de glycogenolyse en gluconeogenese toe. De afname van het verbruik en de toename van de endogene productie van glucose veroorzaken een verhoging van de glucosespiegel in het bloed. Wanneer het bloedglucosegehalte boven de 10 mmol/l stijgt, wordt de nierdrempel voor glucose meestal overschreden. De terugresorptiecapaciteit voor glucose is dan geringer dan de hoeveelheid gefiltreerde glucose. Dit leidt tot glucosurie en osmotische diurese, hetgeen door de patiënt wordt ervaren als polyurie en dorst. Ernstig insulinetekort heeft ook tot gevolg dat de lipolyse niet meer wordt onderdrukt. De grote toevoer van vrije vetzuren naar de lever leidt bij een verlaagde insulinespiegel en verhoogde glucagonspiegels tot vorming van ketonzuren. Wanneer de productie van ketonzuren, zoals bèta-hydroxyboterzuur en acetylazijnzuur, de utilisatie en de uitscheiding via de nieren overtreft, ontstaat een metabole acidose. Wanneer de patiënt als gevolg van de polyurie en te weinig drinken uitdroogt, kan in de loop van enige uren een ernstige metabole acidose ontstaan, omdat de patiënt de ketonzuren onvoldoende via de nieren kan uitscheiden.

Een keto-acidotisch coma ontwikkelt zich meestal in de loop van een halve dag tot enkele dagen. Dorst en polyurie met algemene malaise en moeheid gaan er aan vooraf. Het uitlokkende moment is veelal een intercurrente ziekte, meestal een infectie. Een volledig ontwikkeld keto-acidotisch coma wordt gekenmerkt door uitdroging, hypotensie, hyperventilatie en maagdilatatie. De hyperventilatie is de respiratoire compensatie van de metabole acidose (ademhalingstype van Kussmaul). De uitademingslucht ruikt naar aceton. De maagdilatatie is eveneens het gevolg van de acidose. Als de patiënt nog niet comateus is, kan de maagdilatatie aanleiding geven tot pijn, een vol gevoel in de bovenbuik en misselijkheid. De maaginhoud bestaat uit een bruinig gekleurde vloeistof. Het is zaak de maag te ledigen, omdat braken bij een (sub)comateuze patiënt kan leiden tot een aspiratiepneumonie. De verklaring van de symptomen bij het keto-acidotisch coma diabeticum is nog eens samengevat in tabel 7.7.

Tabel 7.7 Symptomen bij keto-acidotisch coma diabeticum.

symptoom	oorzaak
polyurie, dorst, dehydratie, hypotensie	osmotische diurese
Kussmaul-ademhaling, buikklachten, maagdilatatie	metabole acidose
aceton in ademlucht	metabole acidose
sufheid	hyperglykemie en cerebrale dehydratie

De kenmerkende laboratoriumbevindingen zijn een verhoogd glucosegehalte in het bloed en een verlaagde veneuze pH en bicarbonaatconcentratie. Bij Kussmaul-ademen is de pH < 7,2 en het bicarbonaatgehalte < 15 mmol/l. Het serum-natriumgehalte kan laag, normaal of te hoog zijn. Er is echter altijd een tekort aan totaal lichaamsnatrium. Dit laatste geldt ook voor het kalium. Er is altijd kaliumdepletie, ook wanneer het serum-kalium verhoogd is. Bij keto-acidose wordt verder veelal een leukocytose gevonden (15-40 × 10^9/l). Tenzij er een ernstige intercurrente infectie bestaat is de temperatuur meestal normaal.

Het keto-acidotische coma komt praktisch uitsluitend voor bij diabetes type 1 en in het bijzonder bij patiënten met een normale nierdrempel voor glucose. Hyperglykemie leidt dan namelijk snel tot sterke polyurie en dorst. Intercurrente infecties zijn de belangrijkste uitlokkende momenten, omdat ze leiden tot insulineresistentie. Bij intercurrente infecties moet daarom altijd de insulinetoediening worden gecontinueerd, waarbij de patiënt de koolhydraten uit het voedingsadvies moet consumeren, desnoods in vloeibare vorm. Aan de hand van de verkregen glucosewaarden wordt de insulinedosering zo nodig bijgesteld. Langdurig braken, waardoor geen vocht en voeding kunnen worden opgenomen, is een reden voor parenterale vochttoediening, waarbij een glucose-infuus met daaraan toegevoegd kalium en insuline wordt gegeven. In geval van een coma of subcoma met glucosespiegels van meer dan 15 mmol/l, wordt als infuus eerst NaCl 0,9% toegediend. De insuline wordt ook intraveneus gegeven door middel van een bolus van 10 E en een continue toediening door middel van een pomp, aanvankelijk 8-10 E per uur, later bijgesteld aan de hand van het verloop van de glucosespiegel in het bloed. Voor de behandeling van het coma wordt verwezen naar de handboeken.

Het keto-acidotische coma als eerste uiting van diabetes mellitus type 1 komt tegenwoordig minder vaak voor door snellere herkenning en behandeling. Ook dan is een intercurrente infectie vaak het direct uitlokkende moment. De symptomen van een keto-acidotisch coma zijn zo kenmerkend dat herkenning zelden problemen geeft. De bepaling van het glucosegehalte in bloed of plasma en de veneuze pH en bicarbonaat bevestigen de diagnose.

De oorzaken van een keto-acidotisch coma zijn nog eens samengevat in tabel 7.8.

Tabel 7.8 Oorzaken van keto-acidotisch coma diabeticum.

- eerste presentatie van nog onbekende diabetes mellitus type 1
- intercurrente infectie, vaak gepaard gaand met koorts
- behandelingsfouten bij insulinesubstitutie
- een combinatie van factoren zoals dehydratie en medicijngebruik

NB In ongeveer de helft van de gevallen is het direct uitlokkende moment niet te achterhalen.

▶ HET HYPEROSMOLAIRE COMA

Een hyperosmolair coma onderscheidt zich van een keto-acidotisch coma door het ontbreken van een sterke acidose. De symptomen hyperventilatie en maagdilatatie ontbreken dan ook. Wel bestaat er een sterke dehydratie, de glucoseconcentratie in het bloed is sterk verhoogd (meestal > 40 mmol/l), en de pH is > 7,3. Het hyperosmolaire coma wordt ook uitgelokt door een intercurrente infectie, zoals een urineweginfectie, een (uro)sepsis of een pneumonie of het gebruik van geneesmiddelen, zoals steroïden, thiazidediuretica, furosemide en bètablokkers. Cardiovasculaire complicaties, zoals een myocardinfarct of een cerebrovasculair accident kunnen ook het uitlokkende moment zijn. Bij de meerderheid van de patiënten bestaat een lichte tot matige preëxistente nierfunctiestoornis.

Het coma komt vooral voor bij patiënten die ouder zijn dan zestig jaar en kan dan de eerste manifestatie van diabetes zijn. Het verschil met het keto-acidotische coma is dat er nog insulinereserve aanwezig is en dat de nierdrempel voor glucose vaak hoger is.

Vetweefsel is het gevoeligst voor insuline, daarna volgt de lever wat betreft de suppressie van gluconeogenese en glycogenolyse en ten slotte vereist glucose-utilisatie in spierweefsel de hoogste insulinespiegel. Bij de hyperglykemische ontregeling is waarschijnlijk nog voldoende insuline aanwezig om de lipolyse te onderdrukken. De verhoogde nierdrempel voor glucose maakt het bij oudere mensen mogelijk om hogere glucosespiegels in het bloed te bereiken zonder massale glucosurie. Het coma is het gevolg van cerebrale dehydratie als gevolg van de hoge extracellulaire glucosespiegels.

Het hyperosmolaire coma kan bij beide typen diabetes voorkomen, maar wordt vooral gezien bij type 2.

De behandeling bestaat uit infusie van NaCl 0,9%, eventueel 0,45%, en een meestal geringe insulinetoediening van 1-2 E per uur. Ook hier dient het kaliumgehalte te worden gecontroleerd. Voor verdere details wordt verwezen naar de handboeken.

De verschillen tussen het keto-acidotische en het hyperosmolaire coma diabeticum zijn samengevat in tabel 7.9.

Tabel 7.9 Verschillen tussen de symptomen en bevindingen bij het keto-acidotische en het hyperosmolaire coma diabeticum.

keto-acidotisch coma	hyperosmolair coma
– komt vrijwel uitsluitend voor bij type-1-diabetes, vooral bij jonge patiënten met een goede nierfunctie	– komt meestal voor bij type-2-diabetes, kan dan zelfs de eerste presentatie van diabetes zijn met een intercurrente (urineweg)infectie als uitlokkend moment, ook medicatie met corticosteroïden kan het optreden bevorderen
– uitdroging, sterke neiging tot braken, maagdilatatie, Kussmaul-ademhaling	– vaak sterkere uitdroging, minder braakneiging, geen maagdilatatie en Kussmaul-ademhaling
– bloedglucosewaarden vaak 20-40 mmol/l, pH< 7,2, bicarbonaat < 15 mmol/l, anion gap vaak 25-35 mmol/l, ketonurie	– bloedglucosewaarde vaak > 50 mmol/l, bicarbonaat > 18 mmol/l, pH meestal > 7,3, plasma-osmolaliteit > 340 mmol/l, geen ketonurie
– na behandeling is altijd levenslang insulinesubstitutie nodig	– na herstel is veelal geen insulinesubstitutie noodzakelijk

Zoals uit de tabel blijkt is het niet altijd mogelijk een scherp onderscheid te maken tussen deze twee vormen van diabetisch coma, bijvoorbeeld wanneer de pH 7,25 bedraagt en de glucosespiegel 45 mmol/l is.

▶ MELKZUURACIDOSE

Melkzuuracidose was vroeger een beruchte complicatie bij patiënten die werden behandeld met het biguanide fenformine. Sinds dit middel uit de handel is en alleen het biguanide metformine nog beschikbaar is, is deze complicatie zeldzaam en komt zij nog vrijwel uitsluitend voor bij lever- en/of nierinsufficiëntie.

Evenals bij niet-diabetespatiënten kan melkzuuracidose bij diabetespatiënten ontstaan als gevolg van shock. Bij melkzuuracidose bij diabetes bestaat hyperventilatie en zijn er veelal tekenen van shock. De laboratoriumgegevens tonen een anion-gap en een te lage pH en bicarbonaat. Het bloedglucosegehalte hoeft niet verhoogd te zijn, maar kan na verloop van tijd uiteraard wel stijgen als gevolg van de bestaande acidose en daaruit resulterende insulineresistentie.

▶ CEREBROVASCULAIR ACCIDENT (CVA)

Diabetespatiënten hebben een twee- tot viermaal groter risico op het krijgen van een cerebrovasculair accident dan niet-diabetespatiënten. Dit kan berusten op een bloeding of een trombose. Atherosclerose van de grote vaten, hypertensie en microangiopathie spelen daarbij een rol. Bij een coma is het in eerste instantie niet altijd duidelijk of daarbij een cerebrovasculair accident een rol speelt.

De patiënt die in coma raakt door een CVA en pas later wordt gevonden, heeft ook altijd een metabole ontregeling. De behandeling is er daarom op gericht eerst de metabole ontregeling te corrigeren. Als dat gebeurd is, wordt nader neurologisch onderzoek verricht (algemeen onderzoek, oogspiegelen, CT-scan van de hersenen of MRI). Ook hypoglykemieën kunnen aanleiding zijn tot een coma of tot convulsies die kunnen lijken op epilepsie. Een bloedglucosebepaling zal hier meestal de weg wijzen. Bij twijfel over het bestaan van epilepsie kan in een later stadium een EEG worden gemaakt.

▶ 7.3 Langetermijncomplicaties van diabetes mellitus

De bij langer bestaande diabetes mellitus optredende complicaties zijn vooral het gevolg van microangiopathie, macroangiopathie en neuropathie.

Bij niet-insulineafhankelijke diabetes (type 2) wordt de mortaliteit in belangrijke mate bepaald door cardiovasculaire aandoeningen. De latere complicaties die kunnen optreden bij diabetes mellitus zijn samengevat in tabel 7.10.

Tabel 7.10 Langetermijncomplicaties van diabetes mellitus.

microangiopathie	retinopathie
	nefropathie
neuropathie	sensorisch
	motorisch
	autonoom
macroangiopathie (cardiovasculaire aandoeningen)	myocardinfarct
	cerebrovasculaire accidenten
	perifere vaatafwijkingen
hypertensie	
huid- en bindweefselafwijkingen	periarticulaire huidverdikking
	lipodystrofie
	Dupuytren
	beperkte beweeglijkheid van de gewrichten
oogafwijkingen	retinopathie
	glaucoom
	cataract
verhoogd infectierisico	

Nefropathie als complicatie van diabetes mellitus komt zowel bij type-1- als type-2-diabetes mellitus voor. De belangrijkste oorzaken zijn slechte glucoseregulering en hypertensie. Daarnaast speelt ook de erfelijke aanleg een rol. Het risico op het ontwikkelen van deze complicatie is groter als iemand in de naaste familie met diabetes ook nefropathie heeft. Diabetische nefropathie komt vaak samen met retinopathie voor. Vooral bij patiënten met type-2-diabetes moet bij het vinden van proteïnurie, terwijl er geen duidelijke tekenen van retinopathie zijn, ook gedacht worden aan andere oorzaken van proteïnurie. Microalbuminurie is de eerste uiting van nefropathie. Microalbuminurie kan bij type-2-diabetes mellitus al bestaan op het moment dat de diagnose wordt gesteld. De prevalentie van microalbuminurie neemt toe met de duur van het hebben van diabetes. Bij ongeveer 20-30% van de patiënten resulteert dit in proteïnurie na een diabetesduur van 20-30 jaar. Bij de progressie naar macroalbuminurie neemt zonder behandeling de creatinineklaring af met gemiddeld 10-12 ml per minuut per jaar zodat na ongeveer zeven jaar het eindstadium van de nierziekte wordt bereikt en dialyse nodig zal zijn. Diabetische nefropathie is de belangrijkste oorzaak van het verlies van nierfunctie leidend tot hemodialyse. De ontwikkeling van diabetische nefropathie bij diabetes type 1, wanneer niet medicamenteus wordt ingegrepen, wordt aangegeven in tabel 7.11. Patiënten met type-2-diabetes zijn meestal ouder en lijden vaker aan obesitas en de kenmerken van het metabole syndroom, met als gevolg cardiovasculaire complicaties, maar de ontwikkeling van diabetische nefropathie vertoont veel gelijkenis met die van type-1-diabetes.

Tabel 7.11 Natuurlijke ontwikkeling van nefropathie bij diabetes mellitus type 1. In plaats van de criteria 30-100mg/24 uur en 100-300 mg/24 uur voor de twee stadia van microalbuminurie wordt in de praktijk ter vermijding van het nauwkeurig verzamelen vaak 20-70 mg/l en 70-200 mg/l gebruikt.

stadium	kenmerken	duur van de diabetes
1	hyperfiltratie, toegenomen niergrootte	begin van de diabetes
2	verdikking van de glomerulaire basale membraan, toename van het mesangiumvolume, intermitterende microalbuminurie bij stress, koorts of slechte glucoseregulering	2-5 jaar
3	microalbuminurie – stadium a: 20-70 microgram/min = 30-100 mg/24 uur – stadium b: 70-200 microgram/min = 100-300 mg/24 uur – in stadium b geleidelijke daling van de glomerulaire filtratie en stijging van de bloeddruk	5-15 jaar
4	proteïnurie (albuminurie > 300 mg/24 uur), verdere verdikking van de basale membraan en toename van het mesangiumvolume, verlies van glomeruli en verdere daling van de glomerulaire filtratie leidend tot achteruitgang van de nierfunctie, hypertensie	10-25 jaar
5	eindstadium nierziekte, glomerulaire filtratie < 10 ml/min	

Oogafwijkingen bij diabetes mellitus komen veelvuldig voor. Ze worden weergegeven in tabel 7.12. Diabetische retinopathie is in de westerse wereld de belangrijkste oorzaak van blindheid. In Nederland wordt 20% van de blindheid veroorzaakt door diabetes mellitus. De indeling van retinopathie staat in tabel 7.13. Voor verdere beschrijving van diabetische retinopathie wordt verwezen naar hoofdstuk 17.3.

Tabel 7.12   Oogafwijkingen bij diabetes mellitus.

- refractieafwijkingen als gevolg van hyperglykemie
- cornea-laesies
- rubeosis iridis
- glaucoom
- cataract van de lens
- retinopathie
- mononeuropathie van de zenuwen van de oogspieren met als gevolg ptosis of diplopie

Tabel 7.13   Netvliesafwijkingen bij diabetes mellitus.

achtergrondretinopathie
initieel alleen microaneurysmata, later ook verspreide exsudaten, 'cotton-wool'-laesies en bloedingen

preproliferatieve retinopathie
snelle toename van microaneurysmata, meer bloedingen en 'cotton-wool'-laesies en veneuze veranderingen lijkend op een kralensnoer

proliferatieve retinopathie
vaatnieuwvorming, bindweefselvorming en meer bloedingen ook preretinaal en in het glasvocht

maculopathie door lekkage en afsluiting van kleine vaatjes eventueel met exsudaten, dit bedreigt het centrale zien

ver voortgeschreden proliferatieve retinopathie met glasvochtbloedingen, netvliesloslatingen en/of neovasculair glaucoom

Zie ook hoofdstuk 17, tabel 17.7.

Cardiovasculaire aandoeningen zoals myocardinfarct, cerebrovasculair accident en perifere vaataandoeningen komen bij patiënten met diabetes mellitus twee- tot viermaal zo vaak voor als bij mensen van dezelfde leeftijd zonder diabetes. Dit geldt vooral voor type-2-diabetes. Ongeveer 75% van de patiënten met type-2-diabetes en 35% van de patiënten met type-1-diabetes sterft aan een cardiovasculaire aandoening. Patiënten met type-2-diabetes hebben een ongeveer even groot risico op het krijgen van een myocardinfarct als mensen zonder diabetes die reeds een infarct hebben doorgemaakt. Bij patiënten met diabetes en een doorgemaakt hartinfarct is het risico op een recidief ongeveer verdubbeld ten opzichte van mensen met een doorgemaakt infarct zónder diabetes. De prognose na een acuut hartinfarct is slechter bij patiënten met diabetes mellitus. De oorzaken van het verhoogde risico zijn onder andere het atherogene lipidenpatroon dat vooral bij type-2-diabetes voorkomt en de verhoogde frequentie van hypertensie. Deze beide risicofactoren worden nader besproken bij het metabole syndroom (zie bij secundaire hyperlipidemie).

Bij goed ingestelde type-1-diabetici zijn de cholesterol- en triglyceridespiegels normaal, de HDL-cholesterolwaarde is zelfs vaak licht verhoogd. Dit betekent niet dat de samenstelling van de lipoproteïnefracties geheel normaal is en dat door beschadiging van bijvoorbeeld LDL toch niet een verhoogde kans op atherosclerose bestaat. Ontregeling van diabetes type 1 leidt tot een verhoogd triglyceridegehalte en een verlaagd HDL-cholesterol. Ernstige ontregeling met ketose kan zelfs gepaard gaan met chylomicronemie. Vetstofwisselingsstoornissen bestaan ook bij diabetes mellitus type 1 die gecompliceerd wordt door nierfunctiestoornissen, zelfs al in de fase waarin alleen sprake is van microalbuminurie. Diabetische nefropathie leidt tot een toename van triglyceriden en LDL-cholesterol en een daling van HDL_2-cholesterol. Preventie van nierschade bij diabetes mellitus type 1 is daarom ook van belang bij het voorkomen van dyslipoproteïnemie en atherosclerotische complicaties.

Acute cerebrovasculaire afwijkingen kunnen zich presenteren als een TIA (transient ischaemic attack) of een apoplexie. Hypertensie is hiervoor de belangrijkste risicofactor. Ook deze complicaties zijn frequenter bij patiënten met diabetes en gaan met een hogere mortaliteit gepaard.

Perifeer vaatlijden komt meer voor bij type-2-diabetes mellitus dan bij type 1. De prevalentie neemt toe met de leeftijd en de duur van het bestaan van diabetes. Perifere vaatafwijkingen kunnen aanleiding geven tot claudicatio intermittens en ulcera en gangreen aan de voeten. Perifere arteriële vaatafwijkingen zijn er samen met neuropathie de oorzaak van dat bij diabetespatiënten 10-15 maal zo vaak amputaties worden uitgevoerd als bij mensen zonder diabetes. Een eenvoudige methode om een indruk te krijgen van de circulatie in de benen is het meten van de enkel/arm-index van de systolische bloeddruk aan de armen en de enkels. Wanneer de index < 0,50 bedraagt, bestaat er hoogstwaarschijnlijk een ernstig perifeer vaatlijden, terwijl een index van 0,50-0,90 verdacht is voor perifeer vaatlijden. Een vaatafwijking die de meting onbetrouwbaar kan maken is de mediasclerose. Mediasclerose wordt veroorzaakt door verkalking van de media van arteriën en is een vrij karakteristieke afwijking bij diabetes die op een röntgenfoto te zien is. Bij bestaande mediasclerose zijn de enkelarteriën niet goed comprimeerbaar met de bloeddrukmanchet, wat de meting onbetrouwbaar maakt. Bij het vinden van perifere vaatafwijkingen of neuropathie is aanvullend onderzoek aangewezen.

▶ 7.4 Spontane hypoglykemie zonder behandeling met insuline of sulfonylureumderivaten

Bij gezonde mensen is het nuchtere bloedglucosegehalte 2,8-5,0 mmol/l. Zelfs bij langdurig vasten in combinatie met lichamelijke inspanning volgt eventueel slechts een geringe daling. De waarde waarbij van hypoglykemie wordt gesproken wordt dan niet bereikt (< 2,5 mmol/l). De belangrijkste oorzaken van spontane hypoglykemie staan vermeld in tabel 7.14.

Tabel 7.14 Oorzaken van spontane hypoglykemie.

verhoogde of abnormale secretie van insuline
- insulinoom
- hypoglykemie bij pasgeborenen van diabetische moeders
- reactief hyperinsulinisme na gastrectomie
- in de vroege fase van diabetes mellitus type 2

gestoorde contraregulatie van insuline
- bijnierinsufficiëntie
- hypofyse-insufficiëntie

gestoorde gluconeogenese of glycogenolyse
- ernstige leverfunctiestoornissen
- glycogeenstapelingsziekten
- alcoholintoxicatie
- nierinsufficiëntie

extreem tekort in toevoer van exogene glucose en/of sterk glucoseverbruik of -verlies
- extreme inspanning
- anorexia nervosa
- steatorroe
- lactatie bij bestaande renale glucosurie
- groot, snel groeiend neoplasma (sarcoom of uitgebreid carcinoom)
- malaria tropica veroorzaakt door *P. falciparum*

Insulinoom is een betrekkelijk zeldzame aandoening die vaak in eerste aanleg niet wordt herkend. De patiënt wordt dikwijls verwezen naar een neuroloog of een psychiater wegens mogelijke epilepsie of psychische problematiek. Het tijdstip van de klachten van tremor, hongergevoel, transpireren met soms neurologische symptomen vooral 's morgens voor het ontbijt na een langere periode van voedselonthouding, moet doen denken aan een insulinoom. Lichamelijke inspanning kan ook een uitlokkend moment zijn.

De symptomen treden vaak pas op bij bloedglucosespiegels van minder dan 2 mmol/l, omdat de patiënten voortdurend lage bloedglucosewaarden hebben en zich daaraan hebben aangepast door een sterkere glucose-extractie uit het bloed door een opwaartse regulering van het glucosetransportsysteem van de hersencellen. De aanvallen nemen in de tijd geleidelijk in ernst en frequentie toe. Eten, vooral van koolhydraten (suiker), verbetert het beeld. Patiënten die dit weten hebben vaak overgewicht door overmatig suikergebruik.

Insulinoom kan een onderdeel zijn van een multipele endocriene neoplasie type 1, waarbij tevens een hypofyseadenoom en een hyperparathyreoïdie voorkomen. Ongeveer 10% van de insulinomen is maligne, waarbij meestal al metastasering naar de lever bestaat.

De diagnose wordt gesteld aan de hand van het verloop van het bloedglucosegehalte, en het insuline- en C-peptidegehalte tijdens vasten. Het glucosegehalte daalt meestal binnen 12-16 uur beneden 1,7 mmol/l. Een dergelijke waarde, samen met nog duidelijk aantoonbare spiegels van insuline en C-peptide, maakt een insulinoom zeer waarschijnlijk. Een ratio van insuline (mE/l): (glucose mmol/l-1,5) van meer dan 9 is bewijzend voor een insulinoom. Soms is een langduriger periode van vasten nodig.

Het onderzoek vindt altijd plaats tijdens klinische observatie van het glucoseverloop. Het vasten wordt tot maximaal 72 uur voortgezet. Bij insulinomen is het pro-insulinegehalte vaak relatief verhoogd (> 25% van het totale insulinegehalte). Wanneer de diagnose waarschijnlijk is, wordt getracht de tumor te lokaliseren met CT-scanning of arteriografie. Tijdens een operatie kan door palpatie en/of echografie een bij CT-scanning of arteriografie niet te lokaliseren insulinoom veelal worden opgespoord. Bij twijfel kunnen peroperatief met een snelle methode insulinespiegels worden gemeten in de drainerende venen om zodoende het insulinoom goed te kunnen lokaliseren en gericht te kunnen verwijderen. Bij verdenking op een insulinoom is, ter onderscheiding van een hypoglycaemia factitia door insulinetoediening, het bepalen van het C-peptidegehalte belangrijk. Exogeen toegediende insuline bevat geen C-peptide. In die situatie is wel het insuline-, maar niet het C-peptidegehalte verhoogd.

Bij pasgeborenen van diabetische moeders bestaat als gevolg van hyperplasie van de bètacellen de neiging tot een versterkte glucosedaling na de geboorte. Dit moet tijdig worden opgevangen door glucose toe te dienen.

Reactief hyperinsulinisme komt voor bij maagresectie met gastrojejunostomie. Enige uren na een maaltijd kan dan een hypoglykemie optreden. Dat is dus later dan de symptomen die optreden na het dumpingsyndroom. Bij een glucosebelastingstest ontstaat dan de zogenaamde 'lag'-curve, die wordt gekenmerkt door een snelle hoge stijging van de bloedglucosespiegel, gevolgd door een daling met hypoglykemische waarden 2-4 uur na de belasting. Bij het ontstaan van deze hyperinsulinemie speelt waarschijnlijk een excessieve secretie van GIP (gastric inhibitory peptide) een rol. Gestoorde contraregulatie als oorzaak van hypoglykemie op basis van bijnierinsufficiëntie of hypofyse-insufficiëntie wordt herkend aan de specifieke symptomen van die aandoeningen.

De laatste groep oorzaken die in tabel 7.14 zijn genoemd komt zelden voor. Dit geldt ook voor glycogeenstapelingsziekten. Ernstige leverfunctiestoornissen leiden tot verminderde glycogeenreserve en verminderde gluconeogenese. Nierinsufficiëntie kan ook de oorzaak van hypoglykemie zijn. Naast verminderde gluconeogenese lijkt een toegenomen glucoseverbruik hierbij een rol te spelen. Snel groeiende tumoren die aanleiding geven tot hypoglykemie zijn meestal mesenchymale tumoren, zoals mesotheliomen en fibrosarcomen. Verder komt hypoglykemie voor bij hepatocellulair carcinoom, bijniercarcinoom, gastro-intestinale tumoren en lymfomen.

Alcohol is wel een belangrijke oorzaak van hypoglykemie. Alcohol remt de gluconeogenese en bevordert daarom het ontstaan van hypoglykemie in situaties waarbij minder leverglycogeen beschikbaar is. Dit komt bij gezonden voor bij alcoholgebruik na langdurig nuchter-zijn of na lichamelijke inspanning: de borrel valt slecht. Patiënten met levercirrose zijn bijzonder gevoelig voor dit effect. Ook bij patiënten met diabetes kan alcohol leiden tot ernstige hypoglykemie op momenten dat ze afhankelijk zijn van de gluconeogenese om hun bloedglucosegehalte te handhaven. Bij patiënten met diabetes en verschijnselen van alcohol-abusus moet altijd een bloedglucosespiegel worden bepaald voor het onderscheid tussen de symptomen van alcoholintoxicatie en een eventuele hypoglykemie.

▶ 7.5 Afwijkingen van de vetstofwisseling

▶ INLEIDING

Vetten, met uitzondering van vrije vetzuren, die aan albumine gebonden zijn, worden in het plasma getransporteerd als lipoproteïnen. Lipoproteïnen bestaan uit een kern, die triglyceriden en cholesterolesters bevat, en een schil, die bestaat uit specifieke apoproteïnen, fosfolipiden en cholesterol. De lipoproteïnen worden onderverdeeld in klassen: chylomicronen, VLDL (very low density lipoproteïnen), IDL (intermediate density lipoproteïnen), LDL (low density lipoproteïnen) en HDL (high density lipoproteïnen). Ze verschillen onderling in densiteit, grootte, samenstelling van vetten en apoproteïnen aan de oppervlakte. De verschillende klassen hebben een verschillende fysiologische betekenis. Zo vertegenwoordigen chylomicronen het transport van met voedsel opgenomen vet. VLDL worden in de lever gevormd en via IDL afgebroken tot LDL. LDL worden gebonden aan de LDL-receptor en zorgen op die manier voor de toevoer van cholesterol naar de cel. Voor de binding aan de receptor is het apoproteïne nodig. Voor LDL is dit het apo B100. Een bijzonder lipoproteïne is het Lp(a), dat dezelfde vetsamenstelling heeft als LDL, maar waarbij aan het apoproteïne B een tweede apoproteïne gebonden is, namelijk het apoproteïne a.

Een toegenomen concentratie van Lp(a) gaat gepaard met een verhoogde kans op cardiovasculaire complicaties. HDL is een lipoproteïne dat cholesterol opneemt uit de perifere cellen en na verestering doorgeeft aan andere lipoproteïnen en aan de lever. Er bestaat een negatieve correlatie tussen de spiegel van HDL-cholesterol en het optreden van hart- en vaatziekten.

Stoornissen van de vetstofwisseling kunnen primair (als gevolg van erfelijke aanleg) of secundair (als gevolg van andere ziekten) optreden. Plasmaconcentraties van lipoproteïnen worden beïnvloed door voedingsgewoonten en het gebruik van medicamenten (exogene factoren).

Hyperlipidemie kan worden onderverdeeld in afwijkingen waarbij een verhoging van het cholesterol, een verhoging van de triglyceriden, of een verhoging van cholesterol en triglyceriden kenmerkend is. Een verhoogd cholesterolgehalte in het serum zonder triglyceridestijging berust op een verhoogd LDL. Een verhoogd nuchter triglyceridegehalte daarentegen is het gevolg van een toename van chylomicronen of VLDL. Bij een ophoping van chylomicron-remnants of VLDL-remnants zijn zowel cholesterol als triglyceriden verhoogd. Dit geldt ook bij een toename van zowel VLDL- als LDL-deeltjes. Er is dan sprake van gemengde hyperlipidemie.

Voor de diagnostiek is het in de meeste gevallen voldoende te beschikken over het totale cholesterolgehalte, het nuchtere triglyceridegehalte en het HDL-cholesterolgehalte (high density lipoproteïnen). Als referentiewaarde wordt beschouwd een totaal cholesterolgehalte van minder dan 5 mmol/l (licht verhoogd 5-6,5 mmol/l), een nuchter triglyceridegehalte van minder dan 1,7 mmol/l en een HDL-cholesterolgehalte van 0,9-1,6 mmol/l. Uit deze getallen kan het LDL-cholesterol worden berekend volgens de Friedewaldformule:

LDL-cholesterol = totaal cholesterol – (HDL-cholesterol + 0,45 × triglyceride)

Deze formule mag niet worden toegepast bij een nuchter triglyceride van meer dan 4,5 mmol/l of het bestaan van familiaire dysbètalipoproteïnemie. Aangezien LDL-cholesterol positief gecorreleerd is met atherosclerotische veranderingen en HDL-cholesterol daarmee negatief gecorreleerd is, is het voor de beoordeling van de ernst van een hypercholesterolemie noodzakelijk ook het HDL-cholesterol te weten. Een totaal cholesterol van 7 mmol/l bij een HDL-cholesterol van 1,5 mmol/l is dan gunstiger dan een totaal cholesterol van 6,4 mmol/l en een HDL-cholesterol van 0,8 mmol/l. Een veelgebruikt criterium voor de beoordeling van het risico op cardiovasculaire complicaties is het LDL-cholesterol/HDL-cholesterolquotiënt. Dit zou niet meer dan 3,5 mogen bedragen. Triglyceriden worden in nuchtere toestand bepaald, voor totaal cholesterol en HDL-cholesterol is dat niet nodig.

Tabel 7.15 Belangrijke cardiovasculaire risicofactoren.

- verhoogd (LDL-)cholesterol
- verhoogd triglyceride*
- verlaagd HDL-cholesterol*
- verhoogd Lp(a)
- verhoogd homocysteïne
- hypertensie*
- diabetes mellitus*
- roken
- positieve familieanamnese
- leeftijd en geslacht

* Risicofactoren die vaak samen met centrale adipositas en insulineresistentie voorkomen als het metabole syndroom of bij manifeste diabetes als diabetes mellitus type 2.

Tabel 7.16 Wenselijke waarden van de parameters van de vetstofwisseling.

totaal cholesterol	< 5,2 mmol/l
LDL-cholesterol	< 3,4 mmol/l
HDL-cholesterol	mannen > 1,0 mmol/l, vrouwen > 1,2 mmol/l
triglyceriden	< 1,7 mmol/l (in nuchtere toestand afgenomen)

Het LDL-cholesterol kan volgens de formule van Friedewald worden berekend uit het totaal cholesterol, het HDL-cholesterol en het nuchtere triglyceridegehalte, mits het triglyceride niet meer dan 4,5 mmol/l bedraagt:

LDL-cholesterol = totaal cholesterol − (HDL-cholesterol + 0,45 × triglyceride)

Bij patiënten die reeds een cardiovasculaire complicatie hebben doorgemaakt of lijden aan diabetes mellitus is het streefgetal voor LDL-cholesterol < 2,6 mmol/l.

apolipoproteïne A-1 en B_{100} en cardiovasculair risico:

apolipoproteïne A-1	> 1,65 g/l	(antirisico factor)
	< 1,20 g/l	(verhoogd risico)
apolipoproteïne B_{100}	< 1,04 g/l	(laag risico)
	1,04-1,22 g/l	(matig risico)
	1,22-1,40 g/l	(verhoogd risico)
	> 1,40 g/l	(sterk verhoogd risico)

▶ PRIMAIRE OF ERFELIJKE HYPERLIPIDEMIEËN

Erfelijke hyperlipidemieën hebben soms kenmerkende klinische symptomen en kunnen veelal worden gekarakteriseerd door de bepalingen die al zijn genoemd.

▶ PRIMAIRE HYPERCHOLESTEROLEMIE (TABEL 7.17)

Familiaire heterozygote hypercholesterolemie komt voor bij 0,2% van de mensen. Kenmerkende symptomen zijn het op jonge leeftijd ontstaan van een arcus corneae en xanthelasmata van de oogleden. Deze beide symptomen zijn bij mensen boven de leeftijd van zestig jaar niet langer typisch voor deze afwijking, omdat ze dan ook kunnen voorkomen los van familiaire hypercholesterolemie. Wel karakteristiek voor familiaire hypercholesterolemie zijn op alle leeftijden peesxanthomen, vooral gelokaliseerd aan de strekpezen van de handrug en ellebogen, de achillespees en de aanhechting van de patellapees aan de tuberositas tibiae. De xanthomen voelen vast elastisch aan en zijn geelroze van kleur. De aanwezigheid van peesxanthomen bij patiënten met familiaire heterozygote hypercholesterolemie neemt toe met de leeftijd, van ongeveer 10% op twintigjarige leeftijd tot 75% boven de leeftijd van vijftig jaar, zonder een duidelijk verschil tussen mannen en vrouwen. Cardiovasculaire complicaties treden bij mannen echter gemiddeld tien jaar eerder op dan bij vrouwen.

Op vijftigjarige leeftijd heeft ongeveer de helft van de mannen en 20% van de vrouwen een al dan niet fataal myocardinfarct doorgemaakt, op zestigjarige leeftijd is dit ongeveer 75% voor mannen en 50% voor vrouwen.

Bij patiënten met de familiaire heterozygote vorm van hypercholesterolemie is het totale cholesterolgehalte 8-11 mmol/l, het triglyceridegehalte is normaal. Het serum van in nuchtere toestand afgenomen bloed is helder. Het risico voor het optreden van cardiovasculaire complicaties wordt misschien mede bepaald door het gehalte aan Lpa (lipoproteïne a) in het serum, met een toegenomen risico bij een spiegel die hoger is dan 300 mg/l.

Kenmerkende klinische symptomen, een positieve familieanamnese van cardiovasculaire complicaties op jonge leeftijd en een duidelijk verhoogd LDL-cholesterol maken de diagnose duidelijk. Familiaire hypercholesterolemie berust meestal op een afwijking van de LDL-receptor, maar kan ook het gevolg zijn van een abnormaal apolipoproteïne B_{100}.

Screening op het bestaan van familiaire heterozygote hypercholesterolemie bij neonaten is mogelijk door bepaling van het LDL-cholesterol in navelstrengbloed, waarbij een LDL-cholesterol van meer dan 1,06 mmol/l verdenking oproept. Genetisch onderzoek toont het bestaan van familiaire hypercholesterolemie (FH) echter met nog meer zekerheid aan. Homozygote familiaire hypercholesterolemie is uiterst zeldzaam (1:1.000.000). Het serum-cholesterol bedraagt dan 18-20 mmol/l en symptomen als arcus corneae, xanthelasmata, peesxanthomen en cardiovasculaire complicaties komen al op de kinderleeftijd voor.

Bij polygenetische hypercholesterolemie spelen naast verschillende genetische factoren omgevingsfactoren, zoals levenspatroon en voedingsgewoonten, een rol. De klinische symptomen die beschreven zijn bij familiaire hypercholesterolemie ontbreken. De frequentie van voorkomen van het apo(lipoproteïne) E4 is verhoogd. Dit apoproteïne heeft een toegenomen bindingsneiging met de B-E-receptor in de lever. Bij een dieet dat rijk is aan verzadigde vetten zou daardoor een sterkere neerwaartse regulatie van LDL-receptoren in de lever ontstaan, met als gevolg een stijging van het LDL-cholesterol. Een erfelijke predispositie kan zo een sterkere cholesterolstijging veroorzaken bij een ongunstig dieet. Ongetwijfeld zijn nog andere erfelijke factoren van belang.

Polygenetische hypercholesterolemie is in bepaalde families niet alleen oorzaak van een verhoogd cholesterolgehalte, maar leidt ook tot verhoogde cardiovasculaire morbiditeit. Polygenetische hypercholesterolemie is een frequenter voorkomende oorzaak van hypercholesterolemie dan familiaire hypercholesterolemie. In tabel 7.18 worden de differentiaaldiagnostische overwegingen van de verschillende xanthomen aangegeven.

Tabel 7.17 *Primaire of erfelijke dyslipoproteïnemieën.*

	prevalentie	kenmerken
PRIMAIRE HYPERCHOLESTEROLEMIE		
familiaire hypercholesterolemie (FH)		
– heterozygoot	1:400-500	peesxanthomen, arcus juvenilis corneae, xanthelasmata op jonge leeftijd, sterk verhoogd risico op coronaire hartziekte, afwijking van de LDL-receptor, totaal cholesterol 8-11 mmol/l
– homozygoot	1:1.000.000	bovengenoemde symptomen reeds op de kinderleeftijd met cardiovasculaire mortaliteit, totaal cholesterol 18-30 mmol/l
abnormaal apo-B100	zeldzaam	zie heterozygote vorm van FH
polygenetische hypercholesterolemie	frequent, 1:6 tot 1:20	minder uitgesproken cholesterolverhoging dan bij FH, verhoogd cardiovasculair risico met positieve familieanamnese
PRIMAIR VERHOOGD TRIGLYCERIDE		
primaire hypertriglyceridemie	2-3:1000	verhoogd triglyceride 2,5-10 mmol/l door overproductie van VLDL in de lever, verlaagd HDL-cholesterol, bij hoog triglyceride: eruptieve xanthomen en risico op acute pancreatitis
familiaire chylomicronemie	zeldzaam	berust op lipoproteïnelipasedeficiëntie of op apo-CII-deficiëntie, sterk verhoogde triglyceridewaarden, al op de kinderleeftijd symptomen: buikpijn, pancreatitis, eruptieve xanthomen, lipemia retinalis, dysesthesie en momenten van verwardheid, geen verhoogd cardiovasculair risico
PRIMAIR GEMENGDE HYPERLIPIDEMIE		
familiaire dysbètalipoproteïnemie (FD)	1:5000	genotype E_2 E_2, verhoogd cholesterol en triglyceride, xanthomen in de handpalmen, tubero-eruptieve xanthomen, verhoogd cardiovasculair risico
familiaire gecombineerde hyperlipidemie (FCH)	waarschijnlijk ongeveer 1:100	VLDL/apo-B-overproductie, cholesterol- en/of triglycerideverhoging met toename van small dense LDL en verlaagd HDL-cholesterol, verhoogd cardiovasculair risico
familiair laag HDL-cholesterol (hypo-alfalipoproteïnemie)	zeer zeldzaam	heterogene groep waartoe o.a. de ziekte van Tangier behoort; genetische afwijkingen die gepaard gaan met een laag HDL-cholesterol kunnen een verhoogd risico op hart- en vaatziekten betekenen

Tabel 7.18 Differentiële diagnose van dyslipidemieën aan de hand van xanthomen.

	lokalisatie	komen voor bij
peesxanthomen	achillespezen, strekpezen aan de handrug, onder de knieschijf bij de tuberositas tibiae	typisch bij familiaire hypercholesterolemie en abnormaal apo-B$_{100}$
tubereuze en tubero-eruptieve xanthomen	ellebogen, knieën, handrug en billen	familiaire dyslipoproteïnemie, homozygote familiaire hypercholesterolemie
gele palmaire papels	handlijnen	familiaire dyslipoproteïnemie, secundair bij obstructie-icterus en soms bij hypothyreoïdie
eruptieve xanthomen, kleine rode papels met een geel centrum	op de rug, billen, armen en dijen	primair bij familiaire chylomicronemie, secundair bij diabetes mellitus en ernstige dyslipoproteïnemie, bij lupus erythematodes en multipele myelomen

▶ PRIMAIRE HYPERTRIGLYCERIDEMIE (TABEL 7.17)

Primaire hypertriglyceridemie kan berusten op ophoping van chylomicronen of van VLDL (very low density lipoproteïnen). Een sterke toename geeft aanleiding tot troebel serum. Wordt het serum koud bewaard, dan geeft chylomicronemie aanleiding tot een melkachtige bovenlaag met daaronder helder serum. Bij VLDL-ophoping vormt die melkachtige bovenlaag zich eveneens, maar blijft het serum daaronder ook troebel. Voor de bepaling van het triglyceridegehalte wordt bloed in nuchtere toestand afgenomen.

Een sterke ophoping van chylomicronen in nuchter serum komt voor bij de zeldzame LPL-deficiëntie (lipoproteïnelipasedeficiëntie). Deze aandoening gaat slechts zelden gepaard met een toename van atherosclerotische vaatcomplicaties, maar geeft vooral aanleiding tot pancreatitis, hepatosplenomegalie en eruptieve huidxanthomen. De vaten van de retina hebben bij fundoscopie een melkachtig aspect, hetgeen bekendstaat als lipemia retinalis. Een sterke toename van chylomicronen en VLDL kan ook het gevolg zijn van apo(lipoproteïne)-CII-deficiëntie.

Familiaire hypertriglyceridemie komt voor in een frequentie van 0,2-0,3%. Het is een aandoening die gepaard gaat met een toename van VLDL, waarbij grote triglyceriderijke very low density lipoproteïnen worden gevormd, die vertraagd worden afgebroken, waardoor het LDL-gehalte normaal is. Soms bestaat er tevens een verminderde glucosetolerantie die mogelijk berust op insulineresistentie en een verhoogd urinezuur. Klinische symptomen, zoals eruptieve xanthomen op de billen en de rug, acute pancreatitis en perifere neuropathie, worden gezien bij sterk verhoogde triglyceridespiegels van meer dan 10 mmol/l. Bij licht tot matig verhoogde triglyceridespiegels (3-6 mmol/l) ontbreken deze symptomen.

Hypertriglyceridemie kan toenemen bij adipositas. Het gebruik van alcohol, oestrogenen en corticosteroïden kan leiden tot een sterke stijging van triglyceriden en kan een aanval van acute pancreatitis uitlokken.

▶ PRIMAIRE GEMENGDE HYPERLIPIDEMIE (TABEL 7.17)

Bij primaire gemengde hyperlipidemieën is zowel het cholesterol- als het triglyceridegehalte verhoogd. De twee bekendste aandoeningen waarbij dit voorkomt zijn familiaire dysbètalipoproteïnemie en familiaire gecombineerde hyperlipoproteïnemie (FCH).

Familiaire dysbètalipoproteïnemie is het gevolg van ophoping van remnants van chylomicronen en VLDL. Aan hun oppervlakte hebben ze het apo-(lipoproteïne) E2. Het genotype apo E2-E2 heeft een frequentie van voorkomen van 1%, terwijl dysbètalipoproteïnemie bij slechts 0,02% van de mensen wordt gevonden. Apo E2 heeft een geringere binding aan de receptor in de lever dan de andere apo-E-lipoproteïnen E3 en E4. Naast een erfelijke aanleg (E2-E2) is hier blijkbaar ook een uitlokkend moment nodig voor het ontstaan van hyperlipidemie, bijvoorbeeld adipositas, diabetes mellitus of hypothyreoïdie, of het gebruik van medicamenten, zoals bètablokkers of diuretica. Hormonale factoren spelen in zoverre een rol dat deze hyperlipidemie zelden manifest wordt bij vrouwen voor de menopauze en bij mannen voor de puberteit.

Vrijwel pathognomonisch zijn als klinische symptomen de gelige palmaire striae en tubero-eruptieve xanthomen aan knieën en ellebogen. Daarnaast komen ook xanthelasmata en een arcus corneae voor. Familiaire dysbètalipoproteïnemie houdt een sterk verhoogd risico in op coronaire atherosclerose, maar leidt ook tot atherosclerotische veranderingen van cerebrale en perifere vaten. De diagnose wordt zeker door het met ultracentrifugeren aantonen van cholesterolrijke remnants bij een apo-E2-E2-fenotype. Bij apo E2 is op plaats 158 arginine vervangen door cysteïne.

Familiaire gecombineerde hyperlipoproteïnemie (FCH) komt voor bij 0,5% van de bevolking. Bij deze aandoening komen in een familie verschillende fenotypen van hyperlipidemie voor, namelijk vooral hypertriglyceridemie of hypercholesterolemie, of een combinatie van beide. De aandoening zou verantwoordelijk zijn voor 15% van de gevallen van coronaire hartziekte bij mensen jonger dan zestig jaar. De klinische kenmerken van familiaire gecombineerde hyperlipoproteïnemie (FCH) komen vaak tot uiting tussen 40 en 60 jaar en bestaan uit een arcus corneae en xanthelasmata. Anders dan bij familiaire hypercholesterolemie zijn peesxanthomen ongebruikelijk.

De oorzaak is mogelijk een toename van de apoproteïne-B_{100}-synthese. De lipoproteïne-apo-B-spiegel bedraagt meer dan 130 mg%, er is vaak een verhoogd triglyceridegehalte, een toename van VLDL-remnants (IDL-deeltjes), een afname van HDL-cholesterol, terwijl het veelal verhoogde LDL-cholesterolgehalte veroorzaakt wordt door een toename van atherogene kleine dense LDL-deeltjes (small dense LDL). Er bestaat insulineresistentie. Dit beeld wordt beschouwd als een zeer atherogeen lipoproteïnepatroon. De diagnose wordt gesteld door het aantonen van multipele fenotypen van triglyceride- en cholesterolafwijkingen in één familie.

▶ SECUNDAIRE HYPERLIPIDEMIE (TABEL 7.20)

Hypothyreoïdie
Hyperlipidemie secundair aan een andere ziekte komt veelvuldig voor. Het meest miskend is waarschijnlijk primaire hypothyreoïdie als oorzaak van hypercholesterolemie. Ook voordat klinische symptomen manifest zijn kan hypothyreoïdie aanleiding geven tot een verhoogd LDL-cholesterol. Hypothyreoïdie is een frequent voorkomende aandoening bij ouderen en kan in de groep patiënten ouder dan zestig jaar verantwoordelijk worden gesteld voor ongeveer 25% van de gevallen van hypercholesterolemie. Dit is het meest uitgesproken bij vrouwen. Bij de analyse van een hyperlipidemie moet daarom een TSH-bepaling worden uitgevoerd ter uitsluiting van klinische of subklinische hypothyreoïdie. Bij onderliggende hypercholesterolemie of bij familiaire dysbètalipoproteïnemie zal de hyperlipidemie verergeren door hypothyreoïdie. Dit kan blijken met behulp van thyroxinesubstitutiebehandeling, omdat de hyperlipidemie dan niet volledig wordt gecorrigeerd.

Het metabole syndroom
De prevalentie van het metabole syndroom is de afgelopen jaren sterk toegenomen als gevolg van de toenemende prevalentie van overgewicht. Ook bij een matig overgewicht kunnen de metabole afwijkingen van het metabole syndroom zich al voordoen. Het metabole syndroom bestaat uit een combinatie van cardiovasculaire risicofactoren zoals:
– *Abdominaal gelokaliseerde vetophoping*. Omdat dit type overgewicht vooral bij mannen voorkomt, wordt dit het mannelijke type van adipositas genoemd. Als criteria hiervoor gelden een tailleomvang van > 102 cm bij mannen en > 88 cm bij vrouwen. De internationale diabetes federatie (IDF) hanteert sinds kort striktere criteria namelijk een tailleomvang van ≥ 94 cm voor mannen en ≥ 80 cm voor vrouwen (zie hoofdstuk 1, tabel 1.31). Abdominale vetophoping zou een daling van het adiponectine tot gevolg hebben, wat zou leiden tot insulineresistentie.
– *Atherogene dyslipoproteïnemie*. De afwijkingen van het lipidenpatroon bestaan uit hypertriglyceridemie, zowel nuchter als na de maaltijd, accumulatie en het langduriger circuleren van 'remnant'-lipoproteïnen, een verhoogd apolipoproteïne B, aanwezigheid van kleine dense, atherogene LDL-partikels en een verlaagd HDL-cholesterol. De spiegel van vrije vetzuren is eveneens verhoogd en laat zich onvoldoende supprimeren

na een maaltijd. Het verhoogde aanbod van vrije vetzuren aan de lever dat hierdoor ontstaat, is een van de factoren die bijdragen tot de verhoogde synthese van triglyceriden, wat tot uiting komt in een toename van VLDL. Het LDL-cholesterol is op zich veelal niet verhoogd. In combinatie met een wel verhoogd apolipoproteïne B wijst dit op kleine partikels, omdat aan ieder partikel slechts één molecuul apolipoproteïne B gebonden is. De kleine, dense LDL-partikels zijn zeer atherogeen. Ook de HDL-partikels zijn abnormaal van samenstelling en klein en hebben een hogere densiteit.

Als criteria voor de lipidenafwijkingen bij het metabole syndroom worden gehanteerd: nuchter triglyceride > 1,7 mmol/l en HDL-cholesterol bij mannen < 1,0 mmol/l, bij vrouwen < 1,3 mmol/l.

- *Insulineresistentie en (lichte) glucose-intolerantie.* Insulineresistentie is een belangrijke uiting van het metabole syndroom, omdat insulineresistentie waarschijnlijk een belangrijke rol speelt bij het ontstaan van een aantal andere aspecten van het metabole syndroom zoals de dyslipoproteïnemie en het optreden van hypertensie. Daarom wordt ook wel gesproken over het insulineresistentiesyndroom. Insulineresistentie leidt aanvankelijk tot compensatoire hyperinsulinemie. Als de compensatie onvoldoende is en er dus sprake is van falen van de bètacellen, ontstaat aanvankelijk glucose-intolerantie en later type-2-diabetes. Niet iedereen met overgewicht heeft insulineresistentie. Mensen zonder insulineresistentie ontwikkelen de symptomen van het metabole syndroom niet en lopen minder risico op cardiovasculaire complicaties. Het is dus van belang die mensen met overgewicht te karakteriseren die het meeste risico lopen. Een aanwijzing voor het bestaan van insulineresistentie is het aantonen van een nuchter insulinegehalte van > 110 pmol/l.
- *Verhoogde bloeddruk.* Hyperinsulinemie is vooral het gevolg van insulineresistentie op spierniveau en niet in de nier. Daarom bestaat er een verhoogde neiging tot zoutretentie. Dit draagt bij tot het frequent samengaan van adipositas en hypertensie. Op nierniveau is er ook een verhoogde terugresorptie van urinezuur, waardoor het gehalte aan urinezuur in het plasma vaak verhoogd is. Mogelijk speelt het vetweefsel bij het ontstaan van hypertensie ook nog een directe rol door de productie van angiotensinogeen.
- *Verhoogde neiging tot trombose.* Deze wordt gekarakteriseerd door een toegenomen spiegel van plasma PAI-1 (plasminogeen activator inhibitor), dat de vorming van plasmine en daarmee de fibrinolyse remt. Het fibrinogeen is eveneens verhoogd.
- *Ontstekingsactiviteit.* Er zijn ten slotte aanwijzingen voor het bestaan van ontstekingsactiviteit. Dit komt tot uiting in een licht verhoogde spiegel van CRP (C-reactive protein). Voor het aantonen hiervan is een zeer gevoelige bepaling nodig.

Sinds kort is er veel belangstelling voor de secretie door vetweefsel van bioactieve peptiden en eiwitten, zogenaamde adipokines, die althans ten dele verschillende aspecten van het metabole syndroom kunnen verklaren. Tot deze adipokines behoren angiotensinogeen, met een mogelijk effect op de bloeddruk, PAI-1 met een effect op de stolling en leptine en adiponectine met een effect op de gevoeligheid voor het effect van insuline.

Bij het ontstaan van het metabole syndroom spelen naast exogene factoren genetische factoren een rol. De genetische factoren bepalen onder andere hoe gemakkelijk exogene factoren zoals overgewicht aanleiding geven tot het metabole syndroom. Mensen afkomstig uit Zuidoost-Azië hebben bijvoorbeeld veelal reeds bij een geringer overgewicht de symptomen van het metabole syndroom dan de West-Europese bevolking. In tabel 7.19 zijn de klinische criteria van het metabole syndroom nog eens samengevat.

Tabel 7.19 Kenmerken van het metabole syndroom.

- abdominale vetophoping
- tailleomvang:
  - mannen > 102 cm
  - vrouwen > 88 cm
- insulineresistentie, hyperinsulinemie, (lichte) glucose-intolerantie
- dyslipoproteïnemie
  - hypertriglyceridemie, nuchter en postprandiaal, laag HDL$_2$-cholesterol, toename van kleine dense LDL-partikels, toename van VLDL en LDL apo-B
- verhoogde bloeddruk
- microalbuminurie
- gestoorde fibrinolyse, toename van PAI-1, verhoogd fibrinogeen
- verhoogd urinezuurgehalte in plasma
- licht verhoogde CRP
- atherosclerotische vaatafwijkingen

Het metabole syndroom is vaak de voorloper van het manifest worden van diabetes mellitus type 2. Voorafgaand aan het stellen van de diagnose diabetes mellitus type 2 gaat gemiddeld een periode vooraf van 6 tot 10 jaar waarin al vetstofwisselingsstoornissen en een gestoorde glucosetolerantie bestaan. Daarom zijn er op het moment van vaststellen van de diagnose type-2-diabetes vaak al aantoonbare cardiovasculaire afwijkingen. De dyslipoproteïnemie bij type-2-diabetes mellitus heeft dezelfde kenmerken als die welke bij het metabole syndroom beschreven zijn. Verhoogde glucosespiegels in het bloed geven aanleiding tot glycosilering van eiwitten, wat bijdraagt tot verdere vaatschade. Voor de samenhang tussen diabetes mellitus type 2 en insulineresistentie wordt terugverwezen naar figuur 7.1.

Andere oorzaken van secundaire hyperlipidemie.

Secundaire hyperlipidemie komt eveneens voor bij nieraandoeningen, zoals het nefrotisch syndroom en chronische nierinsufficiëntie. Bij het nefrotisch syndroom is vooral het cholesterolgehalte verhoogd. Dit is meer uitgesproken naarmate het serumalbuminegehalte lager is. Ook het triglyceridegehalte kan toegenomen zijn. Bij chronische nierinsufficiëntie en bij hemodialysepatiënten staat de hypertriglyceridemie op de voorgrond. Er is een ophoping van remnants en een verlaagd HDL-cholesterol.

Obstructie-icterus met langdurige cholestase en primaire biliaire cirrose geeft aanleiding tot ophoping van LpX. Dit lipoproteïne ontstaat door een reflux van biliair lecithine dat een interactie aangaat met vrij cholesterol, albumine en apo(lipoproteïne) C. Secundaire hyperlipidemie bij obstructie-icterus kan leiden tot xanthelasmata, cutane xanthomen en xanthomateuze neuropathie.

Veranderingen in de lipoproteïnespiegels komen ook voor tijdens de zwangerschap en bij het gebruik van oestrogenen en progestativa. Zwangerschap leidt als gevolg van een toename van de oestrogenen tot een toename van de triglyceriden. In het tweede en derde trimester stijgt ook het LDL-cholesterol. Bij onderliggende familiaire hypercholesterolemie kan een sterke stijging van cholesterol optreden.

Bij postmenopauzale vrouwen stijgt het LDL-cholesterol als gevolg van een lage oestrogeenspiegel. Door in deze situatie een lage orale dosis oestrogenen toe te dienen, stijgt het triglyceridegehalte, daalt het LDL-cholesterol en stijgt het HDL-cholesterol. Ondanks het gunstige effect op de spiegels van LDL- en HDL-cholesterol is gebleken dat hormonale substitutietherapie na de menopauze, zeker bij langdurig gebruik, het risico van cardiovasculaire complicaties doet toenemen.

Bij de behandeling van bijvoorbeeld osteoporose is hormonale substitutie niet langer geïndiceerd.

Orale contraceptiva geven voor de menopauze aanleiding tot verhoogde cholesterol- en triglyceridespiegels en zijn daarom relatief gecontraïndiceerd bij vrouwen met een toegenomen risico op cardiovasculaire complicaties. Het risico van cardiovasculaire complicaties is vooral toegenomen bij vrouwen ouder dan 35 jaar die orale contraceptiva gebruiken en tevens veel roken.

Andere endocriene aandoeningen met secundaire hyperlipidemie zijn het syndroom en de ziekte van Cushing, met een toename van het serumtriglyceride en een daling van HDL-cholesterol en anorexia nervosa, waarbij veelal een verhoogd LDL-cholesterol wordt gezien. Secundaire hyperlipidemieën kunnen ten slotte ook het gevolg zijn van lupus erythematodes, myeloom en acute intermitterende porfyrie. Alcoholgebruik kan aanleiding geven tot een hypertriglyceridemie, maar ook tot een stijging van HDL-cholesterol. Alcohol als oorzaak van deze verandering in de vetstofwisseling wordt waarschijnlijk als tevens het γ-glutamyltransferase verhoogd is en het gemiddelde celvolume van de erytrocyten is toegenomen. De anamnese van alcoholgebruik levert, zoals bekend, niet altijd betrouwbare informatie op. De oorzaken van secundaire hyperlipidemie zijn weergegeven in tabel 7.20.

Tabel 7.20 Oorzaken van secundaire hyperlipidemie.

cholesterolverhoging	triglycerideverhoging
– dieet rijk aan verzadigd vet	– metabool syndroom
– hypothyreoïdie	– diabetes mellitus type 2
– nefrotisch syndroom	– ontregeling bij diabetes type 1
– obstructie-icterus	– alcohol misbruik
– primaire biliaire cirrose	– chronische nierinsufficiëntie
– syndroom en ziekte van Cushing	– syndroom en ziekte van Cushing
– acute intermitterende porfyrie	– acute intermitterende porfyrie
– anorexia nervosa	– lupus erythematodes
– myelomatose	– hypofyse insufficiëntie
	– groeihormoondeficiëntie
	– zwangerschap

De vetstofwisseling wordt beïnvloed door veel medicamenten, zoals corticosteroïden, oestrogenen en progestagenen. Anabole steroïden verlagen het HDL-cholesterol. Thiazidediuretica verhogen cholesterol en triglyceriden, bètablokkers zonder intrinsieke activiteit verhogen de triglyceridespiegels en verlagen het HDL-cholesterol. De effecten van een aantal medicamenten zijn samengevat in tabel 7.21

Tabel 7.21 Effecten van enkele medicamenten op triglyceriden, HDL-cholesterol en LDL-cholesterol.

	triglyceriden	HDL-cholesterol	LDL-cholesterol
diuretica	↑	↔	↑
bètablokkers zonder intrinsieke activiteit	↑	↓	↔
corticosteroïden	↑	↓	↔
oestrogenen	↑	↑	↔
progestativa	↔	↓	↑
anabole steroïden	↔	↓	↑

▶ 7.6 Hyperhomocysteïnemie

Hoewel hyperhomocysteïnemie buiten de titel van dit hoofdstuk over koolhydraat- en vetstofwisselingsafwijkingen valt, komt het hier kort ter sprake als cardiovasculaire risicofactor. Bij het ontstaan van hyperhomocysteïnemie spelen genetische en omgevingsfactoren een rol.

Homozygote hyperhomocysteïnemie met homocystinurie, een zeldzame aangeboren stofwisselingsafwijking, berust op een deficiëntie van cystathion-bèta-synthase of een deficiëntie van 5,10- methyleentetrahydrofolaat-reductase of intracellulaire defecten van de vitamine-B12-synthese. Deze aandoeningen gaan op de kinderleeftijd gepaard met ernstige afwijkingen en geven tevens aanleiding tot premature atherosclerose en atherotrombotische complicaties.

Hyperhomocysteïnemie bij volwassenen is veel minder uitgesproken en berust naast eventuele heterozygote genetische enzymstoornissen in belangrijke mate op omgevingsfactoren, zoals een tekort aan foliumzuur, vitamine B12 of vitamine B6 en komt voor bij een aantal ziekteprocessen (zie tabel 7.22).

Tabel 7.22 Oorzaken van heterozygote (lichte) hyperhomocysteïnemie.

- genetisch
  • thermolabiele variant van N5-N10-methyleentetrahydrofolaatreductase
  • heterozygote vorm van cystathion-bètasynthasedeficiëntie
- deficiëntie van foliumzuur, vitamine B12 of vitamine B6
- medicatie die de foliumzuurstofwisseling beïnvloedt (methotrexaat, fenytoïne)
- beïnvloeding van de vitamine-B6-stofwisseling (theofylline, roken)
- chronische nierfunctiestoornissen
- hypothyreoïdie
- verschillende vormen van carcinoom
- ouder worden, bij vrouwen in het bijzonder na de menopauze

De concentratie van plasma-homocysteïne is gecorreleerd aan het risico van het optreden van cardiovasculaire complicaties. Plasmatotaal-homocysteïne wordt of in nuchtere toestand of 6 uur na een orale belasting met 0,1 g methionine bepaald. Als afkapgrenzen worden dan gehanteerd: nuchter totaal-homocysteïne < 12,1 micromol/l en na methioninebelasting < 38 micromol/l. Bepaling in nuchtere toestand lijkt niet strikt noodzakelijk. Bij het vinden van hogere waarden neemt het risico op coronaire hartziekten, cerebrovasculaire complicaties en perifere vaatafwijkingen toe. Het is echter nog niet duidelijk of hyperhomocysteïnemie de oorzaak is van het verhoogde risico op vasculaire complicaties of dat het een begeleidend symptoom is. Toediening van foliumzuur doet de concentratie van homocysteïne dalen. Daarom wordt ook wel een afkapgrens van < 10 micromol/l gehanteerd na behandeling met foliumzuur. Een probleem blijft dat in een hoger percentage afwijkende waarden worden gevonden bij mensen met cardiovasculaire complicaties, maar dat bij minstens 10% van de mensen zonder dergelijke symptomen ook verhoogde waarden worden gevonden. De indicatie voor de bepaling van homocysteïne is daarom beperkt. Het op jonge leeftijd optreden van manifest vaatlijden zonder dat dit verklaard kan worden door de aanwezigheid van de klassieke risicofactoren zou een indicatie kunnen zijn. Een daaruit voortvloeiende behandeling met foliumzuur bij het vinden van verhoogde waarden heeft weliswaar geen bewezen effect op vermindering van het optreden van cardiovasculaire complicaties, maar lijkt evenmin bijwerkingen te hebben en is goedkoop.

▶ Literatuur

Koolhydraatstofwisseling:
Devendra D. Type-1-diabetes: recent developments. BMJ 2004;328:750-4.
De Fronzo RA, et al. International textbook of diabetes mellitus. 3e druk, Chicester: Wiley, 2004.
Frank RN. Diabetic retinopathy. N Eng J Med 2004;350:48-58.
Haffner SM. Mortality from coronary heart disease in subjects with type-2-diabetes and in nondiabetic subjects with and without prior myocardial infarction. N Eng J Med 1998;339:229-34.
King H, et al. Global burden of diabetes 1995-2025: prevalence, numerical estimates and projections. Diabetes Care 1998;21:1414-31.
Pickup J, Williams G. Textbook of diabetes. 3e druk, Oxford: Blackwell 2002.
Pickup J, Williams G. Handbook of diabetes. 3e druk, Oxford: Blackwell 2004.
Remuzzi G, et al. Nephropathy in patients with type-2-diabetes. N Eng J Med 2002;346:1145-51.
Ritz E, Orth SR. Nephropathy in patients with type-2-diabetes mellitus. N Eng J Med 1999;341:1127-33.
Vegt F de, et al. Relation of impaired fasting and post-load glucose with incident type 2 diabetes in a Dutch population: the Hoorn Study. JAMA 2001;285: 2109-13.

Vetstofwisseling:
Carlson LA, et al. Current Hyperlipidaemia. 2e druk. London: Science Press Ltd., 2001.
Durrington P, Sniderman A. Hyperlipidaemia. Oxford: Health Press Ltd., 2000.
Gotto AM, et al. The ILIB Lipid Handbook for Clinical Practice. 3e druk. New York: International Lipid Information Bureau, 2003.
Grundy SM, et al. Definition of Metabolic Syndrome. Report of the National Heart, Lung, and Blood Institute / American Heart Association Conference on Scientific Issues Related to Definition. Circulation 2004;109:433-8.
Manson JE, et al. Women's health initiative investigators. Estrogen plus progestin and the risk of coronary heart disease. New Eng J Med 2003;349:523-34.
McLaughlin T, et al. Use of metabolic markers to identify overweight individuals who are insulin resistant. Ann Int Med 2003;139:802-9.
Reaven GM. Importance of identifying the overweight patient who will benefit the most by losing weight. Ann Int Med 2003;138:420-3.

Hoofdstuk 8

ENDOCRINOLOGIE

J.W.F. Elte en A.C. Nieuwenhuijzen Kruseman

▶ 8.1 Afwijkingen van de schildklier

▶ INLEIDING

De schildklierfunctie wordt gereguleerd vanuit de hypofyse (TSH) en de hypothalamus (TRH) via een terugkoppelingsysteem, zoals dat bij de meeste endocriene organen gebeurt. Thyroxine (T_4) en trijodothyronine (T_3) zijn de enige jodothyroninen met een biologische activiteit. Het is waarschijnlijk dat T_4 zijn biologische effect voornamelijk, zo niet geheel, uitoefent door perifere conversie tot T_3. In het serum is meer dan 99,5% van het circulerende schildklierhormoon aan eiwit gebonden. Het biologische effect is afhankelijk van de vrije fractie. Per individu is de serumconcentratie van T_4 en T_3 vrij constant. Het perifere T_3 is voor 75% afkomstig van T_4. Referentiewaarden worden gegeven in tabel 8.1.

Tabel 8.1 Referentiewaarden voor schildklierfunctietest.

TSH (thyreoïdstimulerend hormoon)	0,4-4,0 mU/l
FT_4 (vrije T_4-concentratie)	8-18 pmol/l
FT_3 (vrije T_3-concentratie)	< 2 pmol/l
thyroxine (totaal T_4)	65-160 nmol/l
trijodothyronine (totaal T_3)	1,2-3,0 nmol/l
thyreoglobuline	2,5-50 µg/l

Raadpleeg uw eigen laboratorium voor exacte waarden.

Schildklierafwijkingen komen vaak voor en zijn niet altijd gemakkelijk te herkennen. Ze zijn globaal in te delen in functie- en vormafwijkingen; daarnaast kan de interpretatie van schildklierfunctieonderzoek problemen opleveren, omdat de laboratoriumtests kunnen worden beïnvloed door diverse ziektetoestanden en vele medicamenten.

Door gegevens verkregen uit de anamnese, het lichamelijk onderzoek en (zo nodig uitgebreid) laboratoriumonderzoek te combineren, is karakterisering van een schildklierafwijking in het algemeen echter goed mogelijk.

▶ VORMAFWIJKINGEN/STRUMA

Een struma is een zichtbare of tastbare vergroting van de schildklier. Een probleem daarbij is dat palpatie van de hals moeilijk en niet altijd betrouwbaar is. Een struma zal dus niet altijd worden onderkend, vooral als deze klein is en symptoomloos. Indien er van struma sprake is, is het van belang te vragen naar de bestaansduur (vaak onbekend), het familiair voorkomen, eventuele (recente of geleidelijke) groei en pijn. De grootte, consistentie en nodulariteit moeten worden nagegaan, waarbij tevens wordt gelet op fixatie aan de omgeving en pijn. Klachten en verschijnselen van hypo- en hyperthyreoïdie kunnen verder richting aan de diagnostiek geven.

De differentiële diagnostiek van struma is af te leiden uit de bestaande indelingen (tabel 8.2). Vaak is classificatie pas goed mogelijk als alle aspecten van deze indeling zijn nagegaan.

Het eerste onderzoek naar een schildklierfunctiestoornis is bepaling van de serum TSH-waarde. De huidige immunometrische methoden voor bepaling van TSH zijn zodanig gevoelig (detectiegrens 0,01 mU/l) en specifiek, dat een TSH-waarde binnen het normale referentiegebied een schildklierfunctiestoornis vrijwel uitsluit. Bepaling van de serum-FT_4-waarde is aangewezen bij een afwijkende TSH-waarde. Bepaling van de serum-T_3-waarde is zelden noodzakelijk. Bij hyperthyreoïdie kan de T_3-waarde verhoogd zijn bij een normale FT_4-waarde, onder andere indien sprake is van jodiumdeficiëntie of bij een T_3-toxicose. Anderzijds kan bij beginnende hypothyreoïdie de T_3-waarde nog normaal zijn bij een reeds verlaagde FT_4-waarde. In beide situaties is dit een gevolg van toegenomen T_4-T_3 conversie als reactie op de afgenomen jodiumhuishouding of schildklierfunctie. De TSH-waarde kan in een aantal omstandigheden verlaagd zijn zonder dat er sprake is van een schildklierfunctiestoornis (zie pagina 194).

Tabel 8.2   Indelingen van struma.

anatomie
– diffuus
– uni/multinodulair
functie
– euthyreoot
– hyperthyreoot
– hypothyreoot
voorkomen
– endemisch (> 10% van de bevolking)
– sporadisch
etiologie
– dyshormonogenese (partiële enzymdefecten)
– jodiumdeficiëntie, strumagene stoffen, jodiumovermaat
– ziekte van Hashimoto (auto-immuunthyreoïditis, pijnloze thyreoïditis), ziekte van Riedel, subacute thyreoïditis (pijnlijke thyreoïditis)
– ziekte van Graves
– adenoom, carcinoom

Bepaling van schildklierantistoffen heeft voor de diagnostiek van schildklierfunctiestoornissen weinig betekenis. Schildklierantistoffen (thyroïd peroxidase(TPO)- en thyreoglobuline(Tg)-antistoffen) komen vaak voor (25%) bij personen zonder schildklierfunctiestoornis, met name op oudere leeftijd. Indien men wil vaststellen of er sprake is van een auto-immuunstoornis als oorzaak van een schildklierfunctiestoornis, kan met de bepaling van anti-TPO worden volstaan. TPO-antistoffen zijn bij 80-90% van de patiënten met de ziekte van Graves positief, bij 95-100% van patiënten met de ziekte van Hashimoto. Bij subklinische hypothyreoïdie (TSH verhoogd, FT_4 normaal) betekent de aanwezigheid van TPO-antistoffen een vier- tot vijfmaal grotere kans op de ontwikkeling van hypothyreoïdie. De aanwezigheid van TPO-antistoffen heeft ook voorspellende waarde voor het ontstaan van postpartum-thyreoïditis en hypothyreoïdie bij amiodaron-gebruik.

De thyreoglobulinespiegel in het serum is verhoogd bij veel schildklieraandoeningen, maar is slechts bruikbaar bij de follow-up van gedifferentieerd schildkliercarcinoom na totale schildklierextirpatie en bij thyreotoxicosis factitia (zie verder). Bij verdenking op medullair schildkliercarcinoom is bepaling van het serum-calcitoninegehalte geïndiceerd.

Wil men beter geïnformeerd zijn over schildkliergrootte en mate van nodulariteit, dan is echografie te overwegen. Een andere mogelijkheid daartoe is scintigrafie. Daarmee is de omvang van de schildklier niet goed te beoordelen, maar wel de mate van nodulariteit en functionaliteit. Bij epidemiologisch onderzoek met behulp van echografie is gebleken dat ook in een schildklier van normale grootte vrijwel altijd noduli aanwezig zijn. Schildklierscintigrafie is gewoonlijk onnodig, tenzij bepaling van de hoeveelheid toe te dienen radioactief jodium vereist is bij de therapie van hyperthyreoïdie (dosering op basis van nodulariteit en percentage jodiumopname) of schildkliercarcinoom (is er nog een schildklierrest, percentage uptake). Schildklierscintigrafie met jodium (^{123}I) of technetium (Tc-^{99}m) voor het onderscheid tussen een warme en een koude nodus is soms van belang, eventueel ook voor het aantonen van ectopisch schildklierweefsel.

Euthyreoot struma komt frequent voor en is, zeker als het langer bestaat, vrijwel altijd nodulair. Vastleggen van de functie is van belang omdat via een fase van autonomie hyperthyreoïdie kan ontstaan zonder opvallende symptomen.

Men spreekt van een autonome schildklierfunctie of subklinische hyperthyreoïdie indien de FT_4- en T_3-waarden normaal zijn bij een niet-detecteerbare TSH-waarde. Indien er sprake is van een hyperthyreoot struma moet onderscheid worden gemaakt tussen de ziekte van Graves (diffuus struma, kort en heftig beloop, eventueel oogverschijnselen, TPO-antistoffen vaak positief) en nodulair struma (vaker sluipend beloop, symptoomarm), omdat de prognose en therapeutische benadering verschillend zijn. Bij nodulair struma kan nog onderscheid worden gemaakt tussen een solitaire nodus en multinodulair struma. Beide behoren echter tot hetzelfde ziektebeeld (ziekte van Plummer). De oogverschijnselen bij de ziekte van Graves bestaan uit exophthalmus, lidretractie, symptoom van Von Gräfe, chemose, conjunctivale injectie, opgezette oogleden, lagophthalmus en oogspierparesen c.q. dubbelbeelden. Bij nodulair struma worden deze verschijnselen nooit gezien, hoogstens het symptoom van Von Gräfe in geringe mate. Een hypothyreoot struma komt minder frequent voor en kan worden veroorzaakt door de ziekte van Hashimoto (TPO-antistoffen positief, fijn nodulair of diffuus struma, histologisch: lymfocytaire infiltratie, man/vrouw-ratio 1:5). Veel zeldzamer is de situatie waarin er een enzymdefect bestaat (gespecialiseerd onderzoek noodzakelijk), waarin er sprake is van jodiumdeficiëntie of als strumagene stoffen de oorzaak zijn van veelal nodulair hypothyreoot struma. Verdenking op carcinoom bij nodulair struma geeft aanleiding tot aanvullend onderzoek. Hoewel vaak een echogram zal worden aangevraagd, is cytologisch onderzoek (zo nodig herhaald) van grotere waarde. Indien bij een dunnenaaldbiopsie onvoldoende materiaal wordt verkregen is herhaling van de punctie aangewezen, eventueel op geleide van echografie. Is er wederom onvoldoende materiaal, dan dient een hemithyreoïdectomie te worden uitgevoerd. Klinische risicofactoren die de kans op een maligne aandoening in een solitaire schildkliernodus verhogen, staan vermeld in tabel 8.3. De strategie bij de analyse van een solitaire schildkliernodus en het niet-klassieke multinodulair struma is aangegeven in figuur 8.1.

Tabel 8.3 Klinische risicofactoren die de kans (= 11%) op een maligne aandoening in een solitaire schildkliernodus verhogen (> 30%) (uit Wiersinga en Krenning, 1998).

- mannelijk geslacht
- continue vergroting van de nodus
- externe halsbestraling in de jeugd
- heesheid, verminderde beweeglijkheid van een stemband
- symptomen MEN-II-syndroom
- familieanamnese met
  - MEN-II-syndroom
  - papillair schildkliercarcinoom
- vaste tot zeer vaste consistentie
- tekenen van metastasen
  - vergrote lymfeklieren in de hals
  - dyspnoe d'effort
  - botpijn
- (solitair aspect bij palpatie, ongeacht echo- of scintigrafische bevinding)
- (niet-klassiek multinodulair struma)

Pijn in de hals is meestal het gevolg van een subacute thyreoïditis of een bloeding in een schildkliernodus of cyste. Een snelgroeiende zwelling in de schildklier is verdacht voor een anaplastisch schildkliercarcinoom (tabel 8.4)

Tabel 8.4   Oorzaken van pijn in de schildklier.

subacute thyreoïditis (ziekte van De Quervain)
- koorts, tevoren keelpijn c.q. luchtweginfectie, BSE verhoogd, passagère thyreotoxicose met verlaagde halsopname van jodium of technetium

bloeding in cyste
- tevoren bestaande nodus, behoudens pijn verder veelal geen verschijnselen

anaplastisch schildkliercarcinoom, metastase van carcinoom of lymfoom
- snel groeiende vast aanvoelende zwelling, algemene verschijnselen verdacht voor maligniteit

Figuur 8.1   Diagnostische strategie bij de solitaire schildkliernodus en het niet-klassieke multinodulaire struma. Uit: Oxford Textbook of Endocrinology and Diabetes, 2002.

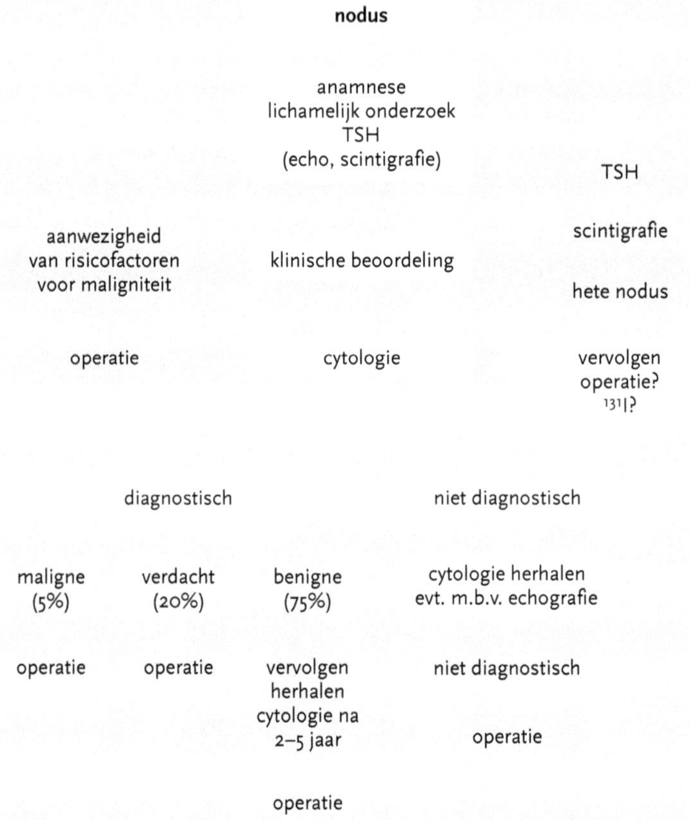

nodus

anamnese
lichamelijk onderzoek
TSH
(echo, scintigrafie)

TSH

aanwezigheid
van risicofactoren   klinische beoordeling   scintigrafie
voor maligniteit
                                                      hete nodus

operatie   cytologie   vervolgen
                                                      operatie?
                                                      ^{131}I?

           diagnostisch   niet diagnostisch

maligne   verdacht   benigne   cytologie herhalen
(5%)   (20%)   (75%)   evt. m.b.v. echografie

operatie   operatie   vervolgen   niet diagnostisch
                         herhalen
                         cytologie na
                         2–5 jaar   operatie

                         operatie

Struma ten gevolge van de ziekte van Riedel is zeer zeldzaam, evenals struma ten gevolge van jodiumovermaat (cave echter amiodaron). Ook een maligne lymfoom kan aanleiding geven tot een struma.

▶ SCHILDKLIERFUNCTIESTOORNISSEN

Een hypothyreoïdie verloopt vaak sluipend en wordt dikwijls niet herkend. Bij secundaire hypothyreoïdie is dit nog meer uitgesproken. De klachten worden vooral bij ouderen vaak aan de leeftijd toegeschreven omdat ze aspecifiek zijn. De klachten van hypothyreoïdie zijn traagheid, lusteloosheid, obstipatie, koude-intolerantie, anorexie, spierpijn, menorragie, gewichtstoename (enkele kilogrammen), droge huid en haaruitval. Bij het lichamelijk onderzoek vallen de ruwe, lage stem, de grote tong en periorbitale zwelling op. Laterale wenkbrauwuitval komt voor, maar is aspecifiek. Daarnaast kunnen voorkomen: brokkelige nagels, pretibiaal myxoedeem, bradycardie, pericardeffusie en ascites, en vertraagde relaxatie van de bicepspeesreflex. Bij extremere vormen kan psychose optreden of ileus en uiteindelijk myxoedeemcoma.

De oorzaken van hypothyreoïdie staan vermeld in tabel 8.5. Verreweg de meest voorkomende oorzaken zijn de ziekte van Hashimoto en een eerdere schildklieroperatie of therapie met radioactief jodium.

Het laboratoriumonderzoek moet worden begonnen met een TSH-bepaling. Bij primaire hypothyreoïdie is de TSH-spiegel verhoogd. Bij de combi-

Tabel 8.5   Oorzaken van hypothyreoïdie.

primaire hypothyreoïdie (oorzaak in de schildklier)
– auto-immuunthyreoïditis
   • chronische thyreoïditis (ziekte van Hashimoto*, atrofische thyreoïditis)
   • postpartum-thyreoïditis
   • eindstadium ziekte van Graves
– subacute thyreoïditis (ziekte van De Quervain)*
– fibreuze thyreoïditis (ziekte van Riedel)*
– iatrogeen (thyroïdectomie, ^{131}I-therapie, uitwendige bestraling, overmaat aan jodium*, thyreostatica*, medicamenten als thionamiden, amiodaron, lithium)
– jodiumdeficiëntie (endemisch struma en cretinisme)*
– congenitale afwijkingen
   • schildklierdysgenesie
   • afwijkingen in de schildklierhormoon-biosynthese*
   • voorbijgaande neonatale hypothyreoïdie als gevolg van prenatale blootstelling aan jodium, jodiumdeficiëntie, thyreostatica*
   • infiltratie (tumor, sarcoïdose)*

centrale hypothyreoïdie (secundair (hypofysair) of tertiair (hypothalaam)
– hypofysetumoren
– ischemische necrose (post partum syndroom van Sheehan, ernstige shock, diabetes mellitus)
– aneurysma a. carotis interna
– iatrogeen (uitwendige bestraling, operatie)
– infectie (abces, TBC)
– infiltratie (sarcoïdose, histiocytose, hemosiderose)

perifere hypothyreoïdie
– perifere resistentie voor de werking van schildklierhormoon
– schildklierhormoon-bindende antistoffen

* In deze gevallen kan hypothyreoïdie gepaard gaan met struma.

natie laag FT_4 (totaal T_4) en laag normaal TSH is er sprake van secundaire of tertiaire hypothyreoïdie. Bij deze vormen van hypothyreoïdie is beeldvormende diagnostiek (CT of MRI) van de sellaregio aangewezen. Bij de zeldzame congenitale enzymdefecten zijn ingewikkelder gespecialiseerde tests nodig om tot een juiste diagnose te komen. Het serumcholesterolgehalte is verhoogd bij primaire hypothyreoïdie, meestal niet bij de secundaire vorm. Bij hypothyreoïdie is vaak ook het CPK verhoogd. Van een subklinische hypothyreoïdie is sprake als de TSH hoog is maar de FT_4 (nog) normaal.

Een overmaat aan circulerend schildklierhormoon leidt tot een klinisch beeld dat thyreotoxicose wordt genoemd (tabel 8.6). De meest frequente oorzaak van thyreotoxicose is hyperthyreoïdie (90%), dat wil zeggen overproductie van schildklierhormoon door de follikel-epitheelcellen van de schildklier. Thyreotoxicose kan ook berusten op lekkage van schildklierhormoon bij thyreoïditis, exogene toevoer van schildklierhormoon (thyreotoxicosis factitia) en zeer zelden op overproductie van schildklierhormoon door ectopisch schildklierweefsel, zoals struma ovarii of functionerende metastasen van schildkliercarcinoom.

Tabel 8.6 Oorzaken van thyreotoxicose.

- de ziekte van Graves*
- toxisch multinodulair struma (ziekte van Plummer)*, toxisch adenoom*
- thyreoïditis*
  - subacute thyreoïditis (De Quervain)+*
  - painless (silent) thyroiditis+*
  - auto-immuunthyreoïditis (ziekte van Hashimoto)
  - bestralingsthyreoïditis (^{131}I)
- exogene oorzaak+
  - iatrogeen
  - thyreotoxicosis factitia
  - door jodium geïnduceerd
- ectopische oorzaak+
  - struma ovarii
  - molazwangerschap, choriocarcinoom (HCG)
- schildkliercarcinoom* (zeldzaam)
- TSH-overmaat*
  - hypofysaire overproductie
  - trofoblastaire tumoren (echter ook HCG)
  - hypofysaire ongevoeligheid voor T_4

* Gaat meestal gepaard met struma
\+ Gewoonlijk met verminderde halsopname bij scintigrafie.

Het klinische beeld van een thyreotoxicose kenmerkt zich door klachten als gewichtsverlies (ondanks vaak toegenomen eetlust), nervositeit en onrust, moeheid, beven, dyspnoe, hartkloppingen, spierzwakte, warmte-intolerantie en overmatig transpireren, frequente defecatie en menstruatiestoornissen. De verschijnselen bij het lichamelijk onderzoek sluiten hier direct op aan en bestaan uit een warme vochtige huid, tachycardie (soms atriumfibrillatie), soms een struma (een souffle over de schildklier wijst sterk in de richting van een hyperthyreoïdie), soms oogverschijnselen (exophthalmus, lidretractie, ooglidoedeem, chemose, vaatinjectie, oogspierparese, enz.), soms pretibiaal myxoedeem (de laatste twee verschijnselen vooral bij de ziekte van Graves).

Indien er sprake is van hyperthyreoïdie dient een onderscheid te worden gemaakt tussen de ziekte van Graves (50%) en toxisch (multi)nodulair struma (40%). In eerste instantie is palpatie (diffuus versus nodulair) hierbij van belang, hoewel dit onderzoek – zoals eerder vermeld – niet altijd betrouwbaar is. Een souffle (hoorbaar) of 'thrill' (palpabel, zeldzaam) over de schildklier komt vrijwel uitsluitend voor bij een hyperthyreoïdie door de ziekte van Graves, waarbij ook de kenmerkende oogverschijnselen (zie eerder), pretibiaal myxoedeem en vitiligo kunnen worden gezien. Daarbij is het klinisch beeld van de ziekte van Graves dat van een zich vaak snel ontwikkelende en opvallende hyperthyreoïdie. Bij een multinodulair struma is het beloop meestal sluipender en monosymptomatisch (snelle pols). Onderscheid van genoemde oorzaken ten opzichte van thyreoïditis is niet altijd eenvoudig. Bij subacute thyreoïditis treedt gewoonlijk pijn op en vaak ook koorts. Dit ziet men niet bij pijnloze thyreoïditis en Hashimoto-thyreoïditis, waarbij cytologisch onderzoek behulpzaam kan zijn (lymfocytaire afwijkingen bij beide aandoeningen) of de aanwezigheid van sterk positieve TPO-antistoffen en vitiligo bij de ziekte van Hashimoto. Een variant van pijnloze thyreoïditis is de postpartum-thyreoïditis die na 5-10% van de zwangerschappen kan ontstaan. Bij het merendeel van de vrouwen met postpartum-thyreoïditis zijn TPO-antistoffen aantoonbaar. Bij eenderde van deze patiënten kan vervolgens hypothyreoïdie ontstaan, aanvankelijk voorbijgaand, maar bij een aantal permanent.

De thyreotoxicose bij thyreoïditis is meestal zelflimiterend en dus passagère. Het al of niet opkomen van de schildklier bij scintigrafisch onderzoek kan een belangrijk differentieeldiagnosticum zijn (verminderde opname bij exogene oorzaken en soms bij thyreoïditis). Een thyreotoxicosis factitia kan vaak pas na uitsluiting en herhaald afnemen van de anamnese worden opgespoord. Daarbij past het bestaan van een struma niet. Het serumthyreoglobulinegehalte is laag, in tegenstelling tot alle andere vormen van thyreotoxicose waarbij de serum Tg-waarde altijd verhoogd is. Voor onderscheid tussen diffuse en nodulaire varianten van een toxisch struma is, naast het lichamelijk onderzoek en de anamnese, schildklierscanning de eerste keus. Sommige, in het bijzonder de zeldzame oorzaken van thyreotoxicose zijn moeilijk te achterhalen en vereisen aanvullend onderzoek.

Het laboratoriumonderzoek begint met een TSH-bepaling; indien deze onmeetbaar laag is, wordt de FT_4-concentratie gemeten. Bij sterke verdenking op thyreotoxicose (lage TSH, kliniek) en normaal serum-FT_4, dient men het serum-$(F)T_3$-gehalte te bepalen (ca. 15% van de thyreotoxische patiënten heeft een T_3-toxicose, waarbij het serum-T_4-gehalte [nog] normaal is).

Van een subklinische hyperthyreoïdie of autonomie is sprake als de TSH verlaagd is en de FT_4 en $(F)T_3$ normaal zijn.

Tijdens behandeling is in de eerste maanden een TSH-bepaling onvoldoende, omdat deze spiegel vooral bij de ziekte van Graves lang onmeetbaar laag blijft, ook na normalisering van FT_4 en $(F)T_3$.

Figuur 8.2 *Stroomdiagram voor de diagnostiek van schildklierfunctiestoornissen.*

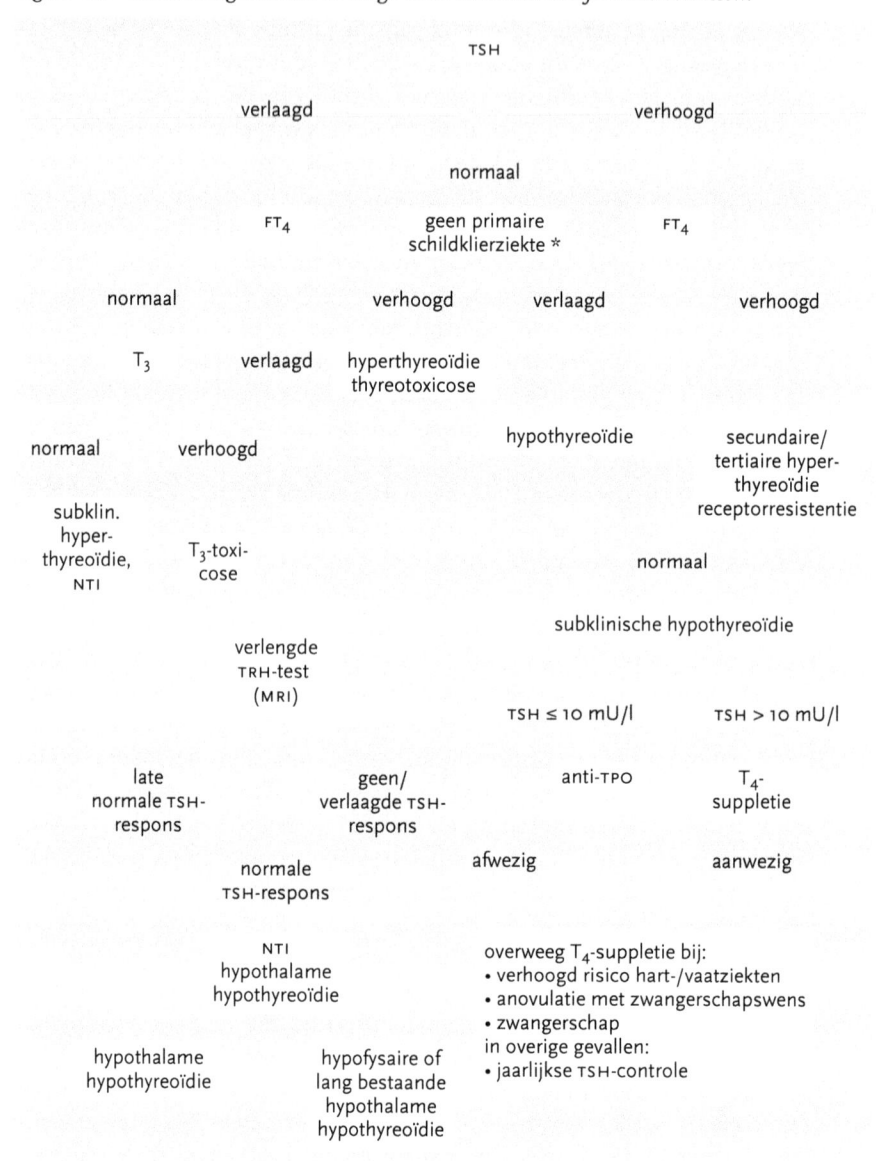

```
                                    TSH

            verlaagd                                    verhoogd

                               normaal

               FT4       geen primaire          FT4
                         schildklierziekte *

   normaal         verhoogd       verlaagd              verhoogd

      T3      verlaagd    hyperthyreoïdie
                          thyreotoxicose

                                 hypothyreoïdie         secundaire/
  normaal    verhoogd                                   tertiaire hyper-
                                                        thyreoïdie
  subklin.                                              receptorresistentie
  hyper-
  thyreoïdie,   T3-toxi-
     NTI         cose                           normaal

                                                subklinische hypothyreoïdie
              verlengde
              TRH-test
               (MRI)                     TSH ≤ 10 mU/l      TSH > 10 mU/l

     late        geen/            anti-TPO            T4-
  normale TSH-   verlaagde TSH-                       suppletie
   respons        respons

                normale            afwezig            aanwezig
                TSH-respons

                  NTI          overweeg T4-suppletie bij:
              hypothalame      • verhoogd risico hart-/vaatziekten
              hypothyreoïdie   • anovulatie met zwangerschapswens
                               • zwangerschap
  hypothalame    hypofysaire of    in overige gevallen:
  hypothyreoïdie lang bestaande    • jaarlijkse TSH-controle
                 hypothalame
                 hypothyreoïdie
```

* Bij een secundaire en tertiaire hypo/hyperthyreoïdie kan de TSH-waarde normaal zijn.
NTI = non-tjyroidal illness
TPO = anti-thyreoperoxidase

Bij door jodium geïnduceerde thyreotoxicose verdient amiodaron bijzondere aandacht. De in amiodaron aanwezige hoeveelheid jodium kan thyreotoxicose veroorzaken bij patiënten met een preëxistente schildklierafwijking (type 1, Jod-Basedow-fenomeen). Amiodaron kan echter ook cytotoxisch zijn voor de follikelcel en een vorm van subacute thyreoïditis veroorzaken (type 2). In figuur 8.2 is een stroomdiagram weergegeven met betrekking tot de diagnostiek van een schildklierfunctiestoornis.

▶ INTERPRETATIE VAN SCHILDKLIERFUNCTIEONDERZOEK

Bij de beoordeling van de schildklierfunctie moet men bedacht zijn op een aantal valkuilen bij de interpretatie van laboratoriumuitslagen. Voor screenend onderzoek volstaat bepaling van de TSH-waarde. Indien deze verlaagd is, wijst dit op thyreotoxicose. Er zijn echter meer – merendeels zeldzame – oorzaken voor een verlaagde TSH-waarde zonder dat er sprake is van een thyreotoxicose, bijvoorbeeld het 'sick euthyroid syndrome' ('nonthyroidal illness'), overmaat aan glucocorticoïden (syndroom van Cushing), depressief syndroom, centrale hypothyreoïdie en als gevolg van dopamine-infusie. Aangezien circulerend schildklierhormoon merendeels aan serumeiwitten is gebonden, kunnen door veranderingen daarin (in het bijzonder thyreoïdhormoonbindend globuline, TBG) de totaal-T_4- en totaal-T_3-waarden veranderen. In die situatie zijn de FT_4-, FT_3- en TSH-waarden normaal. Een klassiek misverstand is in dit kader de verhoogde totaal T_4- en T_3-waarden die gevonden kunnen worden bij oestrogeengebruik (anticonceptie).

Bij gegeneraliseerde resistentie tegen schildklierhormoon zijn FT_3 en FT_4 verhoogd, het serum-TSH is echter normaal. Van amiodaron is inmiddels aangetoond dat dit medicament het transport door de plasmamembraan kan remmen waardoor een verhoogde FT_4-waarde gevonden kan worden, ondanks klinische euthyreoïdie en een normale TSH-waarde. Voorts kunnen bepaalde medicamenten (vooral anti-epileptica en tuberculostatica) door enzyminductie de metabole klaring van T_4 verhogen. Bij difantoïnemedicatie zijn bij 30% van de patiënten de T_4- en FT_4-waarden verlaagd, terwijl de T_3- en TSH-waarden normaal zijn. Voor een uitgebreid overzicht van medicamenteuze beïnvloeding van schildklierfunctietests raadplege men de standaard tekstboeken endocrinologie.

Naast medicamenten kunnen ook ernstige ziekten en voedselonthouding leiden tot veranderingen in de schildklierhormoonwaarden, deels door een gewijzigde productie door de schildklier zelf, deels door een veranderd metabolisme van schildklierhormoon in perifere weefsels. In de beginfase daalt in deze omstandigheden vooral de T_3-waarde, als gevolg van een verminderde perifere conversie c.q. transportstoornis van schildklierhormoon over de plasmamembraan van vooral hepatocyten. Gewoonlijk is de serum-T_4-spiegel (en de vrije T_4) daarbij normaal of soms licht verhoogd, maar bij ernstig zieke patiënten kan deze eveneens verlaagd zijn. Ook de TRH-test kan onder deze omstandigheden een afwijkende (verminderde) TSH-respons tonen, zodat de diagnostiek bij deze patiënten zeer moeilijk is. De TSH-bepaling is bij de individuele patiënt ook niet altijd voorspellend. Het reverse-T_3 is bij het lage-T_3-syndroom verhoogd. De oorzaken van dit zogenaamde lage T_3-syndroom of 'sick euthyroid syndrome' zijn samengevat in tabel 8.7

Tabel 8.7   Oorzaken van het lage T_3-syndroom.

– fysiologisch	– foetaal en vroeg neonataal
	– hoge leeftijd
– pathologisch	– na vasten
	– malnutritie
	– systeemaandoening
	– trauma
	– postoperatief
	– t.g.v. medicamenten (PTU, glucocorticosteroïden, propranolol, amiodaron, röntgencontrastmiddelen (IVP, CT-scanning)

▶ 8.2 Afwijkingen van de calciumstofwisseling

▶ INLEIDING

De serumconcentraties van calcium, fosfor (fosfaat) en magnesium zijn nauwkeurig gereguleerd en zijn op complexe wijze aan elkaar gerelateerd. Deze mineralen zijn belangrijke bestanddelen van het botweefsel, maar zijn ook betrokken bij processen als spiercontractie, bloedstolling en cellulaire functies. Calcium is voor 99% in bot opgeslagen. De concentratie van calcium in serum wordt binnen nauwe grenzen gehouden (2,25-2,60 mmol/l).

Het fysiologische effect van calcium wordt bepaald door het geïoniseerde deel; dit is ongeveer de helft, 45% is eiwitgebonden, vooral aan albumine en 5% is in complexe vorm gebonden aan bicarbonaat, citraat en fosfaat. Een stijging van 10 gram albumine per liter geeft een stijging van het serumcalciumgehalte van ongeveer 0,25 mmol/l, terwijl het geïoniseerde deel niet verandert. Bij afwijkende eiwitconcentraties is derhalve correctie van het totale serumcalciumgehalte (mmol/l) noodzakelijk. Dit kan met behulp van een eenvoudige formule:

calcium in mmol/l (gecorrigeerd) = calcium in mmol/l (gemeten) – 0,025 × albumine (g/l) + 1,0

Bij ernstige acidose stijgt de geïoniseerde calciumfractie, bij ernstige alkalose daalt deze fractie. Een stijging van de pH met 0,1 veroorzaakt een daling van het geïoniseerde calcium van 0,04 mmol/l.

De opname van calcium, fosfaat en magnesium vindt plaats via de dunne darm en deze is in evenwicht met de excretie via darm en (voornamelijk) nieren en mede afhankelijk van de behoefte van het lichaam. De homeostase van genoemde mineralen staat onder invloed van bijschildklierhormoon (PTH), 1,25-dihydroxy-vitamine D3 (vitamine D) en calcitonine.

Het parathormoon (PTH) reguleert het serum-calciumgehalte via effecten op botweefsel en nieren, en staat onder invloed van het serum-calcium (en in mindere mate magnesium) door een negatief feedbackmechanisme. PTH stimuleert de renale tubulaire calciumreabsorptie en mobiliseert calcium en fosfaat uit het bot. Daarnaast stimuleert het de renale reabsorptie van magnesium en remt het die van fosfaat.

Vitamine D wordt onder invloed van PTH en/of een laag fosfaatgehalte in de nier in de biologisch actieve vorm $1,25(OH)_2$-vitamine D3 omgezet en verhoogt de absorptie van mineralen in de tractus digestivus afhankelijk van de behoefte. Vitamine D stimuleert ook de botresorptie.

De betekenis van calcitonine in de homeostase is minder duidelijk. De belangrijkste werking is het remmen van de botresorptie.

▶ HYPERCALCIËMIE

Hypercalciëmie wordt vaak bij toeval gevonden na screenend laboratoriumonderzoek. Voordat verdere analyse plaatsvindt dienen laboratoriumfouten, een hoog eiwitgehalte (albumine), dehydratie (maar kan ook ten gevolge van hypercalciëmie!) en een langdurige stuwing voor de venapunctie te zijn uitgesloten. Bedenk bovendien dat bij het multipele myeloom en soortgelijke aandoeningen een fout hoog calciumgehalte kan worden gevonden doordat calcium wordt gebonden aan andere (pathologische) plasma-eiwitten dan albumine.

Er zijn vele oorzaken van hypercalciëmie, maar merendeels (90%) gaat het om hyperparathyreoïdie of botmetastasen van mamma- of longcarcinoom (tabel 8.8).

De symptomen van hypercalciëmie zijn divers en weinig specifiek (tabel 8.9). Gewoonlijk treden ze pas op indien het serum-calcium hoger is dan ongeveer 3,0 mmol/l (bij normaal serum-albumine!) en zelfs daarboven heeft niet elke patiënt klachten. Bij een serum-calciumgehalte hoger dan 3,2 mmol/l kunnen nierinsufficiëntie en verkalkingen in nieren, huid, bloedvaten, hart en maag optreden, vooral als de fosfaatspiegels ten gevolge van de nierinsufficiëntie normaal of hoog zijn. Bij ernstige hypercalciëmie (> 3.5 mmol/l) is er een risico van coma en hartstilstand en is acuut ingrijpen aangewezen.

Het langdurig bestaan van soms weinig specifieke en milde klachten (moeheid, algehele malaise, dorst, polyurie, misselijkheid, slechte eetlust, obstipatie en verminderd functioneren) kan wijzen op het bestaan van hyperparathyreoïdie. Ook het bestaan van nierstenen (laat verschijnsel), hoewel eveneens aspecifiek en niet frequent voorkomend, past hierbij.

Tabel 8.8   Oorzaken van hypercalciëmie.

- primaire hyperparathyreoïdie (hyperplasie, adenoom, carcinoom, al of niet in het kader van een MEN-syndroom)
- maligniteit
  - lokale osteolyse (botmetastasen van met name mamma- en longcarcinoom, multipel myeloom)
  - humorale hypercalciëmie (secretie van PTH-related peptide, osteoclast activating factors, prostaglandinen, 1,25-dihydroxyvitamine D3)
- endocriene aandoeningen (hyperthyreoïdie, bijnierschorsinsufficiëntie, feochromocytoom, VIPoom)
- granulomateuze aandoeningen (o.m. sarcoïdose, tuberculose)
- medicamenten (thiazide diuretica, vitaminen A en D, calcium en antacida (melk-alkali-syndroom), lithium, oestrogenen en anti-oestrogenen bij patiënten met botmetastasen van mammacarcinoom)
- nierziekten (tertiaire hyperparathyreoïdie, aluminiumintoxicatie, behandeling met vitaminen D en calcium)
- calciumsensor receptor mutatie (familiaire hypocalciurische hypercalciëmie (FHH), congenitale hypercalciëmie)
- immobilisatie

Tabel 8.9   Symptomen van hypercalciëmie.

gastro-intestinaal
misselijkheid, slechte eetlust, braken,
obstipatie en soms acute pancreatitis

cardiaal
hypertensie, verkorting QT-tijd, toegenomen gevoeligheid voor digitalis, aritmieën

renaal
polyurie, polydipsie, soms nefrocalcinose

centraal zenuwstelsel
depressie, lethargie, verwardheid, coma

algemeen
spierzwakte, soms botpijn

Hypercalciëmie ten gevolge van maligne aandoeningen verloopt veel stormachtiger, met veelal hevig braken, polyurie en dehydratie. Het beloop is dan ook veel korter. Voor het vaststellen van de overige oorzaken zijn een meer specifieke anamnese en aanvullend onderzoek noodzakelijk. Het lichamelijk onderzoek is in het algemeen zonder opvallende kenmerken, tenzij dehydratie optreedt. Voor het overige kunnen symptomen aanwezig zijn als gevolg van een specifieke oorzaak, zoals hyperthyreoïdie (zie aldaar). In figuur 8.3 is een stroomdiagram opgenomen voor de diagnostiek van hypercalciëmie.

Figuur 8.3   Stroomdiagram voor de diagnostiek van hypercalciëmie.

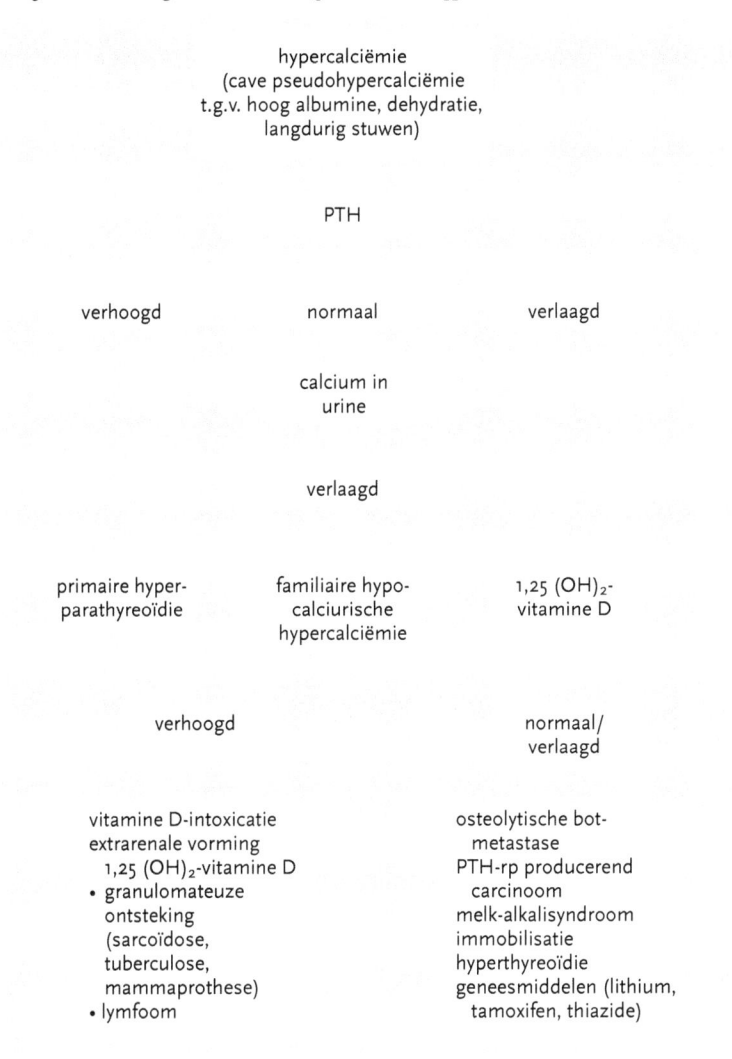

hypercalciëmie
(cave pseudohypercalciëmie
t.g.v. hoog albumine, dehydratie,
langdurig stuwen)

PTH

| verhoogd | normaal | verlaagd |

calcium in urine

verlaagd

| primaire hyper-parathyreoïdie | familiaire hypo-calciurische hypercalciëmie | 1,25 (OH)$_2$-vitamine D |

verhoogd   normaal/verlaagd

vitamine D-intoxicatie
extrarenale vorming
1,25 (OH)$_2$-vitamine D
• granulomateuze ontsteking (sarcoïdose, tuberculose, mammaprothese)
• lymfoom

osteolytische bot-metastase
PTH-rp producerend carcinoom
melk-alkalisyndroom
immobilisatie
hyperthyreoïdie
geneesmiddelen (lithium, tamoxifen, thiazide)

Naast de bepaling van het nuchtere serumcalcium is bepaling van albumine ter correctie van de bindende eiwitten zinvol. Een laag serum-fosfaat komt zowel voor bij hyperparathyreoïdic als bij maligne aandoeningen. De PTH-spiegel differentieert hyperparathyreoïdie goed van andere oorzaken, inclusief maligniteiten (daarbij ziet men ook een heviger klinisch beloop) en is dus naast het serum-calcium de belangrijkste parameter. Bij primaire hyperparathyreoïdie is deze waarde verhoogd, in combinatie met een verhoogd calcium en een verlaagd fosfaat. Bij andere oorzaken van hypercalciëmie is de PTH-spiegel verlaagd. Hoewel hypercalciëmie bij maligniteiten merendeels het gevolg is van botmetastasen, kan het ook bestaan zonder botmetastasen door productie van hormonale factoren als PTH-related peptide, 1,25-dihydroxyvitamine D3 en verschillende cytokines. Van deze factoren is PTH-rp de belangrijkste. Dit peptide heeft een autocrien en paracrien effect en is biologisch verwant aan PTH, maar immunologisch verschillend, waardoor het niet in de PTH-immunoassay wordt gemeten. Vooral het plaveiselcelcarcinoom van de long is geassocieerd met overproductie van PTH-rp. Bij lymfomen en granulomateuze aandoeningen wordt de hypercalciëmie vaak veroorzaakt door extrarenale vorming van 1,25-dihydroxyvitamine D3. Benigne familiaire hypercalciurische hypercalciëmie is een gevolg van een mutatie van de calciumsensor en kan worden vastgesteld door het vinden van een verlaagde calciumexcretie in de urine. De 1,25(OH)$_2$-vitamine-D3-spiegel is verhoogd bij vitamine-D-intoxicatie en soms ook bij hyperparathyreoïdie. Een hoog alkalisch fosfatase komt bij de meeste oorzaken van hypercalciëmie voor. Bij milde hyperparathyreoïdie kan het alkalische fosfatase (nog) normaal zijn. In een dergelijke situatie is het botspecifieke iso-enzym echter vaak al wel verhoogd, evenals het osteocalcine. Leverbiochemiestoornissen en afwijkingen in het eiwitspectrum (en soms nierfunctiestoornissen) kunnen wijzen op sarcoïdose, evenals een verhoogde ACE-spiegel. Soms ontbreken hierbij afwijkingen in longen en hilusklieren. Voor de diagnose is vaak histologisch onderzoek nodig (lever, lip, perifere longbiopsieën, mediastinumklieren). Beeldvormende technieken van de bijschildklieren (CT-scanning of technetium-99m-Sestamibi(mibi)scan), veneuze katheterisatie en PTH-bepaling) zijn meestal pas bij reëxploratie geïndiceerd, maar ze worden ter lokalisatie soms ook bij een eerste operatie toegepast om een beperkte (hemi-)exploratie mogelijk te maken. Sestamibi-scintigrafie is de meest gevoelige en specifieke beeldvormende techniek voor het lokaliseren van een bijschildklieradenoom, zeker in combinatie met SPECT. In ervaren handen kan een bijschildklieradenoom ook echografisch worden opgespoord.

De ECG-afwijkingen bij hypercalciëmie (verkorting van het QT-interval, ritmestoornissen) zijn aspecifiek.

De belangrijkste differentiëring is die tussen hyperparathyreoïdie en een maligniteit (samen 90% van de gevallen). Vaak kan dit onderscheid klinisch worden gemaakt, met daarnaast enig laboratoriumonderzoek. Bepaling van PTH, calcium, fosfaat en alkalische fosfatase, BSE en als aanvulling een botscan zijn meestal voldoende. Het diagnosticeren van sarcoïdose kan soms wel aanleiding geven tot problemen en pas na uitvoerige analyse mogelijk zijn. Dit geldt ook voor de meer zeldzame oorzaken van hypercalciëmie zoals tuberculose.

▶ HYPOCALCIËMIE EN HYPOMAGNESIËMIE

De meest frequente oorzaken van hypocalciëmie (laag-geïoniseerd calcium) zijn hypoparathyreoïdie, een deficiëntie of abnormaal metabolisme van vitamine D, chronische nierinsufficiëntie en hypomagnesiëmie De differentiële diagnose van hypocalciëmie is samengevat in tabel 8.10. Lichte hypocalciëmie (2,0-2,15 mmol/l) is gewoonlijk asymptomatisch. Bij ernstige hypocalciëmie (< 1,9 mmol/l) kan tetanie ontstaan; een ziektebeeld dat gepaard gaat met paresthesieën, spierkrampen en carpopedale spasmen. In het uiterste geval kunnen ook een laryngeale stridor, dyspnoe, maagpijn met misselijkheid en braken en zelfs grand-mal-insulten optreden. Latente tetanie zonder klachten komt echter ook voor. Chronische tetanie kan uiteindelijk leiden tot geestelijke achteruitgang en dementie. Tetanie ontstaat niet alleen door hypocalciëmie, maar daarnaast kunnen hypomagnesiëmie (op de lange duur) en alkalose (hyperventilatie) het klinische beeld van tetanie veroorzaken (zie tabel 8.11).

Tabel 8.10 Oorzaken van hypocalciëmie

laag serum-PTH (hypoparathyreoïdie)
- agenesie bijschildklieren (bijv. Di George-syndroom)
- bijschildklierdestructie door operatie, bestraling of infiltratie door tumor of systeemaandoening zoals sarcoïdose, hemochromatose, amyloïdose
- auto-immuun, geïsoleerd of als onderdeel van type-1-auto-immuunendocrinopathie
- afgenomen bijschildklierfunctie door genetisch defect, hypomagnesiëmie, bothonger na parathyreoïdectomie, calciumsensorreceptormutatie

hoog serum-PTH (secundaire hyperparathyreoïdie)
- vitamine-D-deficiëntie ten gevolge van onvoldoende inname met de voeding, malabsorptie, leverziekte, nierinsufficiëntie
- vitamine-D-resistentie als gevolg van niertubulus disfunctie (Fanconi-syndroom) of vitamine D-receptor defect
- PTH-resistentie, bijvoorbeeld door pseudo-hypoparathyreoïdie of hypomagnesiëmie
- medicatie, bijvoorbeeld door calciumchelators, remmers van botresorptie of medicamenten die het vitamine-D-metabolisme beïnvloeden (fenytoïne, ketoconazol)
- diverse oorzaken als acute pancreatitis, rhabdomyolysis, massieve tumorlysis, osteoblastische metastasen, toxische shock syndroom, hyperventilatie

Tabel 8.11 Oorzaken van tetanie.

alkalose met normaal serum-calcium (maar verlaagd geïoniseerd calcium)
a respiratoire alkalose (hyperventilatie)
b metabole alkalose
   - langdurig braken
   - langdurig gebruik van alkali

hypocalciëmie (laag geïoniseerd calcium)
a vitamine D-deficiëntie
b malabsorptie (ook: acute pancreatitis)
c laag serum-calcium met verhoogd fosfaat
   - hypoparathyreoïdie (ook na halsexploratie)
   - uremie
   - excessieve fosfaatinname
   - magnesiumdepletie

hypomagnesiëmie (zie tabel 8.13)

Bij de analyse van hypocalciëmie is de anamnese van groot belang. Gegevens over een vroegere halsexploratie, medicamentengebruik, alcoholisme en verschijnselen van malabsorptie zijn meestal gemakkelijk te verkrijgen.

Bij het lichamelijk onderzoek kan men letten op het teken van Chvostek (trekken van de gezichtsspieren bij tikken tegen de nervus facialis net voor het oor; komt voor bij 10% van de gezonde volwassenen) en het teken van Trousseau (carpaal spasme of main d'accoucheur bij occlusie van de arteriële flow van de arm met behulp van een bloeddrukmeter gedurende drie minuten; specifieker voor hypocalciëmie dan het Chvostek-teken, komt echter ook voor bij hypomagnesiëmie). Beide tekens komen ook voor bij hyperventilatie. De lichamelijke verschijnselen zijn, vanwege het gemak van laboratoriumonderzoek, enigszins naar de achtergrond verdrongen.

Het te verrichten laboratoriumonderzoek is gemakkelijk af te leiden uit de differentiële diagnose (tabel 8.12). In eerste instantie zullen een calciumconcentratie (inclusief totaaleiwit en eventueel albumine) en, afhankelijk van de anamnese, een arteriële bloedgasanalyse worden bepaald; in tweede instantie, of afhankelijk van de anamnese, ook het magnesiumgehalte. ECG-afwijkingen die bij hypocalciëmie kunnen optreden zijn een verlenging van het QT-interval; bij hypomagnesiëmie ziet men ritmestoornissen, ST-depressie en T-top-afwijkingen precordiaal.

Tabel 8.12 Laboratoriumonderzoek bij enkele oorzaken van hypocalciëmie.

	fosfaat	alkalische fosfatase	PTH	25(OH)D3	1,25(OH)$_2$D3
hypoparathyreoïdie	↑	N	↓	N	N
pseudo-hypoparathyreoïdie	↑	N	↑	N	N
nierinsufficiëntie	↑	↑	↑	N	↓
vitamine-D-deficiëntie	↓	↑	↑	↓	↓

Hyperventilatie is waarschijnlijk de meest voorkomende oorzaak van tetanie, waarbij vooral anamnese en bepaling van de arteriële PO_2, PCO_2 en pH van belang zijn. Voordat besloten wordt dat hyperventilatie een psychogene oorzaak heeft, dienen cardiale, pulmonale en eventuele andere organische oorzaken zo goed mogelijk te zijn uitgesloten. Bij vroegere halsexploratie denke men vooral aan hypocalciëmie. Magnesiumdepletie is evenals hypofosfatemie vooral gerelateerd aan verminderde inname of absorptie in het maagdarmkanaal, diabetische keto-acidose en hervatting van voeding na vasten. Elke aandoening die leidt tot een kaliumtekort kan ook hypomagnesiëmie veroorzaken. Ook bij het gebruik van medicamenten (vooral diuretica, cisplatine) komt hypomagnesiëmie veelvuldig voor. Indien een patiënt met hypocalciëmie onvoldoende reageert op toegediend calcium, moet men denken aan hypomagnesiëmie als oorzaak van tetanische verschijnselen. Combinaties van de diverse genoemde oorzaken komen vaak voor, evenals combinaties van deficiënties van magnesium, calcium en andere elektrolyten.

Tabel 8.13 Oorzaken van hypomagnesiëmie (< 0,7 mmol/l).

verminderde inname of absorptie in het maag-darmkanaal
- voedingsdeficiëntie (alcohol); redistributie na herstel
- braken, maagdrainage, diarree
- malabsorptiesyndroom (pancreas, intestinaal, alcohol)
- parenterale hyperalimentatie met onvoldoende magnesium
- fistels

verhoogd verlies via de nieren
- bij diureticagebruik: osmotische diuretica (mannitol, glucose), lisdiuretica, thiaziden, alcohol
- t.g.v. medicamenten: o.a. cisplatine, gentamicine, tobramycine, amikacine, amfotericine, digoxine, ciclosporine
- na opheffen van een obstructieve uropathie en na herstel van acute tubulusnecrose
- expansie van de extracellulaire vloeistof, hyperaldosteronisme
- syndroom van Bartter
- congenitaal, hereditair renaal magnesiumverlies

endocriene aandoeningen
- diabetische keto-acidose (osmotische diurese)
- hyperthyreoïdie

diverse aandoeningen
- SIADH (syndroom van de inappropriate ADH-secretie, dilutie)
- hypoalbuminemie
- dialyse tegen een magnesiumdeficiënt dialysaat
- overmatige lactatie

▶ OVERIGE STOORNISSEN:
FOSFAATMETABOLISME, HYPERMAGNESIËMIE

Hyperfosfatemie

Hyperfosfatemie veroorzaakt zelden klinische problemen, hoewel op de lange duur calcium-fosfaatneerslagen buiten het skelet kunnen optreden. Hyperfosfatemie kan een stimulus zijn voor de PTH-secretie. De oorzaken van hyperfosfatemie staan opgesomd in tabel 8.14, de belangrijkste zijn chronische nierinsufficiëntie en hypoparathyreoïdie.

De differentiële diagnose is niet moeilijk en het te verrichten laboratoriumonderzoek is daaruit gemakkelijk af te leiden. Te overwegen eerste bepalingen zijn: urinefosfaatuitscheiding, creatinine PTH, CPK en LDH. Bij pseudo-hypoparathyreoïdie ziet men specifieke skeletafwijkingen met korte metacarpalen en metatarsalen en tevens een geringe lichaamslengte en een korte nek.

Hypofosfatemie

Hypofosfatemie is in de acute situatie meestal zonder symptomen, maar bij persisteren kunnen klachten ontstaan als algemene malaise, duizeligheid, paresthesieën, verwardheid, myopathie, osteomalacie, trekkingen, coma en dood. Ook rabdomyolyse kan optreden. In tabel 8.15 worden de oorzaken van hypofosfatemie genoemd.

Tabel 8.14 Oorzaken van hyperfosfatemie (> 1,5 mmol/l).

fysiologisch
- kinderen en adolescenten
- postmenopauzale vrouwen (tendens)

acute hyperfosfatemie
- celverval (rabdomyolyse, hemolyse, tumorlysissyndroom)
- overmatige inname (fosfaattherapie, laxantia, antacida, melk)
- lactaatacidose (zelden bij andere vormen van metabole acidose)
- ernstige hyperglykemie
- acute nierinsufficiëntie

chronische hyperfosfatemie
- chronische nierinsufficiëntie (ook indien t.g.v. hyperparathyreoïdie)
- hypoparathyreoïdie en pseudo-hypoparathyreoïdie
- hypothyreoïdie
- acromegalie, gigantisme

Tabel 8.15 Oorzaken van hypofosfatemie (< 0,80 mmol/l).

verminderde inname/absorptie
- fosfaatbindende antacida (o.a. aluminiumhydroxide)
- braken, continue maagdrainage
- hongeren
- malabsorptie, diarree

verlies in de urine
- primaire hyperparathyreoïdie
- hypercalciëmie (vooral bij maligniteiten gepaard met fosfaturie)
- diuretica (vooral thiaziden, lisdiuretica, acetazolamide)
- volume-expansie
- hypomagnesiëmie
- hypokaliëmie
- renale tubulaire defecten (o.a. Fanconi-syndroom)
- idiopathische hypercalciurie
- vitamine-D-resistente rachitis
- calcitoninetherapie

verschuivingen van extra- naar intracellulair
- alkalose (vooral respiratoir, bijv. bij hyperventilatie)
- diabetische keto-acidose (na behandeling met insuline en glucose)
- hyperalimentatie (indien onvoldoende fosfaat)
- soms bij Gram-negatieve sepsis (hyperventilatie)
- toediening van oestrogenen, androgenen of adrenaline

verschuiving naar bot
- osteoblastische metastasen
- 'hungry bones'-syndroom (na operatie wegens hyperparathyreoïdie)

diversen
- alcoholisme en alcoholonttrekking
- verbrandingen
- dialyse tegen fosfaatarm dialysaat

combinaties

De differentiële diagnose van hypofosfatemie is uitgebreid, maar met behulp van een gerichte anamnese en laboratoriumonderzoek is een oorzaak meestal goed op te sporen. Voedingsdeficiëntie, hyperalimentatie, hyperventilatie en antacidagebruik zijn weinig frequente oorzaken van een laag fosfaatgehalte. Het fosfaattekort is meestal matig. Stoornissen in het zuur-base-evenwicht en hypercalciëmie komen vaker in aanmerking als oorzaak.

De differentiële diagnose van hypercalciëmie met hypofosfatemie is niet altijd gemakkelijk, hoewel PTH- en $1,25(OH)_2$-vitamine-D3-spiegels bij primaire hyperparathyreoïdie in het algemeen hoog zijn, terwijl bij idiopathische hypercalciurie de $1,25(OH)_2$-vitamine-D3-spiegel soms hoog en de PTH-spiegel laag is. Bij niertubulusstoornissen en tumoren is het $1,25(OH)_2$-vitamine D3 laag(-normaal) en het PTH laag. Ook klinisch is er een duidelijk verschil tussen hyperparathyreoïdie (rustig beloop) en tumorhypercalciëmie/hypofosfatemie (stormachtig beloop). Zo nodig wordt een uitvoerig onderzoek naar een onderliggende maligniteit ingezet.

Hypermagnesiëmie
Hypermagnesiëmie is zeldzaam en verloopt meestal mild en zonder klinische verschijnselen. De stoornis treedt voornamelijk op bij nierfunctiestoornissen, in combinatie met toediening van magnesiumhoudende preparaten. Lichte hypermagnesiëmie kan voorkomen bij hyperthyreoïdie, bijnierinsufficiëntie, acromegalie, tumorlysis en FHH. Er kunnen neuromusculaire stoornissen optreden, evenals een gestoorde atrioventriculaire en intraventriculaire geleiding en eventueel zelfs asystolie. In extreme gevallen komen ook respiratoire paralyse en spierzwakte voor. De belangrijkste oorzaken staan vermeld in tabel 8.16.

Tabel 8.16 Oorzaken van hypermagnesiëmie (> 1,1 mmol/l).

- progressieve nierinsufficiëntie
- acute nierinsufficiëntie (oligurische fase)
- excessieve magnesiumtoediening (bijv. bij eclampsie of antacida)

▶ METABOLE BOTZIEKTEN

De voor de interne kliniek belangrijkste metabole botziekten zijn osteoporose, osteomalacie, osteïtis deformans (ziekte van Paget) en renale osteodystrofie. Renale osteodystrofie ontstaat als gevolg van chronische nierinsufficiëntie met secundaire hyperparathyreoïdie en osteomalacie. Het histologisch beeld van bot kan hierbij zeer gevarieerd zijn met tekenen van veranderde botombouw en afgenomen mineralisatie. Osteitis fibrosa cystica is een botverandering die ontstaat bij lang bestaande hyperparathyreoïdie. Doordat hyperparathyreoïdie tegenwoordig tijdig wordt opgespoord, komt dit klassieke, door Albright beschreven ziektebeeld vrijwel niet meer voor.

Osteosclerose en hyperostose ten slotte zijn zeldzame botaandoeningen waarbij het trabeculaire (osteosclerose) en/of corticale (hyperostose) bot verdikt is. De sporadische vormen kunnen bij tal van aandoeningen voorkomen. Vooral van hyperostose is een aantal erfelijke vormen beschreven.

Osteoporose

Onder normale omstandigheden neemt de botmassa toe tijdens de groei en de adolescentieperiode. Rond het dertigste levensjaar wordt de grootste botmassa bereikt (de piekbotmassa). Daarna neemt de botmassa geleidelijk af. Bij vrouwen geschiedt dit in een versneld tempo rond de menopauze.

Osteoporose is een diffuse skeletaandoening waarbij de botmassa is afgenomen en er een toegenomen kans bestaat op het ontstaan van fracturen. Osteoporose wordt gedefinieerd als een botmassadichtheid die meer dan 2,5 maal de standaarddeviatie (SD) beneden de gemiddelde piekbotmassa ligt, die meestal in de vierde decade wordt bereikt. Men noemt dit de T-score. De Z-score is de waarde ten opzichte van de gemiddelde waarde van personen van dezelfde leeftijd en geslacht. Indien de T-score zich bevindt in het gebied tussen −1 en −2,5 spreekt men vaak van osteopenie, tenzij er tevens sprake is van een fractuur. In het laatste geval is er ook sprake van osteoporose. Osteoporose kan een gevolg zijn van de postmenopauze en veroudering (primair) of van bepaalde aandoeningen (secundair). Secundaire vormen van osteoporose zijn zeker niet uitzonderlijk. Sommige epidemiologische onderzoeken tonen aan dat bij circa de helft van de patiënten met osteoporose een onderliggende oorzaak anders dan de menopauze of veroudering kan worden gevonden. De oorzaken staan vermeld in tabel 8.17.

Osteoporose zonder fracturen geeft geen klachten. Klachten ontstaan zodra er fracturen ontstaan, spontaan of na een val, en bestaat uit pijn die vooral zeer heftig kan zijn op het moment van fracturering. Fracturen kunnen echter ook pijnloos verlopen. Na multipele wervelfracturen ontstaat er een versterkte thoracale kyfose met bewegingsbeperking en instabiliteit en daardoor een weer toegenomen risico op vallen en fracturen.

Een röntgenfoto van het skelet toont pas bij meer dan 30% botverlies een verminderde botdichtheid, vooral van het axiale skelet, en uiteindelijk wigvormig afgeplatte wervels en een thoracaal toegenomen kyfose. Vroegtijdige opsporing van osteoporose, voordat fracturen zijn ontstaan, kan derhalve het beste geschieden met behulp van botdensitometrie. Daarvoor is dual-energy-X-ray-absorptiometrie (DEXA) het nauwkeurigst en het minst belastend. Bij metingen met behulp van kwantitatieve computertomografie is de stralenbelasting hoog.

Vooral bij vrouwen met rugklachten, een vroege menopauze (te korte bescherming tegen osteoporose door natuurlijke oestrogenen) en een belaste familieanamnese moet aan osteoporose worden gedacht. Ook bij vrouwen die vaak zwanger zijn geweest en hebben gelacteerd is het risico verhoogd. Bij osteogenesis imperfecta ziet men blauwe sclerae, otosclerose en

Tabel 8.17 Oorzaken van osteoporose.

primaire osteoporose
- idiopathisch (inclusief postmenopauzale en seniele osteoporose)
- juveniele osteoporose (prepuberaal, voorbijgaand)

secundaire osteoporose
- endocriene en metabole aandoeningen
  - hypogonadisme van de vrouw (hyperprolactinemie, anorexia nervosa, premature en primaire ovariumuitval)
  - hypogonadisme van de man (primair testis falen (syndroom van Klinefelter), hypogonadotroop hypogonadisme (syndroom van Kallmann), vertraagde puberteit)
  - hyperthyreoïdie
  - hyperparathyreoïdie
  - syndroom van Cushing
  - groeihormoondeficiëntie
  - vitamine-D-deficiëntie
  - diabetes mellitus
  - homocystinurie
- gastro-intestinale aandoeningen
  - gastrectomie
  - malabsorptie syndromen
  - chronische obstructieve icterus
  - chronische leveraandoeningen, cirrose
  - beenmergaandoeningen
  - multipel myeloom
  - lymfoom
  - leukemie
  - systemische mastocytose
  - gedissimineerd carcinoom
- bindweefselaandoeningen
  - osteogenesis imperfecta
  - syndroom van Ehlers-Danlos
  - syndroom van Marfan
- medicatie, intoxicatie
  - alcohol
  - heparine
  - glucocorticoïden
  - thyroxine
  - anticonvulsiva
  - ciclosporine
  - tacrolimus
  - chemotherapie
- immobilisatie
- reumatoïde artritis en andere gegeneraliseerde gewrichtsaandoeningen
- renale tubulaire acidose

multipele fracturen. Bij het onderzoek van een patiënt met osteoporose is naast een zorgvuldige anamnese en lichamelijk onderzoek bepaling van calcium, fosfaat, alkalische fosfatase, albumine, globuline, creatinine, 25-hydroxyvitamine D3 en bij de man testosteron in bloed aangewezen, alsmede bepaling van calcium in een 24-uurs urineverzameling. Daarmee kunnen de belangrijkste vormen van secundaire osteoporose (vitamine-D-deficiëntie (20%), hypercalciurie (10%), malabsorptie (7%), hyperparathyreoïdie (3%) en hyperthyreoïdie (2%)) worden opgespoord. Bij primaire osteoporose levert het laboratoriumonderzoek per definitie geen afwijkingen op.

Rachitis en osteomalacie
Rachitis is een gevolg van afgenomen mineralisatie van de botmatrix in een groeiend skelet en leidt tot skeletdeformatie. Van osteomalacie wordt gesproken indien de verminderde mineralisatie ontstaat in bot waarvan de groeischijven reeds gesloten zijn. Dit leidt niet tot deformaties. De stoornis wordt veroorzaakt door tekorten aan bouwstoffen voor het bot, zoals calcium en/of fosfaat, of door stoffen die de mineralisatie remmen. Vitamine-D-tekort of stoornissen in het vitamine-D-metabolisme hebben in de pathogenese een belangrijke plaats. In tabel 8.18 worden de oorzaken weergegeven, gerangschikt naar mechanisme.

Tabel 8.18 Oorzaken van osteomalacie.

vitamine-D-deficiëntie
a onvoldoende expositie aan zonlicht (ultraviolet) en/of onvoldoende vitamine D in de voeding
b malabsorptie van vitamine D
  – aandoeningen van de dunne darm c.q. resecties
  – pancreasinsufficiëntie
  – onvoldoende galzouten
c abnormaal vitamine-D-metabolisme
  – leveraandoeningen (vooral primaire biliaire cirrose)
  – chronische nierinsufficiëntie
  – medicamenten (anticonvulsiva, glutethimide)
  – mesenchymale tumoren, prostaatcarcinoom
  – vitamine-D-afhankelijke rachitis type I (25-hydroxy-vitamine-D1-hydroxylasedeficiëntie)
d renaal verlies
  – nefrotisch syndroom

perifere resistentie voor vitamine D
a vitamine-D-afhankelijke rachitis type II
b anticonvulsiva
c chronische nierinsufficiëntie

hypofosfatemie (zie ook tabel 8.15)
a renaal fosfaatverlies, o.a. familiaire aandoeningen, Fanconi-syndroom, mesenchymale tumoren, fibreuze dysplasie, prostaatcarcinoom en primaire hyperparathyreoïdie
b malnutritie
c malabsorptie t.g.v. gastro-intestinale aandoeningen of fosfaatbindende antacida
d chronische dialyse

diversen
a mineralisatieremmers: aluminium, natriumfluoride, etidronaat (EHDP)
b calciumdeficiëntie
c hypofosfatasemie
d systemische acidose (renale tubulaire acidose)
e totale parenterale voeding

De belangrijkste klachten bij osteomalacie zijn botpijn, spierzwakte en fracturen, bij rachitis in een late fase ook deformaties (kyfoscoliose, pectus excavatum, sabelbenen). Gevraagd moet worden naar blootstelling aan zonlicht, het voedingspatroon, maag-darmoperaties, lever- en nierziekten. De familieanamnese kan van belang zijn en ook het medicijngebruik.

Het laboratoriumonderzoek toont een hoge alkalische-fosfatase-, een lage fosfaat-, een lage of normale calcium- en een lage of normale vitamine-D-spiegel.

De radiologische afwijkingen lijken op die van osteoporose; pseudofracturen (rechte radiolucente banden met toegenomen densiteit aan beide zijden) komen alleen voor bij ernstige osteomalacie. Het botbiopt toont karakteristieke osteoïdzomen.

De belangrijkste oorzaken van osteomalacie zijn malabsorptie/malnutritie en chronische nierinsufficiëntie. Bij ouderen en vooral bij vrouwen van buitenlandse werknemers uit het Middellandse-Zeegebied treedt nogal eens vitamine-D-gebrek op door een combinatie van voedingsdeficiëntie en onvoldoende expositie aan zonlicht.

Ziekte van Paget
Bij de ziekte van Paget (osteitis deformans) treedt versterkte botombouw op van een of meer botstructuren met sterke vascularisatie en arterioveneuze shunts. De oorzaak is mogelijk viraal. De ziekte komt meestal voor bij ouderen, het beloop is soms asymptomatisch en soms zijn er botpijnen en deformaties.

Bij het lichamelijk onderzoek vindt men botdeformaties (kyfose, sabelbenen), een toename van de schedelomvang, pathologische fracturen; soms ziet men uitval van centrale of perifere zenuwen en cardiale problemen (high output failure). Tevens kunnen doofheid en een verminderde visus voorkomen.

Het meest opvallend in het aanvullende onderzoek zijn het sterk verhoogde serumalkalische fosfatase (botopbouw) en de typische radiologische afwijkingen van vooral bekken, femora, tibiae en schedel. Serum-calcium, fosfaat, magnesium, PTH en vitamine D zijn normaal. Gewoonlijk is er een verhoogde excretie in de urine van hydroxyproline (t.g.v. botafbraak). Bij immobilisatie kan hypercalciurie en soms hypercalciëmie ontstaan. Het botbiopt toont een klassieke mozaïekstructuur.

De ziekte van Paget komt betrekkelijk vaak voor en wordt meestal gediagnosticeerd naar aanleiding van een verhoogd serum-alkalisch fosfatase of (bij toeval) gevonden afwijkingen op röntgenfoto's. Botscintigrafie toont verhoogde opname van het radiofarmacon ter hoogte van de botlaesie. Er kunnen zich pathologische fracturen ontwikkelen, evenals een osteosarcoom.

▶ 8.3 Aandoeningen van de hypofyse

▸ HYPOFYSETUMOREN

Veranderingen in de hypofysestreek, met of zonder vergroting van de sella turcica, worden merendeels veroorzaakt door een adenoom in de hypofysevoorkwab. Sommige van deze adenomen breiden zich destruerend uit in de omgeving van de sella. In en om de sella kunnen echter tal van andere processen voorkomen die de lokale symptomatologie van hypofyseadenomen imiteren. Deze zijn samengevat in tabel 8.19.

De symptomatologie van hypofyseadenomen wordt deels bepaald door al dan niet aanwezige hormoonproductie, deels door de lokale uitbreiding van de tumor. Hormonaal actieve adenomen zijn vooral het prolactinoom, het groeihormoonproducerende adenoom dat aanleiding geeft tot acromegalie of, op jeugdige leeftijd bij niet-gesloten epifysaire schijven, tot gigantisme, en het ACTH-producerende adenoom dat tot de ziekte van Cushing leidt.

Tabel 8.19 Hypofysetumoren.

hypofyseadenoom
– endocrien actief (productie van prolactine, groeihormoon of ACTH; zelden TSH, FSH en/of LH)
– endocrien inactief

celresttumor
– craniofaryngeoom
– cystezakje van Rathke
– epidermoïdtumor
– infundibuloom
– chordoom
– lipoom
– colloïdcyste

kiemceltumor
– germinoom
– teratoom
– ectopisch pinealoom

glioom

meningeoom

metastase

vasculaire malformatie (aneurysma)

granulomateuze of infectieuze afwijking
– abces
– sarcoïdose
– tuberculose
– reuscelgranuloom
– cysticercose
– echinococcuscyste
– mucokèle
– histiocytose-X

overige
– benigne intercraniale hypertensie (pseudo-tumor-cerebri)
– empty-sella-syndroom
– arachnoïdcyste
– arachnoiditis

TSH-producerende adenomen zijn zeldzaam en komen soms voor in combinatie met acromegalie of prolactinoom. Bij primaire hypothyreoïdie kan door hyperplasie van de thyreotrope cellen sellavergroting ontstaan. Dit normaliseert na behandeling van de hypothyreoïdie. Gonadotrofine-producerende tumoren zijn eveneens zeldzaam. Waarschijnlijk produceren de klinisch endocrien inactieve tumoren merendeels alfa-subunit, dat een fragment is van de glycoproteïnehormonen LH, FSH en TSH.

Voor de beeldvormende diagnostiek van hypofysetumoren heeft MRI de voorkeur. Het oplossend vermogen van MRI is zeker 2 mm, vooral met behulp van contrastmiddelen (gadolinium). Een bezwaar van deze techniek is dat verkalkingen in een tumor of de vaatwand en botcontouren van de sella niet worden afgebeeld, hetgeen van belang kan zijn voor de differentiële diagnostiek en operatie via de transsfenoïdale route. CT is dan een goed alternatief en is zeker aangewezen indien MRI-onderzoek gecontraïndiceerd is, bijvoorbeeld bij claustrofobie, een pacemaker of intracraniële clips. Met behulp van MRI- en CT-angiografie kunnen intracaverneuze en supraclinoïdale carotisarteriën worden afgebeeld en kan een hypofyselaesie onderscheiden worden van een aneurysma. Indien een hypofysetumor een doorsnede heeft die minder is dan 1 cm wordt gesproken over een microadenoom. Een röntgenopname van de sella turcica is meestal ongeschikt om hypofysetumoren te lokaliseren omdat deze tumoren vaak te klein zijn om vormveranderingen van de sella te veroorzaken en omdat bij grote tumoren de suprasellaire uitbreiding niet kan worden beoordeeld. Bij radiologisch onderzoek wijst verkalking in de tumor gewoonlijk op een craniofaryngioom. Lineaire verkalking past bij een parasellair aneurysma van de a. carotis. Verkalkingen kunnen ook worden waargenomen in een meningeoom, chordoom, teratoom, glioom en hypofyseadenoom.

Zolang hypofyseadenomen tot de sella turcica beperkt blijven, ontbreken over het algemeen neurologische verschijnselen. Slechts een minderheid van de patiënten klaagt over hoofdpijn en deze toont geen kenmerken die van diagnostische betekenis zijn. Uitgroei van de tumor boven de sella leidt door druk op het chiasma opticum in vele gevallen tot gedeeltelijke (aanvankelijk bitemporale) uitval van de gezichtsvelden met visusdaling en ten slotte tot opticusatrofie. Helaas worden deze visusstoornissen door de patiënt vaak pas laat opgemerkt. Hoofdpijn en uitval van de gezichtsvelden zullen om deze reden in het algemeen niet tot vroege diagnostiek van hypofysetumoren leiden.

Prolactinoom
Prolactinomen worden gekenmerkt door irregulaire menstruaties of amenorroe (90%) door hypogonadotroop hypogonadisme door remming van LHRH-afgifte, al dan niet in combinatie met galactorroe (80%). Deze verschijnselen hoeven niet altijd aanwezig te zijn. Soms is ongewenste kinderloosheid het enige symptoom. Bij mannen, bij wie prolactinomen waar-

schijnlijk minder vaak voorkomen dan bij vrouwen, leidt hyperprolactinemie slechts tot libidoverlies en impotentie. Het merendeel van de prolactinomen is klein (microprolactinoom, < 1 cm in doorsnede) en kan indien minimaal van omvang soms zelfs niet met CT- of MRI-onderzoek worden aangetoond. De secretie van prolactine staat onder een tonisch remmende invloed van door de hypothalamus gesecerneerd dopamine. Derhalve kan hyperprolactinemie ook ontstaan doordat het transport van dopamine via het portale bloed naar de hypofysevoorkwab onvoldoende is, zoals dat het geval kan zijn bij suprasellaire uitbreiding van een hypofysetumor met druk op de hypofysesteel, of door een granulomateuze ontsteking van de hypofysesteel. In deze situatie is het prolactinegehalte vaak niet hoger dan 3 U/l (= ca. 100 µg/l). Bij hyperprolactinemie moet, zeker indien er geen sella-afwijkingen aantoonbaar zijn en het prolactinegehalte lager is dan 3 U/l, een aantal andere oorzaken dan prolactinoom worden overwogen. Deze oorzaken zijn samengevat in tabel 8.20.

Tabel 8.20 Oorzaken van hyperprolactinemie.

fysiologisch
- zwangerschap
- lactatie
- stress
- slaap

pathologisch
- hypofysetumor (prolactinoom, acromegalie met prolactine productie (30%), macroadenoom met hypofysesteel compressie)
- primaire hypothyreoïdie
- chronische nierinsufficiëntie
- levercirrose
- polycysteus ovarium syndroom

farmacologisch, o.a.
- neuroleptica (bijv. chloorpromazine, haloperidol, thioridazine)
- dopaminereceptor blokkerende middelen (bijv. metoclopramide, domperidon)
- antidepressiva (bijv. imipramine, amitriptyline, fluoxetine)
- antihypertensiva (bijv. methyldopa, reserpine)
- opiaten
- verapamil
- cimetidine

Acromegalie

De meest frequente symptomen van acromegalie zijn veranderingen in het uiterlijk door vergroting van de acra en prognathie, verdikking van de huid en wekedelenzwelling. Deze veranderingen zijn bij het eerste onderzoek niet altijd duidelijk; vergelijking van het uiterlijk met dat op vroegere foto's kan dan van het grootste belang zijn. Men informere voorts naar de maat van schoenen en handschoenen en naar het eventueel te klein worden van ringen en van de gebitsprothese. Voorts hebben de patiënten vaak last van overmatig transpireren, vermoeidheid en een vettige huid, paresthesieën en gewrichtsklachten. Vrouwen met acromegalie hebben vaak hypertrichose. Bij veel patiënten kan een euthyreoot multinodulair struma worden gevonden. Bij acromegaliepatiënten kan hyperprolactinemie worden gevonden door coproductie van prolactine (30%), hetgeen kan leiden tot menstruatiestoornissen, verminderd libido en/of erectiele disfunctie en galactorroe. Een langdurig bestaande onbehandelde acromegalie leidt tot hypertensie, tot cardiomegalie met decompensatio cordis en soms ook tot diabetes mellitus.

Bij verdenking op acromegalie is bepaling van IGF-I aangewezen. IGF-I-waarden zijn verhoogd tijdens de puberteit en zwangerschap en nemen af met de leeftijd. Bij de beoordeling van uitslagen dient daarmee rekening te worden gehouden. Een verhoogde waarde wijst op acromegalie. Bij twijfel is een orale glucosetolerantietest (100 gram glucose) aangewezen. Een daling van groeihormoon tot < 3 mU/l sluit acromegalie uit. Circa 50% van de patiënten met acromegalie vertoont een paradoxale groeihormoonstijging na TRH intraveneus. Een enkele groeihormoonbepaling is niet zinvol, aangezien een enkele verhoogde waarde (tot 20 mU/l) kan passen bij een spontane piekafgifte die vooral op jongere leeftijd regelmatig door de dag voorkomt.

Bij acromegalie als gevolg van een groeihormoonproducerend hypofyseadenoom is bij radiologisch onderzoek meestal sprake van een macroadenoom. Indien geen voor een tumor verdachte afwijking wordt gevonden, moet gedacht worden aan de zeldzame mogelijkheid van een GHRH-producerende tumor. Deze tumoren zijn vooral pancreaseilandceltumoren of longcarcinoïden. Door de GHRH-overproductie bestaat er dan hyperplasie van groeihormoonproducerende cellen in de hypofyse, echter zonder sellaverandering. Op grond van stimulatie- en remtests zijn deze tumoren niet goed te onderscheiden van groeihormoonproducerende hypofyseadenomen.

Ziekte en syndroom van Cushing

Overproductie van ACTH door een hypofyseadenoom leidt tot de ziekte van Cushing met bijnierschorshyperplasie en cortisoloverproductie. Andere oorzaken van hypercortisolisme zijn samengevat in tabel 8.21. Hypercortisolisme is een breed begrip, breder dan het begrip syndroom van Cushing. Bij hypercortisolisme kan een onderscheid worden gemaakt tussen fysiologische en pathofysiologische vormen. Daarnaast is een goede differentiatie tussen het pseudo-syndroom van Cushing (reversibel) en het echte syndroom van Cushing van wezenlijk diagnostische belang bij een patiënt met kenmerken die verdacht zijn voor hypercortisolisme.

Uitingen van hypercortisolisme zijn een vollemaansgezicht met centripetale vetzucht, gemakkelijk optreden van blauwe plekken bij een dunne atrofische huid, paarse striae, hirsutisme, acne en hypertensie. Bij kinderen met de ziekte van Cushing kan groeiachterstand op de voorgrond staan. Bij

Tabel 8.21 Oorzaken van hypercortisolisme.

fysiologisch
- zwangerschap
- chronische duursport
- ondervoeding
- stress

pseudo-syndroom van Cushing
- melancholische depressies
- manisch-depressieve psychose
- paniekstoornis
- anorexia nervosa
- chronisch alcoholisme
- adipositas
- diabetes mellitus met insulineresistentie
- glucocorticoïdresistentie

syndroom van Cushing
- ACTH-afhankelijk (85%, hypofyseadenoom (ziekte van Cushing), ectopische ACTH- of CRH-productie)
- ACTH-onafhankelijk (bijnieradenoom of -carcinoom, primaire nodulaire bijnierschorshyperplasie, overmaat aan glucocorticoïd medicatie)

ectopische ACTH-productie door een kleincellig anaplastisch carcinoom komen de typisch kenmerken van hypercortisolisme niet tot ontwikkeling. In deze situatie kan door laboratoriumonderzoek een hypokaliëmische alkalose worden vastgesteld.

Hypercortisolisme staat vrijwel vast indien er naast de typische klinische verschijnselen een verstoord cortisoldagritme, geen remming van de ochtendcortisolafgifte na 1 mg dexamethason de avond tevoren (nuchter cortisol > 50 nmol/l) en een verhoogde urine-excretie van vrij cortisol worden gevonden. Een beslisboom met aanbevolen stappen voor de diagnostiek van hypercortisolisme is weergegeven in figuur 8.4. Aangezien bij de ziekte van Cushing door periodiciteit normale bevindingen mogelijk zijn, is bij verdenking hierop herhaald onderzoek noodzakelijk. Bij de interpretatie van urinegegevens is overigens voorzichtigheid geboden. Er bestaat een vrij grote overlap tussen waarden die gevonden kunnen worden bij normale en abnormale hypofyse-bijnierschorstoestanden. Voorts zijn urineverzamelingen vaak onvolledig.

Endogene depressie, vetzucht of zware lichamelijke of psychische stress veroorzaakt ook een gestoord cortisoldagritme, toegenomen urine-excretie van vrij cortisol en een niet door dexamethason te onderdrukken cortisolafgifte. Deze patiënten kunnen gewoonlijk op klinische gronden worden onderscheiden van patiënten met het syndroom van Cushing. Bij twijfel kan een gecombineerde CRH-dexamethasonsupressietest worden uitgevoerd. De sensitiviteit van deze test voor de differentiatie tussen een echt en een pseudo-syndroom van Cushing is bijna 100%. Deze test is gebaseerd op het feit dat de hypersecretie van cortisol bij pseudo-Cushing-patiënten in het alge-

Figuur 8.4   Diagnosticerende en lokaliserende stappen in de diagnostiek van het syndroom van Cushing. ACTH = adrenocorticotroop hormoon, CRH = corticotrofine-'releasing' hormoon; * met [111]Indium-pentetrotide. (De Herder et al. Syndroom van Cushing. Ned Tijdschr Geneeskd 1996;140:1449-54).

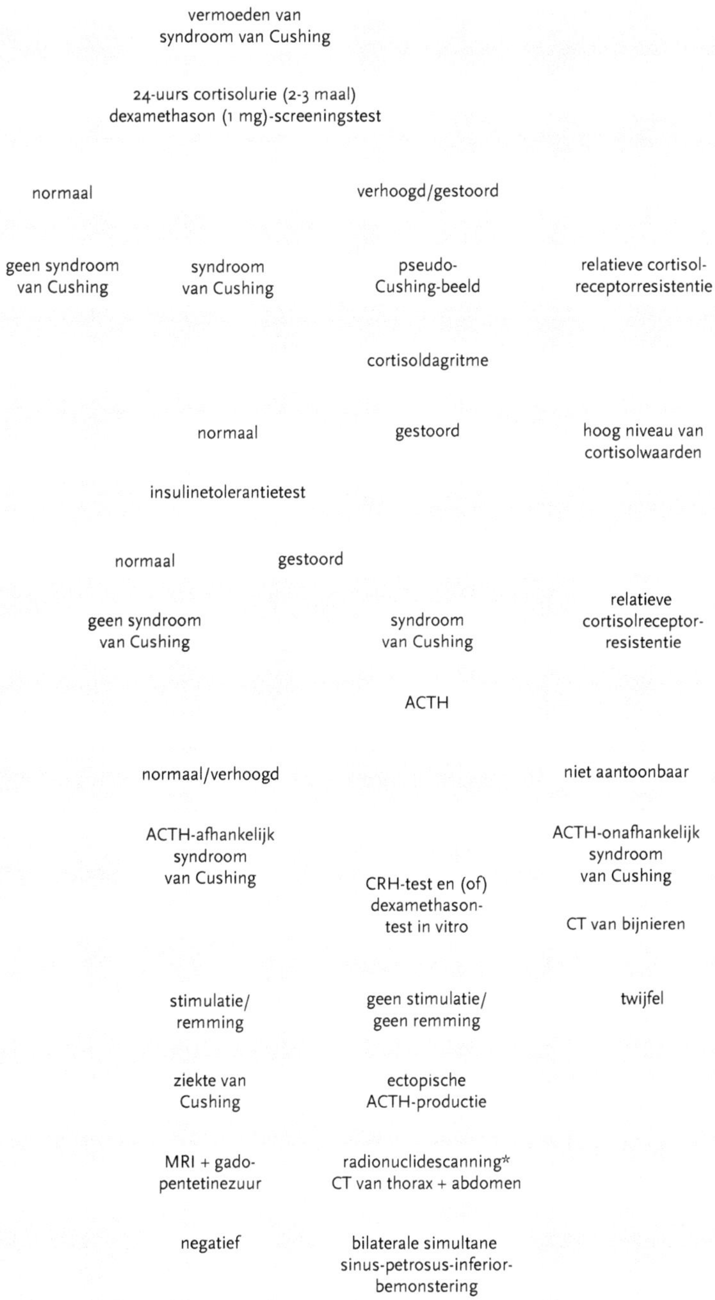

vermoeden van syndroom van Cushing

24-uurs cortisolurie (2-3 maal) dexamethason (1 mg)-screeningstest

normaal → geen syndroom van Cushing

verhoogd/gestoord:
- syndroom van Cushing
- pseudo-Cushing-beeld
- relatieve cortisol-receptorresistentie

cortisoldagritme
- normaal
- gestoord
- hoog niveau van cortisolwaarden

insulinetolerantietest
- normaal → geen syndroom van Cushing
- gestoord → syndroom van Cushing
- relatieve cortisolreceptor-resistentie

ACTH
- normaal/verhoogd → ACTH-afhankelijk syndroom van Cushing
- niet aantoonbaar → ACTH-onafhankelijk syndroom van Cushing → CT van bijnieren

CRH-test en (of) dexamethason-test in vitro
- stimulatie/remming → ziekte van Cushing → MRI + gado-pentetinezuur → negatief
- geen stimulatie/geen remming → ectopische ACTH-productie → radionuclidescanning* CT van thorax + abdomen
- twijfel

bilaterale simultane sinus-petrosus-inferior-bemonstering

meen onderdrukt wordt door een lage dosering dexamethason, terwijl dat bij echte Cushing-patiënten niet het geval is. Tevens is de reactie van de hypofyse op CRH verminderd bij pseudo-Cushing.

Patiënten met het zeldzame, vaak familiaire beeld van een relatieve cortisolreceptorresistentie vertonen niet het klinische beeld van het Cushingsyndroom, maar bij hen is wel een verhoogde cortisolproductie aangetoond en dientengevolge wordt bij deze patiënten ook een verhoogde uitscheiding van cortisol in de urine gevonden.

Onder invloed van oestrogenen (zwangerschap, orale anticonceptiva) kunnen door een toename van corticoïdbindend globuline de cortisolwaarden verhoogd zijn en kan de rembaarheid na dexamethason afgenomen lijken. Anticonvulsiva kunnen het dexamethasonmetabolisme in de lever versnellen en daardoor bijdragen tot een foutpositieve dexamethasonremtest. In al deze situaties is de vrije cortisoluitscheiding in de urine veelal normaal. Een pseudo-Cushingbeeld door overmatig alcoholgebruik verdwijnt meestal enkele dagen na stoppen met alcohol.

Zodra hypercortisolisme vaststaat, is bepaling van een nuchtere ACTH-waarde geïndiceerd. Een normale of verhoogde waarde wijst op hypercortisolisme door ACTH-overproductie. Gewoonlijk worden in deze situatie dynamische tests uitgevoerd voor verdere differentiatie. Bij de ziekte van Cushing kan de ACTH-secretie gewoonlijk met een hoge dosis dexamethason worden onderdrukt. Als hoge-dosis-dexamethasonremtest zijn er verschillende mogelijkheden. Bijvoorbeeld een overnacht-dexamethasonremtest met inname van 8 mg dexamethason voor het slapen en afname van cortisol de volgende morgen of infusie van 7 mg dexamethason in 7 uur (1 mg/uur). Een adequate daling (bij 8 mg dexamethason per os een ochtendwaarde minder dan 50% van de uitgangswaarde, bij 7 mg dexamethason i.v. een daling van cortisol ten opzichte van de uitgangswaarde van meer dan 190 nmol na 7 uur) past bij de ziekte van Cushing. De sensitiviteit en specificiteit van deze tests in combinatie met een CRH-test is hoger dan die van elke test afzonderlijk. Bij patiënten met de ziekte van Cushing vertoont de CRH-test gewoonlijk een normale tot sterke stijging van ACTH en cortisol. Dexamethasonremming en CRH-stimulatie van ACTH en cortisol worden gewoonlijk niet waargenomen bij ectopische ACTH- of CRH-afgifte. Deze richtlijnen zijn echter niet absoluut. Uitzonderingen hierop komen in het bijzonder voor bij carcinoïden met ectopische hormoonproductie. Aandoeningen met ectopische ACTH-productie zijn echter zeldzaam, zodat wanneer bij radiologisch onderzoek van de thorax en het pancreas geen afwijkingen worden gevonden, aangenomen mag worden dat er sprake is van een ACTH-producerend hypofyseadenoom. Hypokaliëmie in combinatie met ACTH-afhankelijk hypercortisolisme is zeer verdacht voor ectopische ACTH-productie. Bij twijfel kan selectieve ACTH-sampling ter hoogte van de sinus petrosus inferior worden uitgevoerd. Wegens lateralisatie en pulserende afgifte van ACTH moeten de monsters bij voorkeur een aantal malen, met een tussenperiode van vijf minuten, gelijktijdig beiderzijds worden afgenomen, en moeten de uitslagen worden vergeleken met de ACTH-waarden in tegelijkertijd afgenomen perifere bloedmonsters. Een toegenomen ACTH-afgifte in vergelijking met perifere waarden (ratio > 2, na CRH-toediening > 3) wijst op een hypofysaire ACTH-overproductie. Een intersinus-hypofysegradiënt > 1,4 wijst op een adenoom aan de zijde van de hoogste concentratie. Afwezigheid van een hypofysegradiënt kan verdacht zijn voor CRH-overproductie. Om onbekende redenen is bij monsterafname ter hoogte van de zijde van het adenoom vaak ook de prolactinesecretie verhoogd.

Bij een verlaagd ACTH-gehalte in de aanwezigheid van hypercortisolisme is een primaire bijnieraandoening aannemelijk. In deze situatie zijn beeldvormend onderzoek van de bijnier en verdere analyse van de steroïdhormoonproductie geïndiceerd.

▶ HYPOFYSE-INSUFFICIËNTIE

Hypofyse-insufficiëntie kan voorkomen bij alle vormen van hypofyse-infiltraties zoals genoemd in tabel 8.19. Voorts kan hypofyse-insufficiëntie een gevolg zijn van afwijkingen in de hypothalamus of hypofysesteel, waardoor hypofysehormoonstimulerende hypothalamushormonen de hypofysevoorkwab niet bereiken. In deze situatie bestaat er gewoonlijk wel een hyperprolactinemie doordat de remmende werking van dopamine op de prolactinesecretie afneemt. De prolactinewaarden zijn in dat geval meestal niet hoger dan tienmaal de normale referentiewaarden, dat wil zeggen < 3 U/l (= 100 µg/l). Ook jaren na bestraling vanwege een hypofysetumor of een in de nabijheid van de sella turcica gelokaliseerde tumor (centraal zenuwstelsel, KNO-gebied) kan hypofyse-insufficiëntie ontstaan, vooral door bestralingsschade van de hypothalamus. Deze en andere oorzaken van hypofyse-insufficiëntie zijn samengevat in tabel 8.22.

Het klachtenpatroon bij hypofyse-insufficiëntie kan zeer variabel zijn, waarbij sedert lange tijd bestaande moeheid en kouwelijkheid op de voorgrond staan. Hoofdpijn is geenszins obligaat. Bij het lichamelijk onderzoek lette men op het gelaat, dat bij hypopituïtarisme een zeer kenmerkend aspect heeft. De huid is bleek en toont een fijne rimpeling. De leeftijd van de patiënt is moeilijk te schatten. Uitval van lichaamsbeharing en depigmentatie van de tepels zijn over het algemeen late symptomen. Bij kinderen en adolescenten veroorzaakt een endocrien inactieve tumor met hypofyse-insufficiëntie stilstand in groei en ontwikkeling. In dat geval is het belangrijk inlichtingen over vroegere lengtematen te krijgen (schoolartsendienst), om de groeicurve te construeren.

De diagnose hypofyse-insufficiëntie wordt gesteld op grond van verlaagde waarden van doelwithormonen, in combinatie met laagnormale hypofysehormoonwaarden. Bij twijfel kunnen functietests worden uitgevoerd met intraveneuze toediening van hypofysehormoonstimulerende hypothala-

Tabel 8.22 Oorzaken van hypofyse-insufficiëntie.

- hypofysetumor (tabel 8.19)
- iatrogeen (operatie, bestraling)
- trauma (schedelbasisfractuur, geboortetrauma)
- vasculaire stoornis
    - postpartumnecrose (ziekte van Sheehan)
    - apoplexie
    - aneurysma a. carotis interna
    - vasculitis
- infiltratie
    - sarcoïdose
    - histiocytose
    - TBC
    - meningitis
    - hypofysitis
    - hemochromatose
    - amyloïdose
- genetisch defect in synthese hypothalamus- en hypofysehormonen c.q. -receptoren
- congenitale defecten
    - anencefalie
    - hypofyseaplasie
    - midline-cleft-defect
    - syndroom van Kallmann (LHRH-defect en anosmie)

mushormonen als LHRH, TRH, GHRH of CRH, afzonderlijk dan wel in een gecombineerde infusie, waarbij de hypofysehormonen dan geen of een vertraagde stijging vertonen. Bij deze tests is er een variabiliteit in de mate van respons, afhankelijk van onder meer de basale targethormoonwaarde, leeftijd, sekse of fase van de menstruele cyclus. Globaal moet een verdubbeling van de uitgangswaarde (50% stijging bij FSH) worden bereikt. Indien een combinatietest wordt uitgevoerd, moet rekening worden gehouden met interactie of potentiëring.

Bij verdenking op een hypothalamusafwijking als oorzaak van de hypofyse-insufficiëntie dienen de hiervoor genoemde tests gecombineerd te worden met meer integrale testen van de hypothalamus- en hypofysefunctie. Dit betreft onder meer een insulinetolerantietest (groeihormoon en hypofyse-bijnieras), L-dopa en L-argininetest (groeihormoon), metopiron en ACTH-stimulatietesten (hypofyse-bijnieras) en clomifeentest (hypofyse-gonadenas). Bij een hypothalamusfunctiestoornis en intacte hypofysefunctie is de prolactinewaarde meestal verhoogd (zie eerder). Indien er een normale of verlaagde prolactinewaarde gevonden wordt met geen stijging na TRH i.v. wijst dit op hypofyse-insufficiëntie.

▶ 8.4 Afwijkingen in samenhang met de bijnieren

▶ TUMOREN VAN DE BIJNIER

Tumoren van de bijnier kunnen worden verdeeld in tumoren van de bijnierschors en tumoren van het bijniermerg (feochromocytoom, zie hoofdstuk 5). Tumoren van de bijnierschors kunnen endocrien actief zijn door productie van steroïdhormonen. Endocrien actieve bijnierschorsafwijkingen omvatten voorts diffuse of nodulaire hyperplasie. Endocrien inactieve afwijkingen betreffen naast een adenoom of carcinoom van de bijnierschors een metastase, myelolipoom, cyste, abces, maligne lymfoom, hemangioom of tuberculose. Bijnierschorscarcinomen zijn zeldzaam (< 0,02% van alle primaire maligniteiten).

De symptomatologie van tumoren van de bijnierschors loopt uiteen van een door hormoonoverproductie veroorzaakt ziektebeeld tot, ingeval van bijnierschorscarcinoom, een pijnlijke zwelling in de buik, met algemene malaise, gewichtsverlies en koorts. Tumoren van de bijnierschors kunnen mineralocorticoïden, glucocorticoïden, androgenen en oestrogene steroïden produceren. Het merendeel van de bijnierschorscarcinomen is hormonaal actief (hypercortisolisme 56% [+ virilisatie 20%], viriliserend 24%, feminiserend 6%, hyperaldosteronisme < 1%). Echt hormonaal inactieve bijnierschorscarcinomen zijn zeldzaam. Het merendeel van de tumoren zonder klinische uitingen van hormonale activiteit mist het complete enzymsysteem voor de synthese van steroïdhormonen en produceert daardoor voorlopers hiervan. Door bepalingen in bloed (o.a. dihydro-epiandrosteronsulfaat (DHEA-S), 17-hydroxyprogesteron (17-OHP) of door gas-chromatografische analyse van de 17-ketosteroïdenuitscheiding in de urine kunnen deze voorlopers worden opgespoord. Bij obductie of MRI- of CT-onderzoek van het abdomen wordt nogal eens (2-9% bij obductie, 1-2% bij MRI/CT-onderzoek) een hormonaal inactief bijnierschorsadenoom of 'incidentaloom' gevonden (tabel 8.23 en figuur 8.5).

Tabel 8.23 Classificatie van bijnierincidentalomen.

bijnierschors
- nodulaire hyperplasie, adenoom, carcinoom, oncocytoom

bijniermerg
- feochromocytoom, ganglioneuroom, ganglioneuroblastoom

overige, o.a.
- metastase naar de bijnier, primair lymfoom, lipoom, myelolipoom, neurofibroom, schwannoom, hemangioom, leiomyoom, angiosarcoom, amyloïdose, hematoom, TBC

Overigens blijkt een aantal incidentalomen toch autonoom cortisol te produceren, maar niet zodanig dat dit leidt tot een klinisch herkenbaar syndroom van Cushing. Bij deze tumoren met subklinisch hypercortisolisme is het

cortisoldagritme gestoord, de nuchtere cortisolwaarde niet rembaar met
1 mg dexamethason, maar de uitscheiding van vrij cortisol in de urine normaal. Indien hormoonactiviteit uitgesloten is, de tumor kleiner is dan 5 cm
in doorsnede en het een patiënt jonger dan dertig jaar betreft, is een goedaardig proces waarschijnlijk. Verdere analyse is dan niet nodig. Bij het subklinische Cushing-syndroom wordt in het algemeen een lage DHEA-S-concentratie gezien. Een hoge DHEA-S-spiegel pleit volgens sommigen voor het
bestaan van een carcinoom. Dit is echter zeker niet altijd het geval en de test
kan dus niet als differentieeldiagnosticum worden gebruikt. Bij een patiënt
ouder dan dertig jaar en een tumor met een doorsnede groter dan 2,5 cm,
en zeker indien groter dan 6 cm, bestaat de mogelijkheid van maligniteit.
Verder onderzoek en/of operatieve verwijdering is aangewezen, tenzij er bij
CT-onderzoek hypodensiteit bestaat, hetgeen past bij een cyste of een myelolipoom van de bijnier. Bij radiologische analyse van bijniertumoren heeft
MRI-onderzoek de voorkeur boven CT-onderzoek indien er verdenking op
feochromocytoom is. Bij een feochromocytoom bestaat er bij MRI-onderzoek een hyperdensiteit bij het T_2-signaal, hetgeen zeer verdacht is voor een
dergelijke tumor.

▶ BIJNIERSCHORSINSUFFICIËNTIE

Bijnierschorsinsufficiëntie kan het gevolg zijn van afwijkingen in de bijnier
zelf (primaire insufficiëntie) of van een afwijking daarbuiten (secundaire of
tertiaire insufficiëntie), zoals is samengevat in tabel 8.24.

Symptomen verdacht voor bijnierschorsinsufficiëntie zijn hoofdpijn,
slapte, gewichtsverlies, buikpijn, misselijkheid, braken en vaak ook diarree.
Bij vochtverlies is er neiging tot flauwvallen. Bij een acute crise door primai-

Tabel 8.24 Oorzaken van bijnierschorsinsufficiëntie.

primair
- idiopathisch of auto-immuun (ziekte van Addison, geïsoleerd of als onderdeel van type I of type II auto-immuun-polyendocrinopathie)
- tuberculose
- AIDS
- schimmelinfecties
- bloeding
- metastase
- amyloïdose
- adrenomyeloneuropathie
- hemochromatose
- irradiatie
- medicatie (onder andere op-DDD, ketoconazol, aminoglutethimide, metopiron)
- congenitale enzymdeficiëntie (21-hydroxylase, 11β-hydroxylase)
- operatie

secundair of tertiair
- aandoening hypothalamus en/of hypofyse (zie tabel 8.19 en 8.22)
- na verwijdering cortisolproducerende bijnierschorstumor
- corticosteroïdmedicatie

re insufficiëntie ziet men vaak dehydratie en koorts, soms tot 40°C. Bij een secundaire insufficiëntie is het renine-angiotensine-aldosteronsysteem nog intact en is een crise ongebruikelijk. Bij primaire bijnierschorsinsufficiëntie die langer bestaat, valt hyperpigmentatie op als gevolg van de door ACTH-overproductie verhoogde MSH-productie, vooral in wangslijmvlies, littekens, tepels, huidplooi van billen en perineum, en gebieden waarop druk wordt uitgeoefend. De bloeddruk is laag. De oksel- en schaambeharing is spaarzaam.

Bij het laboratoriumonderzoek zijn een hyponatriëmie, hyperkaliëmie en eosinofilie verdacht voor bijnierschorsinsufficiëntie. In deze situatie kan het beste het cortisolgehalte nuchter en dertig minuten na intraveneuze toediening van 250 µg ACTH (1-24) worden bepaald. Een normaal nuchter gehalte (> 200 nmol/l en zeker > 500 nmol/l) en een stijging > 200 nmol/l na ACTH sluit een primaire en waarschijnlijk ook een secundaire bijnierschors-

Figuur 8.5 *Analyse bijnierincidentaloom (gemodificeerd naar Mantero en Arnaldi. Clin Endocrinol 1999; 50: 141-6).*

anamnese, lichamelijk onderzoek, routine klinisch-chemisch onderzoek, radiologische evaluatie en hormonaal onderzoek

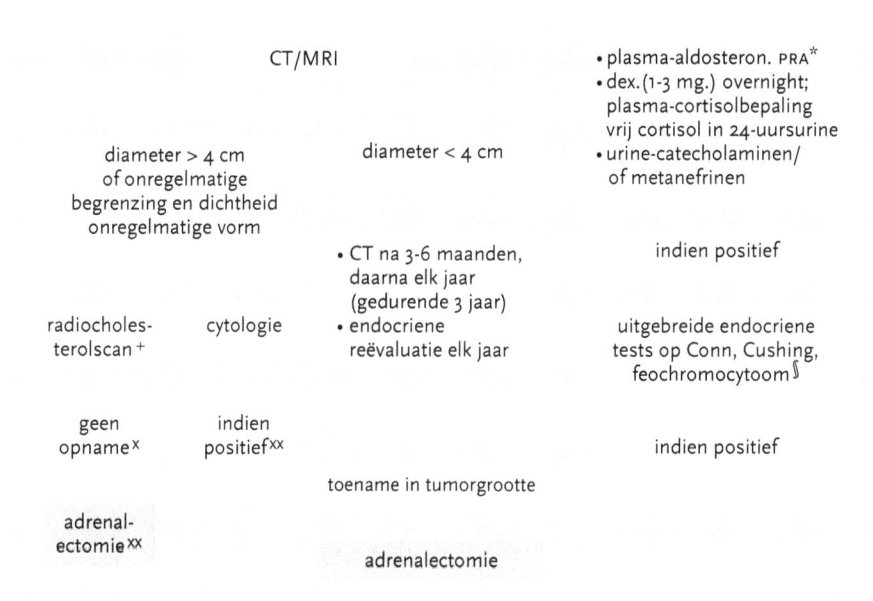

CT/MRI		
diameter > 4 cm of onregelmatige begrenzing en dichtheid onregelmatige vorm	diameter < 4 cm	• plasma-aldosteron. PRA* • dex.(1-3 mg.) overnight; plasma-cortisolbepaling vrij cortisol in 24-uursurine • urine-catecholaminen/ of metanefrinen
radiocholesterolscan +	cytologie	• CT na 3-6 maanden, daarna elk jaar (gedurende 3 jaar) • endocriene reëvaluatie elk jaar	indien positief uitgebreide endocriene tests op Conn, Cushing, feochromocytoom ∫
geen opname x	indien positief xx		indien positief
	toename in tumorgrootte	
adrenalectomie xx	adrenalectomie	

* PRA = *plasma-renineactiviteit*
∫ *Eventueel* DHEAS *(dihydro-epiandrosteronsulfaat): soms verhoogd bij carcinoom. 17-OH-progesteron na* ACTH *(21-hydroxylasedeficiëntie).*
+ *Eventueel* MIBG *(^{123}I-m-iodebenzylguanidine)scan bij verdenking op feochromocytoom.*
X *Bij verminderde opname van activiteit op de radiocholesterolscan en/of positieve cytologie is de kans op een maligniteit verhoogd.*
XX *Indien verhoogde opname op de radiocholesterolscan en/of normale cytologie is maligniteit niet volledig uitgesloten en is bij groei toch een operatie geïndiceerd.*

insufficiëntie vrijwel uit. In plaats van 250 µg kan ook 1 µg ACTH (1-24) worden toegediend, waarbij een vergelijkbare respons kan worden gevonden. Aangezien 1 µg ampullen niet in de handel zijn is het voordeel van deze lagere dosering beperkt. Bij een laag nuchter cortisolgehalte en onvoldoende stijging na ACTH i.v. kan gedifferentieerd worden tussen een primaire en secundaire stoornis door bepaling van het nuchtere ACTH-gehalte. Een verhoogde ACTH-waarde is bewijzend voor een primaire bijnierschorsinsufficiëntie. Bij twijfel kan een insulinetolerantietest worden overwogen. Een normale testuitslag wijst op een intacte hypofyse-bijnieras. Een afwijkende ITT met een laag of normaal ACTH kan passen bij hetzij een hypothalamus-, hetzij een hypofyseafwijking. Ter differentiatie daartussen is een CRH-test aangewezen. Een ITT is overigens niet zonder risico bij een disfunctie van de hypofyse-bijnieras, in het bijzonder bij patiënten met coronairischemie. Een alternatief voor de ITT is de metopirontest. Een bezwaar van deze test is echter dat de resultaten niet altijd eenduidig te interpreteren zijn.

Bij primaire bijnierschorsinsufficiëntie is de plasma-aldosteronwaarde verlaagd of laagnormaal en de plasmarenineactiviteit verhoogd ten gevolge van zoutverlies.

Auto-immuun-gemedieerde bijnierschorsinsufficiëntie kan geïsoleerd voorkomen of als onderdeel van twee familiaire auto-immune poly-endocrinopathiesyndromen. Naast bijnierschorsinsufficiëntie omvatten deze syndromen beide primaire hypothyreoïdie, primair hypogonadisme, pernicieuze anemie, vitiligo en alopecia. Bij type I kan tevens hypoparathyreoïdie, mucocutane candidiasis (30%) en een malabsorptiesyndroom bestaan. Bij type II kan tevens diabetes mellitus type 1 (50%), myasthenia gravis en coeliakie bestaan. Type I wordt overgedragen als autosomaal recessieve aandoening, type II als autosomaal dominant. Bij type I is er geen associatie met HLA, bij type II met DR_3/DR_4.

▶ CONGENITALE BIJNIERSCHORSHYPERPLASIE

Congenitale bijnierschorshyperplasie is een gevolg van deficiëntie van een of een aantal enzymen die betrokken zijn bij de steroïdhormoonsynthese in de bijnierschors (zie tabel 8.25).

Bij een cortisoltekort door een enzymdeficiëntie (figuur 8.6) bestaat een afgenomen cortisolsynthese, waardoor als gevolg van een compensatoire

Tabel 8.25 Enzymdeficiënties in de bijnierschors die leiden tot bijnierschorshyperplasie.

- 21-alfahydroxylase
- 11-bètahydroxylase
- 17-alfahydroxylase
- 3-bètahydroxysteroïddehydrogenase
- desmolase

ACTH-stijging bijnierschorshyperplasie ontstaat. In de differentiële diagnose is 18-hydroxylasedeficiëntie niet opgenomen, omdat deze niet leidt tot cortisoldeficiëntie en bijnierschorshyperplasie. De enzymdeficiëntiesyndromen zijn familiair door autosomaal recessieve overerving. Vaak is er sprake van een 21-α-hydroxylasedeficiëntie (90%). Soms wordt de enzymdeficiëntie pas op hogere leeftijd, tijdens of na de seksuele rijping, manifest. Men spreekt dan van een 'adult onset' bijnierschorshyperplasie. Dan kan het

Figuur 8.6 *Steroïden van de bijnier en gonaden: in de gonade ontbreken de 21-, 11- en 18-hydroxylasen. De via deze enzymen gevormde steroïden worden alleen in de bijnier geproduceerd. (Uit: Van der Meer, J en Stehouwer, CDA. Interne geneeskunde; 13e druk. Houten: Bohn Stafleu van Loghum, 2005.)*

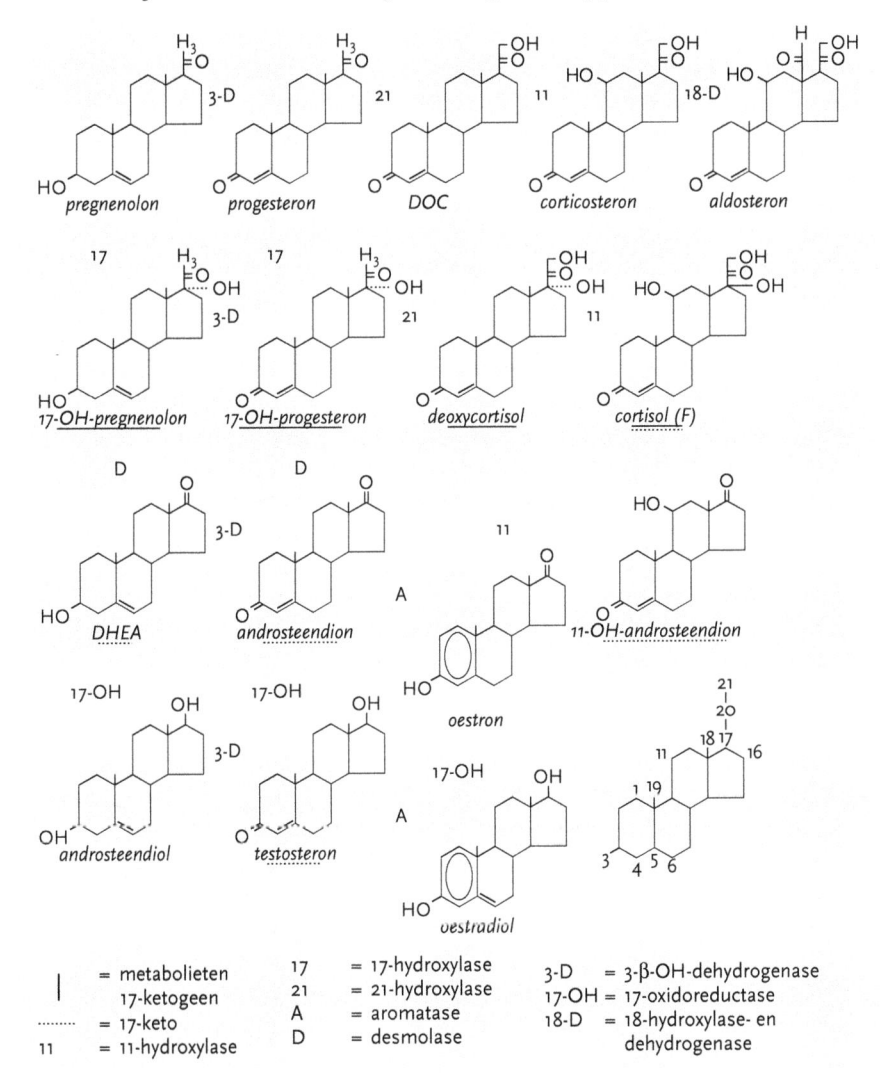

ENDOCRINOLOGIE 223

onderscheid met een polycysteus ovariumsyndroom lastig zijn, omdat bij deze late vorm van bijnierschorshyperplasie de ovaria ook een polycysteus aspect kunnen hebben. De deficiënties in tabel 8.24 zijn beperkt tot de bijnier en leiden tot pubertas praecox en virilisatie. De overige drie vormen van enzymdeficiëntie beïnvloeden naast de cortisolsynthese ook de geslachtshormoonsynthese. Daardoor ontstaat er vooral bij de man een pseudohermafroditisme door onvolledige masculinisatie. Bij de vrouw kan er een geringe virilisatie bestaan. Bij 21-α-hydroxylase-deficiëntie bestaat, afhankelijk van de compleetheid van het tekort, naast virilisatie dehydratie met zoutverlies door zowel cortisol- als aldosterontekort. Bij 11-β-hydroxylasedeficiëntie is er door toegenomen desoxycorticosteronproductie niet alleen sprake van virilisatie maar ook van hypertensie.

Voor de differentiële diagnostiek van congenitale bijnierschorshyperplasie is in eerste instantie, naast bepaling van het nuchtere cortisolgehalte, bepaling van 17-OH-progesteron, 11-desoxycortisol, dehydro-epiandrosteronsulfaat (DHEA-s), androsteendion en eventueel desoxycorticosteron voldoende. Bij partiële (o.a. heterozygote) vormen van enzymdeficiëntie zijn deze hormoonwaarden vaak normaal of maar matig gestoord. In die situatie is bepaling van de steroïdhormonen 30 en 60 minuten na 250 μg ACTH (1-24) i.v. geïndiceerd. Bij een 21-hydroxylasedeficiëntie stijgt dan vooral het 17-OH-progesterongehalte, bij een 11-hydroxylasedeficiëntie tevens het 11-desoxycortisolgehalte. Gegeven de huidige mogelijkheden om steroïdhormonen in het bloed te bepalen, is voor de differentiële diagnostiek van bijnierschorshyperplasie urineonderzoek naar de excretie van steroïdhormonen en metabolieten zelden noodzakelijk. In dit kader zij slechts opgemerkt dat bij een bijnierschorshyperplasie vooral de excretie van pregnaantriol, dat een afbraakproduct van 17-OH-progesteron is, sterk verhoogd kan zijn.

▶ 8.5 Groei en seksuele rijping

▶ GROEISTOORNISSEN

Groeistoornissen kunnen worden onderscheiden in vertraagde en toegenomen groei. De aandoeningen die daartoe kunnen leiden zijn samengevat in tabel 8.26.

Bij beoordeling van de groei is het van belang dat lengte en seksuele rijping worden beoordeeld aan de hand van de skelet- en kalenderleeftijd. Daartoe kan gebruik worden gemaakt van de standaardfoto's van Marshall en Tanner, de atlas van Greulich en Pyle en de groeidiagrammen voor Nederlandse kinderen van Gerver en De Bruin. Het in grafiek uitzetten van de groeisnelheid kan aantonen of de groei sinds de geboorte afwijkend is of alleen tijdens een specifieke periode in de kinderjaren. Met behulp van tabellen van Bayley en Pinneau kan aan de hand van de skeletleeftijd een voor-

Tabel 8.26 Oorzaken van vertraagde en toegenomen groei.

vertraagde groei
a constitutioneel of genetisch bepaald
b syndroom met beperkte lichaamslengte, o.a.:
 – syndroom van Turner
 – syndroom van Prader-Willi
 – syndroom van Noonan
 – syndroom van Laurence-Moon-Biedl
c chronische ziekten tijdens groeifase, o.a.:
 – longziekten (astma, mucoviscidose)
 – darmziekten (coeliakie, ziekte van Crohn)
 – nierziekten (tubulaire acidose, uremie)
 – ondervoeding
 – hartziekten (links-rechtsshunt)
d endocriene afwijkingen
 – groeihormoondeficiëntie, congenitaal of verworven (zie o.a. hypofysetumor en -insufficiëntie)
 – hypothyreoïdie
 – hypercortisolisme
 – pseudo-hypoparathyreoïdie
 – afwijkend vitamine-D-metabolisme
 – matig gereguleerde diabetes mellitus
 – matig gereguleerde diabetes insipidus

toegenomen groei
a constitutioneel of genetisch bepaald
b syndroom met toegenomen lichaamslengte, o.a.:
 – cerebraal gigantisme
 – syndroom van Marfan
 – syndroom van Klinefelter
 – homocystinurie
 – xyy-syndroom
c endocriene afwijking
 – hypofyseadenoom met groeihormoonproductie
 – pubertas praecox
 – hyperthyreoïdie

spelling worden gemaakt over de te verwachten volwassen lichaamslengte. Bij constitutionele of genetisch bepaalde groeistoornissen zijn de lengtegroei, skeletleeftijd en seksuele rijping gewoonlijk met elkaar in overeenstemming en parallel verlopend aan de standaardgroeicurve. Verdere analyse is in deze situatie niet noodzakelijk. Snelle groei, met uiteindelijk een korte lengte, is typisch voor vroege seksuele rijping en een adrenogenitaal syndroom.

▶ VERTRAAGDE PUBERTEIT

Van vertraagde puberteit is sprake indien er geen tekenen van seksuele rijping zijn bij een meisje van dertien jaar of ouder, of bij een jongen van veertien jaar of ouder. Tabel 8.27 geeft mogelijke oorzaken weer.

Seksuele rijping wordt beoordeeld op grond van de standaardfoto's van Marshall en Tanner van mammaontwikkeling, pubisbeharing en uitwendi-

Tabel 8.27 Oorzaken van vertraagde puberteit.

constitutioneel

hypogonadotroop hypogonadisme
– ziekte van het centrale zenuwstelsel, in het bijzonder hypothalamus en hypofyse (zie tabel 8.19 en 8.22)
– hyperprolactinemie
– hypothyreoïdie
– gewichtsverlies, anorexia nervosa
– chronische ziekten
– grote lichamelijke inspanning (bijv. marathonlopen)
– syndroom van Prader-Willi
– syndroom van Laurence-Moon-Biedl

hypergonadotroop hypogonadisme, o.a.:
– syndroom van Klinefelter
– syndroom van Turner
– syndroom van Noonan
– anorchie of cryptorchisme
– primaire ziekte van testes of ovaria
– xx- en xy-gonadale dysgenesie
– zie ook tabel 8.29 en 8.33

ge genitalia. Daarnaast wordt bij jongens het testisvolume en bij meisjes de menarche beoordeeld. Een constitutionele puberteitsvertraging kan worden herkend door bestudering van de groeicurve, waarbij een kortere lengte dan op grond van de kalenderleeftijd verwacht, maar een normale groeisnelheid en lengte op grond van de skeletleeftijd opvallen. Een tekort aan geslachtshormonen vóór de seksuele rijping leidt tot onvoldoende ontwikkeling van secundaire geslachtskenmerken en een eunuchoïde skeletverhouding, dat wil zeggen verhouding span : lengte > 1, en verhouding bovenste lichaamshelft (kruin tot pubis) : onderste lichaamshelft (pubis tot voetzolen) < 1.

Het syndroom van Kallmann (zie hypofyse-insufficiëntie) is te herkennen door het tevens (maar niet altijd) aanwezig zijn van anosmie en het familiair voorkomen van gonadale insufficiëntie door autosomaal dominante overerving. Bij een geïsoleerde gonadale insufficiëntie zijn lengte en groeisnelheid veelal normaal, maar de geslachtsontwikkeling is achtergebleven. In deze situatie kan de dehydro-epiandrosteronsulfaatwaarde (DHEA-S) voor de kalenderleeftijd normaal zijn, hetgeen wijst op een normaal verlopende adrenarche.

Hypergonadotroop hypogonadisme kan worden herkend door de aanwezigheid van verhoogde LH- en FSH-waarden in aanwezigheid van een verlaagde gonadale steroïdhormoonwaarde in serum, alsook de typische kenmerken en karyotypering van bijvoorbeeld het syndroom van Klinefelter of van Turner.

Bij hormonaal onderzoek moet men zich realiseren dat in de verschillende stadia van de puberteit de waarden van hypofyse- en steroïdhormonen lager zijn dan de volwassen waarden.

▶ PUBERTAS PRAECOX

Pubertas praecox wordt gedefinieerd als vervroegde seksuele rijping bij een meisje voor het achtste en een jongen voor het negende jaar. Oorzaken zijn samengevat in tabel 8.28.

Tabel 8.28 Oorzaken van pubertas praecox.

constitutioneel

idiopathisch

aandoeningen centraal zenuwstelsel
a tumoren, o.a.:
  – glioom n. opticus of hypothalamus
  – astrocytoom
  – ependymoom
  – hamartoom, met LHRH-productie
  – germinoom, met HCG-productie
b infectieuze of granulomateuze aandoeningen

syndroom van McCune-Albright

hypothyreoïdie

viriliserende syndromen

man
a HCG-producerende tumor (o.a. hepatoom, teratoom)
b toegenomen androgeenproductie ten gevolge van bijnierschorsinsufficiëntie (zie tabel 8.24), bijnier- of testistumor, premature Leydig- en kiemcelrijping

vrouw
a toegenomen oestrogeenproductie door
  – follikelcyste ovarium
  – granulosa- of thecaceltumor
b iatrogeen, oestrogeentoediening

Voor een differentiatie tussen de verschillende oorzaken van pubertas praecox is bepaling van gonadotropinehormonen (inclusief HCG) en geslachtshormonen noodzakelijk. Bij gonadotropine- en geslachtshormoonwaarden die normaal zijn voor het puberteitsstadium, en een normale stijging van de gonadotropinehormonen na LHRH is er waarschijnlijk sprake van een aandoening van het centrale zenuwstelsel met activatie van de neuronale regulatie van de LHRH-afgifte, of bijvoorbeeld van een hamartoom van de hypothalamus met LHRH-productie. In deze situatie is MRI- of CT-onderzoek van de hersenen geïndiceerd. Indien de gonadotropinewaarden laag zijn met verhoging van geslachtshormonen is een steroïdhormoonproducerende tumor aannemelijk. Er is dan sprake van pseudo-pubertas praecox, met bij de man afwezigheid van spermatogenese en bij de vrouw anovulatie, maar wel doorbraakbloedingen.

▶ HYPOGONADISME BIJ DE MAN

Hypogonadisme bij de man kan worden onderscheiden in primair of hypergonadotroop hypogonadisme, secundair of hypogonadotroop hypogonadisme en androgeenresistentie (tabel 8.29).

Tabel 8.29 Oorzaken van hypogonadisme bij de man.

primair of hypergonadotroop hypogonadisme

- congenitaal
  - chromosomale afwijkingen (o.a. syndromen van Klinefelter (xxy) en Noonan)
  - agenesie Leydig-cellen
  - testosteronbiosynthesedefect
  - dystrophia myotonica
- ontwikkelingsstoornis
  - anorchie
  - cryptorchisme
- verkregen
  - orchitis (bof, tuberculose, HIV)
  - infiltratie (hemochromatose, amyloïdose)
  - operatie, trauma, torsio testis
  - bestraling, chemotherapie
  - toxisch (alcohol, zware metalen, DDT)
  - medicamenten (o.a. ketoconazol, cimetidine, cyproteron, spironolacton, opiaten)
  - auto-immuun (geïsoleerd of als onderdeel van polyendocrinopathie-syndroom)
  - levercirrose
  - chronische nierinsufficiëntie

secundair of hypogonadotroop hypogonadisme
- congenitaal
  - geïsoleerde LHRH-deficiëntie met anosmie (syndroom van Kallmann) of in combinatie met andere afwijkingen (syndromen van Prader-Willi en Moon-Biedl, basale encefalokèle)
  - geïsoleerde LH- of FSH-insufficiëntie
  - hypofysehypoplasie of -aplasie
- verkregen
  - hyperprolactinemie
  - aandoeningen van de hypothalamus of hypofyse (zie tabellen 8.19 en 8.22)
  - ondervoeding, anorexia nervosa
  - topsport (o.a. marathonlopen)

androgeenongevoeligheid
- compleet (testiculaire feminisatie)
- incompleet (syndroom van Reifenstein, 5-α-reductase deficiëntie)

De klachten die op de voorgrond staan zijn afname van libido, potentie en haargroei. Bij prepuberaal hypogonadisme is de seksuele rijping onvoldoende. Bij pre- of puberaal hypogonadisme zijn de secundaire geslachtskenmerken veelal matig ontwikkeld; de testikels zijn klein of, in geval van anorchie of cryptorchisme, afwezig in het scrotum. De stem is hoog, het haar wijkt niet terug aan de slapen en de adamsappel is klein. Vaak is er adipositas en zijn de ledematen naar verhouding lang. Soms bestaat er (pseudo-)gynaecomastie.

Omdat pre- of puberaal hypogonadisme vaak moeilijk kan worden onderscheiden van vertraagde puberteit (zie aldaar), wordt de diagnose meestal pas laat gesteld. Bij postpuberaal hypogonadisme zijn de testikels normaal van grootte, maar bij palpatie weekelastisch. Bij androgeenresistentie bestaat, afhankelijk van de mate van volledigheid, hypoplasie van mannelijke geslachtsorganen of ontwikkeling van vrouwelijke uitwendige geslachtsorganen.

Het onderscheid tussen primair en secundair hypogonadisme wordt gemaakt op basis van de LH-, FSH- en testosteronwaarden. Verhoogde LH- en FSH-waarden, in combinatie met een verlaagde testosteronwaarde, wijzen op primaire testisdisfunctie. Verlaagde FSH- en LH-waarden wijzen op een hypothalamo-hypofysaire disfunctie. In de prepuberale fase moet men bedacht zijn op vertraagde seksuele rijping. Verhoogde LH- en testosteronwaarden wijzen op androgeenresistentie. Komt daarbij ook verlaging van dihydrotestosteron voor, dan wijst dit op een 5-alfa-reductasedeficiëntie. De mogelijkheid van androgeenresistentie wordt vaak pas in de puberteit overwogen wanneer de menarche uitblijft, infertiliteit blijkt of bij een vrouwelijk fenotype virilisatiekenmerken ontstaan.

▶ INFERTILITEIT BIJ DE MAN

Oorzaken van infertiliteit bij de man zijn samengevat in tabel 8.30.

Tabel 8.30 Oorzaken van infertiliteit bij de man.

- endocrien
  - hypogonadisme (zie tabel 8.29)
  - hyperthyreoïdie
  - hypothyreoïdie
  - bijnierschorsinsufficiëntie
  - congenitale bijnierschorshyperplasie
- chronische ziekte
- defect in spermatogenese
- obstructie ductus spermaticus, verkregen of congenitaal
- varicokèle
- ziekte prostaat of glandula seminalis
- retrograde ejaculatie
- antistoffen spermatozoa
- slechte techniek coïtus of seksueel disfunctioneren
- idiopathisch

Bij fertiliteitsonderzoek bij de man is sperma-analyse essentieel. Normale uitslagen betekenen normaal endocrien functioneren, spermatogenese en een intact transportsysteem. Wanneer spermaonderzoek bij herhaling afwijkende bevindingen oplevert, is verdere analyse geïndiceerd. Indien hierbij afwijkende LH- en/of testosteronwaarden worden gevonden, kan er sprake zijn van primair of secundair hypogonadisme. Een geïsoleerde FSH-verhoging wijst op een afwijking in de tubuli seminiferi en van de Sertoli-cel met een verminderde inhibinesecretie. Een normaal hormoononderzoek is verdacht voor een anatomische afwijking.

▶ ERECTIELE DISFUNCTIE

Erectiele disfunctie kan het gevolg zijn van een gevarieerd aantal aandoeningen (tabel 8.31).

Tabel 8.31 *Oorzaken van erectiele disfunctie.*

psychogeen

neurologisch
- laesie ruggenmerg
- autonome neuropathie

vasculair
- vasculaire insufficiëntie van het bekken
- sikkelcelanemie

endocrien
- diabetes mellitus
- hypogonadisme
- hyperprolactinemie
- bijnierschorsinsufficiëntie
- oestrogeenproducerende tumor
- hypothyreoïdie
- hyperthyreoïdie

postoperatief
- aorto-iliacale of femorale vaatreconstructie
- lumbale sympatectomie
- prostatectomie
- retroperitoneale dissectie

chronische ziekte
- levercirrose
- uremie

medicamenten, o.a.:
- antihypertensiva
- imidazolderivaten (bijv. cimetidine, ketoconazol)
- antidepressiva
- drugs
- alcohol

Erectiele disfunctie, al dan niet in combinatie met libidoverlies, is merendeels psychogeen bepaald. Erectiele disfunctie door organische stoornissen berust vooral op neurologische of vasculaire afwijkingen, of op een bijwerking van bepaalde medicamenten. Bij diabetes mellitus komt erectiele disfunctie door autonome neuropathie of macro- en microangiopathie vaak voor.

Het onderscheid tussen psychogene en organische impotentie kan meestal worden gemaakt op grond van de anamnese. Bij een psychogene erectiestoornis zijn er gewoonlijk wel nachtelijke erecties of een erectie bij masturberen. Bij organische erectiestoornissen is de libido meestal intact. In deze situatie is soms specifiek vaat- en neurofysiologisch onderzoek geïndiceerd.

▶ GYNAECOMASTIE

Men spreekt van gynaecomastie indien de klierschijf bij een man in een of beide borsten vergroot is. De oorzaken zijn samengevat in tabel 8.32.

Tabel 8.32 Oorzaken van gynaecomastie.

fysiologisch
- pasgeborenen
- puberteit
- veroudering

medicatie
- androgeenremmers (o.a. spironolacton, imidazolderivaten als ketoconazol en cimetidine, cyproteronacetaat)
- oestrogenen of medicatie met oestrogene activiteit (o.a. digitalis, marihuana, heroïne)
- gonadotropinen
- overige medicatie (o.a. tricyclische antidepressiva, reserpine, ACE-remmers)

endocriene afwijkingen
- hypergonadotrope aandoeningen, primair hypogonadisme
- hyperprolactinemie
- hyperthyreoïdie
- hypothyreoïdie

niet-endocriene ziekten
- levercirrose (m.n. door alcohol)
- uremie
- herstel na ondervoeding

neoplasma
- HCG-productie door teratoom of niet-trofoblastaire tumor
- oestrogeenproductie (m.n. oestradiol) door bijnier- of testistumor

androgeenresistentie

familiair, idiopathisch

Gynaecomastie moet worden onderscheiden van een lipoom, neurofibroom of carcinoom. Deze afwijkingen zijn meestal unilateraal, pijnloos en excentrisch. Voor het onderscheid tussen pseudo-gynaecomastie bij adipositas en echte gynaecomastie is het van belang bij palpatie de musculus pectoralis te laten aanspannen. Dit vergemakkelijkt het onderscheid. Bij obesitas is geen klierschijf palpabel. Puberteitsgynaecomastie verdwijnt meestal na 1 à 2 jaar.

Tenzij er fibrotische veranderingen bij gynaecomastie zijn ontstaan, verdwijnt door medicatie geïnduceerde gynaecomastie meestal binnen 2 à 3 maanden na staken van het middel.

▶ AMENORROE

Amenorroe, het ontbreken van de menstruatie, kan worden onderscheiden in primaire, waarbij er nooit menstruaties zijn geweest, en secundaire, waarbij na een aanvankelijk normaal menstruatiepatroon de menstruaties wegblijven (tabel 8.33).

Tabel 8.33 Oorzaken van amenorroe.

primair
a anatomische afwijking tractus genitalis
 – afsluiting cavum uteri
 – afwezig endometrium
 – testiculaire feminisatie (androgeenresistentie)
b hypergonadotroop hypogonadisme
 – syndroom van Turner
 – gonadale agenesie
 – ovariumresistentie
c hypogonadotroop hypogonadisme (zie tabel 8.19 en 8.22)

secundair
a verworven afwijking tractus genitalis
 – endomyometritis (o.a. tuberculose)
b hypergonadotroop hypogonadisme
 – oöforectomie
 – irradiatie
 – cytostatica
 – premature ovariële uitval
 – menopauze
c hypogonadotroop hypogonadisme
 – aandoening hypothalamus en hypofyse (zie tabel 8.19, 8.22 en 8.27)
 – emotionele spanningen
 – ondervoeding (o.a. anorexia nervosa)
 – lichamelijke inspanning (topsport)
d hormoonproducerende ovariumtumor
 – kiemceltumor met HCG-productie
 – granulosa- en thecaceltumor met oestrogeen- en/of androgeenproductie
e polycysteus ovariumsyndroom
f primaire hypothyreoïdie
g zwangerschap

Bij primaire amenorroe kan het onderscheid met vertraagde puberteit moeilijk zijn, zeker indien de gonadotropinewaarden laag zijn. Indien er echter rond het zestiende jaar nog sprake is van amenorroe en hypogonadisme, is verder onderzoek geïndiceerd.

Bij secundaire amenorroe moet men in eerste instantie bedacht zijn op een zwangerschap. Secundaire amenorroe kan ook voorkomen als begeleidend verschijnsel bij een aantal endocriene en niet-endocriene ziektetoestanden, zoals hyper- en hypocortisolisme, hyperthyreoïdie, malabsorptie, chronische leverziekten, enz. Voorts zijn niet zelden spanningen de oorzaak van de amenorroe. Gewichtsverlies, al dan niet op basis van anorexia nervosa, en intensieve sportbeoefening (topsport) leiden door afname van de pulserende afgifte van LHRH tot hypogonadotroop hypogonadisme en amenorroe.

Bij de analyse wordt in eerste instantie het prolactinegehalte bepaald en eventueel een onttrekkingsbloeding geprovoceerd met behulp van progesteron. Bij een normaal prolactinegehalte en een onttrekkingsbloeding is een hypofysetumor of een andere aandoening met hyperprolactinemie (primaire hypothyreoïdie) onwaarschijnlijk, is de tractus genitalis intact en is de oestrogeenproductie voldoende voor endometriumproliferatie. In deze situatie bestaat er waarschijnlijk een anovulatie, die verder geen analyse behoeft. Indien er geen onttrekkingsbloeding ontstaat, bestaat er een insufficiënte oestrogeenactiviteit of een verworven afwijking in de tractus genitalis. Indien dit laatste onaannemelijk kan worden gemaakt, kan er sprake zijn van een afwijking in de hypofyse-gonadenas, en is bepaling van de gonadotropinehormonen geïndiceerd. Een verhoogd gonadotropinegehalte wijst op primair ovariële uitval. Een verhoogd LH-gehalte bij een normaal FSH-gehalte (LH/FSH-ratio > 3) kan, zeker indien er tekenen van androgeenovermaat in de vorm van hirsutisme en acne aanwezig zijn, passen bij een polycysteus ovariumsyndroom. Verlaagde gonadotropinewaarden passen bij een aandoening in de hypothalamus-hypofysestreek.

Hormoonproducerende ovariumtumoren zijn zeldzaam. HCG-producerende kiemceltumoren gaan gepaard met symptomen die verdacht zijn voor een beginnende zwangerschap. Virilisatiekenmerken zijn verdacht voor een androgeenproducerende tumor in de bijnier of in het ovarium. In deze situatie zijn de plasma-androgeenwaarden veelal normaal of marginaal verhoogd, maar niet te onderdrukken door oestrogeen- of corticosteroïdtoediening.

▶ HIRSUTISME

Hirsutisme is gekenmerkt door toegenomen beharing, vooral op het gezicht, het lichaam en de ledematen. Bij virilisatie komen tevens onder meer kaalheid, stemverandering en clitoromegalie voor. Voor de oorzaken van hirsutisme zie tabel 8.34.

Symptomen van virilisatie omvatten oligo- of amenorroe, acne en toegenomen, sterk riekende zweetsecretie. Snel en progressief verlopende virilisatie is verdacht voor een androgeenproducerende tumor van bijnier of ovarium. Behalve op het beharingspatroon moet worden gelet op de musculatuur, atrofie van borsten en genitalia en vergroting van clitoris en adamsappel. Soms kan een tumor in de buik worden gevoeld.

Tabel 8.34 Oorzaken van hirsutisme.

a ovariële oorzaak
 – polycysteus ovariumsyndroom
 – hyperthecose
 – androgeenproducerende tumor
 – virilisatie bij zwangerschap
b bijnieroorzaak
 – bijnierschorshyperplasie, congenitaal of adult onset
 – androgeenproducerende tumor
c syndroom van Cushing
d acromegalie
e idiopathisch of familiair
f postmenopauzaal
g incomplete testiculaire feminisatie
h iatrogeen (o.a. diazoxide, danazol, minoxidil)

Naast testosteron zijn dihydrotestosteron (DHT), androsteendion, dehydro-epiandrosteron (DHEA) en dehydro-epiandrosteronsulfaat (DHEA-S) de voornaamste in de circulatie aantoonbare androgene hormonen bij de vrouw. DHEA-S wordt vrijwel uitsluitend door de bijnier geproduceerd en kan daardoor bij onderzoek naar de oorzaak van hirsutisme en virilisatie een goede parameter zijn voor overproductie van androgenen door de bijnieren.

Bij vrouwen met hirsutisme, reguliere ovulatoire menses en geen tekenen van het syndroom van Cushing is hormonaal onderzoek niet noodzakelijk. Bij dergelijke patiënten komen viriliserende tumoren niet voor. Bij vrouwen met irregulaire menses kan in het eerste laboratoriumonderzoek worden volstaan met bepaling van bij voorkeur vrij testosteron, 17-hydroxy-progesteron, prolactine, LH en FSH. Een normale testosteronwaarde maakt een androgeenproducerende tumor zeer onwaarschijnlijk. Licht verhoogde testosteronwaarden kunnen gezien worden bij het polycysteus ovariumsyndroom. Ter uitsluiting van niet-klassieke 21-hydroxylasedeficiëntie is het van belang 17-OH-progesteron te bepalen 's ochtends gedurende de eerste week van de menstruele cyclus. Later in de cyclus is een dergelijke bepaling minder betrouwbaar omdat door de afgifte van 17OH-progesteron vanuit het corpus luteum in de luteale fase ook zonder 21-hydroxylasedeficiëntie verhoogde waarden kunnen worden gevonden. Licht verhoogde waarden worden gezien bij zowel heterozygote als homozygote vormen van 21-hydroxylasedeficiëntie en het polycysteus ovariumsyndroom. Ter onderscheid daartussen kan 17-OH-progesteron worden bepaald na ACTH i.v. Bij 21-hydroxylasedeficiëntie is deze waarde dan gewoonlijk sterk verhoogd.

Bij zeer sterke verhoging van testosteron bestaat er zonder meer verdenking op een bijnier- of ovariumtumor, en dient de analyse primair daarop gericht te zijn. Bij idiopathisch hirsutisme kan de toegenomen haargroei een gevolg zijn van toegenomen 5-alfa-reductase-activiteit, waardoor ter plaatse meer DHT wordt gevormd. Dit kan worden aangetoond door bepaling van een verhoogd androsteendiolglucuronidegehalte, dat een metaboliet is van DHT.

▶ Literatuur

Bayley N, Pinneau SR. Tables for predicting adult height from skeletal age: revised for use with the Greulich-Pyle standards. J Pediatr 1952;40:423-41.
Gerver WJ, Bruin R de. Paediatric morphometrics; a reference manual. Utrecht: Wetenschappelijke Uitgeverij Bunge, 1996.
Greulich WW, Pyle SI. Radiographic atlas of skeletal development of the hand and wrist. 2nd ed. Stanford: Stanford University Press, 1959.
Herder WW de, Lely AJ van der, Jong FH de, Lamberts SWJ. Syndroom van Cushing; optimaliseren van de diagnostiek. Ned Tijdschr Geneeskd 1996;140: 1449-54.
Kooy A, Horn RKJ. Strategische diagnostiek van endocriene ziekten; een leidraad voor de praktijk. Houten/Antwerpen: Bohn Stafleu Van Loghum, 2004.
Lely AJ van der, Herder WW de, Hofland LF, Lamberts SWJ. Acromegalie; diagnostiek en behandeling. Ned Tijdschr Geneeskd 1996;140:1436-41.
Lely AJ van der, Herder WW de, Hofland LF, Lamberts SWJ. Prolactinoom. diagnostiek en behandeling. Ned Tijdschr Geneeskd 1996;140:1445-9.
Meer J van der, Stehouwer CDA (red.). Interne Geneeskunde. 13e druk. Houten: Bohn Stafleu van Loghum, 2005.
Pekelharing JM, Frölich, Miedema K, Noordhoek KHN, Ottolander GJH den, Wersch JWJ van, (red.). Handboek klinisch-chemische tests. Utrecht: Wetenschappelijk Uitgeverij Bunge, 1995.
Wass JAH, Shalet SM, (red.). Oxford textbook of endocrinology and diabetes. Oxford: Oxford University Press, 2002.
Wiersinga WM, Krenning EP, (red.) Schildklierziekten. 2e druk, Houten/Antwerpen: Bohn Stafleu Van Logum, 1998.
Websites: www.endotext.org; www.thyroidmanager.org

Hoofdstuk 9

MAAG-DARM- EN LEVERZIEKTEN

Ch.J.J. Mulder en D. Overbosch

Ziekten van het maag-darmkanaal veroorzaken klachten op alle leeftijden. In dit hoofdstuk worden de meest frequent voorkomende klachten en verschijnselen die samenhangen met de tractus digestivus besproken.

▶ 9.1 Misselijkheid en braken

Afwijkingen op elk niveau van het maag-darmkanaal, van pharynx tot anus, kunnen aanleiding geven tot misselijkheid en braken. Ook zogenaamde centrale oorzaken zoals prikkels uit het vestibulaire apparaat en intoxicaties door geneesmiddelen kunnen echter misselijkheid en braken veroorzaken. Een overzicht van de oorzaken van misselijkheid en braken wordt gegeven in tabel 9.1.

Tabel 9.1   Oorzaken van misselijkheid en braken.

mechanisch
maagcarcinoom, ulcuslijden, intestinale obstructie, paralytische ileus, diabetische gastropathie

ontstekingen
gastritis (gastro-enteritis), cholecystitis, appendicitis, peritonitis, pyelonefritis, pancreatitis, hepatitis

metabool en endocrien
uremie, metabole acidose, Addison-crisis, hypercalciëmie, graviditeit

cardiaal
myocardinfarct, rechtsdecompensatie

neurologisch (centraal)
migraine, labyrintafwijkingen (bewegingsziekte, Ménière), verhoogde intracraniale druk, vasovagale reactie

psychogeen
anorexia nervosa, boulimie

overige oorzaken
voedselintolerantie, alcohol, geneesmiddelenintoxicatie, postoperatief

Bij de anamnese van braken na de maaltijd dient men te letten op de relatie met eten. Braken enkele uren na een maaltijd wijst vaak op een pylorus- of duodenumobstructie of een motiliteitsstoornis zoals een gastroparese. Projectielbraken kan een uiting zijn van een pylorusobstructie of van verhoogde intracraniële druk. Soms staan de gevolgen of complicaties van het braken op de voorgrond, zoals uitdroging, elektrolytstoornissen of een Mallory-Weiss-laesie.

Indien mogelijk moet men het braaksel inspecteren om te beoordelen of bloed of gal aanwezig is.

Bij lichamelijk onderzoek wijst cachexie op een maligniteit en let men op tekenen van uitdroging of bijvoorbeeld clapotage als teken van maagretentie. Het laboratoriumonderzoek wordt gericht op de vermoede diagnose en gevolgen (hypokaliëmie); röntgenonderzoek heeft slechts een beperkte waarde (maagretentie, ileus), terwijl een ECG het vermoeden van een infarct, digitalisintoxicatie of elektrolytstoornis kan bevestigen.

▶ 9.2 Dysfagie, afwijkingen in de mond, hik

▶ DYSFAGIE

Met dysfagie wordt een stoornis in het transport van voedsel en/of vocht van mond naar maag bedoeld. Indien patiënten voedsel niet uit de mond of keelholte kunnen wegkrijgen, spreekt men van slikklachten. Retrosternale passageklachten ('slokklachten') kunnen worden veroorzaakt door mechanische en/of neuromusculaire aandoeningen. Bij de analyse van dysfagie leidt de anamnese in meer dan 90% van de gevallen naar de juiste diagnose. Daarbij moeten de volgende vijf vragen altijd worden gesteld:
- Zijn de klachten acuut begonnen of meer chronisch?
- Op welk niveau blijft het voedsel vastzitten?
- Wordt de dysfagie uitgelokt door vast voedsel, vloeibaar voedsel of allebei?
- Is de dysfagie intermitterend of progressief?
- Heeft de patiënt last van zuurbranden?

Tabel 9.2 Oorzaken van dysfagie.

mechanisch	neuromusculair
– Zenker's divertikel	– Zenker's divertikel
– struma	– slokdarmspasme
– slokdarmcarcinoom	– achalasie
– mediastinale klieren (long-, mammacarcinoom)	– ziekte van Chagas
– doorgroeiend bronchuscarcinoom	– sclerodermie
– aneurysma aortae	– cerebrovasculair accident
– corrosieve stoffen	– amyotrofische lateraal sclerose
– pil-oesofagitis (o.a. tetracycline)	– pseudo-bulbaire parese
– refluxoesofagitis	– multipele sclerose
– status na anti-refluxoperatie (vooral Nissen-procedure)	– poliomyelitis
	– bulbaire paralyse
	– psychogeen (globusgevoel)

Intermitterende en passageklachten voor vloeistoffen suggereren slokdarmspasmen, terwijl progressieve klachten achalasie en progressieve passageklachten voor vaste stoffen maligniteit doen vermoeden. Men moet er echter op bedacht zijn dat achalasie gepaard gaat met een verhoogde kans op het ontstaan van slokdarmcarcinoom en dat het slokdarmcarcinoom het beeld van achalasie kan imiteren. Dysfagie waarbij de nadruk ligt op vloeistof suggereert een oorzaak in de pharynx; als de nadruk ligt op vast voedsel ligt de slokdarm als oorzaak meer voor de hand. De oorzaken van dysfagie worden opgesomd in tabel 9.2. De punten waarop speciaal gelet moet worden bij lichamelijk onderzoek worden opgesomd in tabel 9.3.

Tabel 9.3 Lichamelijk onderzoek bij dysfagie.

- koorts, tachycardie, subcutaan emfyseem wijzen op een perforatie
- erosieve laesies in de mond en dyspnoe
- icterus wijst op levermetastasen bij slokdarmkanker
- cachexie wijst op een langer bestaande dysfagie
- inspectie en palpatie van mondholte en hals is van belang voor detectie van tumoren
- kijk goed naar aanwijzingen voor vena cava obstructie
- onderzoek de buik goed op zoek naar hepatomegalie, palpabele afwijkingen in bovenbuik (maagtumor) en/of ascites

Bij passageklachten heeft radiologisch onderzoek zijn waarde behouden. De anatomie wordt hiermee het duidelijkst afgebeeld en de motoriek van het proximale maag-darmkanaal kan worden beoordeeld zonder lokale verstoring zoals door een endoscoop. Endoscopie heeft naast een diagnostische ook een therapeutische taak (dilatatie, endoprothese). Als de klachten begonnen zijn na een endoscopie moet altijd een iatrogene perforatie overwogen worden en moet met de endoscopist overlegd worden. De waarde van manometrie bij refluxpathologie is dankzij de pH-meting van de slokdarm naar de achtergrond verdrongen.

▶ GLOSSODYNIE EN GLOSSITIS

Glossodynie is een pijnlijk, vaak jeukend gevoel in de tong, soms gepaard gaand met een ontsteking van de tong. In de meeste gevallen kan de oorzaak van glossodynie niet worden opgespoord. Glossitis kan secundair optreden bij diverse aandoeningen, zoals ijzer-, foliumzuur- en/of vitamine-B12-gebrek, geneesmiddelen (met name anticholinergica) en het syndroom van Sjögren. Lichen planus en leukoplakie moeten worden uitgesloten. Herpesstomatitis en candidiasis zijn goed herkenbare en behandelbare oorzaken van een pijnlijke tong.

▶ AFTEUZE ULCERA IN DE MOND

Een afteus ulcus is een pijnlijk, oppervlakkig slijmvliesdefect in de mond, vaak omgeven door een rode hof. De diagnose wordt gesteld op het aspect, de typische anamnese gekenmerkt door pijn en het recidiverende optreden. Aften moeten worden gedifferentieerd van niet-pijnlijke ulcera in de mond, zoals plaveiselcelcarcinoom of actinomycose. Syfilis wordt tegenwoordig onvoldoende overwogen. Risicovol seksueel gedrag moet worden nagevraagd. Een overzicht van oorzaken van aftoïde laesies in de mond wordt gegeven in tabel 9.4.

Tabel 9.4 Oorzaken van aftoïde laesies in de mond.

inflammatoir
- syndroom van Behçet
- ziekte van Crohn
- colitis ulcerosa
- coeliakie
- erythema exsudativum multiforme
- trauma (o.a. door prothese)

infectieus
- mononucleosis infectiosa
- Coxsackie-virus
- histoplasmose

geneesmiddelen (o.a. in Malarone), toxische stoffen
- proguanil, cytostatica
- na staken roken

▶ HIK

Hik (singultus) is een recidiverende krampachtige samentrekking van het diafragma. Hik verloopt meestal goedaardig en is snel voorbijgaand. Langdurig hikken hangt nogal eens samen met een van de oorzaken zoals genoemd in tabel 9.5.

Tabel 9.5 Oorzaken van langdurig of recidiverend hikken.

prikkeling n. phrenicus	prikkeling diafragma	oorzaak in het centrale zenuwstelsel
– ontsteking: – pneumonie – pleuritis – longembolie – oesofagitis – myocardinfarct – pericarditis – virusinfectie (Coxsackie) – maligniteit met doorgroei in de n. phrenicus	– maagpathologie: dilatatie, gastritis – pancreatitis, peritonitis – maligniteit met doorgroei in het diafragma – longembolie – pleuritis – leverabces	– hersentumor – encefalitis, CVA

▶ 9.3 Bloedbraken en melaena

De meerderheid van de patiënten die hiermee wordt opgenomen is ouder dan 60 jaar, wat in toenemende mate te wijten is aan het hoge gebruik van NSAID's bij ouderen. Bij de benadering van een patiënt met bloedbraken en/of melaena gaan diagnostiek en therapie hand in hand. Afname van bloed en inbrengen van infusen dienen gelijktijdig met anamnese en lichamelijk onderzoek plaats te vinden. Bij een dergelijke patiënt dient in de eerste plaats te worden bepaald of er sprake is van acuut of chronisch bloedverlies. Daarnaast wordt geïnformeerd of patiënt anticoagulantia gebruikt, veel alcohol drinkt en of er sprake is van een chronische leveraandoening. Ten slotte vormt een buikoperatie, met name een vaatprothese, een risico ten aanzien van een aortodigestieve fistel. Het overige medicijngebruik, zoals salicylaten, NSAID's of glucocorticosteroïden is eveneens van groot belang. Vooral hevig braken, later gevolgd door bloedbraken, doet denken aan Mallory-Weiss-laesies.

Melaena ontstaat bij verlies van meer dan 100 ml bloed met een bron proximaal van het colon ascendens. Melaena is zwarte, plakkende en stinkende ontlasting. De geur is zeer kenmerkend. Indien in korte tijd meer dan een liter bloed wordt verloren kan toch rood bloed per anum worden geloosd en dit is dan ook een teken van een medische noodsituatie.

Al vragende zal men de patiënt bekijken, waarbij beoordeeld wordt of hij hemodynamisch stabiel is (duizeligheid, transpireren, pols en bloeddruk). Tegelijkertijd kan worden gelet op tekenen van een chronische leveraandoening, zoals spider naevi, erythema palmare of splenomegalie. Tabel 9.6 geeft de aandachtspunten bij het lichamelijk onderzoek van patiënten met een acute bloeding uit de tractus digestivus.

Tabel 9.6 Aandachtspunten bij het lichamelijk onderzoek bij een bloeding in de tractus digestivus.

leverstigmata	spider naevi
	erythema palmare
	gynaecomastie
	testisatrofie
	splenomegalie
	ascites
teleangiëctasieën	bij de ziekte van Rendu-Osler
klep- en vaatgeruisen	aortaklepstenose en angiodysplasieën in het maag-darmkanaal, aneurysma aortae, sclerotische vaataandoening
abnormale pigmentaties	periorale en perianale pigmentatie bij het syndroom van Peutz-Jeghers
tekenen van hemorragische diathese	bij antistollinggebruik, salicylaten, bij stoornissen in de hemostase en/of bloedstolling
inspectie feces, anus en rectaal toucher	rood bloedverlies per anum en bloedbraken wijst op een massale bloeding
	thermometerlaesies, hemorroïden, fissuur, rectumcarcinoom

In slechts de helft van de gevallen komt overigens de anamnestisch vermoede bloedingsbron met de later gevonden afwijkingen overeen. Zo bloeden patiënten met portale hypertensie toch nog vaak uit een ulcus duodeni of een ulcus ventriculi.

▶ BLOEDINGEN HOOG IN DE TRACTUS DIGESTIVUS

Acute bloedingen treden in de meerderheid van de gevallen (80-90%) in het bovenste deel van het maag-darmkanaal op. De oorzaken van een bloeding hoog in de tractus digestivus staan vermeld in tabel 9.7.

Tabel 9.7 Oorzaken van een bloeding hoog in de tractus digestivus.

oesofagus	maag	duodenum	pancreas
oesofagusvarices oesofagitis Barrett-ulcera oesofaguscarcinoom Mallory-Weiss laesie	ulcus ventriculi NSAID-laesies Dieulafoy-laesie (vaatanomalie fistel maagwand) erosieve hemorragische gastritis maagcarcinoom	ulcus duodeni ulcus pepticum jejuni aortoduodenale fistel	bloeding uit de ductus pancreaticus

Al vragende observeert men de patiënt. Bij verdenking op een bloeding uit het proximale deel van het maag-darmkanaal is een gastroduodenoscopie het onderzoek van keuze. Een spoedgastroduodenoscopie is aangewezen bij patiënten op hoge leeftijd, als er sprake is van alcoholisme of chronisch leverlijden, bij een recidiefbloeding of vóór een spoedlaparotomie. Ook indien in de anamnese een maagoperatie of een vaatprothese voorkomt, is scopie binnen enkele uren noodzakelijk. Ten slotte wordt een scopie uitgevoerd als er een massale bloeding per anum is zonder dat er een laesie in het rectosigmoïd kan worden vastgesteld. In de overige gevallen kan meestal worden gewacht tot de normale werkuren.

Indien binnen 24 uur na de bloeding endoscopisch onderzoek wordt verricht, kan in 90% van de gevallen de bron van de bloeding worden geïdentificeerd.

Indien endoscopie – zo nodig bij herhaling uitgevoerd – geen bloedingsbron aantoont, kan vooral bij patiënten met recidiverend bloedverlies van voldoende hoeveelheid per tijdseenheid angiografisch en scintigrafisch onderzoek behulpzaam zijn bij het stellen van de diagnose.

Oesofagitis is vooral bij ouderen een oorzaak van bloedverlies. Berucht zijn laesies in de postoperatieve fase bij beademde patiënten met een maagsonde in situ.

Slokdarmvarices zijn in ons land meestal het gevolg van alcoholabusus. Portale hypertensie ten gevolge van schistosomiasis kwam in Nederland vrijwel uitsluitend voor bij Surinamers van Indische afkomst. Hepatitis B en C bij allochtonen wordt steeds vaker als oorzaak van slokdarmvarices gezien.

Het ulcus ventriculi is de meest voorkomende oorzaak van maagbloedingen. Toenemend acetosalgebruik, bedoeld als preventie voor CVA en/of hartinfarct, zal de incidentie ervan nog doen stijgen.

Een Mallory-Weiss-laesie is een slijmvliesscheur op of juist onder de overgang tussen slokdarm en maagslijmvlies. Een Dieulafoy-anomalie is een zeldzame, maar gevaarlijke aandoening. Een submucosale arterie wordt door peptische ulceratie geërodeerd en veroorzaakt dan intermitterend hevige bloedingen. Maligniteiten veroorzaken zelden acute bloedingen.

Ulcera duodeni veroorzaken vooral hevig bloedverlies. Vooral bij ulceraties in de achterwand van de bulbus kan door de nabijheid van de a. gastroduodenalis een ernstige bloeding ontstaan. Aortoduodenale fisteling kan ontstaan bij een aortaprothese en veroorzaakt dan vaak een letale bloeding.

Zelden zal de oorzaak van de bloeding in de dunne darm gelegen zijn. Angiodysplastische vaatanomalieën bij hartkleplijden geven voornamelijk chronisch bloedverlies en veroorzaken intermitterend of chronisch bloedverlies uit de dunne darm. Deze kunnen met videocapsule, dubbele ballonendoscopie en/of angiografie worden vastgesteld. Een Meckel-divertikel en intussusceptie kunnen bij kinderen en jonge volwassenen worden gezien. Peutz-Jeghers-poliepen veroorzaken met name klachten van intussusceptie.

Neoplasmata van de dunne darm zijn zeer zeldzaam en komen vooral voor bij patiënten met een lang miskende coeliakie. Röntgenonderzoek blijft de eerste keuze voor diagnostiek bij afwijkingen van de dunne darm. Daarnaast kan bij voldoende bloedverlies angiografie en/of scintigrafie behulpzaam zijn bij het zoeken naar de diagnose. Zeer zeldzame oorzaken van hoge bloedingen in de tractus digestivus staan vermeld in tabel 9.8.

▶ BLOEDINGEN LAAG IN DE TRACTUS DIGESTIVUS

De oorzaak van bloedingen laag in de tractus digestivus varieert met de leeftijd (tabel 9.9). De meerderheid van acute bloedingen laag in de tractus digestivus heeft een afwijking in het anorectale gebied als oorzaak. Bestralingsproctitis, ischemische colitis, colitis ulcerosa en de ziekte van Crohn kunnen sporadisch aanleiding geven tot massale bloedingen. Poliepen geven meestal aanleiding tot chronisch bloedverlies. Coloncarcinomen veroorzaken zelden een acute bloeding. Vaatanomalieën, in het bijzonder angiodysplasieën, worden gezien in het coecum en het colon ascendens. Meer en meer worden divertikelbloedingen gezien bij lage doseringen salicylaten. Thermometerlaesies zijn berucht bij oudere, bedlegerige patiënten zonder klachten. Hemorroïden geven in zeldzame gevallen ook aanleiding tot ernstig bloedverlies, vooral bij patiënten met portale hypertensie.

Tabel 9.8   Zeldzame oorzaken van bovenste tractus digestivus bloedingen.

tumoren
- leiomyomen
- Peutz-Jeghers-syndroom

aneurysma's
- aorta-, milt- of pancreaticoduodenale arterie
- leverarterie

vasculaire ectasieën
- Dieulafoy-laesie
- angiodysplasie

pancreas
- tumoren
- chronische pancreatitis

galwegen
- stenen
- iatrogeen na ERCP of leverbiopsie
- tumoren
- leverabces

bindweefselziektes
- pseudoxanthoma elasticum
- Ehlers-Danlos-syndroom
- CREST-syndroom*
- blue rubber bleb nevus-syndroom

hematologisch
- endotheliale defecten
- trombopenie
- heriditair hemorragische teleangiectasieën

* CREST = Calcinosis, syndroom van Raynaud, Esophagus aandoeningen, Sclerodactylie, Teleangiëctasieën

Tabel 9.9   Oorzaken van ernstig bloedverlies in het onderste deel van de tractus digestivus.

kinderen en jongvolwassenen	40-60 jaar	> 60 jaar
Meckel-divertikel inflammatoire darmaandoening poliepen	diverticulose inflammatoir darmlijden poliepen maligniteiten arterioveneuze (AV-)malformatie ischemie	diverticulose poliepen maligniteiten thermometerlaesies AV-malformaties

Tabel 9.10   Aandachtspunten bij lichamelijk onderzoek naar bloedverlies

- aanwijzigingen voor hemorragische shock (systolisch RR < 100 mmHg, hartslag > 100/min)
- aanwijzigingen voor gegeneraliseerd vaatlijden: boezemfibrilleren, souffles, afwezige perifere pulsaties, aneurysma abdominalis
- lymfadenopathie, icterus, abdominale massa, hepatomegalie of ascites (colonkanker)
- trommelstokvingers, iritis, sacro-ileitis en erythema nodosum bij inflammatoir darmlijden
- inspectie van anus en toucher: anale fissuur of abces (ziekte van Crohn) of prolaps
- bekijk de kleur en geur van de ontlasting

Aandachtspunten bij het lichamelijk onderzoek staan vermeld in tabel 9.10.

Bij bloedingen uit het onderste deel van het maag-darmkanaal begint men bij voorkeur met endoscopie. Men begint dan liefst al bij opname met lavage. Röntgenonderzoek van het colon is alleen geïndiceerd als het endoscopisch onderzoek onvolledig was. Bij ernstige bloedingen uit het onderste deel van het maag-darmkanaal is angiografie zinvol. Scintigrafie met behulp van 99m-technetium gelabelde erytrocyten of zwavelcolloïd kan bloedingen vanaf 2 ml per minuut aantonen.

▶ 9.4 Veranderingen van het defecatiepatroon

▶ OBSTIPATIE

Obstipatie is geen ziekte, maar een symptoom bij vele ziekten (tabel 9.11). Patiënten bedoelen met obstipatie vaak iets anders dan de dokter denkt; men moet duidelijk navragen wat de patiënt bedoelt. Daarom moet men vragen naar de frequentie en consistentie van de ontlasting en naar eventuele problemen met de lediging van het rectum. Men moet gericht vragen naar digitale manipulatie van anus en/of vagina bij defecatie (enterokèle). Pijn tijdens en na de defecatie kan wijzen op een fissura ani. Obstipatie van recente datum bij een tevoren ongestoord defecatiepatroon kan een uiting zijn van een colon- of rectumcarcinoom.

Zo nodig moet men de patiënt 72 uur feces laten verzamelen om het gewicht en het aspect objectief te kunnen beoordelen. Indien een patiënt langere tijd objectief minder dan drie defecaties per week heeft, kan dat als pathologisch worden gekwalificeerd. De belangrijkste oorzaak van obstipatie is het gebruik van te weinig vocht en vezels. Meestal is men zich daarvan niet bewust. Diverticulose en diverticulitis zijn daar late gevolgen van. Bij het onderzoek naar de oorzaak van obstipatie moet een onderscheid worden gemaakt tussen een langzame passagetijd door de darm (slow-transitobstipatie) en een bemoeilijkte defecatie of lediging van het rectum (outlet-obstipatie). Niet zelden zijn patiënten met een outlet-obstipatie in hun jeugd seksueel misbruikt. Men dient hier met nadruk naar te vragen, liefst onder vier ogen. De oorzaken van obstipatie worden samengevat in tabel 9.11. Interrupted defecatie kan wijzen op inzakken van de dunne darm tussen vagina en rectum (enterokèle) waardoor men keer op keer niet volledig kan evacueren.

De geneesmiddelen die obstipatie kunnen geven, worden genoemd in tabel 9.12. Het aanvullend onderzoek naar de oorzaak van obstipatie vindt pas plaats als dieetmaatregelen met meer vocht en vezels geen effect hebben gehad.

Bij laboratoriumonderzoek dienen de elektrolyten te worden bepaald (hypercalciëmie, hypokaliëmie). Zo nodig kan het onderzoek worden uitgebreid met proctoscopie, dubbelcontrast coloninloponderzoek, coloscopie en defecografie.

Tabel 9.11 Differentiële diagnose van obstipatie.

slow-transitobstipatie
dieet met te weinig voedingsvezels en vocht
bewegingsarmoede, o.a. bij bedlegerige patiënten, lange reizen
medicatie (zie tabel 9.12)

stofwisselings- en elektrolytstoornissen
diabetes mellitus, uremie, hypothyreoïdie, panhypopituïtarisme, zwangerschap, amyloïdose, somatostatinoom, hypokaliëmie, hypercalciëmie

stoornissen van het maag-darmkanaal
obstruerende tumoren in de dikke darm, extraluminale tumorcompressie (bijv. ovaria), dermatomyositis, irritable colon-syndroom, diverticulose, diverticulitis

neurologische afwijkingen
ziekte van Hirschsprung, ziekte van Von Recklinghausen, paraneoplastisch pseudo-obstructiesyndroom, dwarslaesie, meningokèle, tabes dorsalis, multipele sclerose, CVA

psychogene oorzaken, zoals depressie; al of niet mede ten gevolge van de medicatie

outlet-obstipatie
anale afwijkingen, fissura ani, proctalgia fugax, enterokèle, hypertoon bekkenbodemsyndroom

Tabel 9.12 Medicamenteuze oorzaken van obstipatie.

- analgetica
- opiaten, codeïne
- anaesthetica
- psychotherapeutica, bijv. antidepressiva, MAO-remmers
- anticonvulsiva
- antiparkinsonmiddelen
- spierverslappers
- antihypertensiva
- langdurig laxantiagebruik, o.a. antrachinon
- diuretica
- ijzerpreparaten, metaalvergiftiging (arseen, lood, bismut)
- antacida

▶ DIARREE

Er is sprake van diarree indien de defecatiefrequentie gemiddeld hoger is dan driemaal per dag en de consistentie van de ontlasting verminderd is, of wanneer de hoeveelheid is toegenomen tot > 300 g/24 uur.
De belangrijkste vragen die men zich moet stellen zijn:
- Is de diarree acuut of chronisch? Bij acuut moet men denken aan infectie. Is men naar het buitenland geweest? Colitis ulcerosa kan acuut beginnen. Gewichtsverlies, anorexie, anemie en nachtelijke diarree suggereren een organische oorzaak.
- Is er bloed, mucus of pus? Mucus wordt soms bij irritable-colon-syndroom gezien. Bij bloed dient men altijd aan poliepen of een colontumor te denken. Pus suggereert inflammatoir darmlijden en/of diverticulitis.

- Bij remsporen in de wc dient men aan de dunne darm te denken. Bij waterige diarree moet men meer de dikke darm als oorzaak overwegen.
- Incontinentie voor feces wordt door patiënten nog wel eens verward met diarree.
- Incontinentie kan het soms late gevolg zijn van een bevalling, hemorroïdbehandeling, een lage tumor of M. Crohn.

We onderscheiden acute diarree, die enkele dagen tot twee weken kan duren, en chronische diarree, die langer dan twee weken duurt. Acute diarree wordt in verreweg de meeste gevallen door een infectie of toxine veroorzaakt en voor de bespreking daarvan wordt verwezen naar hoofdstuk 14. Ook chronische diarree kan veroorzaakt worden door pathogene micro-organismen, die in hetzelfde hoofdstuk aan de orde komen.

Naar de pathogenetische mechanismen die aan diarree ten grondslag liggen is diarree ook als volgt in te delen: osmotische diarree, secretoire diarree, diarree door een motiliteitsstoornis en diarree door exsudatieve oorzaken met beschadiging van het darmslijmvlies. Dikwijls zijn de diverse mechanismen naast elkaar werkzaam.

Bij osmotische diarree is er sprake van een grote hoeveelheid niet-geabsorbeerde, osmotisch actieve stoffen in het darmlumen. Hierdoor neemt de osmolaliteit van de feces, die normaal vooral wordt bepaald door de elektrolyten in de ontlasting, toe. De osmolaliteit van de feces kan zowel worden

Tabel 9.13 Differentiële diagnose van diarree, gerangschikt naar oorzaak.

osmotisch
- inname van niet-resorbeerbare koolwaterstoffen (lactulose, mannitol, sorbitol)
- magnesium, -sulfaat, -fosfaat
- koolhydraatmalabsorptie (lactose, disacharidose, coeliakie)

secretoir
- bacteriële enterotoxinen (*E. coli*, cholera)
- laxantia (bisacodyl, senna)
- galzuren (na darmresectie)
- vetzuren (coeliakie)
- endocriene tumoren (carcinoïd, Zollinger-Ellison-syndroom, vipoom, hyperparathyreoïdie, medullair schildkliercarcinoom)

motiliteitsstoornis
- postvagotomie, polyneuropathie
- hyperthyreoïdie
- galzuren (na darmresectie)
- sclerodermie
- bacteriële overgroei

exsudatief
- inflammatoir darmlijden (ziekte van Crohn, colitis ulcerosa)
- infectieuze colitis
- ischemie

diversen
- stasediarree bij partiële darmobstructie (*fausse diarrhée*)
- voedselallergie

gemeten als globaal berekend door de Na$^+$- en K$^+$-concentratie in de feces met 2 te vermenigvuldigen. Osmotische diarree wordt gekarakteriseerd door een osmol-gap, dat wil zeggen: de gemeten osmolaliteit van de feces is groter (> 60 mOsm/kg feces) dan die welke is berekend uit de elektrolyten alleen. Deze vorm van diarree stopt indien men niet eet. Een voorbeeld van osmotische diarree is die, veroorzaakt door het gebruik van bijvoorbeeld magnesiumsulfaat als laxans.

Secretoire diarree ontstaat als de totale hoeveelheid vocht en elektrolyten die in de darm wordt uitgescheiden, groter is dan de resorptie. Secretoire diarree staat derhalve los van voedselopname en persisteert ook bij vasten. Bij secretoire diarree is de berekende osmolaliteit van de feces niet groter dan de gemeten osmolaliteit (er is dus geen osmol-gap). Een indrukwekkend voorbeeld van secretoire diarree is die welke veroorzaakt wordt door de werking van het choleratoxine.

Motiliteitsstoornissen kunnen zowel door verminderde als door toegenomen motiliteit tot diarree leiden. In het eerste geval ontstaat bacteriële overgroei, met als gevolg een gestoorde vochtresorptie. Een toegenomen motiliteit zien we onder andere bij autonome neuropathie en hyperthyreoïdie.

Exsudatie is (deels) bij een inflammatoire darmaandoening de oorzaak van de diarree.

In tabel 9.13 wordt een overzicht gegeven van de oorzaken van diarree, gerangschikt naar pathogenese.

Ten slotte kan nog een indeling gemaakt worden naar de plaats waar de diarree ontstaat in de darm: dunnedarm- en dikkedarm-diarree. Tot de dunnedarm-diarree wordt vooral ook malabsorptie (steatorroe) en maldigestie gerekend. Malabsorptie is een stoornis in opname en transport door de enterocyten. Bij maldigestie ligt de oorzaak in het lumen van de darm, zoals een tekort aan verteringsenzymen. De oorzaken van malabsorptie en maldigestie zijn samengebracht in tabel 9.14. De differentiële diagnostiek bij steatorroe wordt gegeven in tabel 9.15.

De belangrijkste oorzaak van dikkedarm-diarree is het irritable-bowel-syndroom (IBS). Bij IBS dienen inflammatoir darmlijden, coeliakie en een infectie te worden uitgesloten. Diarree kan in het colon ontstaan ten gevolge van een infectie; hiervoor wordt naar hoofdstuk 14 verwezen. Belangrijke andere oorzaken zijn mucusproducerende poliepen en coloncarcinoom, diverticulose en diverticulitis en een inflammatoire darmaandoening (colitis). De differentiële diagnose van colitis is opgenomen in tabel 9.16. Diarree wordt eveneens na partiële colonresectie gezien, maar ook door een overmaat aan galzure zouten en bij misbruik van laxeermiddelen. De differentiatie tussen verschillende soorten colitiden wordt gegeven in tabel 9.17.

Tabel 9.14 Differentiële diagnose van malabsorptie en maldigestie.

malabsorptie	maldigestie
darmziekten coeliakie – postinfectieus malabsorptiesyndroom (tropische spruw) – enzymdeficiënties (o.a. lactase) vaatafwijkingen – ischemie – amyloïdose – bestralingsenteritis – vasculitis (o.a. periarteriitis nodosa) – lymfangiëctasieën (exsudatieve enteropathie) medicamenteus – laxantia – colestyramine – cytostatica ontsteking – ziekte van Crohn – ziekte van Whipple – parasitair (*Giardia lamblia, Cryptosporidium spp.*) – chronische ulcererende jejunitis – amyloïdose – eosinofiele gastro-enteritis endocrinologisch – carcinoïd – hyperthyreoïdie – diabetische enteropathie – endocrien actieve pancreastumoren – medullair schildkliercarcinoom short bowel syndrome	pancreasinsufficiëntie gastropathie – pernicieuze anemie – status na maagoperatie leverziekten – afsluitingsicterus – levercirrose bacteriële overgroei – blindelis-syndroom – fistels – divertikels in de dunne darm – diabetische enteropathie – pseudo-obstructie – sclerodermie

Anamnese

Allereerst moet worden vastgesteld of er wel sprake is van diarree, dus te veel, te vaak en te dunne ontlasting. Nachtelijke diarree, waarvan de patiënt wakker wordt, ziet men zelden bij een irritable-colon-syndroom. Door een reis- en voedingsanamnese kan men een infectieuze oorzaak op het spoor komen. Ook medicamenteuze oorzaken van diarree moeten worden uitgesloten. Een overzicht van medicamenteuze oorzaken van diarree wordt gegeven in tabel 9.18. Laxantiamisbruik wordt als oorzaak van diarree nogal eens over het hoofd gezien. Laxantiamisbruik wordt niet zelden vastgesteld bij werkers in de gezondheidszorg.

Het aspect en de hoeveelheid van de ontlasting kunnen een aanwijzing geven voor de oorzaak van de diarree. Afwijkingen in de dunne darm leiden tot volumineuze, stinkende waterachtige, of vettige diarree (steatorroe), soms met onverteerde resten. Steatorroe kan worden herkend door te vragen naar 'remsporen' in de wc. Oorzaken in de dikke darm geven ontlasting met slijm, bloed en pus, vaak waterig van consistentie.

Tabel 9.15 Differentiële diagnostiek bij steatorroe.

MALABSORPTIE

	oorzaak	diagnostiek
slijmvliesafwijkingen	coeliakie	dunnedarmbiopsie, antistoffen gliadine, endomysium, DQ-typering herstel op glutenvrij dieet
	postinfectieus malabsorptie-syndroom (tropische spruw)	dunnedarmbiopsie, herstel op foliumzuur en doxycycline
	lactasedeficiëntie (primair of secundair)	H_2-ademtest, herstel na onthouden melkproducten
	morbus Crohn	X-dunne darm, biopt terminaal ileum
	morbus Whipple	X-dunne darm, dunnedarm-biopsie, herstel na penicilline en doxycycline
	maligne lymfoom	X-dunne darm, dunnedarm-biopsie, laparotomie, stagiëring lymfoom
	parasieten, *Giardia lamblia*, *Cryptosporidium parvum*	fecesonderzoek, EIA, DNA-probes, dunnedarmbiopsie
verminderd resorberend darmoppervlak	short bowel syndrome	anamnese (resectie, operatie-verslag), X-dunne darm
	intestinale fistels	X-dunne darm

MALDIGESTIE

enzymtekorten	pancreasinsufficiëntie	secretine-CCK-test, feces-elastase, afbeeldingtechnieken pancreas, herstel na toediening pancreasenzymen
	lactasedeficiëntie (primair of secundair)	H_2-ademtest, herstel na onthouden melkproducten
	Zollinger-Ellison-syndroom: degradatie pancreasenzymen door verlaagde pH darminhoud bij hyperaciditeit maagsap	plasma-gastrineconcentratie
galzuurtekort	verminderd aanbod door galwegafsluiting, synthese-stoornis galverlies door ontbre-kende enterohepatische kring-loop galafbraak door bacteriële overgroei	echo lever, ERCP, leverfunctie-tests X-dunne darm, biopt ter-minaal ileum, herstel op cole-styramine, ademtests (^{14}C-xylo-se, ^{14}C cholglycine), kweek darminhoud, verbetering op antibiotische behandeling

CCK = cholecystokinine; EIA = enzyme immune-assay; ERCP = endoscopische retrograde cholangiopancreaticografie

Tabel 9.16 Differentiële diagnose van colitis.

- infectieuze colitis (hoofdstuk 14)
- hemorragische, rechtszijdige colitis t.g.v. benzylpenicilline
- inflammatoire darmaandoening (ziekte van Crohn, colitis ulcerosa)
- collagene (lymfocytaire) colitis
- bestralingscolitis
- ischemische colitis
- pseudo-membraneuze colitis (*Clostridium difficile* toxine)
- colitis ten gevolge van 5-ASA-preparaten

Tabel 9.17 Differentiatie tussen diverse soorten colitiden.

	colitis ulcerosa	morbus Crohn	ischemische colitis
leeftijd	15-50 jaar	15-35 jaar	ouder dan 60 jaar
symptomen	afhankelijk van uitbreiding proctitis: tenesmi, bloed op de feces colitis: (bloederige) diarree	diarree, buikpijn, gewichtsverlies, koorts, perianale klachten, fistels, extra-intestinale verschijnselen	(bloederige) diarree, wisselende buikkrampen
lokalisatie	uitsluitend colon	30% alleen colon, 30% perianale laesies, rectum relatief vrij	tweederde in colon descendens en sigmoïd, rectum zelden aangedaan
colonoscopie	erytheem, granulair kwetsbaar slijmvlies, ulcera, oppervlakkig tot confluerend met pseudo-poliepen en slijmvliesbrugvorming	afteuze ulcera, 'cobblestones', stricturen, afwisseling met normaal slijmvlies, terminaal ileum aangedaan	bloeding, oedeem, ulcera, necrose
röntgenonderzoek	X-colon: haustratieverlies, granulaties, oppervlakkige en confluerende ulcera, pseudo-poliepen	X-colon: segmentele colitis met 'skip-lesions', stricturen, fistels, dikke colonwand echo, CT-scan: infiltraten	X-BOZ: 'thumbprinting' X-colon: segmentele colitis, oedeem, stricturen
histologie	ontstekingsinfiltraat vooral in mucosa, ulceratie, cryptabcessen	ontstekingsinfiltraat door alle lagen van de darmwand, granulomen	necrose, submucosale bloeding, oedeem, ijzerpigment
diversen			dikwijls uitgesproken leukocytose en linksverschuiving

Tabel 9.18 Medicamenteuze oorzaken van diarree.

- acarbose
- alcohol
- antibiotica
- chenodesoxycholzuur (via gal)
- colchicine
- cytostatica
- digoxine
- diuretica
- kinidine
- koffie
- laxeermiddelen
- metformine
- methyldopa
- misoprostol
- NSAID's
- propranolol
- xenical
- zware metalen

Aanvullend onderzoek

Het onderzoek naar acute diarree wordt uitvoerig besproken in hoofdstuk 14; in dit hoofdstuk zal het onderzoek naar chronische diarree worden uiteengezet.

Het onderzoek naar de oorzaken van chronische diarree volgt min of meer de indeling zoals deze hiervoor werd geschetst. Het aanvullend onderzoek wordt gericht op de vermoede lokalisatie: dunne darm en/of malabsorptie, of dikke darm. Om overbodig onderzoek te beperken wordt dit in fasen uitgevoerd.

Initieel onderzoek. Inspectie van de feces is buitengewoon belangrijk en kan een indruk geven van de oorzaak of oorsprong van de diarree: vettige, volumineuze, onverteerde ontlasting wordt gezien bij malabsorptie. Kleine hoeveelheden ontlasting met bloed en/of pus suggereren een oorzaak distaal in het colon of in het rectum.

Zo nodig wordt de feces gekweekt en parasitologisch onderzocht. Eenvoudig bloedonderzoek kan de richting van het verdere onderzoek bepalen: ijzergebreksanemie kan wijzen op bloedverlies, zoals bij ontstekingen of een maligniteit; foliumzuurdeficiëntie wijst op malabsorptie; hypokaliëmie komt voor bij secretoire diarree of laxantiamisbruik

In de initiële fase wordt, bij verdenking op dunnedarm-diarree een duodenoscopie met biopten uit het duodenum descendens verricht en eventueel een dunnedarm-passagefoto. Als aan een oorzaak in de dikke darm wordt gedacht, wordt een colonoscopie met biopsie verricht.

Als er geen diagnose kan worden gesteld. Indien met de anamnese en de inspectie van de feces geen onderscheid tussen dunne- en dikkedarm-diarree kan worden gemaakt en bij het bovengenoemde onderzoek geen verwekker of oorzaak wordt vastgesteld, volgt nader onderzoek. Coeliakie dient laagdrempelig overwogen te worden, antistoffen als anti-endomysium (EMA) en anti-tissue-transglutaminase (tTG) moeten worden bepaald. Zo nodig moet het fecesgewicht worden bepaald. De totale ontlasting van 72 uur wordt gewogen; indien de hoeveelheid gemiddeld per dag slechts 300 g of minder bedraagt, is er hoogstwaarschijnlijk sprake van een functioneel gestoord colon en kan eerst het effect van dieetmaatregelen worden afgewacht. Indien het gewicht meer dan 300 g bedraagt, is er meestal een organische oorzaak. Dan moeten de hoeveelheid vet (al dan niet door middel van een vetbalans), elektrolyten en de osmolaliteit worden bepaald. Bij meer dan 5-7 g vet in de ontlasting per dag is er sprake van steatorroe (tabel 9.19). Een H_2-ademtest, glucose/mannitol-ratio (suikerabsorptietest, SAT), een dunnedarmbiopsie en een dunnedarmfoto kunnen behulpzaam zijn bij de differentiatie tussen vlokatrofie, inflammatoire darmaandoening of een parasitaire aandoening, zoals giardiasis.

Zo nodig kan met behulp van de elektrolyt- en osmolaliteitsbepaling van de feces de osmol-gap worden vastgesteld. In het algemeen geldt dat dit nog slechts weinig geïndiceerd is. Deze berekening maakt onderscheid tussen osmotische en secretoire diarree mogelijk (tabel 9.13).

De zeldzame gevallen. Indien na uitvoerig onderzoek geen oorzaak of verwekker van de diarree wordt vastgesteld, moet worden gedacht aan hormoonproducerende gezwellen, zoals het carcinoïd, vipoma of het Zollinger-Ellison-syndroom, of het medullair schildkliercarcinoom.

In tabel 9.19 wordt de gang van het onderzoek bij chronische diarree samengevat.

▶ 9.5 Pancreatitis

Meer dan 90% van de gevallen van acute pancreatitis wordt veroorzaakt door alcohol en/of galsteenlijden. De oorzaken van acute pancreatitis worden genoemd in tabel 9.20. Het serumamylasegehalte is een maat voor pancreatitis. Echografie is een waardevolle techniek om het ontstoken pancreas af te beelden, maar bij vermoeden op een ernstige pancreatitis is een (spiraal-)CT-scan het onderzoek van keuze. Hiermee kan tevens een indruk van de ernst van de pancreatitis en de aanwezigheid van vrij vocht, kalk en dergelijke worden aangetoond. Liters extracellulair vocht kunnen zich als het ware verbergen in het (retro)peritoneum. Voor het opsporen van de oorzaak van pancreatitis – bijvoorbeeld kleine steentjes in de distale ductus choledochus – schieten zowel spiraal-CT als echografie tekort. Vroeger dacht men dat bij pancreatitis endoscopisch onderzoek van de ductus pancreaticus gecontraïndiceerd was. Tegenwoordig echter wordt bij acute pancreatitis, in het bijzonder bij verdenking op stenen, een acute endoscopische cholangiopancreaticografie (ERCP) met papillotomie uitgevoerd in het geval van choledocholithiasis en aanwezigheid van gruis ('sludge'). Magnetic resonance

Tabel 9.19 Onderzoek bij chronische diarree.

initieel onderzoek	diagnose
– anamnese en lichamelijk onderzoek – inspectie feces	– infectie, geneesmiddelen, voedselallergie – dunne darm versus dikke darm – malabsorptie/steatorroe
– laboratoriumonderzoek Hb, MCV, ijzer-status, albumine, EMA, tTG, foliumzuur, vitamine B12, calcium	– exsudatieve darmaandoening (tabel 9.13): inflammatoire darmaandoening, coeliakie, maligniteit, ischemie – malabsorptie, maldigestie (tabel 9.14 en 9.15)
– kweek, parasitologisch onderzoek, toxine van *Clostridium difficile*	– infectie (hoofdstuk 14) pseudo-membraneuze colitis
indien aanknopingspunt voor lokalisatie – bij verdenking op dunnedarm-diarree: duodenoscopie, dunnedarm-passage, H$_2$-ademtest, suikerabsorptietest (SAT) – bij verdenking op dikkedarm-diarree: sigmoïdoscopie of colonoscopie (colon foto)	– infectie (hoofdstuk 13) – inflammatoire darmaandoening – malabsorptie, maldigestie (tabel 9.14) – colitis (tabel 9.16), ischemie – diverticulose (-itis), tumoren
indien met dit onderzoek geen diagnose fecesgewichten (72-uursfeces)	< 300 g/24 uur: waarschijnlijk irritable colon-syndroom: dieet en afwachten > 300 g/24 uur: nader onderzoek (vetbalans)
vetbalans	> 7 g vet/24 uur: maldigestie (tabel 9.14) < 5 g vet/24 uur: bepaling osmol-gap
elektrolyten en osmolaliteit	< 60 mOsm-gap/kg feces: secretoire diarree (tabel 9.13) 60 mOsm-gap/kg feces: osmotische diarree (tabel 9.13)
screening laxantia	laxantiamisbruik
HIV-test	HIV-geassocieerde diarree (hoofdstuk 13)
ten slotte klinische observatie hormoonbepaling pancreasfunctietests onderzoek naar voedselallergieën proeftherapieën: pancreasenzymen, galzoutbinders, loperamide	

EMA = anti-endomysium antilichamen
tTG = anti tissue transglutaminase

Tabel 9.20 Oorzaken van acute pancreatitis.

- alcohol
- cholelithiasis en/of galgruis in galblaas
- medicamenteus, o.a. steroïden, azathioprine, diuretica
- viraal (bof)
- hypercalciëmie (hyperparathyreoïdie)
- hypertriglyceridemie
- pancreastrauma
- peptisch ulcuslijden

cholangio-pancreaticografie (MRCP) als diagnosticum gaat hier meestal aan vooraf.

Chronische pancreatitis wordt onderscheiden in recidiverende acute en chronische pancreatitis. Hier kan het laboratoriumonderzoek geen uitkomst ter differentiatie brengen. Chronische pancreatitis leidt uiteindelijk tot pancreasinsufficiëntie.

▶ PANCREASINSUFFICIËNTIE

Indien men denkt aan een exocriene pancreasinsufficiëntie moet de vetbalans worden bepaald. De pancreasfunctietests zijn weinig sensitief en specifiek. Wellicht is de elastasebepaling in de feces nog de beste test om pancreasinsufficiëntie op het spoor te komen. De diagnose kan echter ex iuvantibus worden gesteld als orale pancreasenzymen de steatorroe doen verdwijnen. Een buikoverzichtsfoto, maar beter nog een spiraal-CT-scan van het abdomen dient voor het vaststellen van verkalkingen en het bepalen van de diameter van de ductus pancreaticus in de pancreas. Echografie vindt plaats ter inventarisatie van pancreascysten. Endoscopische retrograde cholangiopancreatografie moet worden verricht indien men endoscopische interventie overweegt (endoprothese) of operatief wil ingrijpen. Een overzicht van de oorzaken van pancreasinsufficiëntie wordt gegeven in tabel 9.21.

Tabel 9.21 Oorzaken van pancreasinsufficiëntie.

chronische pancreatitis
– alcohol
– hereditair
– hypercalciëmie
– trauma
– tropisch (ondervoeding)
– idiopathisch

secundaire pancreasinsufficiëntie
– coeliakie (tekort aan cholecystokinine, CCK)
– Zollinger-Ellison-syndroom
– Billroth-II-gastrectomie
– enterokinasedeficiëntie

exocriene insufficiëntie zonder pancreatitis
– na pancreasresectie
– mucoviscoïdose
– afsluiting door tumoren
– primaire atrofie op de kinderleeftijd
– pancreaslipomatosis of -atrofie bij volwassenen
– kwasjiorkor
– lipasedeficiëntie

▶ 9.6 Leverziekten

▶ ICTERUS EN GESTOORDE SERUMLEVERENZYMWAARDEN

Leverziekten kunnen zich op verschillende wijzen manifesteren. Icterus vestigt meteen de aandacht op een afwijking aan of rond de lever. Bij een niet onaanzienlijk deel van de patiënten wordt de aandacht op de lever gevestigd door het vinden van afwijkende levertests die in het kader van routineonderzoek werden verricht, of die naar aanleiding van weinig specifieke klachten werden bepaald. Icterus dient altijd nader te worden onderzocht. Bij toeval ontdekte afwijkingen in leverenzymen in het serum hoeven niet altijd tot uitgebreide nadere diagnostiek te leiden. De reden hiervan is dat bijvoorbeeld verhoogde waarden van aspartaataminotransferase (ASAT, SGOT) of alanineaminotransferase (ALAT, SGPT) worden gevonden bij ongeveer 3% van de bevolking. Het blijkt zelfs dat 20-39% van de bevolking een of meer afwijkende resultaten heeft indien verscheidene bepalingen worden verricht, zoals ASAT, ALAT, alkalische fosfatase, gamma-glutamyltranspeptidase (γ-GT), bilirubine en albumine. Slechts 1% van de bevolking heeft echter een leverziekte van enige klinische betekenis.

Figuur 9.1 Schema voor de analyse van icterus.

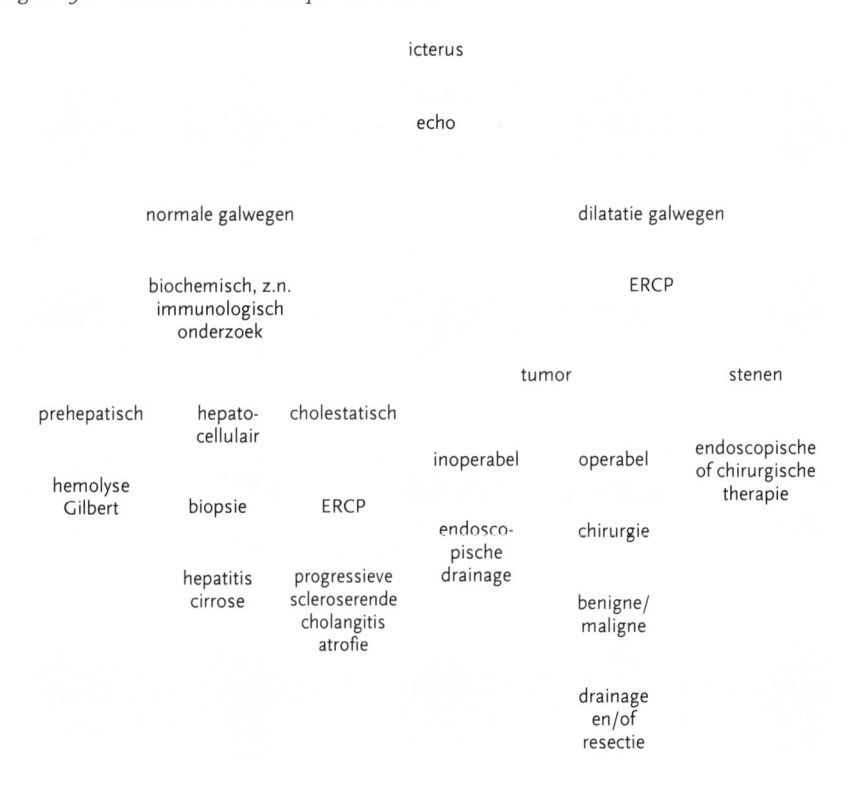

```
                        icterus
                          |
                         echo
                    /            \
          normale galwegen    dilatatie galwegen
                 |                    |
         biochemisch, z.n.          ERCP
         immunologisch
           onderzoek
                                 /        \
                              tumor       stenen
                              /    \         |
                       inoperabel  operabel  endoscopische
                                              of chirurgische
                                              therapie
  prehepatisch  hepato-    cholestatisch
                cellulair
                              endosco-    chirurgie
  hemolyse                    pische
  Gilbert      biopsie  ERCP  drainage
                                          benigne/
               hepatitis  progressieve    maligne
               cirrose    scleroserende
                          cholangitis
                          atrofie         drainage
                                          en/of
                                          resectie
```

▶ HYPERBILIRUBINEMIE

Hyperbilirubinemie (> 18 µmol/l) door ongeconjungeerd bilirubine ontstaat door elke stoornis in de conjugatie. De meest voorkomende oorzaken zijn hemolyse en overbelasting bij bloedtransfusies en het syndroom van Gilbert. Het syndroom van Gilbert komt voor bij 1-2% van de bevolking. Het ontstaat door het onvoldoende functioneren van het enzym glucuronyltransferase. De aandoening is volkomen onschuldig. Bij ondeskundige begeleiding en onvoldoende geruststelling kan het af en toe optreden van een gele verkleuring van de conjunctivae aanleiding zijn tot behoorlijke neurotisering en onnodig onderzoek.

Hyperbilirubinemie kan pas klinisch worden aangemerkt als geelzucht bij een serumbilirubine van 35-50 µmol/l of hoger. Een geïsoleerde verhoging van het serumbilirubine zonder andere afwijkingen in de leverfuncties is een indicatie om ongeconjugeerd en geconjugeerd bilirubine te bepalen, naast haptoglobine en reticulocytentelling. Een verhoging van ongeconjugeerd bilirubine zonder reticulocytose of een verlaagd haptoglobine is vrijwel diagnostisch voor het syndroom van Gilbert, indien er verder geen afwijkingen zijn. Bij hepatocellulaire disfunctie en bij obstructie van de galwegen is meer dan 50% van het bilirubine geconjugeerd. In tabel 9.22 wordt een aantal oorzaken van geïsoleerde geconjungeerde of ongeconjungeerde hyperbilirubinemie vermeld.

Tabel 9.22 Oorzaken van geïsoleerde hyperbilirubinemie.

niet-geconjungeerd	geconjungeerd
syndroom van Gilbert	syndroom van Dubin-Johnson
syndroom van Crigler-Najjar (type I en II)	syndroom van Rotor
geneesmiddelen (rifampicine)	BRIC (benign recurrent intermittent cholestasis)
hemolyse	

Diagnostiek

Bij niet-icterische patiënten met gestoorde levertests moet men als clinicus bepalen of nader onderzoek wenselijk is. In het algemeen is diagnostiek afhankelijk van de aan- of afwezigheid van klachten en de mate van leverenzymverhoging. In dit geval moet verder onderzoek erop gericht zijn om uiteindelijk te komen tot een anatomische en etiologische verklaring van de leverfunctiestoornissen of een diagnose. Dan is het mogelijk een inschatting van de ernst van de leverafwijking en de prognose te maken.

De gele patiënt

In recente jaren zijn de diagnostische mogelijkheden bij lever- en galwegaandoeningen sterk uitgebreid. Het is meestal mogelijk op basis van anamnese, lichamelijk onderzoek, eenvoudig laboratoriumonderzoek en echo-onderzoek van de bovenbuik de patiënt in te delen in een van de volgende vier categorieën: acute niet-obstructieve icterus, chronische niet-obstructieve icterus, benigne obstructieve icterus en maligne obstructieve icterus (zie tabel 9.23).

Tabel 9.23 Oorzaken van geelzucht.

acute niet-obstructieve icterus
- acute virale hepatitis
- geneesmiddelen/toxische hepatitis
- alcoholische hepatitis
- sepsis
- postoperatieve geelzucht
- decompensatio cordis
- hemolyse

chronische niet-obstructieve icterus
- alcoholische cirrose
- chronische hepatitis B of C
- primaire biliaire cirrose
- chronische auto-immuunhepatitis en cirrose
- ziekte van Wilson

benigne obstructie-icterus
- choledocholithiasis
- pancreatitis
- cholangitis bij stenen, parasieten (*Ascaris, Fasciola, Opistordris*)
- samenhangend met aids (*Mycobacterium avium, Cryptosporidium* spp.*, Microsporidia* spp.*, cytomegalovirus*)
- primaire en secundaire biliaire cirrose
- postoperatieve galgangbeschadiging

maligne obstructie-icterus
- pancreascarcinoom
- galgang- en papilcarcinoom
- metastasen

Anamnese. De volgende aspecten zijn van belang bij het afnemen van de anamnese: reizen, contacten met patiënten met leveraandoeningen, seksuele gewoonten, bloedtransfusies (hepatitis B en -C), buikpijn, koorts (vaker bij galstenen), anorexie, misselijkheid en braken, lichte temperatuurverhoging, afkeer van roken (hepatitis), diepe geelzucht, jeuk, ontkleurde ontlasting (obstructie-icterus). Daarnaast zijn de hoeveelheid en duur van alcoholgebruik (in verband met chronische alcoholische leverziekten), gebruik van geneesmiddelen (bij acute transaminaseverhogingen moet vooral gedacht worden aan paracetamolintoxicatie, bij cholestatische stoornissen aan amoxycilline-clavulaanzuur), leeftijd (obstructie komt vaker voor op oudere leeftijd) en familieanamnese (Gilbert-syndroom, Dubin-Johnson-syndroom, α_1-antitrypsinedeficiëntie, hemochromatose, ziekte van Wilson). Een voorgeschiedenis van hartziekte, inflammatoire darmziekte of een maligniteit kan ook helpen bij het stellen van de diagnose. Een nauwkeurige diagnose is echter niet mogelijk op basis van klachten alleen.

Lichamelijk onderzoek. Bij lichamelijk onderzoek wordt gelet op symptomen van chronische leverziekte zoals spider naevi, erythema palmare, splenomegalie, ascites en encefalopathie.

Laboratoriumonderzoek. Een verhoging van ASAT wordt niet alleen bij leverziekten gevonden, maar ook bij beschadiging van de hartspier of van dwarsgestreepte spieren. ALAT komt vrijwel uitsluitend in de lever voor en een verhoging van ALAT is een betere indicator van levercelbeschadiging dan ASAT. Het ASAT is lager dan het ALAT bij de meeste vormen van acute virale hepatitis. Bij alcoholische hepatitis is het ASAT sterker verhoogd dan het ALAT. Bij acute hepatocellulaire aandoeningen (acute niet-obstructieve leverziekte) worden meestal waarden van meer dan 10 × de bovengrens van normaal gevonden.

Een verhoogde alkalische fosfatase wordt niet alleen bij leverziekten gezien. Omdat alkalische fosfatase niet alleen door galgangcellen maar ook door bot, darmcellen, nier, placenta en sommige tumoren wordt gemaakt, moet ook aan niet-hepatische aandoeningen worden gedacht bij een geïsoleerde verhoging van het alkalische fosfatase. Een gelijktijdige bepaling van gamma-glutamyltranspeptidase (γ-GT) geeft vaak de goede richting aan voor verdere diagnostiek. Tabel 9.24 vermeldt enkele niet-hepatische oorzaken van abnormale leverfunctietests.

Tabel 9.24 Niet-hepatische oorzaken van abnormale leverfunctietests.

abnormale test	oorzaak	aanbevolen onderzoek
alkalische fosfatase	botziekte thyreotoxicose zwangerschap maligniteit puberteit	gamma-GT, Ca, P TSH alkalische fosfatase elektroforese
ASAT	myocardinfarct spierziekte	creatinekinase, CK-MB-fractie, troponine
gamma-glutamyl-transpeptidase	alcohol geneesmiddelen obesitas	anamnese en onderzoek MCV, alcoholspiegel
bilirubine	hemolyse sepsis	reticulocyten, haptoglobine kliniek
albumine	nefrotisch syndroom eiwitverlies in tractus digestivus ondervoeding	urine-eiwit α1-antitrypsineklaring kliniek

Indien ook het γ-GT verhoogd is, wijst dit op een (cholestatische) leveraandoening. Een sterk verhoogd alkalisch fosfatase in combinatie met slechts licht verhoogde overige leverenzymen en een normaal bilirubine is vaak een gevolg van een infiltratieve aandoening zoals granulomateuze hepatitis (tabel 9.25).

Tabel 9.25 Diffuse infiltratieve aandoeningen van de lever.

infectieuze oorzaken	niet-infectieuze oorzaken
– brucellose – histoplasmose – lepra – syfilis (stadium 2) – tuberculose – tularemie	– idiopathische granulomateuze hepatitis – hypogammaglobulinemie – maligne lymfomen – sarcoïdose – amyloïdose

Verdere diagnostiek

Nadat men een patiënt op grond van een eerste oriënterend onderzoek heeft ingedeeld in een van de vier genoemde categorieën (tabel 9.23), dient verder onderzoek plaats te vinden. Bij acute niet-obstructieve aandoeningen zal in eerste instantie een virale hepatitis worden overwogen (zie verder, bij acute hepatitis). Bij chronische niet-obstructieve oorzaken is het vervolgonderzoek gericht op chronische hepatitis en cirrose en zal, naast onderzoek naar hepatitis B en C, ijzer- en koperstapeling, alcoholmisbruik en auto-immuunziekten, gekeken moeten worden of de patiënt portale hypertensie heeft of een van de vele andere complicaties van chronische leverziekte. Bij deze patiënten zal vrijwel altijd een leverbiopt worden genomen. Als, op basis van anamnese, lichamelijk onderzoek, enzymwaarden en echo-onderzoek met verwijde galgangen echter blijkt dat de patiënt waarschijnlijk een obstructie-icterus heeft, zal in de meeste gevallen een ERCP worden verricht.

▶ ACUTE HEPATITIS

Patiënten met acute hepatitis zijn meestal moe, hebben een verminderde eetlust, zijn misselijk en hebben geelzucht met donkere urine. De oorzaken van acute hepatitis zijn samengevat in tabel 9.26.

Belangrijke anamnestische gegevens voor de bepaling van de verwekker zijn contact met patiënten met geelzucht, recent verblijf in het buitenland, contact met kinderen op een crèche of basisschool of het eten van rauwe schelpdieren gedurende de afgelopen 2-8 weken (hepatitis A); injecties, parenteraal druggebruik, seksuele gewoonten of bezoek aan een (sub)tropisch gebied gedurende de afgelopen 2-6 maanden (hepatitis B); gebruik van geneesmiddelen of alcohol.

Geneesmiddelenhepatitis wordt gediagnosticeerd op basis van gebruik van een geneesmiddel, het ontbreken van andere oorzaken en een verbetering na het staken van het middel. In principe kan elk geneesmiddel leverschade veroorzaken. Bekend zijn een direct toxische reactie die dosisafhan-

Tabel 9.26 Oorzaken van acute hepatitis.

virale oorzaken
hepatitisvirussen
- hepatitis A
- hepatitis B
- hepatitis C
- hepatitis D (delta-antigeen bij patiënten met hepatitis B)
- hepatitis E (zeldzaam in Nederland)

overige virussen
- cytomegalovirus (CMV)
- Epstein-Barr-virus
- herpes simplex-virus

circulatoire oorzaken
stuwing, bij rechts decompensatio cordis
langdurige hypotensie en shock

geneesmiddelen
toxische reactie (dosisafhankelijk):
- paracetamol
- isoniazide (INH)

allergische reactie (dosisonafhankelijk):
- NSAID's
- alfa-methyldopa
- nitrofurantoïne
- INH

zie ook tabel 9.27 en specifieke tekstboeken

diversen
auto-immuunhepatitis
tijdens de zwangerschap:
- acute gele leveratrofie
- HELLP-syndroom
- Reye-syndroom (kinderen en adolescenten)
- ziekte van Wilson (jonge patiënten)

HELLP = hemolysis, elevated-liver enzymes, low platelet count

kelijk is en voorspelbaar verloopt, en een overgevoeligheidsreactie die dosisonafhankelijk is en bij een zeer klein percentage van de gebruikers optreedt. Hoewel een recidief van de hepatitis na een nieuwe blootstelling aan het middel min of meer bewijzend is, is een bewuste 'rechallenge' af te raden omdat dit tot een ernstige of zelfs fatale hepatitis kan leiden.

Hepatitis C was altijd een vrij zeldzame oorzaak van acute hepatitis, en wordt door bloedproducten overgebracht. In Nederland is het in zekere zin een ziekte van allochtonen aan het worden. Hepatitis E is endemisch in Zuidoost- en Centraal-Azië, Afrika en Mexico.

Bij lichamelijk onderzoek ontbreken de kenmerken van een chronische leveraandoening zoals spider naevi of ascites.

Bij het laboratoriumonderzoek vallen vooral de sterk verhoogde transaminasen op (> 10 maal de bovengrens van normaal). De ernst van de hepatitis kan met een eenvoudige bepaling van leverafhankelijke stollingsfactoren worden vastgesteld, bijvoorbeeld een protrombinetijd. Een verlengde PTT is een teken van ernstige hepatitis en daarmee een reden voor klinische observatie. Dit geldt ook als er ernstige misselijkheid met braken of sufheid bestaat.

De laboratoriumdiagnostiek bij een patiënt met acute hepatitis dient in eerste instantie het volgende te omvatten: ASAT, ALAT, alkalische fosfatase, bilirubine en PTT (of vergelijkbare stollingstest), IgM anti-hepatitis-A-virus, HBsAg, IgM anti-HBc. Ook hepatitis C kan serologisch worden vastgesteld.

Als de virologische tests negatief zijn, kan men verder zoeken met serologische tests voor cytomegalovirus, Epstein-Barr-virus en herpesvirus. Bij een acute alcoholische hepatitis is het serum-ASAT meestal hoger dan het serum-ALAT en ook het serum-γ-GT is dikwijls sterk verhoogd. Bij virale vormen van hepatitis is dit omgekeerd en is het γ-GT niet zo sterk verhoogd. Indien aan de ziekte van Wilson gedacht wordt, leidt serumceruloplasmine of 24-uurs koperuitscheiding in urine tot de diagnose. In tabel 9.26 worden de oorzaken van acute hepatitis samengevat, in tabel 9.27 de leverafwijkingen ten gevolge van geneesmiddelen. Bij jonge vrouwen met auto-immuunziekten of met een familieanamnese hiervoor (bijvoorbeeld reumatoïde artritis, ziekte van Hashimoto, coeliakie en vitiligo) dient men gericht naar auto-immuunserologie te kijken (ANA, AMA, RA-factoren, EMA, enz.). Overlapsyndromen met primaire biliaire cirrose komen voor.

Tabel 9.27 Differentiële diagnose van leverafwijkingen ten gevolge van geneesmiddelen.

acute hepatitis
INH
alfa-methyldopa
paracetamol
furadantine

chronische hepatitis of cirrose
INH
halothaan
alfa-methyldopa
methotrexaat

cholestatische hepatitis
(flu-)cloxacilline
chloorpromazine
azathioprine

steatose
tetracyclines
corticosteroïden
methotrexaat

veno-occlusive disease
cytostatica o.a.
azathioprine

vaattumoren
orale contraceptiva
vinylchloride-expositie

▶ CHRONISCHE HEPATITIS

Men spreekt van een chronische hepatitis wanneer de leverfunctietests langer dan drie maanden na de acute fase verhoogd blijven. Vaak ontbreken symptomen, soms staat moeheid op de voorgrond.

Differentieel-diagnostisch moet chronische hepatitis worden onderscheiden van een acute virale hepatitis, alcoholische hepatitis en primaire biliaire cirrose. In de differentiële diagnostiek kan het laboratoriumonderzoek een belangrijke rol spelen (ASAT, ALAT, alkalische fosfatase en γ-GT). Virale parameters van hepatitis B, C, D zijn belangrijk bij patiënten die tot de groepen behoren die een verhoogd risico hebben op een infectie met deze vorm van hepatitis. Ook bij chronische alcoholische hepatitis is de γ-GT meestal sterk verhoogd en is het ASAT meestal hoger dan het ALAT.

Primaire biliaire cirrose is een ziekte die vooral bij vrouwen op middelbare leeftijd voorkomt. Het is een auto-immuunziekte waarbij antistoffen tegen mitochondriën positief zijn. De leverenzymen laten een typisch cholestatisch patroon zien, waarbij vooral de alkalische fosfatase en de γ-GT verhoogd zijn. Pas in een later stadium is bij deze ziekte ook het serumbilirubinegehalte verhoogd, hetgeen vaak een ominous teken is.

Een chronische virale hepatitis (veroorzaakt door hepatitis B, C en D) komt vooral voor bij immigranten uit landen met een hoge prevalentie, bij patiënten met homoseksuele contacten, na intraveneus druggebruik, na multipele bloedtransfusies (cardiochirurgie, hemofiliepatiënten), bij zuigelingen van geïnfecteerde moeders en bij zwakzinnigen die in inrichtingen wonen. Ook niet-gevaccineerde expatriates en reizigers lopen een verhoogd risico op chronische virale hepatitis.

Laboratoriumonderzoek wordt gericht op de oorzaken zoals aangegeven in tabel 9.28. Het maken van onderscheid tussen de verschillende ziek-

Tabel 9.28 Oorzaken van chronische hepatitis en levercirrose.

toxische beschadiging
alcohol
geneesmiddelen
antibiotica

metabole oorzaken
ziekte van Wilson
α1-antitrypsinedeficiëntie
vetstapeling (NASH)*
hemochromatose

virale oorzaken
hepatitis B, C, D (G)

cholestatische leverziekten
primaire biliaire cirrose
secundaire biliaire cirrose

* NASH = niet alcoholische steatosis hepatis

tebeelden is in het algemeen mogelijk op grond van het klinische beloop en de uitslag van leverfunctietests. Auto-immuunserologie als ANA, AMA, EMA dient standaard geprikt te worden. Gezien het frequent voorkomen van hemochromatose dient de ijzerstatus bepaald te worden. De leverbiopsie heeft in hoge mate bijgedragen aan de huidige diagnostiek en classificatie van leverziekten. Gaandeweg wordt deze vroeger zeer frequent toegepaste techniek verdrongen door serologisch onderzoek en beeldvormende technieken (zoals echografie en ERCP). Een leverbiopsie mag alleen worden verricht indien de uitslag duidelijke consequenties heeft voor het beleid. Aan de hand van een leverbiopt kan een uitspraak worden gedaan over het bestaan van een chronisch actieve hepatitis en over de prognose.

▶ LEVERCIRROSE

Levercirrose is het eindstadium van chronisch actieve hepatitis. De normale architectuur van de lever, met haar indeling in lobuli met centrale venen en portale driehoekjes, is bij levercirrose verdwenen. In plaats daarvan ontstaat een nodulaire opbouw, waarbij groepjes hepatocyten worden omsloten door bindweefselstrengen. Daarbij ontstaat altijd portale hypertensie, die zich kan uiten in splenomegalie, slokdarmvarices en vorming van andere collateralen en/of ascites.

Levercirrose komt vaak voor zonder bijzondere symptomen. Toch kunnen bij anamnese en lichamelijk onderzoek moeheid en andere tekenen van chronische leverziekten op de voorgrond staan. Men dient te letten op icterus, spider naevi, erythema palmare, een vergrote lever en/of milt.

Laboratoriumonderzoek maakt een verantwoorde differentiële diagnostiek van levercirrose mogelijk (zie ook tabel 9.28). Indien cirrose wordt vermoed, zal in de regel een leverbiopsie worden verricht, omdat levercirrose alleen met behulp van een leverbiopsie en/of laparoscopische inspectie van de lever kan worden bevestigd. Aan de hand van een leverbiopt kan ook een uitspraak worden gedaan over de prognose en eventuele therapie.

▶ 9.7 Een ruimte-innemend proces in de lever

Ruimte-innemende processen in de lever worden relatief vaak gevonden, soms na gericht onderzoek, maar tegenwoordig vaker als toevalsbevinding tijdens echo- of CT-onderzoek van de buik. Anamnese, lichamelijk onderzoek en eenvoudige levertests (transaminasen, alkalische fosfatase en bilirubine) zijn van groot belang bij het opstellen van een differentiële diagnose: patiënten met afwijkende leverfunctietests of tekenen van een chronische leverziekte hebben een grotere kans op een maligniteit. Een hepatocellulair carcinoom komt weinig voor bij Europeanen, maar frequent in Zuidoost-Azië en Afrika. Men moet dit overwegen bij hepatitis B en C, hemochromatose, lang bestaande colitis ulcerosa, al of niet met primair scleroserende cholangitis (PSC) of aflatoxinegebruik. Cholangiocarcinoom wordt gezien bij PSC, bij patiënten die in de jaren vijftig en zestig neuroradiologisch onderzocht zijn met thorotrast en bij een *Clonorchis sinensis*-infectie. Bij jonge vrouwen met 'pil'-gebruik dient een focale nodulaire hyperplasie overwogen te worden. Een anamnese van een doorgemaakte maligniteit moet doen denken aan metastasen. Van nog groter belang is het aspect bij echo-onderzoek. Een ruimte-innemend proces kan geclassificeerd worden als cysteus of solide, en de solide tumoren kunnen verder worden verdeeld in hyperdens of hypo- of isodens ten opzichte van de omgeving (tabel 9.29). Echografie is ook nuttig om multipele afwijkingen op te sporen en de anatomische relaties van de tumor ten opzichte van vaten en galwegen te verduidelijken.

Tabel 9.29 Ruimte-innemende processen in de lever: indeling op basis van echo-onderzoek.

cysteuze afwijkingen
simpele cysten (vaak congenitaal)
atypische of inhomogene cysten
– pyogeen abces
– amoebenabces
– echinokokkencyste
– cystadenoom
– cystadenocarcinoom
– necrose in een primair levercelcarcinoom

hypodense en isodense afwijkingen
primair levercelcarcinoom (vaak bij levercirrose)
metastasen
cholangiocarcinoom
focaal nodulaire hyperplasie
adenoom

hyperdense tumoren
caverneus hemangioom
focale leververvetting
angiomyolipoom
levercelcarcinoom
endocriene tumoren
sommige metastasen van rectumcarcinomen

Cysteuze afwijkingen worden verdeeld in enkelvoudige cysten en inhomogene of atypische cysten. Buikpijn, koorts, nachtzweten en moeheid pleiten voor een leverabces. Vragen naar bezoek aan een gebied waar amoebiasis of echinokokkose endemisch is, is van groot belang. Atypische of inhomogene cysten zonder systemische symptomen zijn vaak maligne: metastasen, cystadenocarcinoma of een necrotisch levercelcarcinoom.

Hyperdense afwijkingen zijn in de meeste gevallen caverneuze hemangiomen, die bij circa 4% van de bevolking gevonden kunnen worden. De leverfunctietests zijn vrijwel altijd normaal. De diagnose kan worden bevestigd door middel van erytrocytenscanning. Gebleken is dat bij twijfel dunnenaaldbiopsie veilig is en behulpzaam kan zijn. Hypodense of isodense afwijkingen zijn vaak metastasen of primaire maligniteiten in de lever. Een uitzondering vormt onder andere focale nodulaire hyperplasie. De diagnose hiervan kan bevestigd worden door het vinden van een centraal stervormig litteken in de laesie of door gebruik te maken van scintigrafie. In tegenstelling tot de meeste andere tumoren bevat een focaal nodulaire hyperplasie functionerende hepatocyten en Kupffer-cellen, zodat deze laesies op een leverscan gewoon aankleuren. Een ERCP moet verricht worden als een cholangiocarcinoom vermoed wordt. De onderzoeken moeten worden toegespitst op de individuele patiënt: uitgebreid onderzoek bij een min of meer terminale patiënt is zinloos. Bloedtests op hepatitis B, C en α-1-foetoproteïne zijn wel geïndiceerd. Tumoren kunnen worden onderverdeeld in primair en secundair (tabel 9.30).

Tabel 9.30 Tumoren ingedeeld in primair en secundair.

primaire tumoren

maligne	*benigne*
hepatocellulair carcinoom	hemangioom
cholangiocarcinoom	focale nodulaire hyperplasie
angiosarcoom	leveradenoom
hepatoblastoom (kinderen)	leiomyoom
fibrosarcoom, leiomyosarcoom	lipoom

secundaire tumoren

vrouwen	*mannen*
borst	long
colon	colon
maag	maag
baarmoeder	pancreas

▶ 9.8 Vochtophoping in de peritoneale holte

Bij vochtophoping in de peritoneale holte zonder evidente ontstekingsverschijnselen spreekt men van ascites. Wanneer dit gepaard gaat met ontstekingsverschijnselen (peritoneale prikkeling) spreekt men van peritonitis. De oorzaken voor de verschillende vormen van ascites zijn samengevat in tabel 9.31.

Ascites manifesteert zich door een opgezette buik die geleidelijk in omvang toeneemt. Fysisch-diagnostisch kan men ascites herkennen aan het verschuiven van de percussiegrenzen bij houdingsveranderingen en het fenomeen van de undulatie. Behalve dat de buik in omvang toeneemt, neemt ook het gewicht van de patiënt toe. Met behulp van echografie kun-

Tabel 9.31 Differentiële diagnose van ascites.

transsudatieve ascites
prehepatische oorzaak
– rechtsdecompensatie
– constrictieve pericarditis
– supradiafragmatische occlusie van de v. cava inferior
– syndroom van Budd-Chiari
– veno-occlusieve aandoeningen
hepatische oorzaak
– levercirrose
– levertumoren (zeldzaam)

chyleuze ascites
trauma
tuberculose
levercirrose
chronische ontsteking
tumoren die de afvloed van de lymfebanen beïnvloeden (o.a. maligne lymfomen)

exsudatieve ascites
peritonitis
– gallige peritonitis
– pancreatitis
– tuberculose
tumoren
– metastasen naar lever en/of peritoneum

overige oorzaken van ascites
syndroom van Meigs
myxoedeem
endometriose
pseudomyxoma peritonei
collageenziekten
chronische pancreatitis (vooral gebarsten pseudo-cyste)

nen tegenwoordig zelfs kleine hoeveelheden vocht zeer nauwkeurig worden vastgesteld.

In de regel zal men ter nadere diagnostiek een ascitespunctie verrichten. Wanneer het vocht eiwitarm is en een laag albuminegehalte heeft, bijvoorbeeld minder dan 25 gram per liter, spreekt men van een transsudaat. Het vocht is dan lichtgeel en helder. Men spreekt van een exsudaat wanneer het vocht eiwitrijk is; de kleur is dan meestal donkerder geel en helder en het albuminegehalte zal in de regel meer dan 25 gram per liter zijn.

Bij patiënten met levercirrose en ascites dient men altijd bedacht te zijn op het ontstaan van een 'spontane' bacteriële peritonitis. In een dergelijke situatie ziet men peritoneale prikkelingsverschijnselen ontstaan en bij laboratoriumonderzoek worden een leukocytose en een linksverschuiving gezien. Het door punctie verkregen vocht is troebel geel en leukocytenrijk (> 300/ml) en er kan een bacteriële verwekker worden gekweekt. Bij een pancreatitis of een pancreascyste als oorzaak van ascites kan het amylase- en/of het lipasegehalte in het ascitesvocht sterk verhoogd zijn (meer dan 1000 U/l).

Een belangrijke oorzaak van ascites is een in de peritoneale holte gemetastaseerde tumor. Cytologisch onderzoek van het ascitespunctaat dient dan ook altijd te worden uitgevoerd. De opbrengst van cytologisch onderzoek kan in belangrijke mate worden verhoogd door veel vocht (bijvoorbeeld 1 liter) naar het pathologisch laboratorium te verzenden en dit te laten concentreren voordat de cytologische preparaten worden gemaakt. Overigens wordt voor het opsporen van micrometastasen op het peritoneum ook laparoscopisch onderzoek aanbevolen.

Ten slotte kan de chyleuze ascites worden onderscheiden, waarbij de witte troebele kleur zeer karakteristiek is. Bij deze vorm kan men het triglyceridegehalte van het vocht bepalen, waarbij als maatstaf geldt dat dit hoger moet zijn dan het triglyceridegehalte in het bloed.

▶ 9.9 Buikpijn

Hoewel buikpijn veel verschillende oorzaken kan hebben – er bevinden zich veel organen in de buikholte – komt de pijn in de meeste gevallen vanuit de maag en de darmen. Kinderen klagen nooit zomaar over buikpijn. Er is altijd een reden, maar dikwijls is die moeilijk te achterhalen (tabel 9.32).

Tabel 9.32 Buikpijn bij kinderen.

- verstopping t.g.v. droge harde ontlasting
- blaasontsteking
- *Helicobacter pylori*
- coeliakie met name bij een opgezette buik
- wormen
- prikkelbare darm
- voedselovergevoeligheid (koemelkallergie)

Bij vrouwen, van wie de geslachtsorganen in de buikholte liggen, komen hier een aantal gynaecologische oorzaken bij. Bij de ouder wordende vrouw kunnen hier verzakkingsklachten bijkomen. Klachten van interrupted defecation worden te weinig in verband gebracht met enterokèle na uterusextirpatie (tabel 9.33).

Bij de oudere patiënt moet diverticulair lijden standaard overwogen worden. Bij een aantal ziektebeelden is er sprake van uitstraling of verandering c.q. verplaatsing van de pijn, zoals de uitstraling naar de rug of schouder bij een cholecystitis, de borende pijn naar de rug bij een pancreatitis en de verplaatsing vanuit het midden naar rechtsonder bij het klassieke beeld van een appendicitis acuta of een maagperforatie. Het is belangrijk pijnlokalisatie bij de diverse aandoeningen te kennen (tabel 9.34).

Tabel 9.33 Onderbuikspijn bij vrouwen.

acuut	chronisch
– blindedarmontsteking	– endometriose
– eierstok (steeldraai)	– verklevingen
– myoom (steeldraai)	– myomen
– hydrosalpinx	– enterokèle
– eisprongbloeding	– diverticulair lijden
– eileiderontsteking	– Irritable Bowel Syndrome (IBS)
– blaasontsteking	

Tabel 9.34 Pijnlokalisatie bij diverse aandoeningen.

lokalisatie	aandoening
rechtsboven	cholecystitis, galstenen, hepatitis, leverabces, nierpathologie
epigastrium	ulcus maag of duodenum, pancreatitis, myocardinfarct, aneurysma aortae abdominalis, afwijkingen lever of galwegen
linksboven	miltinfarct, miltruptuur, pleuropneumonie, nierpathologie
regio umbilicalis	darmischemie ten gevolge van mesenteriaaltrombose of strangulatie, aandoeningen dunne darm, blaasretentie, beginnende appendicitis
onderbuik	appendicitis acuta (rechts), geperforeerd ulcus (rechts), (peri)diverticulitis (li > re), geïncarcereerde hernia, aandoeningen genitalia interna

▶ 9.10 **Peritonitis**

Peritonitis is een complicatie van een groot aantal buikaandoeningen, die altijd gepaard gaat met verschijnselen van peritoneale prikkeling, zoals buikpijn, afwezige peristaltiek bij auscultatie, percussiepijn, en défense musculaire bij palpatie (tabel 9.35). De differentiële diagnose van peritonitis is uiteengezet in tabel 9.36. Peritonitis kan door lichamelijk onderzoek worden vastgesteld. De eerste keuze voor nadere diagnostiek is meestal een buikoverzichtsfoto en/of echografie. Bij laboratoriumonderzoek wordt meestal een leukocytose met linksverschuiving gezien. Een diagnostische buikpunctie is geïndiceerd als ascites aanwezig is en een 'spontane' bacteriële perito-

Tabel 9.35 Lichamelijk onderzoek acute buik.

- shock
- 'dood'stille buik bij auscultatie (paralytische ileus) (hartslag hoorbaar boven buik)
- lokale of gegeneraliseerde défense musculaire ('plankharde buik', peritonitis)
- (contralaterale) loslaatpijn (peritonitis)
- brancardschudpijn (peritonitis)
- positief psoasfenomeen (retroperitoneale prikkeling)
- (pulserende) weerstand in buik (aneurysma aortae)
- palpabele weerstand of opdrukpijn in cavum Douglasi (adnex, appendix, divertikels)
- slingerpijn van uterus bij toucher (adnexitis)

Tabel 9.36 Differentiële diagnose van peritonitis.

acute peritonitis	chronische peritonitis
– acute darmobstructie – acute cholecystitis met of zonder choledocholithiasis – appendicitis – perforatie of necrose van de darm – acute pancreatitis – maagperforatie – spontane bacteriële peritonitis bij levercirrose met ascites	– scleroserende peritonitis bij peritoneale dialyse (CAPD) – maligniteiten – medicamenteus (in het bijzonder bètablokkers) – porfyrie – familiaire mediterrane koorts (chronisch recidiverend) – tuberculose

nitis moet worden uitgesloten. Vaak maakt de ernst van de verschijnselen een operatieve ingreep onvermijdelijk (acute buik). De oorzaak wordt dan meestal snel duidelijk. Bij 'passagère' peritoneale pijn/prikkeling op peritonitis bij patiënten afkomstig uit het Middellandse-Zeegebied moet men ook denken aan familiaire mediterrane koorts.

▶ Literatuur

Thomson ABR and Shaffer EA, (eds.). First principles of gastroenterology: the basis of disease and an approach to management. 4th ed. Toronto: Cy Strom, 2000.

Sherlock S, Dooley J, (eds.). Diseases of the liver and biliary system. 10th ed. London: Blackwell, 2002.

Feldman M, Friedman LS, Sleisenger MH, (eds.). Gastrointestinal and liver disease: pathophysiology, diagnosis, management. 7th ed. Philadelphia: Saunders, 2002.

Lanschot JJB van, Gouma DJ, Jansen PLM, Jones EA, Pinedo HM, Schouten WR, et al. (eds.). Integrated medical and surgical gastroenterology. 1st ed. Houten: Bohn Stafleu Van Loghum, 2004.

Hoofdstuk 10

HEMATOLOGISCHE AANDOENINGEN

J.G. Pegels

▶ 10.1 Bleekzucht, moeheid en anemie

▶ INLEIDING

Een stoornis in de aanmaak van erytrocyten manifesteert zich als bloedarmoede of anemie. Dit houdt in dat de hemoglobineconcentratie in het perifere bloed lager is dan de referentiewaarden die voor leeftijd en geslacht gelden. In de praktijk betekent dit dat bij mannen het hemoglobinegehalte lager is dan 8,0 mmol/l en bij vrouwen lager is dan 7,0 mmol/l (zie tabel 10.1).

Tabel 10.1 *Referentiewaarden die van belang zijn bij analyse van een anemie.*

	mannen	vrouwen
hemoglobine	8-11 mmol/l (128-175 g/l)	7-9,7 mmol/l (115-155 g/l)
erytrocyten	4,5-6,5 × 10^{12}/l	3,9-6,5 × 10^{12}/l
hematocriet	40-52%	36-48%
MCV	80-95 fl	80-95 fl
MCH	1800-2000 amol (30-32 pg)	1800-2000 amol (30-32 pg)
MCHC	20-22 mmol/l (320-350 g/l)	20-22 mmol/l (320-350 g/l)
reticulocyten	2-20‰	2-20‰
serum-Fe	14-28 µmol/l	10-25 µmol/l
totale Fe-bindingscapaciteit	40-75 µmol/l	40-75 µmol/l
serumferritine	40-340 µg/l	15-150 µg/l
serumvitamine B12	160-750 pmol/l	160-750 pmol/l
serumfoliumzuur	7-35 nmol/l	7-35 nmol/l

Patiënten met bloedarmoede, ongeacht de oorzaak, hebben veelal algemene klachten, zoals bleekheid, moeheid, slaptegevoel, lusteloosheid, verminderde inspanningscapaciteit, hartkloppingen, dyspnoe d'effort, hoofdpijn, vlekken voor de ogen, oorsuizen, duizeligheid en collapsneiging. Bij jonge mensen ontstaan bovengenoemde klachten meestal pas bij een Hb van ongeveer 5 mmol/l (80 g/l). Wanneer bij een jonge vrouw met moeheid en algemene malaiseklachten een hemoglobinegehalte van 6,5-7 mmol/l (104-112 g/l) wordt gevonden, is het daarom zeer de vraag of het gevonden Hb de oorzaak is van de klachten. Bij oudere mensen treden vaak cardiale klachten op: angina pectoris, atriumfibrilleren en decompensatio cordis. Daarnaast zijn er meer specifieke verschijnselen die afhankelijk zijn van de aard van de bloedarmoede. Icterus, urobilinurie en soms hemoglobinurie bestaan bij een versnelde afbraak (hemolyse) van de erytrocyten, terwijl huid- en slijmvliesbloedingen onder meer worden waargenomen bij een gestoorde aanmaak of een verdringing van de hematopoëse ten gevolge van een maligniteit in het beenmerg. Koilonychie (lepeltjesnagels) past bij ijzerdeficiëntie. Bij megaloblastaire anemie heeft de huid vaak een gelige tint door de hemolytische component van de ineffectieve hematopoëse. De tong kan daarbij rood, glad en pijnlijk zijn. Ulcera aan de benen komen voor bij sikkelcelanemie, botafwijkingen kunnen aanwezig zijn bij thalassaemia major en andere ernstige congenitale hemolytische anemieën. Bij fysisch onderzoek zijn veelal een bleke klamme huid, bleke slijmvliezen, een hoge polsdruk, een snelle pols, ejectiegeruisen aan het hart en soms een lichte miltvergroting aanwezig. De verschillende anemieën worden ingedeeld volgens morfologische bevindingen en naar oorzaak (pathofysiologie) (zie tabel 10.2 en 10.3). Naar oor-

Tabel 10.2 Morfologische classificatie van anemie.

normochrome normocytaire anemieën
acuut bloedverlies, aplastische en hypoplastische anemie, 'pure red cell'-aplasie, beenmerginfiltratie (leukemieën, lymfoproliferatieve ziekten, metastasen van solide tumoren), myelodysplasieën, chronische ziekten (infecties, reumatoïde artritis, SLE, nierinsufficiëntie, myxoedeem), hemolytische anemieën (soms macrocytair)

hypochrome microcytaire anemieën
ijzergebreksanemie, hemoglobinopathieën, thalassemieën, sideroachrestische anemieën

macrocytaire anemieën
megaloblastaire anemieën (vitamine-B12- en foliumzuurdeficiëntie), myelodysplasie, aplastische anemie, multipel myeloom, hemolytische anemieën (auto-immuunhemolytische anemie), alcoholisme, myxoedeem

Tabel 10.3 Pathofysiologische classificatie van anemie.

aanmaakstoornissen
- stamcelstoornis: aplastische anemie, 'pure red cell'-aplasie
- beenmergverdringing: acute en chronische leukemieën, myelofibrose, maligne lymfoproliferatieve ziekten (CLL, NHL, hairy cell-leukemie), multipel myeloom, ziekte van Waldenström, metastasen van solide tumoren
- bouwstoffentekort: ijzer, vitamine B12, foliumzuur
- 'hormonale' stoornis: erytropoëtine (nierinsufficiëntie, bilaterale nefrectomie), schildklierhormoon (myxoedeem)
- functiestoornis: congenitale dyserytropoëtische anemie, sideroachrestische anemie, myelodysplasie, chronische infecties, leverziekten

verhoogde afbraak
- intracorpusculair: membraanafwijkingen (sferocytose, elliptocytose, paroxismale nachtelijke hemoglobinurie), enzymdeficiënties (G6PD, pyruvaatkinase, glutathionreductase), hemoglobinopathieën (thalassemie, sikkelcelanemie)
- extracorpusculair: auto-immuunhemolytische anemie, incompatibele bloedtransfusies, immuunhemolytische anemie ten gevolge van geneesmiddelengebruik, mechanische destructie, chemische agentia, hypersplenisme

bloedverlies
- acuut en chronisch bloedverlies

zaak kunnen anemieën worden onderverdeeld in een gestoorde aanmaak van erytrocyten, een verhoogde afbraak van erytrocyten en een toegenomen bloedverlies. Deze indeling is van belang in verband met de therapie. De morfologische classificatie is van grote waarde bij het stellen van de diagnose. Men onderscheidt normochrome normocytaire anemieën, hypochrome microcytaire anemieën en macrocytaire anemieën. Bij de beoordeling wordt primair uitgegaan van het MCV (mean corpusculair volume) en het aantal reticulocyten (zie tabel 10.4). In tabel 10.2 wordt een morfologische classificatie van anemie gegeven, terwijl in tabel 10.3 een pathofysiologische indeling wordt gevolgd. In tabel 10.5 wordt de frequentie van voorkomen van de verschillende vormen van anemie vermeld.

Tabel 10.4 Karakteristieke laboratoriumbevindingen bij verschillende vormen van anemie.

MCV *(mean corpuscular volume)*
- microcytaire anemie (MCV < 80 fl)
- normocytaire anemie (80 < MCV < 95 fl)
- macrocytaire anemie (MCV > 95 fl)

reticulocyten
- een verhoogd aantal reticulocyten wijst op een toename van de erytropoëse, veelal ten gevolge van anemie door bloedverlies of hemolyse
- een verlaagd aantal reticulocyten wordt gezien bij beenmergaplasie, ijzergebreksanemie, vitaminetekort (vitamine B12 en foliumzuur) en na gebruik van geneesmiddelen (o.a. cytostatica)

haptoglobine
- verlaagde waarden wijzen op intravasculaire hemolyse

ferritine
- ferritinewaarden lager dan 10 microgram/l wijzen op een tekort van het opgeslagen ijzer

lactaatdehydrogenase (LDH)
- verhoging van LDH en de iso-enzymen LDH-1 en -2 wijzen op hemolyse

Tabel 10.5 Verschillende vormen van anemie: frequentie van voorkomen in de huisartspraktijk.

ijzerdeficiëntie	25%
acute bloeding	25%
ontsteking – chronische ziekte	25%
macrocytair	10%
hemolytisch	< 10%
aplastisch	< 10%

▶ ANAMNESE EN LICHAMELIJK ONDERZOEK

Bij een geringe anemie, vooral wanneer deze geleidelijk is ontstaan, zal de patiënt veelal geen klachten hebben. Een bleke huid en bleke slijmvliezen zijn meestal de enige symptomen. Indien de anemie toeneemt, zullen vooral bij inspanning, en later ook in rust, de bovengenoemde algemene klachten en symptomen ontstaan.

Bloedverlies
Acuut bloedverlies heeft een vermindering van het bloedvolume tot gevolg. Daardoor ontstaan circulatoire problemen, zoals een forward failure of een hypovolemische shock. Zodra deze problemen zich herstellen als gevolg van water- en zoutretentie, treden bloedverdunning en anemie op. Bij laboratoriumonderzoek is sprake van een normochrome normocytaire anemie. Het reticulocytenaantal is veelal verhoogd en dikwijls wordt een passagère stijging van het aantal leukocyten en het aantal bloedplaatjes waargenomen.

Chronisch bloedverlies leidt meestal tot een hypochrome microcytaire anemie doordat de ijzervoorraad uitgeput raakt. De ontstane ijzergebreksanemie is de meest voorkomende vorm van anemie. Zij komt, vooral in de vruchtbare leeftijd, vaker voor bij vrouwen dan bij mannen. Het bloedverlies is bijna altijd het gevolg van profuse menses of van zwangerschap, en op latere leeftijd van occult bloedverlies uit de tractus digestivus.

Naast de algemene klachten van bloedarmoede klaagt de patiënt over concentratiestoornissen en zwakte in de benen. Bij een langer bestaand ernstig ijzertekort ontstaan specifiekere afwijkingen ten gevolge van epitheel- en slijmvliesbeschadiging. Door atrofie van het slijmvlies van mond, farynx en slokdarm ontstaan slikklachten, ragaden van de mond en een gladde tong. Dit klinische beeld staat bekend als het syndroom van Plummer-Vinson en wordt voornamelijk bij vrouwen vastgesteld. Ook kan de patiënt klagen over een droge huid, haaruitval en spierzwakte.

Meno- en metrorragieën kunnen een ernstig ijzertekort veroorzaken. Ze treden veelvuldig op bij vrouwen in de vruchtbare leeftijd. Wijziging van het defecatiepatroon of de aanwezigheid van bloed bij de feces wijst op aandoeningen in de darm. Maligniteiten, diverticulose, poliepen, colitis en hemorroïden kunnen de oorzaak zijn van chronisch bloedverlies. Vermagering, verminderde eetlust, pijn in de bovenbuik, slikstoornissen, zuurbranden, misselijkheid en braken wijzen op oorzaken hoog in de tractus digestivus. Daarvoor kan een goedaardig ulcus, een poliep, een divertikel, een maligniteit of een hiatushernia verantwoordelijk zijn. Chronisch bloedverlies kan ook worden veroorzaakt door regelmatig en veelvuldig gebruik van geneesmiddelen, bijvoorbeeld aspirine en andere NSAID's. Resorptiestoornissen en een deficiënte voeding zijn zelden de oorzaak van ijzertekort. Gedurende de zwangerschap en tijdens de lactatieperiode is de behoefte aan ijzer toegenomen. Een positieve familieanamnese is aanwezig bij de ziekte van Rendu-Osler-Weber (hereditaire hemorragische teleangiëctasieën), die gepaard gaat met neus- en gastro-intestinale bloedingen.

Bij lichamelijk onderzoek zijn niet alleen de algemene symptomen van bloedarmoede te vinden. Vooral bij langdurig ijzertekort zijn de nagels afgeplat en soms hol (lepeltjesnagels), en tevens zijn ze brokkelig en overlangs gegroefd.

Bij laboratoriumonderzoek vindt men een hypochrome microcytaire anemie. Het MCV en de MCHC zijn verlaagd. Het perifere bloedbeeld toont hypochrome microcyten. Een geringe daling van het aantal leukocyten en een toename van het aantal trombocyten zijn vaak aanwezig. Het serumijzer is verlaagd bij een manifeste ijzergebreksanemie, terwijl het serumferritinegehalte (< 10 µg/l) al laag is bij een latent ijzertekort (zie tabel 10.4). Bij een ijzergebreksanemie ten gevolge van bloedverlies, bijvoorbeeld bij een tumor van de tractus digestivus, kan het serum-ferritine echter normaal of zelfs verhoogd zijn als uiting van een acute fasereactie. Bij sterke verdenking op het bestaan van een ijzergebreksanemie bij een normaal of een verhoogd ferritinegehalte is het daarom zinvol beenmergonderzoek op aanwezigheid van ijzer te doen. Bij ijzergebrek ontbreekt kleurbaar ijzer in het beenmerg, zowel intra- als extracellulair.

Belangrijke aanvullende diagnostiek is radiologisch en endoscopisch onderzoek van de tractus digestivus.

Andere vormen van bloedarmoede waarbij een hypochroom microcytair bloedbeeld wordt waargenomen zijn hemoglobinopathieën (in het bijzonder de thalassemieën), idiopathische sideroachrestische anemie en anemie bij loodintoxicatie. Bij al deze vormen bestaat geen ijzertekort. Ook bij chronische infecties, chronische reumatoïde artritis en gemetastaseerde carcinomen wordt soms een hypochroom bloedbeeld gezien. Het serum-ijzergehalte is dan meestal laag, terwijl het serumferritinegehalte daarentegen normaal of verhoogd is. Hoe ver de diagnostiek wordt uitgebreid bij een patiënt met een hypochrome microcytaire ijzergebreksanemie is afhankelijk van leeftijd, geslacht en anamnese. Bij een jonge menstruerende vrouw zal, tenzij de anamnese aanwijzingen geeft voor andere pathologie, worden volstaan met gericht onderzoek en ijzersuppletie. Bij oudere vrouwen en bij mannen is de meest voorkomende oorzaak van microcytaire anemie bloedverlies in het maag-darmkanaal. Nadere diagnostiek richt zich dan vooral op de tractus digestivus.

Macrocytaire anemieën
Macrocytaire anemieën kunnen worden veroorzaakt door een tekort aan vitamine B12, een tekort aan foliumzuur, door afwijkingen in de stofwisseling van vitamine B12 (bijvoorbeeld bij transcobalaminedeficiëntie) of van foliumzuur (bijvoorbeeld bij gebruik van foliumzuurantagonisten), door andere stoornissen van de DNA-synthese door congenitale enzymdeficiëntie, verkregen door alcohol-abusus of behandeling met hydroxyureum of cytosinearabinoside. Een vitamine-B12-tekort kan ontstaan door afwijkingen in de maag, zoals het geval is bij pernicieuze anemie of na gastrectomie, of door afwijkingen in het laatste deel van de dunne darm, waardoor de resorptie wordt geremd. Ten slotte komt vitamine-B12-tekort voor bij een infectie met de worm *Diphyllobothrium latum* en zelden als voedingsdeficiëntie bij vegetariërs. Aangezien de voorraad vitamine B12 in de lever relatief hoog is en de dagelijkse behoefte zeer gering (1-2 µg), duurt het bijvoorbeeld na een maagresectie soms twee tot vier jaar alvorens de ziekte manifest wordt. Een ver-

hoogd MCV kan voorts optreden bij reticulocytose als gevolg van de toename van jonge erytrocyten en bij aggregatie van erytrocyten door antistoffen. Op oudere leeftijd, in het bijzonder bij patiënten ouder dan zeventig jaar, is een myelodysplastisch syndroom nogal eens de oorzaak van een refractaire anemie, die zich vaak presenteert met een verhoogd MCV.

Pernicieuze anemie is de meest voorkomende oorzaak van vitamineB12-deficiëntie bij volwassenen. De anemie wordt veroorzaakt door een atrofie van het maagslijmvlies, hetgeen leidt tot achloorhydrie en een onvoldoende of afwezige productie van intrinsic factor in de pariëtale cellen van de maag. Vitamine B12 bindt zich normaal aan intrinsic factor om zo een complex te vormen dat na binding aan specifieke oppervlaktereceptoren wordt opgenomen in het distale ileum. Intrinsic factor bindt ook vitamine B12 afkomstig uit de gal en vormt zo een enterohepatische cyclus.

Pernicieuze anemie is een auto-immuunziekte. Bij 90% van de patiënten komen in het serum antistoffen tegen pariëtale cellen voor, terwijl bij 75% een antistof tegen intrinsic factor kan worden aangetoond. Pernicieuze anemie komt 1,6 maal zo vaak bij vrouwen als bij mannen voor, meestal boven het vijftigste levensjaar. De ziekte kan voorkomen in combinatie met andere auto-immuunziekten zoals hypothyreoïdie ten gevolge van de ziekte van Hashimoto, hyperthyreoïdie bij de ziekte van Graves, de ziekte van Addison, vitiligo en hypoparathyreoïdie. Er is een verhoogd risico op het ontstaan van maagcarcinoom. Pernicieuze anemie kent een duidelijk familiair voorkomen. De ziekte komt vaker voor bij blonde, vroeg grijze mensen en bij mensen met bloedgroep A. Vooral in Noord-Europa is de prevalentie het hoogst.

Andere oorzaken van vitamine-B12-tekort zijn bacteriële overgroei in het duodenum en jejunum, zoals vaak wordt gezien bij het blinde-lis-syndroom en bij een verstoorde ileumfunctie (regionale enteritis, bestralingileitis en ileumresectie). Geringe inneming of een aangeboren deficiëntie komen zelden voor.

Het tekort aan vitamine B12 veroorzaakt een stoornis in de DNA- en RNA-synthese. Klinisch vindt men de afwijkingen dan ook vaak in de zich snel delende weefsels, wat leidt tot afwijkingen in de hematopoëse, het epitheel van de tractus digestivus en de huid. Daarnaast treden ook afwijkingen op in het centrale zenuwstelsel.

Naast de algemene klachten en symptomen ten gevolge van anemie, klagen de patiënten over slikstoornissen en pijn in de tong. Dit zijn gevolgen van oesofagitis en glossitis. De pijn is vooral hevig bij het gebruik van zure dranken. Voorts kunnen misselijkheid en verminderde eetlust aanwezig zijn als gevolg van een atrofische gastritis, en pijn en branderigheid bij de mictie ten gevolge van een cystitis.

Neurologische stoornissen worden bij ongeveer de helft van de patiënten waargenomen. Er zijn vaak tekenen van neuropathie zoals hyperesthesie, paresthesie, areflexie en krachtverlies. Ook kunnen er klachten zijn van potentieverlies en van incontinentie. Daarnaast kunnen er afwijkingen bestaan als gevolg van een gecombineerde strengaandoening. De afwijkingen in de achterstrengen veroorzaken gnostische sensibiliteitsstoornissen en bij onderzoek is de proef van Romberg positief. Stoornissen in de voorstrengen (piramidebanen) uiten zich in verhoogde reflexen, pathologische reflexen (Babinski) en spastische parese. Indien deze afwijkingen langer blijven bestaan en zich uitbreiden, wordt de kans op herstel kleiner. Vooral bij oudere mensen zijn psychische stoornissen niet ongewoon. De verschijnselen variëren van prikkelbaarheid tot psychiatrische syndromen (psychose). Door de versterkte afbraak van de erytrocyten en hun voorlopercellen ziet men veelal icterische sclerae en toont de huid een typische strogele kleur.

Bij laboratoriumonderzoek wordt vaak een zeer laag hemoglobinegehalte gevonden. Het MCV is bijna altijd toegenomen (> 95 fl en in ernstige gevallen vaak 120-160 fl) en de MCHC is meestal normaal. Er zijn weinig of geen reticulocyten in het bloed aanwezig. Het aantal leukocyten en bloedplaatjes is meestal verlaagd. De bezinking is verhoogd en de grens tussen plasma en erytrocyten is onscherp. Het perifere bloedbeeld toont typische megalocyten. Er zijn grote granulocyten met hypersegmentatie van de kern aanwezig. Soms vindt men een beperkt aantal normoblasten. Een enkele keer worden ringvormige structuren in de erytrocyten gezien (ringen van Cabot).

Als gevolg van hemolyse is in het bloed het indirecte bilirubine verhoogd, het serum-LDH sterk gestegen en het serum-haptoglobinegehalte verlaagd (zie tabel 10.4) en is in de urine het urobilinegehalte verhoogd. Het serum-ijzergehalte is normaal of verhoogd, tenzij er gelijktijdig een ijzertekort bestaat. Het serum-vitamine-B12-gehalte is verlaagd. Bij pernicieuze anemie kunnen in het serum van de patiënt meestal antistoffen tegen pariëtale cellen en/of circulerende antistoffen tegen intrinsic factor worden aangetoond.

Beenmergonderzoek toont een karakteristiek beeld. De erytroblasten hebben een megaloblastair uiterlijk: ze zijn te groot en hebben een fijnkorrelig, scherp gestructureerde kern die relatief te groot is. De myelopoëse toont reuzenvormen, in het bijzonder reuzen met myelocyten en reuzenstaafkernige granulocyten.

De oorzaak van een gebrek aan vitamine B12 kan vaak met behulp van de proef van Schilling worden opgespoord. Bij de proef van Schilling wordt met behulp van radioactief kobalt (^{57}Co) de resorptie van cyanocobalamine nagegaan, nadat de depots van vitamine B12 zijn gevuld door 1 mg niet-radioactief hydroxycobalamine parenteraal toe te dienen. Bij patiënten met een normale resorptie verschijnt meer dan 10% van de radioactieve dosis binnen 24 uur in de urine. Als er minder dan 10% wordt uitgescheiden, wijst dit op een gestoorde resorptie en wordt het tweede deel van de Schilling-test uitgevoerd, waarbij radioactief vitamine B12 samen met intrinsic factor wordt toegediend. Wordt door toevoeging van intrinsic factor de gestoorde resorptie van vitamine B12 gecorrigeerd, dan pleit dit voor een tekort aan intrinsic factor zoals voorkomt bij pernicieuze anemie. De toevoeging van intrinsic factor leidt niet tot een verhoogde uitscheiding van radioactiviteit met de urine bij afwijkingen van het distale deel van de dunne darm, bijvoorbeeld bij de ziekte van Crohn of bij het blinde-lis-syndroom. Een stijging van het aantal reticulocyten na parenterale vitamine-B12-toediening is bewijzend voor het bestaan van vitamine-B12-deficiëntie.

Een andere vorm van megaloblastaire anemie ontstaat bij een *tekort aan foliumzuur*. Bij anamnese, lichamelijk en laboratoriumonderzoek ziet men veel overeenkomsten met een anemie ten gevolge van een vitamine-B12-deficiëntie. Een groot verschil is dat er nooit klachten van een gecombineerde strengziekte worden gevonden. Ook de oorzaak is meestal verschillend. Een tekort aan foliumzuur treedt vaak op bij oude, alleenwonende mensen en alcohol- en drugsverslaafden en wordt veroorzaakt door een deficiënt dieet. Ook bij patiënten met een chronische hemolytische anemie en bij zwangeren ontstaat een relatief tekort als gevolg van een toegenomen behoefte. Verschillende geneesmiddelen zoals anticonvulsiva, tuberculostatica, orale contraceptiva en foliumzuurantagonisten veroorzaken stoornissen in het foliumzuurmetabolisme. Darmziekten, zoals een glutengevoelige spruw, tropische spruw en regionale enteritis, veroorzaken een geringe opname van foliumzuur. Bij laboratoriumonderzoek is het foliumzuurgehalte in het serum verlaagd.

Hemolytische anemieën
Bij hemolytische anemieën komen niet alleen de algemene klachten en symptomen van bloedarmoede voor, maar ook verschijnselen als gevolg van hemolyse. Huid en sclerae tonen een gelige kleur, vooral bij ernstige hemolyse. Door een versnelde afbraak van de erytrocyten ontstaat een verhoogd aanbod van hemoglobine aan het reticulo-endotheliale systeem van de lever. De afbraak van hemoglobine veroorzaakt een verhoogd gehalte aan indirect reagerend bilirubine, dat in de lever wordt geconjugeerd (direct reagerend bilirubine). Een deel van het indirect reagerend bilirubine komt in het bloed terecht. De patiënt klaagt ook vaak over donkere urine (urobilinurie) en soms bestaat bij zeer ernstige hemolyse hemoglobinurie.

In het algemeen begint een onderzoek naar hemolyse naar aanleiding van het constateren van een verhoogd aantal reticulocyten bij een anemische patiënt. Aangezien een reticulocytose ook kan voorkomen bij bloedverlies en bij miltsekwestratie wordt vervolgens gekeken naar andere bevindingen die wijzen op het bestaan van hemolyse. Hemolyse is gedefinieerd als een verkorting van de overleving van erytrocyten. Als gevolg van deze verkorte overleving vindt men een vergrote milt en in het serum een verhoogd indirect reagerend bilirubinegehalte en een stijging van het LDH. Het serumhaptoglobinegehalte is ten gevolge van een verhoogd gebruik verlaagd of afwezig. De hoeveelheid urobiline in de urine is toegenomen. Bij een ernstige acute hemolyse wordt zelfs hemoglobine in de urine vastgesteld. Het aantal reticulocyten is vaak verhoogd door een toegenomen activiteit van de erytropoëse. De erytrocyten in het bloedbeeld tonen anisocytose, poikilocytose, polychromasie en basofiele punctering Soms zijn er normoblasten waarneembaar. Het aantal leukocyten en trombocyten kan verhoogd zijn als gevolg van een versterkte activiteit van de hematopoëse. Vaak zijn bovengenoemde bevindingen voldoende voor het stellen van de diagnose en is het niet nodig een overlevingsonderzoek van de erytrocyten te verrichten. Het ontbreken van splenomegalie bij een normaal aantal reticulocyten en normale serumgehalte aan bilirubine, LDH en haptoglobine sluit echter hemolyse niet uit. De reticulocytose is afhankelijk van de activiteit van het beenmerg, terwijl het haptoglobinegehalte bijvoorbeeld normaal of zelfs verhoogd kan zijn als gevolg van een acutefasereactie. Voor de nadere diagnostiek van hemolytische anemie zijn van belang de familieanamnese, het ras waartoe de patiënt behoort en typische kenmerken in de bloeddifferentiatie zoals aanwezigheid van sferocyten bij congenitale sferocytose of fragmentocyten bij microangiopathie, kunstkleppen in het hart of arteriële grafts.

Sikkelcelanemie komt vooral voor bij het negroïde ras, terwijl thalassemie wordt gezien in het Middellandse-Zeegebied, het Midden-Oosten en Zuidoost-Azië. Hemolytische anemie als gevolg van microangiopathie komt voor bij trombotische trombocytopenische purpura, het hemolytisch-uremisch syndroom en gedissemineerde intravasale stolling.

Hemolytische anemieën kunnen worden verdeeld in intracorpusculaire defecten en extracorpusculaire afwijkingen (zie tabel 10.6). De afwijkingen bij de hereditaire vormen omvatten membraandefecten, metabole stoornissen van de erytrocyten of stoornissen in de hemoglobinesynthese. Een positieve familieanamnese is meestal aanwezig.

Bij de *hereditaire sferocytose en hereditaire elliptocytose* is er sprake van een membraandefect. Soms ontbreken klinische verschijnselen van bloedarmoede. Ernstige anemie treedt vaak op in aansluiting op een infectie. Men herkent de patiënt meestal aan de icterische sclerae. Bij lichamelijk onderzoek is de milt vrijwel altijd vergroot. Bij laboratoriumonderzoek zijn de karakteristieke bevindingen van hemolyse aanwezig. In het perifere bloedbeeld worden tevens de typische afwijkingen aan de rode cellen waargenomen; sferocyten respectievelijk elliptocyten (ovalocyten). De microsferocyten en ovalocyten hebben een verminderde osmotische resistentie, dat wil zeggen een geringere weerstand tegen hypotone NaCl-oplossingen.

Erytrocytaire enzymdeficiënties leiden tot metabole stoornissen, maar meestal niet tot hemolyse. Matige tot ernstige hemolyse treedt pas enkele dagen na het gebruik van bepaalde geneesmiddelen op (o.a. sulfapreparaten, nitrofurantoïne en antimalariamiddelen zoals primaquine), of na het nuttigen van tuinbonen (favisme). De meest voorkomende erytrocytaire enzymdeficiënties betreffen glucose-6-fosfaat-dehydrogenase (G6PD) en pyruvaatkinase (PK). G6PD-deficiëntie komt frequent voor bij negers en bij bevol-

Tabel 10.6 Indeling van hemolytische anemieën.

INTRACORPUSCULAIRE DEFECTEN

heriditair
- membraanafwijkingen (hereditaire sferocytose, hereditaire elliptocytose), enzymdeficiënties (G6PD, pyruvaatkinase, glutathionreductase), hemoglobinopathieën (sikkelcelanemie, instabiele hemoglobine), thalassemieën, erytropoëtische porfyrie

verworven
- paroxismale nachtelijke hemoglobinurie, megaloblastaire anemie (vitamine-B12- en foliumzuurtekort), geneesmiddelen (fenothiazinen, PAS, fenacetine, antimalariamiddelen), bestraling en intoxicaties (lood, alcohol)

EXTRACORPUSCULAIRE AFWIJKINGEN

immunologisch
- auto-immuunhemolytische anemie, incompatibele bloedtransfusies, immuunhemolytische anemie ten gevolge van geneesmiddelengebruik (alfamethyldopa, antibiotica, e.d.), bloedgroepantagonisme (resus, ABO) van de pasgeborene, allograft-transplantaties

mechanische destructie
- hartklepprothese, vaatprothese, microangiopathie (TTP, HUS, meningokokkensepsis, pre-eclampsie, gedissemineerde intravasale stolling, marshemoglobinurie

infecties
- malaria, *Clostridium welchii*, *Mycoplasma pneumoniae*

symptomatisch
- neoplasmata, leverziekten

sekwestratie
- hypersplenisme (sepsis lenta, lymfoproliferatieve ziekten), splenomegalie (myelofibrose, portale hypertensie)

kingsgroepen afkomstig uit landen rondom de Middellandse Zee. De hemolyse gaat gepaard met een normochrome normocytaire anemie, icterus en soms met hemoglobinurie. Bij de reticulocytentelling treft men gedurende de hemolytische fase Heinz-lichaampjes in de erytrocyten aan. Dit zijn de naturatieproducten van hemoglobine. Bij pyruvaatkinasedeficiëntie is meestal al vanaf de geboorte hemolyse aanwezig. PK is de meest voorkomende erytrocytaire enzymdeficiëntie in West-Europa en Noord-Europa. De mate van anemie, icterus en miltvergroting is zeer wisselend. Tijdens infecties kan de hemolyse ernstiger worden. Enzymdeficiënties kunnen met behulp van specifieke enzym-assays worden opgespoord.

Bij *hemoglobinopathieën* kunnen de klinische verschijnselen sterk variëren. Zo zijn er bij sikkelcelanemie niet alleen verschijnselen van bloedarmoede en hemolyse, maar ook klachten als gevolg van de afwijkende hemoglobinestructuur (hemoglobine S). Hemoglobine S is onoplosbaar en vormt kristallen. Daardoor zijn de erytrocyten rigide en verstoren ze de circulatie. Als gevolg hiervan hebben de patiënten vaak klachten over een vasculaire obstructie (intravasculaire agglutinaties van sikkelcellen). De ontstane weefselischemie en lokale thrombi veroorzaken botpijnen (aseptische botnecrose), miltinfarcten, longinfarcten, hematurie (nierpapilnecrose), soms hevige buikpijn en ulceraties aan de onderste extremiteiten. Ook cerebrovasculaire accidenten kunnen voorkomen. Pigmentgalstenen (bilirubine) komen frequent voor. De ziekte komt vrijwel uitsluitend voor bij het negroïde ras. Een miltvergroting is zelden aanwezig. In het perifere bloedbeeld kan men bijna altijd sikkelcellen vinden. De afwijkende hemoglobinestructuur HbS kan elektroforetisch worden aangetoond.

Bij *thalassemieën* is er sprake van een productiestoornis van de alfa- of bètaketen van hemoglobine. Er worden onvoldoende hemoglobineketens gevormd. De ziekte komt vooral voor bij bevolkingsgroepen afkomstig uit gebieden rond de Middellandse Zee, het Midden-Oosten en Zuid- en Zuidoost-Azië. Men onderscheidt een alfa- en een bèta-thalassemie. Alfa-thalassemie berust meestal op deleties van genen. Bij de ernstigste vormen bestaan deleties van vier genen, waardoor de synthese van alfaketens geheel is onderdrukt. Dit is niet met het leven verenigbaar omdat dit ook de synthese van foetaal hemoglobine treft, hetgeen leidt tot hydrops foetalis. Bètathalassemie is ook bekend als mediterrane of Cooley-anemie. Bèta-thalassaemia major ontstaat bij een op de vier nakomelingen als beide ouders drager zijn van bèta-thalassemie (de heterozygote vorm). De ouders hebben dan zelf weinig klachten. Patiënten met de homozygote vormen tonen een geringe tot soms ernstige hemolytische anemie die in de vroege jeugd al aanwezig is. Bilirubinemie en splenomegalie zijn dan bijna altijd aanwezig. Bij patiënten met de heterozygote vorm is meestal een geringe anemie aanwezig. Opvallend is dat het aantal erytrocyten vaak normaal of zelfs verhoogd is. Het perifere bloedbeeld toont hypochrome en microcytaire cellen. De aanwezigheid van targetcellen (schietschijfcellen) en basofiele stippeling van de erytrocyten past bij het ziektebeeld. Een enkele keer zijn er normoblasten te vinden. Het aantal reticulocyten is normaal. De osmotische resistentie van de erytrocyten is verhoogd. Het serum-ijzergehalte is normaal of verhoogd. De hemoglobinefracties kunnen elektroforetisch worden aangetoond.

Verworven hemolytische anemieën zijn het gevolg van extracellulaire afwijkingen. De voornaamste oorzaken zijn auto- en allo-immuunhemolytische anemieën, infectieuze micro-organismen en traumatische factoren. De klachten van bloedarmoede en verschijnselen van een verhoogde bloedafbraak kunnen variëren van gering tot zeer ernstig. Verworven hemolytische anemieën kunnen acuut of sluipend beginnen. Het gebruik van geneesmiddelen is van belang. Zo veroorzaakt alfa-methyldopa de vorming van autoantistoffen tegen erytrocyten. Andere geneesmiddelen, bijvoorbeeld penicilline, hechten zich samen met antistoffen gericht tegen het geneesmiddel aan de erytrocyten en kunnen op deze wijze hemolyse veroorzaken. Autoantistoffen tegen erytrocyten kunnen primair voorkomen of als secundair verschijnsel bij virale infecties, Mycoplasma pneumoniae, gegeneraliseerde auto-immuunziekten (SLE) en maligne lymfoproliferatieve ziekten. Behalve hemolyse bestaan er dan ook specifieke klachten van de primaire aandoening. Mechanische beschadiging van de erytrocyten kan leiden tot hemolyse, vooral bij hartklepprothesen en vasculitiden. Malariaparasieten veroorzaken een directe beschadiging van de erytrocyt. Onderzoek van het perifere bloed is belangrijk voor de differentiële diagnose. De aanwezigheid van sferocyten wijst op een immunologische oorzaak. Schistocyten (fragmenten van erytrocyten) zijn kenmerkend voor een verworven hemolytische anemie door mechanische beschadiging. Autoagglutinaties van erytrocyten zijn specifiek voor een auto-immuunhemolytische anemie. Bij deze vorm van anemie is de directe Coombs-test positief.

Aplastische anemie
Aplastische anemie is een pancytopenie in combinatie met een leeg beenmerg. Daarbij is er niet alleen een tekort aan erytrocyten, maar ook het aantal granulocyten en trombocyten is sterk afgenomen of afwezig. Het begin van de ziekte is sluipend. Klachten van bloedarmoede ontwikkelen zich geleidelijk. Huid-, neus- en tandvleesbloedingen zijn zelden het eerste symptoom. Veel eerder klagen de patiënten over infecties van de mond- en keelholte, die gepaard gaan met temperatuurverhoging. Voor het vaststellen van de oorzaak (zie tabel 10.7) zijn het gebruik van geneesmiddelen, expositie aan chemische en fysische stoffen en een doorgemaakte virale infectie van belang. Een positieve familieanamnese wijst op een hereditaire vorm. Bij lichamelijk onderzoek vindt men bijna altijd een bleke huid en bleke slijmvliezen. Soms zijn er hematomen en tekenen van hemorragische diathese. Er zijn geen vergrote lymfeklieren palpabel en er is geen sprake van lever- en miltvergroting. Bloedonderzoek toont een macrocytaire of normocytaire anemie, granulocytopenie, trombocytopenie en veelal ook een lymfocytopenie. Het reticulocytenaantal is verlaagd. Het serum-LDH is soms licht verhoogd. Voor het stellen van de definitieve diagnose is histologisch onderzoek van het beenmerg absoluut noodzakelijk. Andere aandoeningen waarbij een pancytopenie bestaat zijn hypoplastische leukemieën, myelodysplasieën, megaloblastaire anemieën, sommige lymfoproliferatieve ziekten (met name hairy celleukemie) en hypersplenisme. Door beenmergonderzoek kunnen deze aandoeningen goed van elkaar worden onderscheiden.

Tabel 10.7 Oorzaken van aplastische anemie.

primaire vorm
– idiopathisch
– congenitaal (type Fanconi)

secundaire vorm
– geneesmiddelen (cytostatica, chlooramfenicol, fenylbutazon, goud, penicillamine, thyreostatica)
– fysische en chemische stoffen (bestraling, benzeen, tolueen, insecticiden, DDT)
– virale infecties (hepatitis infectiosa, parvovirus, dengue, mononucleosis infectiosa)
– immunologisch (thymoom)

▶ 10.2 Lymfadenopathie

▶ INLEIDING

Een vergroting van een of meer lymfeklieren kan zowel van reactieve goedaardige aard als van kwaadaardige aard zijn (tabel 10.8). Het proces kan beperkt blijven tot een enkele of meer lymfeklieren van één station. De aandoening kan ook meer lymfeklieren van verschillende lymfeklierregio's omvatten. Van belang zijn lokalisatie en fysische karakteristieken van de vergrote lymfeklieren. Weke lymfeklieren die hoog in de hals, nek, onder de kaakhoek, oksel en/of liezen gelokaliseerd zijn, hebben in het algemeen weinig betekenis. Vaste lymfeklieren of lymfeklierpakketten zijn daarentegen verdacht voor een maligniteit, vooral bij lokalisaties laag cervicaal, supraclaviculair of in de femoralisregio. Bij infecties zijn de klieren meestal week. Ontstoken lymfeklieren (tuberculose) zijn onderling vaak zodanig vergroeid dat de afzonderlijke lymfeklieren niet meer van elkaar af te grenzen zijn. De lymfeklieren kunnen ook verkleefd zijn met de huid, die vaak wat rood is en warm aanvoelt. De ontstoken klieren zijn vaak pijnlijk bij palpatie. Bij een metastase van een carcinoom zijn de lymfeklieren meestal hard, soms onderling verkleefd en vergroeid met het omliggende weefsel. Bij maligne lymfoproliferatieve ziekten, zoals de ziekte van Hodgkin en het non-Hodgkin-lymfoom, zijn de lymfeklieren vast van consistentie, voelen rubberachtig aan en zijn zelden onderling of met de omgeving vergroeid. Plaatselijke zwelling van lymfeklieren kan het gevolg zijn van een aandoening die zich in de omgeving afspeelt. Dit kan een ontsteking of een carcinoom zijn. Bovendien kan de lymfekliervergroting het gevolg zijn van een aandoening

Tabel 10.8 Oorzaken van lymfekliervergroting.

lokaal
- (pyogene) bacteriële infecties: faryngitis, tonsillitis, kaakabces, otitis media, huidinfecties, tuberculose en lues
- virale infecties: kattenkrabziekte, lymphogranuloma venereum
- schimmelinfecties: actinomycose
- maligniteiten: maligne proliferaties van lymfeklieren (ziekte van Hodgkin, non-Hodgkin-lymfoom), metastase van solide tumoren (nasofarynx-, schildklier-, mamma-, long- en gastrointestinale tumoren)

gegeneraliseerd
- bacteriële infecties: brucellose, endocarditis, tuberculose en lues
- virale infecties: mononucleosis infectiosa, hepatitis, cytomegalie, mazelen, rubeola, HIV
- schimmelinfecties: histoplasmose
- protozoale infecties: toxoplasmose
- auto-immuunziekten: SLE, reumatoïde artritis
- hematologische maligniteiten: acute en chronische leukemieën, lymfoproliferatieve ziekten (CLL, ziekte van Hodgkin en non-Hodgkin-lymfoom)
- angio-immunoblastaire lymfadenopathie
- reacties op geneesmiddelen: hydantoïnederivaten

die van de lymfeklieren zelf uitgaat (tuberculose en maligne lymfoproliferatieve ziekten). Belangrijk is dat elke persisterende lymfekliervergroting nader onderzoek vereist. Cytologisch, histologisch, immunologisch en eventueel moleculair-biologisch onderzoek is dan aangewezen.

▶ ANAMNESE EN ONDERZOEK

Lymfekliervergrotingen komen op alle leeftijden voor. *Goedaardige proliferaties van lymfeklieren* zijn het gevolg van een lokale ontsteking en/of een gegeneraliseerde infectie. De lymfeklieren zijn meestal week, pijnlijk en soms onderling verkleefd. Veelal zijn verschillende symptomen aanwezig als gevolg van de onderliggende aandoening.

Het laboratoriumonderzoek richt zich allereerst op het aantal leukocyten, de verdeling van de bloedcellen in het perifere bloed, de bezinkingssnelheid en het C-reactieve proteïne. Bij virale infecties is het aantal leukocyten meestal verminderd. Bacteriële infecties en maligniteiten gaan veelal gepaard met een leukocytose. De aanwezigheid van atypische lymfocyten in het perifere bloed wijst op virale infecties en/of op toxoplasmose. Aanvullende tests zijn de reactie van Paul-Bunnell, bepaling van antistoftiters tegen toxoplasmose, cytomegalovirus en HIV, en de Mantoux-test.

Geneesmiddelengebruik, in het bijzonder hydantoïnederivaten (fenytoïne) en para-aminosalicylzuur, kan een uitgebreide lymfoproliferatieve reactie van de klieren tot gevolg hebben, die frequent gepaard gaat met een jeukend urticarieel exantheem. Het klinische beeld is soms moeilijk te onderscheiden van maligne lymfoproliferatieve ziekten.

Bij het vinden van een vergrote halslymfeklier dient allereerst de vraag te worden gesteld: hoe groot is de kans op maligniteit? Tot de risicofactoren voor een toegenomen kans op maligniteit worden gerekend: vroegere bestraling van de hals (vaak meer dan twintig jaar geleden), oudere leeftijd (vooral toenemende kans boven de leeftijd van veertig jaar) en een voorgeschiedenis van veel roken en alcoholgebruik. Bij mensen afkomstig uit Zuidoost-Azië komt nasofarynxcarcinoom veelvuldig voor; een vergrote halslymfeklier kan daarvan de eerste klinische uiting zijn. Verdacht voor maligniteit zijn verder lymfeklieren die langzaam toenemen in grootte, vast aanvoelen, verminderd beweeglijk en niet pijnlijk zijn bij palpatie. Hoe lager een lymfeklier aan de hals is gelokaliseerd, hoe suspecter dit is voor maligniteit.

Het onderzoek is primair gericht op het aantonen van een primaire tumor (elders lymfomen, splenomegalie, röntgenonderzoek van de thorax, KNO-onderzoek). Aanvullend volgt een cytologische punctie met behulp van een dunne naald. Het verkregen materiaal wordt behalve met routinetechnieken ook immunologisch en histochemisch onderzocht. Het verdere beleid hangt af van de resultaten en kan bestaan uit een herhaling van de punctie bij negatieve bevindingen, of uit het verwijderen van de lymfeklier voor nader histologisch onderzoek bij verdenking op een maligne lymfoom. Bij verdenking op een metastase wordt nader onderzoek ingesteld naar een primaire tumor. Bij een supraclaviculaire klier wordt daarbij allereerst gedacht aan een long-, maag-, mamma-, ovarium- of prostaatcarcinoom. Hoger gelegen lymfeklieren zijn vaker het gevolg van een primaire tumor in het hoofd-halsgebied.

Angio-immunoblastaire lymfadenopathie met dysproteïnemie is eveneens een lymfoproliferatieve reactie van de lymfeklieren. De ziekte heeft een wisselende prognose. Langdurige overleving en spontaan herstel komen voor, maar bij de helft van de patiënten is het beloop ongunstig en uiteindelijk fataal. De aandoening komt voornamelijk voor bij oudere mensen. De patiënten klagen over koorts en gewichtsverlies en hebben een jeukend exantheem.

Bij lichamelijk onderzoek is er sprake van gegeneraliseerde klierzwellingen van verschillende grootte. De lymfeklieren voelen vast aan. Lever- en miltvergroting zijn vaak aanwezig. Bij laboratoriumonderzoek is de bezinking wisselend verhoogd. Er bestaat een normochrome normocytaire anemie. Soms vindt men een macrocytaire anemie als er tevens sprake is van een auto-immuunhemolytische anemie. Het aantal bloedplaatjes is vaak verlaagd als gevolg van autoantistoffen tegen trombocyten en/of een vergrote milt. In het perifere bloed worden atypische lymfocyten waargenomen. Meestal is er ook sprake van eosinofilie. Opvallend is dat er een polyklonale verhoging van het gammaglobuline bestaat. Histologisch onderzoek van de afwijkende lymfeklieren is nodig. Het histologische beeld toont overeenkomsten met dat van een maligne proliferatief lymfoom en wordt thans beschouwd als een non-Hodgkin-lymfoom. Daarnaast bestaat er een aantal typische kenmerken, zoals een sterke proliferatie van vaten en hyalien materiaal in het interstitium.

Tot de maligne proliferatieve aandoeningen van de lymfeklieren worden de ziekte van Hodgkin en het non-Hodgkin-lymfoom gerekend.

Ziekte van Hodgkin

De ziekte van Hodgkin kent een bimodale leeftijdsverdeling met een hoogste piek tussen vijftien en dertig jaar en een tweede piek tussen vijftig en zeventig jaar, maar de ziekte kan op alle leeftijden voorkomen. De man-vrouwverhouding is 2:1. Meestal bestaat er aanvankelijk een vergrote, niet-pijnlijke lymfeklier die supraclaviculair of cervicaal gelegen is. Lokalisaties in andere lymfeklierregio's kunnen voorkomen. Ongeveer de helft van de patiënten heeft symptomen van algemene aard, zoals koorts, nachtzweten, vermagering, algemeen malaisegevoel, moeheid en soms jeuk aan onderbenen en armen. Bij progressie van de ziekte breidt de jeuk zich uit over het gehele lichaam. Het koortsbeloop is vaak karakteristiek: dagenlange perioden van hoge lichaamstemperatuur, afgewisseld door perioden van normale temperatuur (type Pel-Ebstein). Ook 'alcoholpijn' kan aanwezig zijn: pijn in de aangedane gebieden kort na het drinken van alcohol. Koorts, nachtzweten en gewichtsverlies (meer dan 10% van het oorspronkelijke lichaamsgewicht) maken de prognose ongunstig. Er kunnen klachten ontstaan ten gevolge van extranodale uitbreiding in parenchymateuze organen, zoals hoesten door infiltratie in de longen en rugpijn door wervelaantasting. Soms bestaat er gevaar voor het ontstaan van een dwarslaesie. Niet zelden is er een perifere neuropathie door druk van klieren op zenuwbanen.

Bij lichamelijk onderzoek kunnen een of meer lymfekliervergrotingen aanwezig zijn. De lymfeklieren zijn meestal niet pijnlijk, ze voelen vast en rubberachtig aan en zijn zelden vergroeid met de omgeving. De slijmvliezen zijn vaak bleek en lever- en miltvergroting kunnen aanwezig zijn.

Bij laboratoriumonderzoek vindt men veelal een verhoogde bezinking. Ook worden een lichte normochrome normocytaire anemie en een geringe leukocytose gevonden. Vaak bestaat er een monocytose. Bij een beperkt aantal patiënten komt eosinofilie voor. In het serum is het gehalte aan alkalische fosfatase en LDH toegenomen, vooral bij uitgebreidheid van de ziekte. Het serum-ferritinegehalte is soms verhoogd, met name bij lever- en/of miltlokalisatie. Kleuring van de leukocyten op alkalische fosfatase is toegenomen (hoge LAP-score).

De diagnose wordt gesteld door een chirurgisch biopt van een vergrote lymfeklier. Na het stellen van de diagnose is stageringsonderzoek nodig. Het onderzoek omvat: inspectie van de ring van Waldeyer, röntgenonderzoek

Tabel 10.9 Stagering bij de ziekte van Hodgkin.

stadium I
aantasting van een lymfeklierstation (I), of één enkel extralymfatisch orgaan of gebied (I-E)

stadium II
aantasting van twee of meer lymfeklierstations gelegen aan dezelfde zijde van het diafragma (II), of een of meer lymfeklierstations en een begrensde aantasting van een extralymfatisch orgaan of gebied aan dezelfde zijde van het diafragma (II-E) (het aantal aangetaste stations kan worden aangegeven als II-2 of II-3 enz.)

stadium III
aantasting van lymfeklierstations aan beide zijden van het diafragma (III), eventueel met lokale aantasting van een extralymfatisch orgaan of gebied (III-E) of aandoening van milt (III-S) of beide (III-SE)

stadium IV
diffuse of gedissemineerde aantasting van een of meer extralymfatische organen of gebieden met of zonder lymfeklieraantasting; de aangetaste organen worden aangegeven met een symbool (lever H+ en beenmerg M+)

onderverdeling van de stadia vindt plaats op grond van algemene symptomen:
a asymptomatisch
b bij aanwezigheid van één van de volgende symptomen:
 – gewichtsverlies van > 10% in de voorafgaande zes maanden
 – koorts boven 38°C, niet anders verklaarbaar en langer dan drie dagen
 – profuus nachtzweten

van de thoraxorganen (röntgenopname en CT-scan van de thorax), buikorganen (CT-scan van het abdomen), skelet (röntgenopnamen van wervelkolom, bekken, pijpbeenderen), hals (CT-hals of echohals) en cristabiopsieën (zie tabel 10.9).

De ziekte van Hodgkin wordt als volgt ingedeeld: nodulaire lymfocyten-predominante Hodgkin, nodulair lymfocytenrijk (paragranuloom), lymfocytenrijk diffuus ('classical type'), nodulair scleroserend, gemengdcellig en lymfocytenarm (zie tabel 10.10). Sinds de introductie van moderne radio-

Tabel 10.10 Classificatie van Hodgkin- en non-Hodgkin-lymfomen: real-classificatie (revised European American classification).

B-cel-lymfoproliferatieve ziekten
- precursor-B-lymfoblastair lymfoom/leukemie
- B-cel-chronische lymfatische leukemie/B-lymfocytair lymfoom
- prolymfocytenleukemie
- immunocytoom/lymfoplasmacytoïd lymfoom
- mantelcellymfoom
- extranodaal marginale zone B-cellymfoom
- nodaal marginale zone B-cellymfoom
- milt marginale B-cellymfoom
- hairy cell-leukemie
- plasmacytoom/myeloom
- follikelcentrumlymfoom
  - graad I (kleincellig)
  - graad II (gemengdcellig)
  - graad III (grootcellig)
- follikelcentrumlymfoom, diffuus
- diffuus grootcellig B-cellymfoom
- mediastinaal grootcellig B-cellymfoom
- Burkitt-lymfoom
- hooggradig B-cellymfoom, Burkitt-like

T-cel-lymfoproliferatieve ziekten
- precursor-T-lymfoblastair lymfoom/leukemie
- T-cel-chronische lymfatische leukemie
- prolymfocytenleukemie
- large granular lymphocytic leukemia (T-cel en NK-cel-type)
- mycosis fungoides/Sézary-syndroom
- perifeer T-cellymfoom
- subcutane panniculitis T-cellymfoom
- hepatosplenaal gamma/delta-T-cellymfoom
- angio-immunoblastair T-cellymfoom
- angiocentrisch lymfoom
- intestinaal T-cellymfoom
- volwassen T-cellymfoom/leukemie
- anaplastisch grootcellig lymfoom (T- en O-type)

ziekte van Hodgkin
- nodulaire lymfocyten-predominante Hodgkin
- nodulair lymfocytenrijk (paragranuloom)
- nodulair scleroserend
- gemengdcellig
- lymfocytenarm
- lymfocytenrijk diffuus ('classical type')

Tabel 10.11 Negatieve prognostische factoren bij de ziekte van Hodgkin.

- serum-albumine < 40 gram/l
- hemoglobinegehalte < 6,5 mmol/l
- mannelijk geslacht
- stadium IV
- leeftijd ≥ 45 jaar
- leukocyten aantal ≥ 15 × 10^9/l
- lymfocyten < 0,6 × 10^9/l, of < 8% van de leukocyten

therapie en chemotherapie zijn stageringsstadium en negatieve prognostische factoren (zie tabel 10.11) belangrijker dan het histologische type. In tegenstelling tot het non-Hodgkin-lymfoom heeft de ziekte van Hodgkin de neiging zich per continuitatem te verspreiden.

Non-Hodgkin-lymfoom

Het non-Hodgkin-lymfoom komt voor op alle leeftijden. De aandoening wordt vaker gezien naarmate de leeftijd toeneemt en is bij mannen tweemaal zo frequent aanwezig als bij vrouwen. Men onderscheidt verschillende vormen (lage, intermediaire en hoge maligniteitsgraden) die onderling sterk verschillen wat betreft de prognose. In tegenstelling tot de ziekte van Hodgkin manifesteert het non-Hodgkin-lymfoom zich veel vaker in extranodale gebieden (beenmerg, ring van Waldeyer, gastro-intestinale weefsels, vooral maag, huid, testis, hersenen en schildklier). Klinisch presenteert de aandoening zich veelal met een niet-pijnlijke lymfekliervergroting of verscheidene lymfekliervergrotingen in verschillende regio's. Vaak zijn er geen begeleidende klachten. De aanwezigheid van koorts, nachtzweten en gewichtsverlies wijst op het bestaan van een hoge maligniteitsgraad van het maligne lymfoom of juist op een algehele uitbreiding van de ziekte. Slikklachten en prikkelhoest zijn het gevolg van extranodale lokalisaties in het farynxgebied of in de longen. Buikpijn, verminderde eetlust, misselijkheid en/of braken treden vooral op bij lokalisaties in de maag

Bij lichamelijk onderzoek zijn de vergrote lymfeklieren niet pijnlijk. Ze voelen vast aan en liggen los van elkaar. Lever- en miltvergroting kunnen aanwezig zijn. Abdominaal gelokaliseerde lymfekliervergrotingen zijn moeilijk palpabel. Soms worden ze in de diepte als vaste, weinig beweeglijke massa's gepalpeerd, die moeilijk afgrensbaar zijn. Enkele vormen van het non-Hodgkin-lymfoom komen vooral in de huid voor. Ze kunnen zich manifesteren als ulcererende abcessen (mycosis fungoides) of als een jeukende erytrodermie (Sézary-syndroom), en gaan al of niet met lymfekliervergrotingen gepaard.

Bij laboratoriumonderzoek is de bezinking wisselend verhoogd. Veelal bestaat er een normochrome normocytaire anemie. De aanwezigheid van een neutropenie en/of trombocytopenie is het gevolg van beenmerginfiltratie en/of een forse lever- en miltvergroting. Een enkele maal vindt men 'atypische' lymfocyten in het perifere bloed als gevolg van disseminatie van de aandoening. Serum-LDH en leverfuncties, vooral transaminasen, kunnen verhoogd zijn en wijzen op infiltratie in de lever. Cytologisch onderzoek van het punctaat van een vergrote lymfeklier, dat met behulp van een fijnenaaldbiopsie is verkregen, bevestigt bij meer dan de helft van de patiënten de diagnose. Een chirurgisch biopt is nodig voor een definitieve diagnose en voor classificatie van het type non-Hodgkin-lymfoom (zie tabel 10.10). Immunologisch onderzoek van de afwijkende lymfeklier is van belang voor fenotypering van de maligne prolifererende cellen (T- en/of B-cellen). Stageringsonderzoek, vergelijkbaar met de ziekte van Hodgkin, is nodig om de uitgebreidheid van de afwijking vast te stellen. Het non-Hodgkin-lymfoom heeft een veelal grillig verspreidingspatroon. Ook bij deze aandoening spelen klinische factoren zoals leeftijd, serum-LDH-gehalteverhoging, WHO-performance-status, classificatiestadium en extranodale lokalisaties een belangrijke rol voor de prognose.

▶ 10.3 Splenomegalie

▶ INLEIDING

Bij splenomegalie is er sprake van een vergrote en palpabele milt. Uit onderzoeken blijkt dat bij 2 tot 5% van willekeurig onderzochte patiënten en vrijwilligers een geringe splenomegalie bestaat. In ruim 40% van deze gevallen wordt geen pathologie aangetoond. Anderzijds is splenomegalie vaak het eerste of enige symptoom van een onderliggende ziekte. Het is dus belangrijk een vergrote milt nader te analyseren. Om de miltgrootte nader te beschouwen kunnen verschillende methoden worden benut: isotopenscanning (^{51}Cr-gelabelde erytrocyten, ^{99m}Tc en ^{113m}In), echografie, CT-scanning en MRI (magnetic resonance imaging). Niet alleen de grootte van de milt kan worden bepaald, maar ook eventuele functiestoornissen, ruimte-innemende processen (infarcten, bloedingen, tumoren en cysten) en de aanwezigheid van een bijmilt. Bij een palpabele weerstand in de linker bovenbuik moeten differentieeldiagnostisch tumoren en/of cysten van maag, nieren, alvleesklier, ovarium, of de aanwezigheid van darmlissen worden overwogen. Fysisch-diagnostisch kan een vergroting van de milt aan de bovenzijde worden vastgesteld door percussie. De patiënt ligt half op de rechterzijde met de linkerarm gestrekt over het hoofd. Bij diepe inspiratie blijft de gedempte percussietoon ter hoogte van de negende rib bestaan, terwijl in de normale situatie een tympanische toon te horen is. Naar de onderzijde is de milt herkenbaar door een duidelijk voelbare stompe rand met een incisuur, even onder de linker ribbenboog. Bij miltvergroting wordt deze rand lager in de buik vastgesteld. Bij inspiratie verplaatst de milt zich naar mediaan, richting navel. Het lukt ook niet met de vingertoppen tussen de vergrote

Tabel 10.12 Oorzaken van splenomegalie.

infecties
- acuut: sepsis, bacteriële endocarditis, tyfus, mononucleosis infectiosa, hepatitis
- chronisch: brucellose, tuberculose, lues, malaria, leishmaniasis (kala-azar), schistosomiasis

stuwing in de v. lienalis
v. lienalis-trombose, portale hypertensie (levercirrose, v. portae-trombose)

hematologische ziekten
acute en chronische leukemieën, lymfo- en myeloproliferatieve ziekten, hemoglobinopathieën (thalassemieën), hemolytische anemieën, megaloblastaire anemieën

auto-immuunziekten
syndroom van Felty bij reumatoïde artritis, SLE

stapelingsziekten
hemochromatose, amyloïdose, ziekte van Gaucher, ziekte van Niemann-Pick

diversen
sarcoïdose, tumoren en cysten, metastasen van solide tumoren (zeldzaam)

milt en de ribbenboog te komen. Splenomegalie kan worden veroorzaakt door infectieziekten (acuut en chronisch), stuwing in de v. lienalis, hematologische ziekten, auto-immuunziekten, stapelingsziekten, cysten en tumoren (zie tabel 10.12).

▶ ANAMNESE EN ONDERZOEK

Patiënten met een licht vergrote milt kunnen asymptomatisch zijn. Forse miltvergroting veroorzaakt mechanische klachten: een vol gevoel in de bovenbuik, en soms pijnsensaties, al of niet veroorzaakt door miltinfarcten en perisplenitis. Bij toename van de miltgrootte ontstaat een functionele hyperactiviteit (hypersplenisme, dat wil zeggen versterkte afbraak van bloedcellen). De patiënten klagen over moeheid, slapte, verminderde inspanningscapaciteit, oorsuizen en tonen bleekheid en dyspnoe d'effort als gevolg van de opgetreden anemie. Trombocytopenie kan leiden tot neusbloedingen en huid- en slijmvliesbloedingen. Koorts, hyperhydrose en vermagering, al of niet in combinatie met lymfekliervergrotingen en hepatomegalie, zijn vooral uitingen van acute en chronische infecties (o.a. mononucleosis infectiosa, cytomegalie, hepatitis, (para)tyfus, subacute bacteriële endocarditis, tuberculose, malaria, abces en sepsis) en hematologische maligniteiten (ziekte van Hodgkin, lymfoproliferatieve ziekten, myeloproliferatieve ziekten, leukemie). Bij verdenking op infecties is niet alleen microbiologisch onderzoek geïndiceerd, ook aanvullend serologisch onderzoek is noodzakelijk.

Ondersteunende diagnostische bevindingen zijn de reactie van Paul-Bunnell en antistoffen tegen Epstein-Barr-virus (mononucleosis infectiosa), de reactie van Sabin-Feldman (toxoplasmose), hepatitis-B- en -C-virusantigenen en -antilichamen, antistoffen tegen brucellose en Treponema pallidum (lues), reactie van Mantoux bij tuberculose en dikkedruppelonderzoek bij malaria. Icterus wordt vaak waargenomen bij benigne hematologische ziekten als gevolg van een verhoogde afbraak van de rode cellen. Belangrijke voorbeelden zijn: verworven auto-immuunhemolytische anemie, congenitale sferocytose, hemoglobinopathieën en megaloblastaire anemieën (vitamine-B12- en foliumzuurdeficiëntie).

Het perifere bloed toont microsferocyten (auto-immuunhemolytische anemieën, sferocytose), targetcellen (thalassemie) of megalocyten (megaloblastaire anemieën). Het serum-LDH en het aantal reticulocyten zijn meestal verhoogd, het haptoglobinegehalte is verlaagd. Bij megaloblastaire anemieën is het aantal reticulocyten verlaagd of afwezig. De directe Coombstest is positief bij auto-immuunhemolytische anemie.

Stapelingsziekten veroorzaken eveneens een vergrote milt. Het merendeel van deze aandoeningen is familiair bepaald. De voornaamste vormen zijn primaire hemochromatose, de ziekte van Gaucher, de ziekte van Niemann-Pick en amyloïdose. Bij deze laatste aandoening is vaak een verhoogde bloedingsneiging aanwezig als gevolg van stollingsfactor-X-deficiëntie. Deze ziekten gaan bijna altijd samen met een hepatomegalie. De diagnose wordt meestal bevestigd via een leverbiopsie.

Alcoholmisbruik kan aanleiding geven tot splenomegalie (levercirrose met portale hypertensie). Bij patiënten met gewrichtsklachten bij chronische reumatoïde artritis komt soms ook het syndroom van Felty voor (leukopenie, reumatoïde artritis en splenomegalie). Sarcoïdose veroorzaakt niet alleen een splenomegalie, maar vaak ook verscheidene lymfekliervergrotingen. Aanvullend röntgenonderzoek van de thorax, en eventueel een CT-scan van thorax en abdomen, is noodzakelijk. Onderzoek van materiaal verkregen met bronchoalveolaire lavage (BAL) naar de verdeling en de activiteit van de verschillende lymfocyten kan de diagnose meestal bevestigen.

▶ 10.4 Afwijkingen van de witte bloedlichaampjes en myelodysplasie

▶ INLEIDING

Het aantal witte bloedlichaampjes of leukocyten in het perifere bloed van volwassenen varieert van 4 tot 10×10^9/l. De leukocyten worden onderverdeeld in typen met verschillende functies. Het is dan ook beter aan te geven welke celsoort is toegenomen of verminderd. In tabel 10.13 worden de referentiewaarden van de verschillende leukocyten weergegeven. Men moet zich realiseren dat het totale aantal leukocyten van één type in het perifere bloed wordt bepaald door de toestroom vanuit het beenmerg en/of het lymfatische weefsel, de verblijfsduur in de circulatie en het verdwijnen in de weefsels. Tevens is het tijdstip van bloedafname van belang, gezien de soms snelle veranderingen die in de verschillende celtypen kunnen ontstaan, bijvoorbeeld bij acute ontstekingen. Bij de beoordeling van de afwijkingen van de leukocyten moet niet uitsluitend op het aantal cellen worden gelet, maar ook de mate van celrijping en de cytomorfologische kenmerken moeten daarbij worden betrokken. Rasverschillen zijn evenzeer aanwezig. Neutropenie is bijvoorbeeld een veelvoorkomend verschijnsel bij het negroïde ras. Het gemiddelde aantal neutrofiele granulocyten is bij blanken $3,6 \times 10^9/l$ en bij negroïden $2 \times 10^9/l$. Een vermindering van het aantal leukocyten tot minder dan $4 \times 10^9/l$ wordt leukopenie genoemd. Indien de granulocyten vrijwel zijn verdwenen spreekt men van een agranulocytose. Bij een vermeerdering van het aantal leukocyten tot meer dan $10 \times 10^9/l$ is er sprake van leukocytose.

Tabel 10.13 Leukocyten: referentiewaarden in het bloed bij volwassenen.

uitgedrukt in eenheid $\times 10^9/l$

leukocyten	4-10
neutrofiele granulocyten	1,8-7,5
staafkernige granulocyten	0,0-0,5
eosinofielen	0,0-0,4
basofielen	0,0-0,15
monocyten	0,2-0,9
lymfocyten	1,5-4,0

▶ ANAMNESE EN ONDERZOEK

Leukopenie
Neutropenie of neutrofiele granulocytopenie is de meest voorkomende vorm van leukopenie. Daarbij is het absolute aantal granulocyten verminderd tot minder dan $1,8 \times 10^9/l$. Het klachtenpatroon van de patiënt is afhankelijk van de oorzaak van de verlaging van het absolute aantal granulocyten (zie tabel 10.14). Acute intercurrente infecties, vooral van bacteriële en virale aard, zijn de meest voorkomende oorzaken van klachten. De patiënten klagen over moeheid, slapte, verminderde eetlust, misselijkheid, braken, spierpijn, transpireren, koorts en soms koude rillingen. Ook klachten over diarree, bijvoorbeeld bij salmonellose, en geelzucht, bij hepatitis en mononucleosis infectiosa, kunnen aanwezig zijn. Pijnlijke en vergrote lymfeklieren worden vaak bij acute virale infecties gevonden. Het gebruik van geneesmiddelen is van belang. Neutropenie is immers de meest frequente hematologische complicatie van geneesmiddelengebruik.

De afwijkingen die men vindt bij lichamelijk onderzoek zijn mede afhankelijk van de oorzaak. Zo ziet men lokale of gegeneraliseerde lymfekliervergrotingen bij de meeste virale infecties en maligne hematologische ziek-

Tabel 10.14   Oorzaken van neutropenie.

fysische en chemische agentia, geneesmiddelen
bestraling, cytostatica, antibiotica, analgetica, anti-inflammatoire middelen, anticonvulsiva, tranquillizers, sulfonamiden, thyreostatica

(auto-)immuunziekten
SLE, syndroom van Felty bij reumatoïde artritis, auto-immuunneutropenie, T-gamma-lymfocytose met neutropenie

infectieziekten
- viraal: parvovirussen, hepatitis infectiosa, mononucleosis infectiosa, HIV
- bacterieel: tyfus, paratyfus, brucellose, dysenterie
- Rickettsiae: psittacosis, vlektyfus
- Protozoa: malaria, leishmaniasis (kala-azar)

overweldigende infecties
sepsis, miliaire tuberculose

goedaardige hematolytische ziekten
aplastische anemie, megaloblastaire anemie (vitamine-B12- en foliumzuurdeficiëntie)

kwaadaardige hematologische ziekten en solide tumoren
aleukemische vorm van acute leukemie, myelofibrose, maligne lymfoproliferatieve ziekten (CLL, non-Hodgkin-lymfoom, hairy-cellleukemie), ziekte van Waldenström, multipele myeloom, myelodysplasieën, beenmerginfiltratie door metastasen van solide tumoren

splenomegalie
levercirrose, stapelingsziekten (ziekte van Gaucher), sarcoïdose, syndroom van Felty, non-Hodgkin-lymfoom, ziekte van Hodgkin, tuberculose, malaria, leishmaniasis (kala-azar), schistosomiasis

congenitale, familiaire en hereditaire ziekten
cyclische neutropenie, familiaire benigne neutropenie, chronische hypoplastische neutropenie

idiopathische verworven neutropenieën
chronische idiopathische neutropenie, T-gamma-killer-cell-syndroom

diversen
hemodialyse, extracorporele circulatie, leukoferese

ten. Huidverschijnselen wijzen op virale infecties, bijvoorbeeld mazelen en rodehond. Een lever- en/of miltvergroting is aanwezig bij virale infecties, infecties met protozoa en hematologische maligniteiten. Bij het syndroom van Felty bestaan gewrichtsklachten en is er sprake van een miltvergroting. Tekenen van hemorragische diathese kunnen aanwezig zijn bij infecties, hematologische ziekten en aandoeningen die gepaard gaan met splenomegalie.

Bij laboratoriumonderzoek is er een verminderd aantal neutrofiele granulocyten. De aanwezigheid van atypische lymfocyten wijst op het bestaan van een virale infectie. Beenmergonderzoek is pas geïndiceerd bij persisteren van de neutropenie en/of onduidelijkheid omtrent de etiologie. Anamnese, lichamelijk en laboratoriumonderzoek bepalen verder het aanvullend onderzoek zoals bacteriologisch, serologisch en röntgenologisch onderzoek.

Agranulocytose als idiosyncratische reactie op geneesmiddelen heeft vaak karakteristieke symptomen. De ziekte komt meestal op middelbare of oudere leeftijd voor. De patiënt heeft acute klachten over koude rillingen, hoge koorts, hoofdpijn en een extreem malaisegevoel. Er bestaat een pijnlijke mond- en keelholte. Soms klagen de patiënten over pijn rond de anus of over branderigheid en pijn bij de vulva tijdens de mictie. Het vragen naar gebruik van geneesmiddelen is van belang.

Bij lichamelijk onderzoek maakt de patiënt een ernstig zieke en soms verwarde indruk. De slijmvliezen van mond- en keelholte tonen gangreneuze ulceraties. Men vindt tevens een necrotische angina met weinig weefselreactie in de omgeving. Ulcera kunnen ook worden vastgesteld in de huid en rondom de anus of vagina. Regionale, pijnlijke lymfekliervergrotingen zijn bijna altijd aanwezig.

Bij bloedonderzoek is er sprake van een sterk gedaald aantal leukocyten. De granulocyten zijn meestal afwezig. Het hemoglobinegehalte en het aantal bloedplaatjes zijn normaal. De BSE en het C-reactieve proteïne zijn sterk verhoogd. Cytomorfologisch onderzoek van het beenmerg toont een afwezige uitrijping van de myeloïde cellen. Vaak zijn er nog wel myeloblasten en promyelocyten aanwezig, en ook monocyten worden nog waargenomen. De erytropoëse en de megakaryopoëse zijn normaal vertegenwoordigd. Het aantal plasmacellen en lymfocyten is meestal toegenomen. Bacteriologisch onderzoek van bloed en ulcera is absoluut noodzakelijk. De ziekte moet worden onderscheiden van een aleukemische leukemie. Daarbij is meestal een anemie en/of een trombocytopenie aanwezig. Ook het beenmergonderzoek geeft andere uitslagen.

Leukocytose
De meest voorkomende oorzaak van leukocytose is de vermeerdering van het aantal neutrofiele granulocyten. Het aantal neutrofiele granulocyten is meer dan $7,5 \times 10^9/l$. Men spreekt dan van een granulocytose. De oorzaken staan vermeld in tabel 10.15.

De meest voorkomende oorzaak is een acute pyogene bacteriële infectie. Perifeer bloedonderzoek toont meestal een sterke linksverschuiving, dat wil zeggen een toename van staafkernige granulocyten, metamyelocyten en myelocyten. Dit fenomeen wordt overigens ook waargenomen bij weefselverval. Granulocytose, linksverschuiving en de aanwezigheid van normoblasten en/of erytroblasten worden vooral gezien bij metastasering van solide tumoren in het beenmerg. Bij ernstige bacteriële infecties kan ook kwalitatieve verandering van de neutrofiele granulocyten worden aangetoond, zoals toxische korreling, vacuolisatie en de aanwezigheid van lichaampjes van Döhle in het cytoplasma. Lichaampjes van Döhle bestaan uit aggregaten van endoplasmatisch reticulum.

Tabel 10.15   Oorzaken van neutrofiele granulocytose.

acute infecties
lokaal of gegeneraliseerd: vooral bacteriële infecties met pyogene kokken, mycobacteriën

ontstekingen en weefselnecrose
reumatoïde artritis, SLE, vasculitis, inflammatoire darmziekten, pancreatitis, overgevoeligheidsreacties, trauma, verbranding, hartinfarct, longinfarct, operatie

metabole stoornissen
uremie, diabetische keto-acidose, eclampsie, M. Cushing

acuut bloedverlies
in- en uitwendige bloedingen, ernstige hemolyse

maligniteiten
myeloproliferatieve ziekten (polycythaemia vera, chronische myeloïde leukemie en myelofibrose), myelodysplasieën, ziekte van Hodgkin, solide tumoren

benigne hematologische aandoeningen
reconvalescentie van megaloblastaire anemie en agranulocytose

fysische of emotionele prikkels
zware lichamelijke inspanning, zwangerschap, partus, pijn, convulsies, angst

intoxicaties
geneesmiddelen (adrenaline, corticosteroïden en lithium), vergiftigingen (lood, kwik, benzeen en -derivaten, insectengiffen en endotoxine)

behandeling met groeifactoren
G-CSF, GM-CSF

diversen
status na splenectomie, zeldzame aandoeningen (chronische idiopathische neutrofilie, hereditaire neutrofilie)

Chronische myeloïde leukemie

Een zeer sterke toename van het aantal granulocyten en onrijpe voorlopercellen ziet men bij een chronische myeloïde leukemie. De ziekte treedt meestal op tussen het dertigste en vijftigste levensjaar. Er is geen voorkeur voor een bepaald geslacht. De ziekte kan een sluimerend begin hebben en is dan niet gemakkelijk te onderscheiden van een goedaardige chronische granulocytose. Zolang de ziekte in een rustige, stabiele fase verkeert, hebben de patiënten weinig klachten. Soms klagen ze over moeheid, slaptegevoel, nachtzweten en vermagering. Huidbloedingen worden sporadisch waargenomen. Ook kunnen de patiënten wel eens klagen over misselijkheid, een verminderde eetlust en een zwaar gevoel in de buik ten gevolge van een miltvergroting. Bij progressie van de ziekte ontstaan klachten over extreme moeheid, verminderde inspanningscapaciteit, dyspnoe d'effort, koorts, botpijnen en soms pijnaanvallen links in de bovenbuik als gevolg van miltinfarcten.

Bij lichamelijk onderzoek vindt men een bleke huid en bleke slijmvliezen.
Een miltvergroting is bijna altijd aanwezig, soms is er ook sprake van een vergrote lever.

Onderzoek van het bloed toont een sterke toename van het aantal leukocyten. Het perifere bloedbeeld toont niet alleen zeer veel granulocyten, maar ook een toename van staafkernige granulocyten, metamyelocyten, myelocyten, promyelocyten en zelfs myeloblasten. Een normochrome normocytaire anemie kan aanwezig zijn. Het aantal bloedplaatjes is normaal, verlaagd of verhoogd. Bij beenmergonderzoek wordt een sterke toename van de myelopoëse met een duidelijke linksverschuiving gevonden. Het aantal eosinofielen en basofielen kan toegenomen zijn. Een kleuring van de leukocyten op alkalische fosfatase is negatief of sterk verlaagd (lage LAP-score). Cytogenetisch onderzoek van bloed en/of beenmerg toont bij 90% van de patiënten de aanwezigheid van het Philadelphia-chromosoom aan en met de polymerase-chain-reaction(PCR)-technologie kan het cytogenetisch kenmerkende bcr/abl-fusie-gen aangetoond worden (zie tabel 10.16).

Tabel 10.16 Klinische en laboratoriumkenmerken van chronische myeloïde leukemie.

klinisch
- moeheid
- slaptegevoel
- nachtzweten
- vermagering
- verminderde eetlust
- zwaar gevoel in de buik ten gevolge van een miltvergroting
- koorts
- botpijnen
- soms pijnaanvallen links in de bovenbuik als gevolg van miltinfarcten
- soms leververgroting

laboratorium
- zeer sterke toename van het aantal granulocyten en onrijpe voorlopercellen (het percentage myeloblasten is veelal laag: < 10)
- toename van het aantal basofiele cellen
- anemie
- trombocytose, soms trombocytopenie
- beenmerg toont een sterke toename van de myelopoëse met linksverschuiving
- leukocyten-alkalische fosfatase-gehalte (LAP-score) is laag
- serum-vitamine-B12-gehalte is meestal sterk verhoogd
- serum-urinezuurgehalte is verhoogd
- Philadelphia-chromosoom t(9;22) bij circa 90% van de patiënten aantoonbaar
- bcr/abl-fusie-gen positief

Myelofibrose

Bij myelofibrose bestaat meestal niet zo'n uitgesproken toename van de neutrofiele granulocyten. De ziekte komt vooral boven het vijftigste levensjaar voor. De patiënten klagen over moeheid, botpijnen, temperatuurverhoging, verminderde eetlust en gewichtsverlies. Jichtaanvallen kunnen aanwezig zijn. Veelal geeft de patiënt een zwaar gevoel in de bovenbuik aan als gevolg van een vergroting van de milt. Huid- en slijmvliesbloedingen zijn soms aanwezig, evenals pijnsensaties aan de distale uiteinden van de extremiteiten als gevolg van vaatocclusies.

Bij lichamelijk onderzoek is vooral de sterk vergrote milt opvallend; ook de lever kan vergroot zijn. Huid en slijmvliezen hebben een bleek aspect en de lymfeklieren zijn vaak licht vergroot. Er kunnen tekenen zijn van hemorragische diathese.

Bij onderzoek van het bloed wordt een normochrome normocytaire anemie vastgesteld. Het aantal neutrofiele granulocyten is verhoogd met een duidelijke linksverschuiving. Sommige granulocyten tonen abnormale kernen (brilkernen). Het aantal bloedplaatjes is normaal, verhoogd of verlaagd. Het perifere bloeduitstrijkje toont vaak traandruppelcellen (teardrops). Kleuring van de leukocyten op alkalische fosfatase is sterk verhoogd (hoge LAP-score).

Acute leukemie
Een andere vorm van leukocytose is de acute leukemie (zie tabel 10.17).

Tabel 10.17 Indeling van acute leukemieën volgens de FAB-classificatie (French American British classification).

1 acute niet-lymfatische leukemieën
2 acute lymfatische leukemieën

ad 1
type M_0 acute ongedifferentieerde leukemie
type M_1 acute myeloïde leukemie zonder veel doorrijping
type M_2 acute myeloïde leukemie met differentiatie naar promyelocyten
type M_3 acute promyelocytenleukemie
type M_4 acute myelomonocytaire leukemie
type M_5 acute monocytaire/monoblastaire leukemie
type M_6 acute erytroleukemie
type M_7 acute megakaryoblastenleukemie

ad 2
type L_1 voornamelijk kleine blasten
type L_2 grote en kleine blasten
type L_3 grote blasten met basofiel cytoplasma en talrijke vacuolen
– type L_1 komt het meest frequent voor bij kinderen
– type L_2 komt in 60% van de gevallen voor bij volwassenen
– type L_3 komt zelden voor (< 5%)

Bij deze aandoening is sprake van aanwezigheid van blasten in het bloed. Het aantal cellen kan extreem hoog zijn. Soms zijn er slechts zeer weinig leukocyten in het perifere bloed aanwezig; deze vorm wordt aangeduid als aleukemische acute leukemie.

De voornaamste klinische verschijnselen manifesteren zich meestal acuut. Een enkele keer heeft de ziekte een sluipender begin. Aanvankelijk zijn er klachten over algemene malaise, moeheid en nachtzweten. De klachten worden verder bepaald door de mate van cytopenie (anemie, trombopenie en granulocytopenie). Dit kan aanleiding geven tot bloedarmoede, gemakkelijk optredende huid- en slijmvliesbloedingen en infecties. De infecties zijn vaak gelokaliseerd in de mond- en keelholte, luchtwegen en urinewegen. Andere klachten zijn progressieve dyspnoe, angina pectoris, ritmestoornissen, visusstoornissen, sufheid en verschijnselen van cerebrovasculaire accidenten. Ook neurologische uitvalsverschijnselen, als gevolg van extramedullaire lokalisaties van de leukemie, kunnen aanwezig zijn. Soms gewrichts- en botpijnen (zie tabel 10.18).

Tabel 10.18 Klinische symptomatologie van acute leukemie.

- koorts
- moeheid
- algehele malaise
- nachtzweten
- infectieneiging, in het bijzonder in de mond- en keelholte (gingivitis, tonsillitis, stomatitis), de luchtwegen en urinewegen
- huid- en slijmvliesbloedingen
- bleke huid en slijmvliezen
- soms gewrichts- en botpijnen
- vaak lymfeklier-, lever- en miltvergroting
- sporadisch huidinfiltraten

Bij lichamelijk onderzoek vallen vooral de bleke huid en slijmvliezen op. Het slijmvlies van de mond- en keelholte toont tekenen van ontstekingen. Soms bestaat er een forse angina tonsillaris. De gingivaslijmvliezen kunnen gezwollen zijn. Lymfekliervergrotingen worden regelmatig vastgesteld, en ook de lever en/of de milt kunnen licht vergroot zijn. De aanwezigheid van hematomen en purpura is het gevolg van een verlaagd aantal bloedplaatjes.

Bij laboratoriumonderzoek van het bloed zijn het hemoglobinegehalte en het aantal bloedplaatjes verlaagd. Het aantal leukocyten is verhoogd, behalve bij de aleukemische vorm. Het perifere bloeduitstrijkje toont een monotoon beeld van blastaire cellen die bestaan uit weinig uitgerijpte myeloïde cellen. Myelocyten, metamyelocyten en staafkernige cellen zijn slechts sporadisch aanwezig. Men spreekt dan van de 'hiatus leucaemicus'. Bij andere aandoeningen met een toegenomen aantal leukocyten, bijvoorbeeld chronische myeloïde leukemie en mononucleosis infectiosa, bestaat geen hiatus leucaemicus.

Bij de aleukemische vorm zijn in het bloed tussen de sporadisch aanwezige cellen bijna altijd wel enkele blastaire cellen waar te nemen. Het beenmerg is celrijk en bevat zeer veel blastaire cellen. Het beeld is meestal monotoon. Cytomorfologisch zijn de blastaire cellen van de verschillende bloedcelreeksen (lymfatisch, myeloïd of monocytoïd) moeilijk van elkaar te onderscheiden. De aanwezigheid van rode staafjes, de 'Auer-staafjes', in het cytoplasma van de blastaire cellen wijst op een myeloïde origine. Cytochemische kleuringen en/of specifiek immunologisch onderzoek zijn bijna altijd noodzakelijk om het juiste celtype vast te stellen. Een verhoging van het serum-vitamine-B12-gehalte vindt men vooral bij chronische myeloïde leukemieën. Bij monocytaire leukemieën is het lysozymgehalte in serum en urine verhoogd. Serum-LDH en urinezuur zijn bij het merendeel van de leukemieën verhoogd als gevolg van de grote tumormassa met hoge cel-turnover.

▶ EOSINOFILIE

Van een eosinofilie wordt gesproken wanneer het aantal eosinofiele granulocyten in de absolute telling hoger is dan $0,4 \times 10^9$/l, ofwel wanneer het percentage eosinofiele granulocyten in de differentiële telling van het perifere bloed meer is dan 5. Toename van het aantal eosinofielen is meestal een begeleidend verschijnsel bij verschillende aandoeningen (zie tabel 10.19).

Tabel 10.19 Oorzaken van eosinofilie.

allergie
hooikoorts, urticaria, asthma bronchiale, geneesmiddelenovergevoeligheid

worminfecties
ascariasis, mijnworminfecties, strongyloidosis, filariasis, schistosomiasis

bacterieel
roodvonk, reconvalescentieperiode na acute infectie

huidziekten
eczeem, psoriasis, dermatitis herpetiformis, pemphigus

maligne hematologische ziekten
chronische myeloproliferatieve ziekten (chronische myeloïde leukemie, polycythaemia vera en myelofibrose), chronische eosinofiele leukemie, ziekte van Hodgkin

maligne solide tumoren
vooral wanneer er sprake is van metastasen en dientengevolge necrose

diversen
eosinofiel granuloom, erythema multiforme, polyarthritis nodosa, sarcoïdose, luchtwegaandoeningen
(o.a. syndroom van Loeffler en PIE-syndroom (pulmonary infiltration with eosinophilia), allergische granulomatose, Churg-Strauss-syndroom, gastrointestinale aandoeningen (colitis ulcerosa), behandeling met GM-CSF

Monocytose
Bij monocytose zijn er meer dan $1,0 \times 10^9$/l monocytaire cellen aanwezig in het perifere bloed. In tabel 10.20 zijn de voornaamste oorzaken opgesomd. Vermeerdering van het aantal monocyten wijst meestal op een acute of chronische ontsteking. Veelal zijn symptomen aanwezig als gevolg van de specifieke oorzaak. De belangrijkste hematologische oorzaken zijn acute en chronische leukemieën (zie aldaar).

Tabel 10.20 Oorzaken van monocytose.

infecties
- bacterieel: endocarditis lenta, brucellose, tuberculose, lues
- Protozoa: malaria, leishmaniasis (kala-azar)
- Rickettsiae: vlektyfus

herstelfase acute infecties en agranulocytose

chronische inflammatoire darmziekten
colitis ulcerosa, ziekte van Crohn

auto-immuunziekten
reumatoïde artritis, SLE

maligniteiten
acute en chronische leukemieën, ziekte van Hodgkin, carcinomen van de tractus digestivus, ovariumcarcinoom, chronische myelomonocytenleukemie

stapelingsziekten
ziekte van Gaucher, ziekte van Niemann-Pick

diversen
corticosteroïdentherapie, BCG-therapie, geneesmiddelen (tetrachloorethaan), behandeling met GM-CSF en M-CSF

Toename van het aantal *basofielen* is een belangrijk symptoom bij chronische myeloproliferatieve ziekten, zoals polycythaemia vera, chronische myeloïde leukemie en myelofibrose. Basofilie wordt ook waargenomen bij myxoedeem, virusinfecties, colitis ulcerosa en de ziekte van Hodgkin.

Lymfocytose

Er is sprake van een *lymfocytose* wanneer het aantal lymfocyten in het perifere bloed hoger is dan $4,0 \times 10^9/l$. De belangrijkste oorzaken zijn acute en chronische infecties en maligne, hematologische ziekten (zie tabel 10.21).

Tabel 10.21 Oorzaken van lymfocytose.

acute infecties
mononucleosis infectiosa, cytomegalie, hepatitis infectiosa, kinkhoest, toxoplasmose

chronische infecties
brucellose, tuberculose en lues

maligne hematologische ziekten
acute leukemie, lymfoproliferatieve ziekten (chronische lymfatische leukemie, non-Hodgkinlymfoom, hairy-cellleukemie, prolymfocytenleukemie), ziekte van Hodgkin

Goedaardige ziekten met een toename van lymfocyten zijn vooral *mononucleosis infectiosa, cytomegalie* en *toxoplasmose*. Bij deze aandoeningen treft men regelmatig koorts, lymfeklierzwellingen en miltvergroting aan. Huid- en slijmvliesbloedingen komen weinig voor. Karakteristieke bevindingen in het perifere bloed zijn vooral de atypische lymfocyten. Het bloedbeeld, dat gekenmerkt wordt door een toename van atypische lymfocyten, toont bij deze aandoeningen grote gelijkenis en ook klinisch is er enige gelijkenis. Patiënten klagen over moeheid, algemene malaise, hoofdpijn, spierpijn en gewrichtspijn. Ook kan er sprake zijn van misselijkheid, braken en een verminderde eetlust. Keelpijn als gevolg van angina tonsillaris en pharyngitis wordt vooral waargenomen bij mononucleosis infectiosa.

Bij lichamelijk onderzoek bestaat er meestal een gegeneraliseerde lymfeklierzwelling. De vergrote lymfeklieren zijn niet pijnlijk en zijn vooral in het cervicale gebied gelokaliseerd. Bij cytomegalie staan deze lymfekliervergrotingen veel minder op de voorgrond. Een vergrote milt en/of lever kan bij ongeveer de helft van de patiënten worden waargenomen. Ook geelzucht kan aanwezig zijn. Huid- en slijmvliesbloedingen komen weinig voor.

Bloedonderzoek laat meestal een lichte tot matige verhoging van het aantal leukocyten zien. Bij mononucleosis infectiosa is het aantal leukocyten in het begin van de ziekte verlaagd of normaal. Karakteristieke bevindingen in het perifere bloed zijn vooral de atypische lymfocyten. De cellen zijn meestal groot en moeten worden onderscheiden van onrijpe of blastaire cellen. De kern is gelobd, het cytoplasma is schuimig en toont vacuolen. Het cytoplasma breidt zich soms met uitlopers uit tussen aangrenzende erytrocyten. Daling van het hemoglobinegehalte en het aantal trombocyten komt zelden voor. Het merendeel van de patiënten toont een licht gestoorde leverfunctie.

Er is een stijging van de serumtransaminases en van het serum-LDH-gehalte. Het bilirubinegehalte is minder vaak verhoogd. Specifieke antistoffen tegen het Epstein-Barr-virus zijn aanwezig in het serum van een patiënt met mononucleosis infectiosa. Deze antistoffen kan men aantonen met behulp van ELISA-technieken of immunofluorescentietechnieken. Ook bij toxoplasmose en cytomegalie zijn antistoffen in het serum aantoonbaar met behulp van vergelijkbaar serologisch onderzoek.

Chronische lymfatische leukemie
Bij een chronische lymfatische leukemie valt de toename van het aantal lymfocyten op, die uit een monoklonale populatie van meestal B-lymfocyten bestaan. Vaak vindt men waarden tussen de $20 \times 10^9/l$ en $200 \times 10^9/l$. De ziekte komt voornamelijk na het vijftigste levensjaar voor, tweemaal zo vaak bij mannen als bij vrouwen. Het is de meest voorkomende vorm van leukemie bij oudere mensen. De afwijkingen van het bloed worden nogal eens ontdekt bij routineonderzoek, zonder dat de patiënt klachten heeft (zie tabel 10.22). De voornaamste klacht is een gegeneraliseerde vergroting van de lymfeklieren. Soms klaagt de patiënt over algemene malaise, moeheid en nachtzweten. Vaak is er een verhoogde infectieneiging, die vooral manifest is aan de luchtwegen. Huidinfecties, in het bijzonder herpes zoster, komen nogal eens voor. Een zwaar gevoel in de bovenbuik en een verminderde eet-

lust ten gevolge van lever- en/of miltvergroting worden bij verergering van de ziekte gemeld.

Tabel 10.22 Klinische en laboratoriumkenmerken van chronische lymfatische leukemie.

klinisch
- ongeveer 30% van de patiënten heeft geen klachten
- moeheid
- algehele malaise
- nachtzweten
- verhoogde infectieneiging, vooral van de bovenste luchtwegen
- verminderde eetlust
- zwaar gevoel in de bovenbuik als gevolg van lever- en/of miltvergroting
- gegeneraliseerde lymfekliervergroting
- soms (hepato)splenomegalie

laboratorium
- verhoogd aantal rijpe lymfocyten (> 15×10^9/l)
- veelal een verlaagd percentage jonge lymfocyten en prolymfocyten (< 20%)
- anemie
- trombocytopenie
- Gumprecht-Schollen in de bloeduitstrijk
- serum-immunoglobulinen IgA, IgM en IgG zijn veelal verlaagd
- immunofenotypering van de lymfocyten toont een monoklonale populatie (SIgM$^+$, SIgD$^+$/−, CD19/5$^+$, CD23$^+$)

Bij lichamelijk onderzoek ziet men meestal gegeneraliseerde lymfekliervergrotingen. De lymfeklieren zijn vast van consistentie, soms onderling vergroeid, niet pijnlijk en goed beweeglijk. Bleke huid en slijmvliezen en tekenen van hemorragische diathese zijn zelden aanwezig. Bij het merendeel van de patiënten wordt een miltvergroting vastgesteld, terwijl de lever in ongeveer de helft van de gevallen vergroot is.

Bij onderzoek van het bloed wordt een toename van het aantal leukocyten aangetroffen. Zij bestaan vaak voor meer dan 80% uit morfologisch rijpe lymfocyten. Voor een zekere diagnose moet het absolute aantal lymfocyten hoger zijn dan 15×10^9/l. In het perifere bloed worden naast de talrijke rijpe lymfocyten ook enkele jonge vormen, zoals lymfoblasten, gekliefde lymfocyten en prolymfocyten opgemerkt. Karakteristiek is de aanwezigheid van Gumprecht-Schollen. Dit zijn resten van lymfocyten die bij het uitstrijken kapot zijn gegaan. Een normochrome normocytaire anemie wordt nogal eens gezien. Hemolytische anemie kan optreden als gevolg van de aanwezigheid van autoantistoffen tegen erytrocyten. Het aantal bloedplaatjes is vaak verlaagd als gevolg van beenmergverdringing, miltvergroting of door de aanwezigheid van autoantistoffen tegen trombocyten. Het aantal granulocyten is bijna altijd normaal. In het eiwitspectrum is het percentage gammaglobulinen meestal verlaagd. Bij een kwantitatieve bepaling van de immunoglobulinen vindt men meestal een verlaagde of een praktisch afwezige hoeveelheid immunoglobuline, in het bijzonder het IgA-gehalte en het IgM-gehalte. Immunologisch onderzoek kan belangrijk zijn voor een juiste typering van de cellen. Niet alleen het monoklonale karakter van de cellen kan op deze wijze worden aangetoond, ook het onderscheid tussen de verschillende soorten lymfocyten, bijvoorbeeld prolymfocyten, rijpe lymfocyten, hairy cells en T-cellen, is daardoor mogelijk. Op grond van kliniek en morfologie van de cellen is deze differentiatie niet altijd mogelijk. Beenmergonderzoek is voor het stellen van de diagnose veelal niet relevant. Bij cytomorfologisch onderzoek is het aantal rijpe cellen meestal diffuus toegenomen. Verdringing van de overige hematopoëtische cellen komt minder vaak voor.

Myelodysplasie
Myelodysplasie of het myelodysplastische syndroom wordt gekenmerkt door de aanwezigheid van kwalitatieve en kwantitatieve stoornissen van alle bloedcelreeksen (zie tabel 10.23). Het is een klonale aandoening van de hematopoëtische stamcel. Vooral anemie, neutropenie en/of trombocytopenie worden waargenomen. De ziekte toont vaak een geleidelijke progressie, waarna zich in 20-40% van de gevallen door een toename van onrijpe of blastaire cellen een acute leukemie ontwikkelt. Voorheen sprak men dan ook van een preleukemisch syndroom. De afwijkingen worden voornamelijk bij oudere mensen gezien, maar kunnen ook bij jongeren en zelfs bij kinderen voorkomen. De ziekte komt vaker voor bij mannen dan bij vrouwen en wordt veelal bij toeval ontdekt door de aanwezigheid van een of meer ernstige cytopenieën. Er bestaan meestal klachten van bloedarmoede die therapieresistent zijn. Een verhoogde bloedingsneiging kan aanwezig zijn. Soms manifesteert de ziekte zich door infecties van mond- en keelholte, luchtwegen of urinewegen.

Tabel 10.23 Kenmerken van het myelodysplastisch syndroom.

- kwalitatieve en kwantitatieve stoornissen van alle bloedcelreeksen met als gevolg anemie, neutropenie en/of trombocytopenie
- het beenmerg is celrijk, dyserytropoëtisch (megaloblastoïd), soms is er toename van ringsideroblasten in de ijzerkleuring, actieve myelopoëse met linksverschuiving, hypogranulatie en rijpingsdissociatie van kern en cytoplasma, soms een verhoogd percentage myeloblasten, de megakaryopoëse toont afwijkende vormen (abnormale kernen, oligoblastair)
- het perifere bloed toont macrocytose, soms normoblasten en een verlaagd aantal reticulocyten, de granulocyten tonen hypogranulatie, vaak afwijkende kernvormen (o.a. brilkernen), veelal linksverschuiving, soms monocytose en abnormale monocyten en reuzentrombocyten

Bij lichamelijk onderzoek zijn meestal de symptomen van bloedarmoede aanwezig. Ontstekingen aan de huid en slijmvliezen worden vooral gevonden wanneer er een ernstige neutropenie is. Hematomen en purpura van de huid zijn bij een verlaagd aantal bloedplaatjes waarneembaar. Een vergrote milt is zelden aanwezig, behalve bij een chronische myelomonocytaire leukemie. Daarbij kunnen de lymfeklieren ook vergroot zijn.

De diagnose van het myelodysplastische syndroom is gebaseerd op de cytomorfologie van het beenmerg. Het beenmerg is celrijk, waarbij meerkernige normoblasten en andere dyserytropoëtische kenmerken opvallen. In de witte reeks valt ontkorreling op, terwijl de megakaryocyten abnormale kernen vertonen zoals kleine, dubbele of verscheidene kernen.

Bij bloedonderzoek tonen de erytrocyten meestal macrocytose. Normoblasten zijn soms aanwezig en het aantal reticulocyten is verlaagd. De granulocyten tonen hypogranulatie en vaak afwijkende kernvormen (o.a. brilkernen). Soms is er een linksverschuiving. Bij een chronische myelomonocytaire leukemie wordt monocytose gezien. Veelal zijn er reuzen trombocyten. Pancytopenie is bij de helft van de patiënten aanwezig, terwijl men zelden een geïsoleerde anemie, neutropenie of trombocytopenie ziet. Bij verdenking op een myelodysplastisch syndroom is een beenmergonderzoek noodzakelijk. Het beenmerg is celrijk. De erytroblasten hebben een megaloblastoïd aspect met multinucleaire vormen. Er is dissociatie tussen kern- en cytoplasmarijping. Ringsideroblasten kunnen in een ijzerkleuring voorkomen. De myeloïde cellen tonen hypogranulatie en rijpingsdissociatie van kern en cytoplasma. Er zijn afwijkende megakaryocyten (abnormale kernen, oligoblastair). Cytogenetisch onderzoek toont bij ongeveer 50% van de patiënten een chromosomale afwijking. Het lysozymgehalte in serum en urine is vaak toegenomen bij een verhoogd aantal monocyten. Het myelodysplastische syndroom kan worden onderverdeeld in een achttal subtypen (tabel 10.24). De prognose is afhankelijk van het aantal blasten in het beenmerg en het perifere bloed.

Tabel 10.24 Myelodysplastisch syndroom volgens de WHO-classificatie.

- refractaire anemie (RA)
- refractaire anemie met ringsideroblasten (RARS)
- refractaire cytopenie met multilineaire dysplasie (RCMD)
- refractaire cytopenie met multilineaire dysplasie en ringsideroblasten (RCMD-RS)
- refractaire anemie met exces aan blasten-1 (RAEB-1)
- refractaire anemie met exces aan blasten-2 (RAEB-2)
- myelodysplastisch syndroom niet geclassificeerd (MDS-U)
- myelodysplastisch syndroom geassocieerd met geïsoleerde del (5q)

▶ 10.5 Polyglobulie en polycytemie

▶ INLEIDING

Een verhoogd hemoglobinegehalte van het bloed met een toename van het aantal rode bloedcellen en een gestegen hematocrietwaarde berust op een polycytemie of polyglobulie, tenzij er een plasmatekort bestaat of er sprake is van uitdroging. Bij polycytemie is het aantal leukocyten en trombocyten vaak toegenomen, terwijl dat bij polyglobulie niet het geval is. Wanneer men op zeeniveau leeft is de bovengrens van de referentiewaarde van hemoglobine voor mannen 11 mmol/l en voor vrouwen 9,7 mmol/l.

Er wordt een onderscheid gemaakt tussen primaire polycytemie, ook bekend als polycythaemia vera of de ziekte van Vaquez-Osler, en secundaire of relatieve vormen van polyglobulie. Primaire polycytemie is het gevolg van een maligne endogene myeloproliferatieve ziekte. De secundaire vormen, waarbij meestal sprake is van uitsluitend polyglobulie, worden veroorzaakt door toegenomen erytropoëse in het beenmerg als gevolg van een compensatie, bijvoorbeeld bij hypoxie of door toegenomen erytropoëtineproductie. Bij relatieve polyglobulie bestaat er een plasmatekort en is er geen sprake van een toegenomen erytrocytenvolume (RCM = red cell mass). Bij ongeveer 50% van de mannen met een verhoogd Hb komt een dergelijke relatieve polyglobulie voor. Bij de analyse van een verhoogd hemoglobinegehalte is het verstandig te beginnen met de bepaling van de RCM. Daarmee bespaart men een groot aantal patiënten verder onderzoek naar oorzaken van secundaire polyglobulie of om de diagnose polycythaemia vera te kunnen stellen.

▶ ANAMNESE EN ONDERZOEK

Polycythaemia vera komt meestal voor op middelbare leeftijd en vaker bij mannen dan bij vrouwen. Een sterke absolute vermeerdering van de erytrocyten en dus ook van het absolute erytrocytenvolume ten opzichte van het lichaamsgewicht beïnvloedt de circulatie. De toename van het bloedvolume zorgt ervoor dat het capillaire systeem opengaat ten behoeve van een betere doorbloeding van de weefsels. De patiënt heeft een blauwrode verkleuring van het gelaat en de acra. De slijmvliezen zijn opvallend rood, vooral de conjunctivae en het gehemelte. Bij toename van het bloed- en het erytrocytenvolume ontstaat een verminderde vaatdoorstroming, hetgeen leidt tot het hyperviscositeitssyndroom. De patiënten klagen over hoofdpijn, duizeligheid, concentratieverlies, visusstoornissen, neus- en huidbloedingen en diffuse pijnen in de extremiteiten en de buik. Soms treden cerebrovasculaire accidenten op. Trombo-embolische processen zijn niet alleen een uiting van de verhoogde bloedviscositeit, maar ook van het toegenomen aantal trombocyten en van de trombocytopathie. Polycythaemia vera is immers een aandoening op primair stamcelniveau. Kwalitatieve en kwantitatieve stoornissen van de myelo- en megakaryopoëse worden daarom veelvuldig waargenomen.

De verhoogde bloedingsneiging is niet alleen het gevolg van de trombocytopathie, maar wordt tevens veroorzaakt door hypoxische ischemie. Andere symptomen zoals hyperurikemie (soms met nierinsufficiëntie en jicht), nachtzweten en vermageren zijn het gevolg van een verhoogd metabolisme van de bloedcellen. Karakteristiek is het optreden van jeuk, vooral na warm douchen. De aanwezigheid van een ulcus duodeni, die gepaard gaat met een hoge gastro-intestinale bloeding, is vaak een eerste symptoom van de ziekte. Hypertensie wordt soms waargenomen. Splenomegalie is frequent aanwezig en zal in het eindstadium van de polycythaemia vera verergeren, vaak in combinatie met een anemie en trombocytopenie. De oorzaak hiervan is fibrosering van het beenmerg en toename van de extramedullaire hematopoëse.

Het laboratoriumonderzoek toont een polyglobulie (Hb-gehalte meer dan 11 mmol/l bij mannen en meer dan 9,7 mmol/l bij vrouwen), veelal samengaand met een trombocytose en een leukocytose. Het perifere bloeduitstrijkje laat een toename van basofielen en eosinofielen zien, terwijl de rode cellen anisocytose en poikilocytose tonen. Het serumurinezuur-, het serum-LDH- en het serum-vitamine-B12-gehalte zijn verhoogd. Kleuring van de leukocyten op alkalische fosfatase is verhoogd (hoge LAP-score). Het erytrocytenvolume is een belangrijk criterium en dient door middel van ^{51}Cr-onderzoek te worden vastgesteld (zie tabel 10.25). Polycythaemia vera kan een voorstadium van chronische myeloïde leukemie zijn. Chromosomenanalyse naar het voorkomen van het Philadelphia-chromosoom zal daarom moeten plaatsvinden.

Tabel 10.25 Diagnostische criteria voor polycythaemia vera (naar: International Polycythaemia Vera Study Group).

A-criteria
1   verhoogd erytrocytenvolume (^{51}Cr-onderzoek) meer dan 36 ml/kg bij mannen, meer dan 32 ml/kg bij vrouwen
2   normale arteriële zuurstofsaturatie (meer dan 92%)
3   splenomegalie

B-criteria
1   trombocytose (meer dan 400 × 10^9/l)
2   leukocytose (meer dan 12 × 10^9/l)
3   leukocytenalkalische fosfatase(LAP)-score verhoogd (normaal 22-100), serumvitamine-B12 verhoogd (normaal 160-750 pmol/l)

Polycythaemia vera is aanwezig indien alle drie A-criteria vervuld zijn of indien criteria A1 en A2 samengaan met minimaal twee B-criteria.

Secundaire vormen van polyglobulie moeten uiteraard worden uitgesloten. De voornaamste oorzaken staan vermeld in tabel 10.26. Belangrijke onderzoeken bij het analyseren van de oorzaak van secundaire polyglobulie zijn bepaling van bloedgaswaarden, longfunctieonderzoek, echografisch onderzoek van de nieren, eventueel intraveneuze pyelografie of CT-scanning van het abdomen en van de hersenen.

Tabel 10.26 Oorzaken van secundaire vormen van polyglobulie.

- leven in het hooggebergte
- congenitale hartaandoeningen met cyanose
- chronische longaandoeningen
- excessief roken
- methemoglobinemie
- niercarcinoom, niercysten, hydronefrose
- levercarcinoom, bijniercarcinoom
- cerebellair hemangioblastoom

▶ 10.6 Ziekten die gepaard gaan met abnormale bloedeiwitten

▶ INLEIDING

Ziekten die gepaard gaan met de productie van abnormale eiwitten (paraproteïnen) behoren tot de groep van monoklonale gammopathieën. In het serum of in de urine van de patiënt komen al dan niet volledige immunoglobulinen voor. In zeldzame situaties komen deze eiwitten ook voor in andere lichaamsvloeistoffen; liquor, pleuravocht en ascites. Voor de productie van deze eiwitten zijn cellen van één enkele prolifererende B-lymfocytaire of plasmacellulaire kloon verantwoordelijk. De monoklonale immunoglobulinen worden aangetoond met behulp van serumelektroforese als een specifieke band of door middel van immuno-elektroforese of immunofixatie van serum, urine en andere lichaamsvloeistoffen. Met deze immunotechnieken wordt tevens het specifieke eiwit nader gekarakteriseerd (IgM, IgG, IgA, IgE, IgD, kappa en lambda). Indien het eiwit bij koude neerslaat spreken we van een cryoglobuline, dat eveneens monoklonale eigenschappen kan hebben.

Een ander specifiek eiwit is amyloïd, dat in weefsels en organen compacte neerslagen met een fibrillaire structuur vormt. Men onderscheidt een primaire (immunoglobuline gerelateerd), secundaire (niet-immunoglobuline-gerelateerd) en familiaire (prealbumine) vorm. Alleen bij de primaire vorm toont het eiwit overeenkomsten met een immunoglobuline (lichte keten). Deze eiwitten worden eveneens geproduceerd door een monoklonale proliferatie van B-lymfoplasmacellulaire cellen of plasmacellen. Tabel 10.27 toont de differentiële diagnose bij de aanwezigheid van abnormale eiwitten.

De monoklonale gammopathieën worden verdeeld in twee groepen: een maligne en een benigne groep. Tot de maligne groep behoren macroglobulinemie (ziekte van Waldenström), multipel myeloom (ziekte van Kahler), (primaire) amyloïdose, 'heavy chain disease' (ziekte van Franklin) en B-cellymfoproliferatieve ziekten die gepaard gaan met een monoklonale gammopathie (non-Hodgkin-lymfoom, chronische lymfatische leukemie, e.d.). Bij de benigne groep is het paraproteïne slechts een begeleidend verschijnsel, zonder dat een evidente maligne klonale populatie van B-cellen aantoonbaar

Tabel 10.27 Differentiële diagnose bij de aanwezigheid van abnormale bloedeiwitten (paraproteïnen).

paraproteïnen
- benigne groep
- acute en chronische infecties
- auto-immuunziekten
- niet-hematologische maligne tumoren
- monoclonal gammopathy of undetermined significance (MGUS)
- maligne groep
- multipel myeloom (ziekte van Kahler), zie tabel 10.29 en 10.30
- macroglobulinemie (ziekte van Waldenström), zie tabel 10.28
- 'heavy chain-disease' (ziekte van Franklin)
- B-cel-lymfoproliferatieve ziekten gepaard gaande met een monoklonale gammapathie (non-Hodgkin-lymfoom, chronische lymfatische leukemie)

amyloïd
- primaire amyloïdose (immunoglobuline-gerelateerd)
- amyloïdose, gecorreleerd met multipel myeloom
- secundaire amyloïdose, in combinatie met andere ziekten (reumatoïde artritis, chronische infecties) (niet immunoglobuline-gerelateerd)
- hereditair familiair amyloïdosesyndroom (familiaire mediterrane koorts, hereditaire neuropathische en cardiovasculaire syndromen en hereditaire nefropathiesyndromen) (niet immunoglobuline-gerelateerd)
- lokale amyloïdose (aantasting van een enkel orgaan) (immunoglobuline-gerelateerd)

is. Het abnormale eiwit kan zowel continu als intermitterend worden aangetoond. Tot deze groep behoren acute en chronische infecties, auto-immuunziekten, niet-hematologische maligne tumoren en 'monoclonal gammopathy of undetermined significance' (MGUS). Bij MGUS is het onderscheid tussen kwaadaardig en goedaardig niet altijd duidelijk. De concentratie van het paraproteïne is meestal jarenlang constant en vaak kan in het beenmerg een klein percentage monoklonale plasmacellen worden aangetoond. Het klinische beloop (progressie) zal de aard van de ziekte bepalen.

▶ ANAMNESE EN ONDERZOEK

Patiënten met een paraproteïnemie kunnen jarenlang asymptomatisch blijven. Bij toeval wordt een verhoogde bezinking of een abnormale band in het eiwitspectrum vastgesteld. Belangrijke klachten, in het bijzonder bij de maligne aandoeningen, zijn moeheid, rugpijn, verhoogde bloedingsneiging, persisterende koorts en infecties, vooral van de bovenste luchtwegen. Door een toename van maligne cellen in het beenmerg ontstaat verdringing van de normale hematopoëse, hetgeen zich uit in een normochrome normocytaire anemie, meestal in combinatie met trombocytopenie en soms met leukopenie.

Sterke toename van de hoeveelheid paraproteïne leidt tot het hyperviscositeitssyndroom, in het bijzonder bij de ziekte van Waldenström en slechts sporadisch bij het multipele myeloom. Patiënten klagen over zwakte, anorexie, hoofdpijn, duizeligheid, doofheid, visusstoornissen, neus- en huidbloedingen, perifere neuropathie, of krijgen decompensatio cordis en/of een cerebrovasculair accident. Heeft het paraproteïne eigenschappen van een cryoglobuline, dan kunnen door blootstelling aan koude het Raynaud-fenomeen en vaatafsluitingen ontstaan. De paraproteïnen kunnen ook interacties aangaan met stollingseiwitten en trombocyten, hetgeen coagulopathie veroorzaakt.

Macroglobulinemie

Macroglobulinemie (ziekte van Waldenström) komt meer voor bij mannen dan bij vrouwen, meestal na het vijftigste levensjaar. Het verloop van de ziekte strekt zich uit over een lange periode en is weinig progressief. Naast de klachten door een toegenomen viscositeit van het bloed kunnen geringe lymfeklierzwellingen en een vergrote milt aanwezig zijn, en vooral bij progressie van de ziekte soms een vergrote lever. Klachten die passen bij het hyperviscositeitssyndroom (moeheid, anorexie, visusstoornissen, bloedingen, hoofdpijn, duizeligheid, insulten, parese, perifere neuropathie) zijn vaker aanwezig dan bij de overige maligne monoklonale gammopathieën en treden op bij serum-IgM-concentraties van meer dan 30 g/l. Dit geldt ook voor het Raynaud-fenomeen en vaatafsluitingen.

Het onderzoek richt zich op het vaststellen van een paraproteïne in het serum, dat altijd van het type IgM-kappa of IgM-lambda is. De aandoening berust immers op een maligne kloon van B-lymfocytaire cellen die een IgM-paraproteïne produceren. Bij cytomorfologisch en histologisch onderzoek toont het beenmerg een diffuse woekering van lymfocytaire of lymfoplasmacellulaire cellen. Soms ziet men een zogenaamde 'dry tap' van het beenmerg, dat wil zeggen dat bij beenmergpunctie het aspiraat ontbreekt. Het beenmergonderzoek toont veel overeenkomsten met een chronische lymfatische leukemie, immunocytoom of een kleincellig non-Hodgkin-lymfoom. Aanvullend immunologisch onderzoek door middel van immunofluorescentietechnologie kan het monoklonale B-celkarakter van de aanwezige lymfocytaire en lymfoplasmacellulaire cellen bevestigen (zie tabel 10.28). Naast een hoge bezinking ten gevolge van paraproteïne worden vaak een anemie, een trombocytopenie en bij progressie van de ziekte een lymfocytose vastgesteld. In de urine van de patiënten wordt in 10% van de gevallen Bence-Jones-eiwit gevonden.

Tabel 10.28 Diagnostische criteria voor macroglobulinemie (ziekte van Waldenström).

- serum-IgM-paraproteïne (macroglobuline)
- infiltatie van lymfoïde cellen met een overwegend lymfoplasmacellulair karakter in het beenmerg
- aanwezigheid van een monoklonale B-lymfocytenpopulatie met de immunofenotypische kenmerken SmIgM+, CyIgM+, CD19+, CD22+

Multipel myeloom

Het multipel myeloom (ziekte van Kahler) komt tweemaal zoveel voor bij mannen als bij vrouwen, meestal boven het veertigste levensjaar. Tabel 10.29 toont de belangrijkste klinische kenmerken. Botpijnen zijn een frequent voorkomend symptoom. De oorzaak is een focale aantasting (lysis) van de botstructuur, soms diffuus, als gevolg van een verhoogde osteoclastische activiteit. Voorkeurslokalisatie is het axiale skelet (wervelkolom, schedel, bekken), maar ook ribben en lange pijpbeenderen kunnen in het proces betrokken zijn. De afwijkingen geven aanleiding tot pathologische fracturen, inzakkingen van de wervels en misvormingen van het skelet. Ten gevolge van de compressie van de wortels ontstaan neurologische symptomen zoals radiculaire prikkelingen, lage rugpijn en uitstralende pijn in de onderste extremiteiten. Compressie van het ruggenmerg veroorzaakt paraplegie met parese, hyperreflexie en hypertonie. Daarnaast klaagt de patiënt over moeheid ten gevolge van anemie, bloedingsneiging (trombocytopenie en trombocytopathie), coagulopathie en infecties. Soms bestaat er een hypercalciëmie, waardoor anorexie, misselijkheid, braken, dorst, uitdroging, verwardheid en coma kunnen voorkomen. De hypercalciëmie kan het eerste symptoom zijn of kan wijzen op progressie van de ziekte.

Nierfunctiestoornissen kunnen het gevolg zijn van hypercalciëmie, maar ook van beschadiging van de niertubuli door de paraproteïnen, vooral bij uitdroging of ten gevolge van lichteketen-neerslagen in de glomeruli en interstitiële weefsels.

Tabel 10.29 Klinische kenmerken van multipel myeloom (ziekte van Kahler).

- botpijnen ten gevolge van skeletaantasting, veelal gelokaliseerd in de wervelkolom of in het bekken
- pathologische fracturen en inzakkingen van de wervels
- moeheid
- vermagering
- neurologische klachten door compressie van de wortels, zoals radiculaire prikkelingen, gordelpijn en uitstralende pijnen in de onderste extremiteiten, compressie van het ruggenmerg veroorzaakt paraplegieën met parese, hyperreflexie en hypertonie
- hypercalciëmie waardoor klachten ontstaan van anorexie, misselijkheid, braken, dorst, uitdroging, verwardheid en soms coma
- nierfunctiestoornissen
- bloedingsneiging als gevolg van trombocytopathie en stollingsfactorenstoornissen
- infecties, vooral in de luchtwegen
- hyperviscositeitssyndroom

Niet zelden ontstaat een acute nierinsufficiëntie bij het maken van een intraveneus pyelogram door neerslagen van het paraproteïne in de tubuli. Voor het stellen van de diagnose is aanvullend onderzoek noodzakelijk (zie tabel 10.30). Kwalitatief en kwantitatief onderzoek van het paraproteïne in serum en urine door middel van immuno-elektroforese of immunofixatie en serum-elektroforesedensitometrie is nodig. In ongeveer tweederde van de gevallen is het paraproteïne IgG aantoonbaar, terwijl in de overige gevallen meestal sprake is van IgA. Ook bij ongeveer tweederde van de gevallen komt Bence-Jones-eiwit in de urine voor. Dit bestaat uit lichte ketens (kappa of lambda). Bence-Jones-proteïnurie kan voorkomen zonder aantoonbaar serum-paraproteïne. De normale immunoglobulinen zijn meestal sterk verlaagd. De plasmacellen kunnen diffuus aanwezig zijn, maar ook sterk van plaats wisselen en soms in geïsoleerde velden liggen.

Tabel 10.30 Diagnostische criteria voor multipel myeloom (ziekte van Kahler).

hoofdkenmerken
I plasmocytoom bij weefselbiopsie
II plasmocytose > 30% in het beenmerg
III serum-paraproteïnespiegel > 35 g/l (IgG) of 20 g/l (IgA), of uitscheiding van kappa- of lambdaketens in de urine van > 1 g/24 uur

bijkomende criteria
a plasmocytose tussen 10 en 30% in het beenmerg
b serum-paraproteïnespiegel (lager dan genoemd onder de hoofdkenmerken)
c lytische bothaarden
d verlaging van de normale immunoglobulinen: IgM < 0,5 g/l, IgA < 1 g/l, IgG < 6 g/l

diagnose multipel myeloom
1 I + b, I + c, I + d
2 II + b, II + c, II + d
3 III
4 a + b + c, a + b + d

Evenzeer wordt gekeken naar celkenmerken die wijzen op maligniteit (plasmoblasten, polymorfie, cel- en kernatypie en polynucleoli). Monoklonaliteit van de plasmacellen wordt bevestigd door middel van immunofluorescentieonderzoek. Men moet bedacht zijn op solitaire plasmocytoomhaarden, die ook extramedullair gelegen kunnen zijn. Röntgenonderzoek van het skelet toont karakteristieke lytische haarden, soms diffuse osteolyse en zelden osteosclerose. Toename van het C-reactieve proteïne (acutefase-eiwit), het β_2-microglobuline, LDH in het serum en deletie van chromosoom 13 zijn prognostisch slechte kenmerken.

Amyloïdose
Amyloïdose komt voor bij immuunglobulineproducerende tumoren, zoals multipel myeloom, Waldenström-macroglobulinemie en 'heavy chain disease', en wordt dan veroorzaakt door neerslagen van het paraproteïne (AL-type). Daarnaast komt reactieve amyloïdose voor bij chronische ontstekingsprocessen zoals reumatoïde artritis, chronische osteomyelitis en vroeger bij tuberculose. Daarbij is sprake van neerslagen van het proteïne A (AA-type). Tot de erfelijke vormen behoren de familiaire Middellandse-Zeekoorts en de nefropathie door amyloïd die in Portugal voorkomt (eveneens AA-type).

Bij amyloïdose kunnen uiteenlopende klachten en symptomen ontstaan. De patiënten klagen over verminderde inspanningscapaciteit, dyspnoe, gewichtsverlies, paresthesieën, heesheid, enkeloedeem en wegrakingen ten gevolge van ritmestoornissen. In de helft van de gevallen ziet men bij lichamelijk onderzoek een hepatomegalie, soms in combinatie met een splenomegalie. Oedeem kan ontstaan als gevolg van een restrictieve cardiomyopathie of een nefrotisch syndroom. Andere klinische symptomen kunnen zijn: orthostatische hypotensie, decompensatio cordis, perifere neuropathie, carpale tunnelsyndroom, macroglossie, purpura van de oogleden en/of nek, bloedingen als gevolg van trombocytopenie en/of trombocytopathie of stollingsfactor-X-deficiëntie, malabsorptie en obstipatie.

Bij laboratoriumonderzoek is meestal sprake van een normochrome normocytaire anemie, die zelden gepaard gaat met leukopenie of trombocytopenie. Soms komt trombocytose voor. Leverfunctiestoornissen zijn frequent aanwezig, zo ook hypoalbuminemie en een verlaagde stollingsfactor X ten gevolge van binding aan het amyloïd. Een ernstige nierinsufficiëntie is vaker aanwezig bij het AA-type en bij de familiaire vorm dan bij het AL-type. Macroglossie en cardiale complicaties komen vooral voor bij het AL-type van amyloïd. Hypercalciëmie vindt men meestal in associatie met multipel myeloom. Paraproteïnen zijn dan bijna altijd aantoonbaar met serum-immuno-elektroforese of immunofixatie. In 25% van de gevallen bestaat er een hypogammaglobulinemie. Het aantal plasmacellen in het beenmerg is sterk toegenomen (meer dan 30%) indien de amyloïdose is geassocieerd met een pathologische plasmacelwoekering.

Heavy chain disease
Een zeer zeldzame aandoening, waarbij in het serum en in de urine paraproteïne voorkomt dat uitsluitend uit zware ketens bestaat, is de heavy chain disease (ziekte van Franklin). Deze aandoening wordt veroorzaakt door een maligne proliferatie van B-lymfocytaire cellen.

De gammavorm van heavy chain disease kenmerkt zich door recidiverende bacteriële infecties, koorts en klierzwellingen en hepatosplenomegalie. Deze ziekte komt vooral op oudere leeftijd voor. Vaak worden ook erytheem en oedeem van het palatum waargenomen. De ziekte is meestal progressief. Bij de alfavorm ziet men ernstige darmresorptiestoornissen ten gevolge van infiltraten van lymfatische cellen in de dunne darm. Deze vorm komt voornamelijk voor bij patiënten rond het Middellandse-Zeegebied. De diagnose wordt gesteld door middel van immunochemisch onderzoek van serum of urine.

Benigne monoklonale gammopathieën
Het paraproteïne kan bij benigne monoklonale gammopathieën permanent of passagère aanwezig zijn. Aanwijzingen voor een maligne woekering van plasmacellen of lymfatische cellen zijn daarbij niet aanwezig. Een belangrij-

ke vorm is de *monoclonal gammopathy of undetermined significance* (MGUS). De patiënten hebben zelden of nooit klachten van een paraproteïnemie. Bij ongeveer 5% van de personen boven de zeventig jaar wordt het paraproteïne in het serum aangetoond. Bij ongeveer 1% van de patiënten boven de adolescentenleeftijd wordt in het serum een paraproteïne in een lage concentratie vastgesteld. Bij deze patiënten zijn de normale immunoglobulinen zelden verlaagd en worden meestal geen lichte ketens in de urine vastgesteld. De concentratie van het paraproteïne blijft meestal jarenlang constant. Bij röntgenanalyse worden geen osteolytische laesies waargenomen. Het cytomorfologisch onderzoek van het beenmerg toont slechts een geringe infiltratie van plasmacellen (minder dan 10%). Meestal zijn deze plasmacellen polyklonaal, soms kan een kleine populatie monoklonale plasmacellen worden aangetoond. In 20% van de gevallen ontstaat uit de MGUS een multipel myeloom.

▶ **Literatuur**

Bain BJ. Blood cells, a practical guide. 3rd ed. Oxford: Blackwell Science, 2002.
Greer JP, Foerster J, Lukens JN, Rodgers GH, Paraskevas F, Glader B. Wintrobe's clinical haematology. 11th ed. Philadelphia: Lippincott Williams and Wilkins, 2004.
Hoffbrand AV, Pettit JE, Moss PAH. Essential haematology. 4th ed. Oxford: Blackwell Science, 2001.
Jaffe ES, Harris NL, Stein H, Vardiman JW, Pathology and genetics. Tumours of haematopoietic and lymphoid tissues, Word Health Organization Classification of Tumours. Lyon: IARC Press, 2001.

Hoofdstuk 11

HEMOSTASE EN TROMBOSE

V.E.A. Gerdes en H.R. Büller

▶ 11.1 De pathologische bloeding

De oorzaken van een bloedingsneiging kunnen worden verdeeld in de volgende hoofdgroepen:
- afwijkingen in stollingsfactoren;
- afwijkingen in bloedplaatjes;
- afwijkingen in de vaatwand;
- combinaties van deze drie zoals bij diffuse intravasale stolling.

Bij de anamnese is het van belang na te gaan of zich eerder bloedingen hebben voorgedaan, hoe lang deze duurden en onder welke omstandigheden ze optraden (operaties, tandextracties). Indien de bloedingen reeds eerder zijn voorgekomen en sinds de kinderjaren bestaan is dat suggestief voor een aangeboren stollingsstoornis. Ook een positieve familieanamnese wijst in die richting. Voorts moet in de anamnese aandacht worden besteed aan het eventuele medicijngebruik (acetylsalicylzuur, niet-steroïde anti-inflammatoire geneesmiddelen, antibiotica, antidepressiva, cumarinen enz.) en het bestaan van een onderliggende ziekte zoals levercirrose of nierziekten met uremie.

Bij het lichamelijk onderzoek moet worden gelet op de soort, plaats en uitgebreidheid van de bloedingen. Kijk altijd naar mondslijmvlies, huid (vooral drukplaatsen), lippen, oogfundi en gewrichten. Petechiën, veelal op drukplaatsen en aan de onderste extremiteiten, maken de diagnose trombocytopenie zeer waarschijnlijk; ecchymosen (grote bloedingen met lokale extravasatie in weke delen) passen daarentegen meer bij een stollingsfactordeficiëntie. Scherp begrensde, licht verheven bloeduitstortingen (palpabele purpura) wijzen meer in de richting van een vasculitis; bloedingen in gewrichten worden vrijwel uitsluitend gezien bij ernstige hemofilie A of B en bij ernstige vormen van de ziekte van Von Willebrand. Naast anamnese en lichamelijk onderzoek is laboratoriumonderzoek vrijwel altijd noodzakelijk om de oorzaak van een pathologische bloeding vast te stellen.

Het oriënterende onderzoek omvat:
- tests waarmee het functioneren van de stollingsfactoren wordt vastgesteld (zie figuur 11.1); dit gebeurt door middel van de bepaling van de protrombinetijd (PTT; voor het extrinsieke systeem, geeft een indruk over de factoren VII, X, V, trombine en fibrine) en de geactiveerde partië-

le tromboplastinetijd (APTT; voor het intrinsieke systeem, geeft een indruk over alle factoren behalve factor VII en XIII);
- tests waarmee aantal en functie van de trombocyten worden bepaald. De bloedingstijd geeft een indruk van de interactie tussen trombocyten, Von Willebrand Factor (vWF) en de vaatwand. Tegenwoordig is de platelet function analysis (PFA) in opkomst: dit is een methode om in vitro globaal de functie van trombocyten en vWF te testen, een soort in-vitro-bloedingstijd.

Figuur 11.1 *Het stollingsschema.* HMWK= *high molecular weight kininogen (= hoogmoleculair kininogeen); flip = fosfolipiden. De factoren XII, HMWK en prekallikreïne zijn alleen in vitro van belang: deficiënties veroorzaken een verlengde APTT, maar gaan niet gepaard met een hemorragische diathese.*

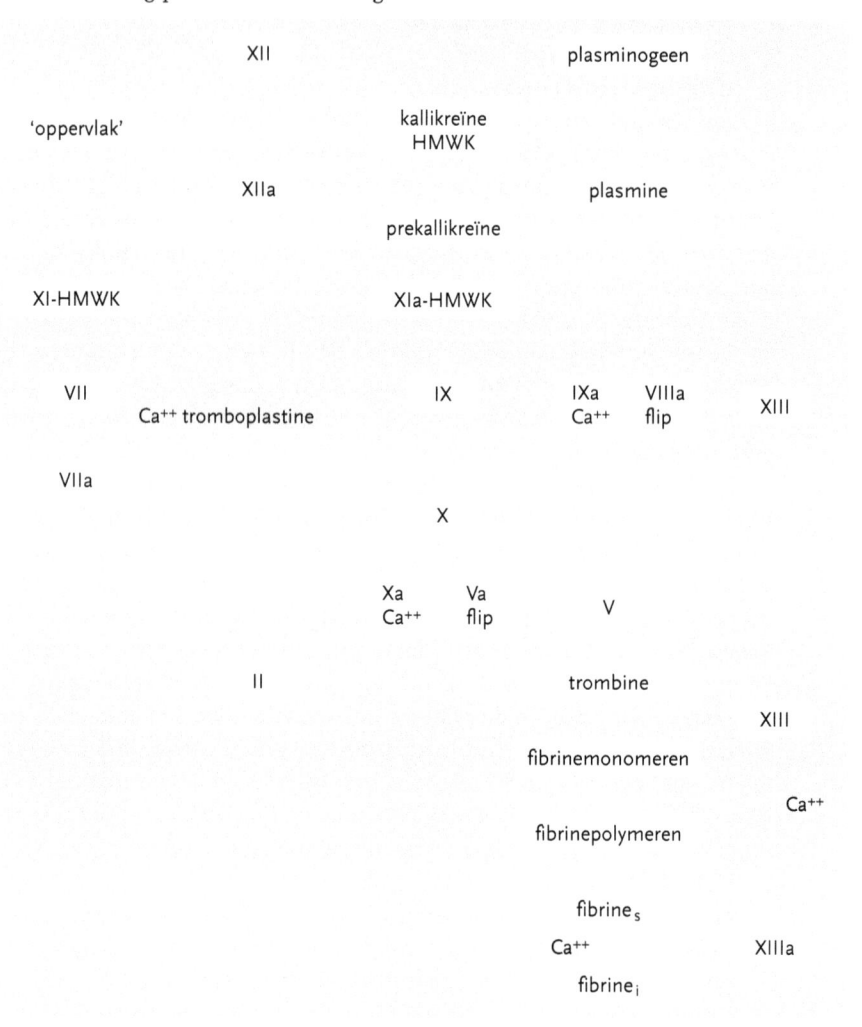

```
                    XII                          plasminogeen

   'oppervlak'                  kallikreïne
                                  HMWK
                    XIIa                           plasmine
                             prekallikreïne

   XI-HMWK                     XIa-HMWK


         VII                        IX         IXa    VIIIa
            Ca++ tromboplastine                 Ca++  flip      XIII

         VIIa
                                    X


                              Xa     Va
                              Ca++   flip       V


                    II                         trombine
                                                                  XIII
                                         fibrinemonomeren
                                                                  Ca++
                                         fibrinepolymeren

                                              fibrine$_s$
                                                Ca++              XIIIa
                                              fibrine$_i$
```

314 HOOFDSTUK II

De rol van de vaatwand is belangrijk voor een normale bloedstelping; naast enkele typische bevindingen bij lichamelijk onderzoek (zoals teleangiëctasieën) kan de bloedingstijd verlengd zijn bij vaatwandproblemen. Er bestaat echter geen specifieke test voor de vaatwandfunctie.

Bij diffuse intravasale stolling (DIS) zijn doorgaans tegelijkertijd afwijkingen aanwezig in de drie bovengenoemde onderdelen. Uiteraard bestaan er meer (gespecialiseerde) stollingstests, zoals onder andere bepaling van de trombinetijd (voor het vaststellen van een adequate omzetting van fibrinogeen in fibrine); de concentratie van fibrinedegradatieproducten (voor het vaststellen van fibrineafbraak) en bepalingen van de concentratie van afzonderlijke stollingsfactoren en remmers van stolling en fibrinolyse. Deze tests worden uitgevoerd wanneer bij het oriënterend stollingsonderzoek afwijkingen worden gevonden, of een verhoogde bloedingsneiging nog onverklaard is.

De referentiewaarden van stollingstests en bloedingstijd variëren per laboratorium en/of gebruikte reagentia en methoden. Daarom moet voor iedere test de lokaal geldende referentiewaarde bekend zijn. Bij een patiënt met een onbegrepen hemorragische diathese kan de uitslag van een of meer oriënterende laboratoriumtests afwijkend zijn. Hieronder worden de te overwegen aandoeningen besproken.

▶ VERLENGDE PROTROMBINETIJD EN VERLENGDE GEACTIVEERDE PARTIËLE TROMBOPLASTINETIJD (TABEL 11.1)

De stollingsfactoren II, VII, IX en X worden in de lever gesynthetiseerd. Bij deze synthese is vitamine K nodig voor het verkrijgen van een volwaardige biologische activiteit. Vitamine K wordt door darmbacteriën gemaakt of opgenomen via de voeding (voornamelijk bladgroente). Een vitamine-K-deficiëntie kan ontstaan door een obstructie-icterus, malabsorptie (bijvoorbeeld spruw), antibiotica, slechte voeding of inname van vitamine-K-antagonisten. In de regel zal bij een vitamine-K-deficiëntie eerst de PTT verlengd zijn, maar bij een ernstig tekort is ook de APTT verlengd. Bij een leversynthesestoornis (hepatitis; levercirrose) daalt de plasmaconcentratie van nagenoeg alle stollingsfactoren. Uiteraard wordt de synthesestoornis ook gereflecteerd in deficiënties van andere door de lever gemaakte eiwitten zoals albumine. Ver-

Tabel 11.1 *Oorzaken van zowel verlengde protrombinetijd (PTT) als verlengde geactiveerde partiële tromboplastinetijd (APTT).*

- vitamine-K-deficiëntie
- leversynthesestoornis
- dilutie door transfusie met plasmavervangmiddelen
- geïsoleerde deficiënties van factoren II, X of V
- fibrinogeendeficiëntie of afwijkend fibrinogeen (dysfibrinogenemie)
- lupus anticoagulans
- diffuse intravasale stolling

worven tekorten van diverse stollingsfactoren worden ook bij DIS gezien (zie onder diffuse intravasale stolling). Plasmaverdunning door transfusie van grote hoeveelheden (non-)colloïdale vloeistoffen komt frequent voor bij grote operaties en kan snel worden opgespoord door zorgvuldige controle van het infuusbeleid. Deficiënties van de stollingsfactoren II, X of V zijn zeer zeldzaam maar komen zowel familiair als verworven voor. Een verworven factor-x-deficiëntie wordt nogal eens waargenomen bij amyloïdose. Congenitale hypo- of dysfibrinogenemie is eveneens zeer zeldzaam. Bij 5-10% van de patiënten met SLE wordt een lupus anticoagulans gevonden. Het merendeel van de patiënten met een lupus anticoagulans heeft echter geen SLE maar een andere aandoening (bijvoorbeeld colitis ulcerosa). Lupus anticoagulans komt ook voor post partum en na medicijngebruik (o.a. penicilline) of bij gezonde personen. De APTT is vaak duidelijker verlengd dan de PTT. Voor het aantonen van een lupus-anticoagulans zijn gespecialiseerde tests nodig. Interessant genoeg heeft slechts een klein deel van de patiënten met een lupus-anticoagulans een bloedingsneiging en staat bij de meeste juist een trombo-embolische aandoening op de voorgrond.

▶ VERLENGDE GEACTIVEERDE PARTIËLE TROMBOPLASTINETIJD (TABEL 11.2)

Hemofilie A, factor-VIII-deficiëntie, heeft een prevalentie van 1 op 10.000. Tweederde van de patiënten heeft de erfelijke x-chromosoom-recessief-gebonden vorm, die daarom vrijwel uitsluitend bij mannen voorkomt; vrouwen zijn zogenaamde draagsters. Ook draagsters kunnen een verlaagde factor-VIII-concentratie hebben. Een spontane mutatie en derhalve een niet-familiaire vorm wordt gezien bij het resterende eenderde deel van de hemofiliepatiënten. Daarnaast komt zelden een verworven factor-VIII-deficiëntie voor als gevolg van de aanwezigheid van een antistof tegen factor VIII, zoals wordt gezien bij auto-immuunziekten, na zwangerschap of na penicillinebehandeling. De ernst van de hemorragische diathese is afhankelijk van de mate van deficiëntie: deficiëntie van factor VIII:C < 1%, multipele spontane bloedingsepisoden, vooral in gewrichten en spieren; deficiëntie van factor VIII:C 1-5%, minder frequente spontane bloedingen; deficiëntie van factor VIII:C 5-40%, meestal alleen bloedingen na operaties en ernstige trauma's.

Tabel 11.2 Oorzaken van verlengde geactiveerde partiële tromboplastinetijd (APTT).

- hemofilie A (factor VIII)
- ziekte van Von Willebrand
- hemofilie B (factor IX)
- lupus anticoagulans
- heparinegebruik
- geïsoleerde deficiënties van factoren XI, XII, prekallikreïne en HMWK

HMWK = high molecular weight kininogen

Von Willebrand Factor (vWF) is een multimeer eiwit met verschillende functies. Naast zijn functie bij de adhesie en aggregatie van trombocyten is het ook het dragereiwit van factor-VIII. Bij verschillende vormen van de ziekte van Von Willebrand zal daarom zowel een verlengde APTT (door factor-VIII:c-tekort) als een gestoorde bloedplaatjesfunctie (verlengde bloedingstijd) bestaan. De ziekte van Von Willebrand is autosomaal dominant en komt derhalve bij mannen en vrouwen voor. Naast hematomen van huid- en slijmvliezen komen bij vrouwen frequent meno- en metrorragieën voor. Bij laboratoriumonderzoek worden bij verdenking op deze ziekte vervolgens vWF, vWF, het multimerenpatroon en factor-VIII:c bepaald. Er wordt onderscheid gemaakt tussen type 1: verminderde activiteit en antigeen, normale multimeren; type 2: activiteit meer verlaagd dan antigeen, eventueel afwijkende multimeren (verschillende subtypes); en type 3: afwezigheid van vWF.

Hemofilie B is een geslachtsgebonden recessief erfelijke deficiëntie van factor IX. De prevalentie is 1 op 40.000. De klinische presentatie is vergelijkbaar met hemofilie A. De diagnose wordt gesteld door bepaling van het factor-IX-gehalte in plasma. In samenwerking met de natuurlijke stollingsremmer antitrombine III remt heparine verschillende geactiveerde stollingsfactoren, zoals IXa, Xa en IIa. Zelfs kleine hoeveelheden heparine (bijvoorbeeld door contaminatie in de afnamespuit) veroorzaken verlenging van vooral de APTT. Slechts bij hoge doses heparine intraveneus wordt ook de PTT verlengd. In het laboratorium kan een eventueel heparine-effect worden uitgesloten door neutralisatie met protaminesulfaat. Heparines met een laag moleculair gewicht geven in principe geen verlenging van de APTT; alleen bij overdosering kan dit worden waargenomen. Een lupus anticoagulans kan een geïsoleerd verlengde APTT veroorzaken, maar dit gaat zoals eerder gemeld niet gepaard met een verhoogde bloedingsneiging. Geïsoleerde deficiënties van de factoren XI, XII, prekallikreïne of hoogmoleculair kininogeen zijn zeer zeldzaam.

▶ VERLENGDE PROTROMBINETIJD (TABEL 11.3)

Vitamine K is noodzakelijk voor de synthese van de stollingsfactoren II, VII, IX en X (zie onder verlengde PTT en APTT); afhankelijk van de halveringstijd zal bij een tekort aan vitamine K in principe eerst factor VII en zullen daarna de factoren IX, X en II dalen. Zo kan bij een beginnende of matige vitamine-K-deficiëntie vooral een verlengde PTT bestaan. Een aangeboren tekort van factor VII is buitengewoon zeldzaam en vereist eveneens een speciële factorbepaling.

Tabel 11.3   Oorzaken van verlengde protrombinetijd (PTT).

- vitamine-K-deficiëntie
- leversynthesestoornis
- geïsoleerde deficiëntie van factor VII

▶ BLOEDINGSNEIGING BIJ NORMALE APTT EN PTT (TABEL 11.4)

Bij onbegrepen hematomen met normaal oriënterend laboratoriumonderzoek moet rekening worden gehouden met een traumatische oorzaak, hetzij onbewust (arbeid), hetzij bewust (automutilatie en mishandeling). Bij intra- en postoperatieve bloedingen moet er zekerheid over bestaan dat de bloedingsneiging niet het gevolg is van een gelaedeerd vat.

Tabel 11.4 Oorzaken van een bloedingsneiging bij een normale APTT en PTT alsmede normaal trombocytenaantal en normale trombocytenfunctie.

- na trauma of chirurgie
- alfa-2-antiplasminedeficiëntie
- factor-XIII-deficiëntie
- varianten van de ziekte van Von Willebrand
- milde hereditaire factorendeficiënties
- vaatwandafwijkingen

Een aangeboren of verworven tekort van de remmer van de fibrinolyse, alfa-2-antiplasmine, geeft aanleiding tot een hemorragische diathese, maar is zeer zeldzaam. Opvallend is een aanvankelijk normale hemostase, terwijl later opnieuw bloedingen ontstaan. Een tekort aan factor XIII, dat fibrinemonomeren stabiliseert tot stevig cross-linked fibrine, is eveneens een zeldzame oorzaak van een bloedingsneiging. Voorts kunnen bepaalde varianten van de ziekte van Von Willebrand, alsmede mildere aangeboren tekorten van de meeste stollingsfactoren zoals bij dragers (> 30% van de normale concentratie), onopgemerkt blijven doordat de oriënterende laboratoriumtests (APTT en PTT) normaal zijn. Deze afwijkingen zijn bijzonder zeldzaam en kunnen slechts met speciale technieken worden gediagnosticeerd.

Enkele vaatwandafwijkingen zijn geassocieerd met een hemorragische diathese. Bij het syndroom van Henoch-Schönlein bestaat een verkregen bloedingsneiging ten gevolge van een onbegrepen systemische vasculitis. Het komt vaker bij kinderen voor met 'allergische purpura' over het gehele lichaam. Hierbij doen zich tevens frequent koorts, arthritis en nierfunctiestoornissen voor. Hereditaire hemorragische teleangiëctasie (ziekte van Rendu-Osler-Weber) is een dominant erfelijke aandoening, waarbij vooral de veneuze vaatwand afwijkend is. Er bestaan kenmerkende teleangiëctatische laesies (felrode 1-4 mm grote wegdrukbare vaatkluwens) in gelaat, mond, lippen, neus, handen en in het maag-darmkanaal. Bloedingen ontstaan doorgaans pas na het dertigste levensjaar. Bij de ziekte van Ehlers-Danlos bestaat er een collageendefect.

▶ VERLENGDE BLOEDINGSTIJD EN PFA

Trombocyten hebben na hun synthese in het beenmerg een overlevingsduur van ongeveer tien dagen. Het normale aantal bloedplaatjes is 150-350 $\times 10^9$/l. Zij spelen een essentiële rol bij de bloedstelping door achtereenvolgens adhesie aan subendotheliale structuren, aggregatie en release van hun inhoud. Verlenging van de bloedingstijd en PFA en een hemorragische diathese kunnen optreden bij trombopenie (doorgaans bij een trombocytenaantal van minder dan 50×10^9/l, tabel 11.5) of trombocytose, maar kunnen ook voorkomen bij een normaal aantal bloedplaatjes. Er is dan sprake van trombopathie.

De meest voorkomende oorzaak van trombopathie is het gebruik van bloedplaatjesaggregatieremmers, zoals acetylsalicylzuur (ASA). Een eenmalige inname van 100-500 mg ASA kan tot een week nadien de bloedingstijd verlengen. Hoge doses penicilline, carbenicilline, maar ook andere antibiotica, kunnen eveneens een trombopathie veroorzaken. Bij uremie, macroglobulinemie en enkele myeloproliferatieve aandoeningen circuleren (abnor-

Tabel 11.5   Oorzaken van trombocytopenie.

- pseudo-trombocytopenie
- bacteriëmie (Gramnegatieve en Grampositieve micro-organismen)
- andere infecties (parasitair, schimmels, virussen en malaria)
- geneesmiddelen-geassocieerd (o.a. heparine, kinine, sulfa)
- diffuse intravasale stolling
- hypersplenisme
- trombotische trombocytopenische purpura
- alcoholmisbruik
- myelodysplastische syndromen en leukemie
- idiopathische trombocytopenie
- pre-eclampsie en HELLP-syndroom

Tabel 11.6   Oorzaken van verlengde bloedingstijd of platelet function analysis (PFA).

bij medicijngebruik
- acetylsalicylzuur, NSAID
- penicilline/carbenicilline
- serotonine heropnameremmers

bij ziekten
- uremie
- macroglobulinemie
- myeloproliferatieve aandoeningen
- anemie

erfelijk
- syndroom van Bernard Soulier
- ziekte van Glanzmann
- storage pool disease

ziekte van Von Willebrand

trombocytopenie/trombocytose

vaatwandafwijkingen

male) eiwitten die de interactie tussen plaatjes onderling en trombocyten met de beschadigde vaatwand tegengaan. Ook bij een anemie kan de bloedingstijd verlengd zijn. Het mechanisme hiervan is onbekend, wel kan de bloedingstijd normaliseren na het corrigeren van de lage hematocriet. Bij de ziekte van Von Willebrand is de interactie van bloedplaatjes met subendotheliale structuren gestoord. De afwijking is derhalve in feite geen trombopathie, maar geeft wel aanleiding tot een verlengde bloedingstijd (zie onder verlengde APTT). Overigens zijn de bloedingstijd en de PFA geen betrouwbare voorspellers van de kans op bloedingen. Zowel de bloedingstijd als de PFA dienen alleen gebruikt te worden bij de analyse van een geconstateerde verhoogde bloedingsneiging, niet om de kans op bloeding bij operatie in te schatten.

De erfelijke trombocytopathieën zijn alle zeer zeldzaam en kunnen worden onderscheiden met specifiek (aggregatie)onderzoek (tabel 11.6).

▶ DIFFUSE INTRAVASALE STOLLING (TABEL 11.7)

Diffuse intravasale stolling (DIS) wordt gekarakteriseerd door enerzijds microtrombose in verscheidene organen (lever, nier, huid, longen, hersenen) en anderzijds een eveneens diffuse bloedingsneiging met hematoomvorming, slijmvliesbloedingen en doorbloeden uit wonden en punctieplaatsen. Het ziektebeeld DIS kan zowel klinisch als laboratoriumtechnisch variëren van een acuut fulminant beeld met diffuse orgaanschade, bloedingen en ernstig gestoorde laboratoriumtests, tot een chronische 'low grade'-DIS met alleen discrete laboratoriumafwijkingen. DIS is geen opzichzelfstaande entiteit, maar kan zich voordoen bij vrijwel iedere ernstige ziekte en moet worden beschouwd als een secundair fenomeen bij de onderliggende ziekte. DIS met microtrombose heeft consumptie van stollingsfactoren en trombocyten tot gevolg. De lever en het beenmerg zullen door een verhoogde aanmaak van respectievelijk stollingsfactoren en bloedplaatjes trachten de plasmaconcentraties op een normaal niveau te houden. Bij chronische low grade-DIS, die onder andere wordt gezien bij maligne aandoeningen, zal het oriënterend laboratoriumonderzoek derhalve normaal zijn. De verhoogde con-

Tabel 11.7 Oorzaken van diffuse intravasale stolling.

- infectieuze aandoeningen (Gram-negatieve bacteriën, Gram-positieve bacteriën, rickettsiose)
- obstetrische aandoeningen ((pre)eclampsie, abruptio placentae, missed abortion, vruchtwaterembolie)
- maligniteiten (o.a. long, pancreas, ovarium, mamma en maag)
- shock
- hemolytisch (uremisch) syndroom
- brandwonden
- incompatibele bloedtransfusies
- aneurysma dissecans
- multitrauma
- slangenbeten

sumptie kan uitsluitend worden aangetoond met ingewikkelde tests waarmee halveringstijden van stollingsfactoren en stollingsremmers worden bepaald. Bij meer hevige of acute stollingsactivatie, zoals onder andere bij Gram-negatieve sepsis, abruptio placentae en incompatibele bloedtransfusies, worden alle stollingstests abnormaal. Er bestaat geen overeenstemming over de criteria en het aantal laboratoriumtests dat abnormaal moet zijn voordat van DIS kan worden gesproken. Het is zelden mogelijk om door eenmalig onderzoek de diagnose DIS te stellen of te verwerpen. Een combinatie van een bestaande ziekte met progressieve stollingsstoornissen en eventueel diffuse bloedingen rechtvaardigt in de meeste gevallen de diagnose. Naast de bekende stollingstests PTT en APTT, alsmede bepaling van het bloedplaatjesaantal, kan aanvullend laboratoriumonderzoek bestaan uit de volgende tests: concentratiebepaling stollingsremmers (o.a. antitrombine), concentratiebepaling van fibrinogeen, aanwezigheid van fibrine/fibrinogeenafbraakproducten (d-dimeren).

▶ 11.2 Trombosebeen

Het dikke, pijnlijke been is een veelvoorkomend en groot diagnostisch probleem. Een diepe veneuze trombose is een partiële of gehele afsluiting van de diep tussen de spieren gelegen veneuze vaten van het been. Meestal bestaat er een zwelling van de kuit (of van het gehele been) met roodheid, pijn en een strak gevoel van de huid. Vaak bestaat er een lichte temperatuurstijging en is de kuit pijnlijk wanneer erin geknepen wordt. Hoewel deze klachten en onderzoeksbevindingen het vermoeden van diepe veneuze trombose rechtvaardigen, zijn ze geenszins voldoende voor het stellen van de diagnose. Bij objectief onderzoek (met behulp van de gouden standaard röntgencontrastflebografie) blijkt slechts 20-30% van deze patiënten inderdaad een diepe veneuze trombose te hebben en heeft de meerderheid een van de andere aandoeningen die worden genoemd in tabel 11.8. Ook blijkt er geen relatie te bestaan tussen de uitgebreidheid van de klachten en de lokalisatie

Tabel 11.8 Oorzaken van een opgezet pijnlijk been.

- diepe veneuze trombose
- oppervlakkige flebitis
- erysipelas
- lymfangitis
- lymfoedeem
- spierscheur, bloeding of ontsteking
- Baker-cyste (geruptureerd)
- chronisch veneuze insufficiëntie
- gewrichtsafwijkingen
- bij decompensatio cordis of chronische nierziekten
- arteriële afsluiting

van de veneuze trombose. Daarom moet bij iedere patiënt met een klinische verdenking op diepe veneuze trombose objectief onderzoek worden uitgevoerd.

Naast het bekende röntgencontrastflebogram kan men thans beschikken over ten minste twee goed geëvalueerde non-invasieve methoden: impedantieplethysmografie en ultrasonografie. Indien deze onderzoekingen bij herhaald testen gedurende een periode van ongeveer een week normaal blijven, kan de diagnose diepe veneuze trombose veilig worden verworpen. Als bij een lage klinische verdenking een d-dimeertest wordt gedaan en deze normaal blijkt te zijn, kan de diagnose al worden verworpen zonder echografie.

Een trauma wordt voornamelijk veroorzaakt door chirurgische ingrepen, zoals aan heup of knie en grote abdominale operaties, maar ook door beschadiging van buitenaf met stompe voorwerpen. Stase van veneus bloed kan voorkomen bij decompensatio cordis, bedrust en compressie van veneuze bloedvaten van buitenaf (lymfeklieren, maligniteiten en zwangerschap). Stollingsveranderingen waardoor een tromboseneiging ontstaat kunnen aangeboren of verworven zijn. Congenitale deficiënties van de stollingsremmers antitrombine III, proteïne C en S, alsook de factor V Leiden en protrombinemutaties, zijn geassocieerd met veneuze trombosen; ze komen veelal bij meer patiënten in een familie voor. Ook een verhoogde factor VIII en milde hyperhomocysteïnemie zijn geassocieerd met trombose. Een verworven verhoogde tromboseneiging komt voor bij lupus anticoagulans, trombocytose, polycythemie en sommige maligniteiten (long, pancreas en ovarium), alsook bij gebruik van orale anticonceptiva (tabel 11.9).

Tabel 11.9 Risicofactoren voor het optreden van veneuze trombose.

- trauma
- veneuze stase
- bedrust
- compressie (lymfeklieren, maligniteiten, zwangerschap)
- verhoogde tromboseneiging door stollingsveranderingen (congenitaal of verworven)
- chirurgie
- pilgebruik

Een ontsteking van een oppervlakkige normale vene of varix gaat gepaard met zwelling, jeuk, pijn en roodheid rond het aangedane vat. Meestal begint de aandoening als een pijnlijke rode streng ter plaatse van de vene, maar als de ontsteking zich verder uitbreidt is zij klinisch niet te onderscheiden van een diepe veneuze trombose. Erysipelas is een ontsteking van de huid, die meestal wordt veroorzaakt door groep-A-streptokokken. Behalve pijn, roodheid en oedeem zijn er vaak ook algemene klachten zoals misselijkheid, hoofdpijn en anorexie en bestaat er koorts. Het duidelijk begrensde erytheem is verheven en pijnlijk bij lichte aanraking. Het laboratoriumonderzoek toont vaak een verhoogde bezinking, CRP, leukocytose en linksverschuiving.

Een lymphangitis is een ontsteking van een lymfevat, doorgaans veroorzaakt door hemolytische streptokokken. In het verloop van het vat is een (soms vage) rode streep zichtbaar naar het regionale lymfeklierstation. Tevens komen algemene malaise en koorts voor. Bij lymfoedeem bestaat er een afvloedbelemmering van de lymfevaten uit het been, hetzij door obstructie (zoals ontsteking, ruimte-innemende processen, bestraling of filariasis), hetzij door dilatatie van de lymfevaten met insufficiëntie van de kleppen. De zwelling gaat gepaard met roodheid, maar is meestal niet pijnlijk.

Een spierscheur, bloeding of ontsteking kan verraderlijk veel lijken op diepe veneuze trombose. De aangedane spier (meestal de m. gastrocnemicus) is pijnlijk, gezwollen en rood. Vooral lopen of passief bewegen is pijnlijk. Veelal zijn de klachten het gevolg van een (onbekend) trauma. Nader objectief onderzoek kan bestaan uit het vervaardigen van een echogram, waarop soms bloedingen of abcessen kunnen worden gezien. Er dient altijd zekerheid te bestaan dat de diepe veneuze vaten doorgankelijk zijn. Tot deze groep van oorzaken van een pijnlijk opgezet been moet ook een gehele of gedeeltelijke scheur van de achillespees worden gerekend.

Een posterieure herniatie van het kniekapsel kan de veneuze afvloed uit de kuit verstoren. Wanneer een dergelijke Baker-cyste ruptureert en de synoviale inhoud in en tussen de spierloges terechtkomt, geeft dit aanleiding tot pijn, zwelling en stijfheid van het been. Een Baker-cyste kan worden aangetoond met een echogram of een artrogram.

Chronische veneuze insufficiëntie ontstaat meestal als gevolg van eerder doorgemaakte diepe veneuze trombose, maar kan ook zonder deze voorgeschiedenis optreden. Tijdens het lopen wordt het bloed door de spierpomp en sufficiënte kleppen in de diepe venen, de vv. comitantes en de oppervlakkige venen naar proximaal gepompt. Bij defecten van de kleppen (ongeacht het niveau) ontstaat stase van het bloed met als gevolg drukverhoging, uittreden van vocht en induratie van het weefsel. Dit veroorzaakt chronische veneuze insufficiëntie met karakteristieke verschijnselen zoals een dunne, glanzende huid met oedeem, pigmentatie, varices en later ulcera. Een tijdelijke toename van de zwelling en pijn kan doen denken aan een acute diepe veneuze trombose. Derhalve moet altijd onderzoek worden verricht naar een normale diepe veneuze afvloed. Soms kunnen arthritis of intra-articulaire afwijkingen in de knie (meniscus) en enkel door zwelling en pijn aanleiding geven tot een verdenking op veneuze trombose. Bij rechtszijdige decompensatio cordis en chronische nierziekten kan (doorgaans bilateraal) oedeem van de benen optreden.

Ten slotte zal bij elk pijnlijk been moeten worden overwogen of er geen sprake is van een arteriële afsluiting in het been. Doorgaans is (een deel van) de extremiteit bleek en zijn de perifere pulsaties afwezig. De zwelling is vaak afwezig en de pijn staat op de voorgrond. Aanvullend onderzoek met bijvoorbeeld Doppler-ultrageluidsregistratie moet snel plaatsvinden.

▶ 11.3 Longembolie

Bij een patiënt bij wie plotseling pleurale pijn en dyspnoe ontstaan, moet een snelle diagnose worden gesteld. De oorzaak is een afwijking van de longen, het hart of de thoraxwand (huid, spieren en ribben) (tabel 11.10).
De klachten van een longembolie kunnen variëren van matige dyspnoe met pijn bij diep zuchten tot acute hevige dyspnoe met substernale pijn, cyanose en shock. Daarnaast kunnen er klachten bestaan van hoesten met soms haemoptoë. Het merendeel (70-80%) van de patiënten die later een longembolie blijken te hebben heeft klachten van dyspnoe of pleurale pijn met tachypnoe. Helaas heeft meer dan 50% van de patiënten die later geen longembolie blijken te hebben, ook deze klachten. Andere bevindingen zoals tachycardie en pleurawrijven zijn eveneens niet specifiek voor longembolie. Door toepassing van de gouden standaard voor de diagnose longembolie (pulmonalis-angiografie) is komen vast te staan dat slechts 20-30% van de patiënten met een klinische verdenking op longembolie werkelijk een trombose in de longvaten heeft.

De diagnostische aanpak van een patiënt met een klinische verdenking op longembolie moet derhalve gericht zijn op enerzijds het aantonen van een van de andere aandoeningen, of anderzijds het definitief vaststellen van een trombo-embolie. Zo zullen in eerste instantie een thoraxfoto (voor uitsluiten van een pneumothorax, pleuravocht of infiltraat) en een ECG (voor uitsluiten van een myocardinfarct) worden gemaakt. Het verrichten van een arteriële bloedgasanalyse ter verbetering van de diagnostiek is niet nuttig, maar zal in de meeste gevallen nodig zijn voor het beoordelen van de hypoxemie en de mate van shunting. Bij longembolieën zijn afwijkingen op de thoraxfoto in het begin vaak afwezig en niet karakteristiek. De bekende ECG-afwijkingen (rechter-bundeltakblok, diepe S in afleiding I en een Q in afleiding III) komen slechts bij een zeer klein deel van de patiënten met longembolie voor en zijn niet specifiek. Bij patiënten met een lage klinische kansschatting kan op grond van een normale d-dimeeruitslag de diagnose longembolie veilig worden verworpen. Een multislice-spiraal-CT of een per-

Tabel 11.10 Oorzaken van plotselinge kortademigheid of pijn op de borst.

- longembolie
- pneumothorax
- pleuritis (viraal, bacterieel of bij systeemziekten)
- pleuravocht
- myocardinfarct
- aandoeningen van huid, spier of ribben

fusiescan met 99m-technetium-albumine is noodzakelijk bij de overige patiënten. Een normale spiraal-CT of perfusiescan sluit de diagnose longembolie uit, waarbij de spiraal-CT als voordeel heeft dat er tevens een alternatieve diagnose gevonden kan worden. Ongeveer 20-30% van de patiënten met een klinische verdenking op longembolie heeft een normale perfusiescan. Een abnormale perfusiescan daarentegen is niet bewijzend voor de diagnose en aanvullend onderzoek is nodig. Daarbij kan enerzijds onderzoek worden gedaan naar het bestaan van een trombose in de benen; bij 70% van de patiënten met een longembolie blijkt namelijk een veneuze trombose aantoonbaar in het been. Anderzijds kan bij een abnormale perfusiescan een ventilatiescan worden vervaardigd. Een groot perfusiedefect (segmenteel of groter) met een normale ventilatie, een zogeheten mismatch, is in de meeste gevallen voldoende bewijs voor de diagnose longembolie. Indien de ventilatie-perfusiescan geen uitsluitsel geeft, kan alsnog een spiraal-CT worden gemaakt. Bij een klein percentage van de patiënten is de spiraal-CT niet goed evalueerbaar en moet een pulmonalisangiografie worden verricht om de diagnose definitief te stellen.

Een pneumothorax geeft meestal aanleiding tot klachten van dyspnoe en pleurale pijn. Behoudens de bevindingen bij lichamelijk onderzoek (hyperresonantie en verminderd ademgeruis) is röntgenonderzoek van de thorax (in- en expiratoir) noodzakelijk voor het stellen van de diagnose. Pleuraprikkeling met pijn, bijvoorbeeld als gevolg van virussen (o.a. Coxsackie-B-virus, ziekte van Bornholm), bacteriële infecties of systeemziekten (systemische lupus erythematosus en mixed connective tissue disease) kan – ook wanneer er dyspnoe bestaat – lijken op een longembolie.

Ten slotte kunnen aandoeningen van huid (herpes zoster), spieren, peesaanhechtingen of ribben (fractuur of metastase) gepaard gaan met pijn bij diep ademhalen en secundair met een gevoel van dyspnoe.

▶ Literatuur

Colman RW, Hirsh J, Marder VJ, Clowes AW, George JN (eds.). Hemostasis and thrombosis. Basic principles and clinical practice; 4th ed. Philadelphia: Lippincott Williams and Wilkins, 2001.
Goldhaber SZ. Pulmonary embolism. Lancet 2004;363:1295-305.

Hoofdstuk 12

GEMETASTASEERDE MALIGNITEIT BIJ ONBEKENDE PRIMAIRE TUMOR

P.H.Th.J. Slee en H.F.P. Hillen

▶ 12.1 Inleiding

Bij ongeveer 2-4% van alle patiënten met een maligniteit worden wel metastasen gevonden maar geen primaire tumor. Soms is dit de klinische presentatie van een lymfoom, sarcoom of melanoom, maar bij de overgrote meerderheid van de patiënten betreft het een carcinoom. Er is per definitie sprake van een onbekende primaire tumor of 'unknown primary' wanneer aan de volgende drie voorwaarden wordt voldaan:
- het vaststellen van een tumor die klinische kenmerken heeft van een metastase;
- de bevestiging van maligniteit door middel van een biopsie uit deze tumor;
- het niet kunnen aantonen van een primaire tumor door volledige anamnese, zorgvuldig lichamelijk onderzoek, routine bloed- en urineonderzoek, röntgenologisch thoraxonderzoek, CT-scan van thorax, abdomen en bekken en eventueel aanvullend onderzoek op grond van symptomen.

In een aantal onderzoeken is benadrukt dat het zoeken naar de primaire tumor vaak tijdrovend en kostbaar is, vaak geen aanknopingspunt ten aanzien van de primaire tumor oplevert en even zo vaak belastend voor de patiënt is. Primaire tumoren die met een redelijke kans op langdurige palliatie of eventueel curatie behandeld kunnen worden, zijn lymfomen, kiemceltumoren, testis-, prostaat-, ovarium-, mamma- en schildkliercarcinoom en gezien de recente ontwikkelingen maag- en colontumoren. Deze primaire tumoren vormen echter de minderheid van de gemetastaseerde maligniteiten met een (aanvankelijk) onbekende primaire tumor. Bij obductie wordt de primaire tumor alsnog gevonden bij 75% van de patiënten: het meest frequent in longen, pancreas en in het hepatobiliaire systeem. Bij deze primaire tumoren is in de fase van metastasering geen werkzame systemische behandeling mogelijk. Bij metastasen boven het diafragma is de meest frequente oorzaak het longcarcinoom, onder het diafragma is dit meestal het pancreascarcinoom.

Het zoeken naar de primaire tumor is daarom alleen zinvol en gerechtvaardigd als de diagnostiek gericht is op het vinden van behandelbare tumoren en als het vinden van de primaire haard daadwerkelijk een therapie (chirurgie, radio-, chemo- of endocriene therapie) tot gevolg heeft. Het zoeken naar en behandelen van risicodragende metastasen in lange pijpbeenderen, bekken of wervelkolom kan geïndiceerd zijn. Meestal kan daarvoor worden volstaan met de bovenbeschreven diagnostiek. Aanvullend onderzoek wordt alleen verricht op grond van symptomen. Zo zal een coloscopie worden overwogen bij een ferriprieve anemie, daarentegen is routinematig endoscopisch onderzoek van de tractus digestivus niet doelmatig gebleken wanneer er geen richtinggevende symptomen zijn.

Bij beeldvormende diagnostiek van onbekende primaire tumoren wordt momenteel onderzoek verricht naar een eventuele rol van positronemissietomografie (PET). In beperkte studies worden vooral bij lymfekliermetastasen in de hals kleine primaire tumoren in het hoofd-halsgebied eerder gediagnosticeerd met PET. Bij lymfekliermetastasen in de oksel kan PET van de mammae voordelen bieden bij het onderzoek van een occult mammacarcinoom. De definitieve plaats van de PET moet echter nog worden bepaald.

Een interessante, maar nog onbeantwoorde vraag is waarom de primaire tumor niet wordt ontdekt. Een groep onderzoekers heeft verondersteld dat onbekende primaire tumoren het gevolg zijn van een vroege uitbreiding en overheersing van maligne cellen met een genotype en fenotype dat metastasering maar niet lokale groei bevordert. Op de korte arm van chromosoom 1 werden bij karyotypering frequent afwijkingen gezien. De auteurs postuleren dat op chromosoom 1 een tumorsuppressorgen gelokaliseerd is dat beschermt tegen metastasering. Bij een mutatie van dit gen zou een metastaseringsfenotype resulteren. Daarnaast worden bij cytogenetisch onderzoek van tumoren met een onbekende primaire tumor multipele en heterogene chromosomale afwijkingen gevonden. Vooralsnog is niet bekend, of deze tumoren specifieke biologische kenmerken hebben.

Metastasen van onbekende primaire tumoren hebben geen karakteristieke presentatie. De frequentie van de belangrijkste plaats(en) bij presentatie verschilt van serie tot serie. De meest gebruikelijke presentaties zijn long- (inclusief pleura-), bot- en halslymfekliermetastasen. Minder frequent komen leverhaarden, oksel- en lieslymfeklieren, hersen-, huid- en wekedelenmetastasen en ascites voor. We beschikken niet over betrouwbare gegevens waaruit blijkt dat de plaats van metastasering bij presentatie een indicatie vormt voor de plaats van een mogelijk verborgen primaire tumor. Het is zelfs niet duidelijk of het metastaseringspatroon van de onbekende primaire tumor fundamenteel anders is dan bij een direct bekende tumor.

▶ 12.2 Pathologie

De hoeksteen van het beleid rond de patiënt is een cytologische en zo compleet mogelijke histologische diagnose. Een fijnenaaldpunctie kan een duidelijke morfologische diagnose opleveren. Voldoende en vers aangeleverd niet-gefixeerd biopsiemateriaal is daarvoor essentieel. Wanneer inadequaat weefsel verkregen is, moet de biopsie worden herhaald.

▶ LICHTMICROSCOPIE

Op grond van routine hematoxyline- en eosinekleuringen is de volgende indeling bij een gemetastaseerde maligniteit met onbekende primaire tumor mogelijk: 60% van de patiënten heeft een goed of matig gedifferentieerd adenocarcinoom, 5-8% een plaveiselcelcarcinoom, 2-5% een ongedifferentieerde maligniteit en 30-50% heeft een slecht gedifferentieerd carcinoom of een slecht gedifferentieerd adenocarcinoom

▶ IMMUNOHISTOCHEMIE

Immunohistochemische kleuringen kunnen bij ongedifferentieerde of slecht gedifferentieerde maligniteiten informatie geven over tumorgeassocieerde antigenen. Kleuringen op de aanwezigheid van prostaatspecifiek antigeen (PSA), alfa-foetoproteïne (α-FP), humaan choriongonadotrofine (HCG) en thyreoglobuline zijn de meest gebruikte technieken. Onderzoek naar verdere differentiatie kan worden verricht door middel van kleuringen op de aanwezigheid van bepaalde antigenen als keratine, desmine (tabel 12.1), of een oestrogeen- en progesteronreceptor.

Tabel 12.1 *Immunohistochemisch profiel bij slecht gedifferentieerde maligniteiten met onbekende primaire tumor.*

marker	lymfoom	carcinoom	maligne melanoom	sarcoom	kiemceltumor
keratine	–	+	–	–/+	–/+
CEA	–	–/+	–	–	–
leukocyte common antigen (CD45)	+	–	–	–	–
vimentine	+	–	+	+	–
desmine	–	–	–	–	–
S-100	–	–/+	+	–	–
placenta-alkalische fosfatase	–	–/+	–	–	+
HCG	–	–/+	–	–	–/+
α-FP	–	–	–	–	–/+

Alleen indien vers weefsel is ingevroren kunnen de volgende technieken tot een nauwkeuriger diagnose leiden. Bij transmissie-elektronenmicroscopie kunnen bepaalde celstructuren worden gezien: desmosomen (plaveiselcelcarcinoom), melanosomen (melanoom) en neurosecretoire granula (neuroendocriene tumoren). Met behulp van cytogenetisch onderzoek kunnen chromosomale afwijkingen naar voren komen, bijvoorbeeld afwijkingen van chromosoom 12 bij kiemceltumoren.

Op grond van deze aanvullende onderzoeken, vooral de immunohistochemie, worden specifieke pathologische diagnoses gesteld (tabel 12.1 en figuur 12.1).

Figuur 12.1 *Richtlijn voor diagnostiek en therapie bij metastasen van een onbekende tumor (met toestemming overgenomen uit: Hillen HFP. Metastasen van onbekende primaire tumoren. Ned Tijdschr Geneesk 1995;139:2225-8).*

anamnese
lichamelijk onderzoek
  lymfklieren, schildklier, huid, mammae, bekken (vrouw), prostaat (man)

nadere diagnostiek
  Hb, leukocyten, trombocyten, alkalische fosfatase, gamma-GT, LDH, creatinine, röntgenfoto thorax. Op indicatie:
    HCG (man < 50 jaar)
    PSA (man > 50 jaar)

pathologisch onderzoek
  PSA (man), ER-, PR-expressie (vrouw), in metastasemateriaal immunohistochemische kenmerken tumor (elektronen)-microscopie en karyotypering

specifieke pathologische diagnose
  maligne lymfoom
  prostaatcarcinoom
  mammacarcinoom
  extragonadale kiemceltumor
  neuro-endocriene tumor

diagnose-specifieke therapie

geen specifieke pathologische diagnose
  klinische subgroepen:
  1 adenocarcinoom (vrouw): in oksel
  2 adenocarcinoom (vrouw): met peritonitis, Ca 125-waarde verhoogd
  3 adenocarcinoom (man): osteoblastische metastasen
  4 adenocarcinoom in een enkel klierstation
  5 plaveiselcarcinoom: cervicaal (KNO) inguïnaal (anus, bekken)
  6 slecht gedifferentieerd carcinoom/adenocarcinoom < 50 jaar, in de middellijn, perifere lymfomen en snelle groei

therapie
  1 therapie als bij mammacarcinoom
  2 chemotherapie, chirurgie als bij ovariumcarcinoom
  3 hormonale therapie als bij het prostaatcarcinoom
  4 excisie en/of radiotherapie
  5 excisie en/of radiotherapie
  6 chemotherapie met cisplatine

▶ 12.3 Markers

Serum-tumormarkers zijn stoffen die in serum worden bepaald en die op de een of andere manier in verband staan met de aanwezigheid van maligne cellen. HCG en AFP kunnen wijzen op een kiemceltumor, α-FP zonder HCG-verhoging kan wijzen op een primair levercelcarcinoom. Een verhoogd gehalte aan prostaatspecifiek antigeen (PSA) en/of zure fosfatase kan wijzen op een metastase van een prostaatcarcinoom. Het carcino-embryonale antigeen (CEA), dat verhoogd kan zijn bij colon-, mamma- en longcarcinoom, is evenals CA 125 (cancer-associated antigen), CA 19-9 en CA 15-3 onvoldoende specifiek en sensitief om de primaire tumor te ontdekken. Bij veel tumoren met een onbekende primaire tumor wordt overexpressie van oncoproteïnes p53, bcl-2 of HER2/*neu* gevonden. De specificiteit en sensitiviteit van deze bevindingen is te laag voor routinematig gebruik in de diagnostiek.

▶ 12.4 Behandelbare subgroepen

Wanneer de pathologische diagnose vaststaat, is het van belang behandelbare subgroepen te onderscheiden.
- Bij *metastasen van een adenocarcinoom* is de mediane overleving van de hele groep slechts vier maanden. Bij een halslymfefklierlokalisatie van een adenocarcinoom zal beperkt worden gezocht naar een primaire tumor beneden de clavicula. Aangezien systemische behandeling alleen bij adenocarcinoom uitgaande van schildklier, mamma, ovarium, prostaat en colon in langdurige palliatie kan resulteren, zal het onderzoek beperkt zijn tot het zoeken naar een primaire tumor die uitgaat van deze organen.
- Bij een axillaire lymfekliermassa kan er behalve van een adenocarcinoom ook sprake zijn van een lymfoom of van een (amelanotisch) melanoom. Bij vrouwen moet het onderzoek gericht zijn op de mamma. Bij een adenocarcinoom uitgaande van de mamma kan een oestrogeen- en progesteronreceptorbepaling een aanwijzing geven over de primaire tumor. Overigens kan deze receptorbepaling ook positief zijn bij andere maligniteiten, zoals melanoom en endometriumcarcinoom. Palpatie van de borst, mammografie, eventueel echografie, PET en biopsie van een of meer verdachte afwijking(en) kunnen resulteren in de diagnose primair mammacarcinoom. Bij het niet vinden van een primaire tumor in de mamma wordt een occulte primaire tumor aangenomen. In dat geval wordt een behandeling als bij het mammacarcinoom ingesteld. Vooral botmetastasen bij een vrouw doen denken aan een gemetastaseerd mammacarcinoom, waarbij antitumorbehandeling een langdurige palliatie ten gevolge kan hebben.
- Osteoblastische skeletmetastasen bij een man wijzen bijna altijd op een gemetastaseerd prostaatcarcinoom. Zelfs bij een tumornegatieve cytologische punctie van de prostaat moet, vooral als een aanvullende specifieke kleuring (PSA) op de gevonden adenocarcinoomlokalisatie positief is, hormonale behandeling worden overwogen.
- Peritonitis carcinomatosa zonder een duidelijke primaire tumor bij een vrouw wijst sterk in de richting van een gemetastaseerd ovariumcarci-

noom of een tumor uitgaande van het peritoneum/coeloomepitheel. In deze klinische situatie is gynaecologisch onderzoek aangewezen, waarbij ook laparoscopie of laparotomie wordt uitgevoerd. Dankzij de ontwikkeling van combinatiechemotherapie met cisplatine of platina-analogen en taxoïden is zelfs bij uitgebreidere stadia van het ovariumcarcinoom (stadium III en IV) langdurige palliatie mogelijk.

- Gemetastaseerd plaveiselcelcarcinoom komt in 5-8% voor. Bij de diagnose gemetastaseerd plaveiselcelcarcinoom zal geen verder onderzoek worden verricht, met uitzondering van een hals- of lieslymfeklierlokalisatie. Bij een cervicale lymfeklierlokalisatie van een plaveiselcelcarcinoom (in het bijzonder hoog- en midcervicaal) is inspectie van en cytologische punctie in het hoofd-halsgebied aangewezen. Vaak wordt benadrukt dat een histologische biopsie uit hoogcervicale en midcervicale klieren niet mag worden verricht totdat een volledig onderzoek van het hoofd-halsgebied is uitgevoerd. Bij een later te volgen radicale halsdissectie zou bij een vroegtijdige biopsie de kans op wondnecrose toenemen, evenals de kans op lokaal recidief en zelfs metastasen op afstand. Andere auteurs hebben dit niet kunnen bevestigen.
- Bij een plaveiselcelcarcinoommetastase in lieslymfklieren moeten anus en genitalia (penis, vulva of cervix) worden geïnspecteerd.
- Bij een *gemetastaseerde ongedifferentieerde maligniteit* kunnen aanvullende technieken (zie tabel 12.2), en eventueel elektronenmicroscopie nuttige informatie geven. Ongeveer 15% van alle maligniteiten met onbekende primaire tumor heeft een ongedifferentieerde histologie. Daardoor kunnen diagnosen worden gesteld als lymfoom, kiemceltumor – waarvoor effectieve chemotherapie bestaat – maligne melanoom of wekedelensarcoom.
- Bij een wekedelensarcoom en een maligne melanoom wordt indien mogelijk volstaan met chirurgische verwijdering. Vooral bij een gemetastaseerd maligne melanoom wordt spontane verdwijning van de primaire tumor door immuunmechanismen verondersteld.

Tabel 12.2 Diagnostisch onderzoek bij patiënten met een ongedifferentieerde maligniteit of adenocarcinoom van een onbekende primaire tumor.

pathologie	oestrogeen- en progesteronreceptor bij vrouwen; EM, histochemisch en immunohistochemisch onderzoek
lichamelijk onderzoek	schildklier, mammae, prostaat, testes, uterus en adnexa
laboratoriumonderzoek	*mannen:* PSA
	serum-HCG en α-FP (ongedifferentieerde maligniteit)
beeldvormend onderzoek	röntgenfoto thorax, CT-scan buik en bekken
	vrouwen: mammografie
	contrastonderzoek of endoscopie uitsluitend wanneer orgaanklachten aanwezig zijn

- Een belangrijke subgroep in de groep gemetastaseerde ongedifferentieerde maligniteit met onbekende primaire tumor heeft een gunstiger prognose, wanneer een van de volgende criteria aanwezig is: leeftijd beneden vijftig jaar, lokalisatie van de tumor voornamelijk in de middenlijn (mediastinum en retroperitoneum), longen (multipele haarden) of lymfeklieren, klinische aanwijzingen voor snelle groei en verhoogde serummarkers als HCG en α-FP. Geadviseerd wordt deze patiënten met platinahoudende chemotherapie te behandelen. Dit klinische beeld wordt beschouwd als een variant van de extragonadale kiemceltumor. Bij een groep van 220 patiënten met voornamelijk ongedifferentieerde maligniteit met een van de bovengenoemde criteria bedroeg bij platinahoudende combinatiechemotherapie de overall respons 63%, waarbij 26% een complete remissie bereikte met een langdurige overleving. De actuariële tienjaarsoverleving was 16%. In deze groep werden ook maligniteiten met een slecht gedifferentieerd adenocarcinoom opgenomen.
- Een andere subgroep heeft neuro-endocriene kenmerken die alleen met immunologische technieken (neuronspecifiek enolase, chromogranine) of elektronenmicroscopie duidelijk worden. Bij de maligniteit met neuro-endocriene kenmerken wordt een ongedifferentieerde vorm en een kleincellige vorm gevonden. Deze laatste kan worden beschouwd als een extrapulmonale variant van het kleincellig bronchuscarcinoom. Ofschoon de optimale chemotherapie niet uitgekristalliseerd is, kan met een behandeling als bij het kleincellig longcarcinoom een hoog responspercentage worden bereikt. Sommige patiënten bereiken een complete respons en een klein percentage van de patiënten overleeft lang.

▶ Literatuur

Abbruzzese JL, Abbruzzese MC, Lenzi R, et al. Analysis of a diagnostic strategy for patients with suspected tumors of unknown origin. J Clin Oncol 1995; 13:2094-103.

Greco FA, Burris HA, Erland JB et al. Carcinoma of unknown primary site. Cancer 2000;89:2655-60.

Hillen HFP. Metastasen van onbekende primaire tumoren. Ned Tijdschr Geneesk 1995;139:2225-8.

Hillen HFP. Unknown primary tumours. Postgrad Med J 2000;76:690-3.

Lembersky BC, Thomas LC. Metastases of unknow primary site. Medical Clinics of North America 1996;80:153-71.

Wong WL, Saunders M. The impact of FDG-PET on the management of occult primary head and neck tumours. Clin Oncol 2003;15:461-6.

Wouw AJ van de, Jansen RL, Griffioen AW, Hillen HFP. Clinical and immunohistochemical analysis of patients with unknown primary tumours. A search for prognostic factors in UPT. Anticancer Res 2004; 24: 297-301.

Hoofdstuk 13

INFECTIEZIEKTEN

J.W.M. van der Meer, P. Reiss en D. Overbosch

▶ 13.1 Inleiding

Koorts is het meest kenmerkende verschijnsel van infectieziekten en neemt dan ook een belangrijke plaats in bij de differentiële diagnostiek van infectieziekten. In dit hoofdstuk zal in het algemeen worden uitgegaan van aandoeningen met koorts. Daarbij komen aan de orde de pathofysiologie van koorts, koortstypen, febris e.c.i., koorts bij klepgebreken en koorts bij patiënten met het verworven immunodeficiëntiesyndroom.

Koorts is een stijging van de lichaamstemperatuur met meer dan 1° Celsius. Deze stijging wordt naar men aanneemt teweeggebracht door de endogene pyrogenen, zoals interleukine-1, interleukine-6, tumornecrosefactor en alfa- en gamma-interferon. Het 'setpoint' in het temperatuurcentrum in de hypothalamus is verhoogd. Klinisch dient koorts te worden onderscheiden van hyperthermie, waarbij er sprake is van een falende thermoregulatie. De oorzaak noemen we *afferent* bij een verhoogde warmteproductie, *centraal*, zoals bij neurologische afwijkingen, en *efferent* bij bijvoorbeeld een verminderde warmteafgifte. Vaak gaat het om combinaties van afferent en efferent (zoals bij marcheren in te warme kleren bij grote hitte).

Er kunnen verschillende koortstypen worden onderscheiden (tabel 13.1 en figuur 13.1). Deze koortstypen zijn echter niet bewijzend voor een bepaalde diagnose. Voorbeelden van belangrijke koortstypen zijn:
- Febris continua: verscheidene dagen tot weken aanhoudende verhoging van de lichaamstemperatuur.
- Febris intermittens: dagelijkse koortswisselingen (meer dan 1° Celsius) met terugkeer naar normale of bijna normale temperatuur.
- Febris remittens: idem, maar zonder terugkeer naar normale waarden.
- Febris recurrens: terugkerende koorts na koortsvrije perioden.
- Febris undulans: perioden met geleidelijk stijgende temperatuur, afgewisseld met perioden met normale temperatuur, zoals gezien wordt bij de ziekte van Hodgkin (Pel-Ebsteinkoorts) en bij brucellose.
- Subfebriele temperatuur: een verhoging van de lichaamstemperatuur die de 38,5° Celsius niet te boven gaat en dikwijls het normale circadiane ritme volgt ('s avonds hoger dan 's morgens).
- Febris inversa: hierbij volgt de temperatuur het circadiane ritme niet: de ochtendtemperatuur is hoger dan die later op de dag.

- Zadelkoorts: na een aanvankelijke daling van enkele dagen stijgt de koorts weer. Dit wordt gezien bij dengue.

Tabel 13.1 Enige belangrijke koortstypen en hun oorzaken.

febris continua
brucellose
infectieuze endocarditis
buiktyfus
psittacosis
scarlatina
meningitis

febris intermittens
abces
cholangitis
miliaire tuberculose
viscerale leishmaniasis
geneesmiddelenkoorts (bijv. INH)
lymfoproliferatieve ziekte
ziekte van Still (twee pieken op een dag)
antipyreticagebruik

febris remittens
tuberculose
solide tumor
lymfoproliferatieve ziekte

febris recurrens
malaria
rickettsiose

febris undulans
ziekte van Hodgkin (Pel-Ebstein)
tumorkoorts
auto-immuunziekten
brucellose

febris inversa
tuberculose (met name longtuberculose)
glucocorticosteroïdgebruik
antipyreticagebruik

koorts met relatieve bradycardie
buiktyfus
meningitis/hersenabces
psittacosis
legionellose
gebruik van bètablokkers
manipulatie van de thermometer
rickettsiose (vlektyfus)

zadelkoorts
dengue

De verwekkers van sepsis bij patiënten met een normale afweer worden weergegeven in tabel 13.2.

Figuur 13.1 Overzicht verschillende koortstypen.

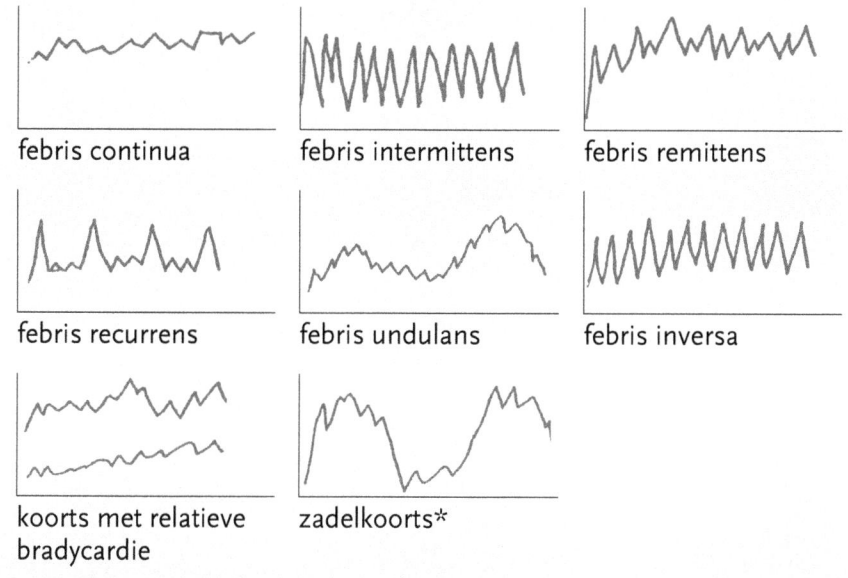

febris continua   febris intermittens   febris remittens

febris recurrens   febris undulans   febris inversa

koorts met relatieve   zadelkoorts*
bradycardie

* Wordt gezien bij dengue.

▶ 13.2 Febris e causa ignota

Onder febris e causa ignota verstaat men in navolging van Petersdorf een koortsende ziekte met een temperatuur die bij herhaling 38,3° Celsius of hoger is, langer dan drie weken bestaat en waarvoor na een week opname in het ziekenhuis nog geen verklaring gevonden is. Volgens Nederlands onderzoek uit de jaren negentig vindt men bij 26% van dergelijke patiënten een infectie, bij 13% een neoplasma, bij 24% een niet-infectieuze inflammatoire aandoening ('collageenziekten-vasculitis-granulomateuze ziekte'), bij 8% andere oorzaken, terwijl bij 30% geen oorzaak wordt gevonden. Aangezien er tegenwoordig in korte tijd veel meer onderzoek wordt verricht dan toen Petersdorf bovengenoemde oorspronkelijke criteria formuleerde, en veel patiënten grotendeels poliklinisch worden onderzocht, is door De Kleijn (1997) een andere classificatie voor febris e.c.i. aangegeven. Hierbij geeft zij aan dat voor het onderzoek in plaats van een tijdscriterium (1 week opname) beter een kwaliteitscriterium (een minimale hoeveelheid onderzoek) kan worden gebruikt (tabel 13.3).

Een habituele hyperthermie (een licht verhoogde lichaamstemperatuur meestal bij jonge vrouwen) zonder begeleidende verschijnselen kan beschouwd worden als een variant van normaal en behoeft geen analyse. Bij vrouwen in de reproductieve leeftijd is na de ovulatie de lichaamstemperatuur licht verhoogd.

Tabel 13.2   De belangrijkste verwekkers van sepsis bij patiënten met een normale afweer.

	primair focus of porte d'entrée	verwekker
patiënt van thuis	huid	Staphylococcus aureus*
		Streptococcus haemolyticus*
		(voornamelijk groep A)
		(Proteus ssp.)
		Clostridium perfringens
	luchtwegen, farynx	Neisseria meningitidis
		Streptococcus pneumoniae
		(Legionella pneumophila)
		Haemophilus influenzae
		Fusobacterium necrophorum
	darm	Escherichia coli en andere
		enterobacteriaceae
		Salmonella ssp.
		Streptococcus milleri e.a.
		(Streptococcus faecalis)
		Bacteroides fragilis e.a.
	galwegen	Escherichia coli e.a.
		Streptococcus ssp.
		(Streptococcus faecalis)
		Clostridium perfringens
	urinewegen	Escherichia coli e.a.
		(Streptococcus faecalis)
	genitalia interna	Escherichia coli e.a.
	(bij de vrouw)	Streptococcus haemolyticus groep B
		(Streptococcus faecalis)
		Clostridium perfringens en andere
		anaëroben
patiënt in het zieken huis of na eerder antibioticagebruik	huid (centrale lijn) niet-ICU	Staphylococcus aureus
		Staphylococcus epidermidis
		resistente enterobacteriaceae
	huid (centrale lijn) ICU	Staphylococcus aureus
		multiresistente Staphylococcus
		epidermidis en enterobacteriaceae
	luchtwegen	Streptococcus pneumoniae
		Klebsiella ssp.
		Enterobacteriaceae
		Pseudomonas aeruginosa
		Legionella ssp.
		schimmels en gisten
	darmen en buik	resistente enterobacteriaceae
		Pseudomonas aeruginosa
		anaëroben
		Streptococcus faecalis
		Bacteroides fragilis
	urinewegen	resistente Escherichia coli, Proteus,
		Klebsiella ssp.,
		Enterobacter, Pseudomonas aeruginosa

* Cave toxic shock-syndroom!

Tabel 13.3 Gereviseerde definitie van febris e.c.i. (De Kleijn, 1997).

1   temperatuur > 38,3°C bij drie gelegenheden
2   ziekteduur > drie weken
3   exclusie van patiënten met afweerstoornissen
4   geen (zekere) diagnose na een grondige anamnese en zorgvuldig lichamelijk onderzoek en de volgende *obligate onderzoeken*: Hb, MCV, trombocyten, leukocyten, differentiatie, serum-creatinine, eiwitspectrum, alkalische fosfatase, ALAT, ASAT, LDH, CPK, ANF, reumafactor, urine-onderzoek, aërobe en anaërobe bloedkweken (n=3), tuberculineonderzoek (PPD), kweken van urine en feces, sputumkweek indien mogelijk, thoraxfoto, echo bovenbuik

In tabel 13.4 zijn de belangrijkste oorzaken van febris e.c.i. samengevat.

▶ ANAMNESE EN ONDERZOEK

Alhoewel patiënten met febris e.c.i. dikwijls al uitvoerig door anderen zijn onderzocht, is het essentieel dat anamnese en lichamelijk onderzoek opnieuw en volledig worden uitgevoerd. In de anamnese moet worden gelet op het begin van het ziektebeeld, prodromen, koude rillingen en het koortstype. Het gebruik van antipyretica, andere geneesmiddelen of drugs is van belang, evenals begeleidende verschijnselen, zoals huidverschijnselen of lokaliserende klachten. De seksuele anamnese (promiscuïteit, aard van seksuele activiteiten), een geografische (zie hoofdstuk 14) of etnische anamnese en familieanamnese (bijvoorbeeld bij familiaire Middellandse Zeekoorts en Tumor necrosis factor Receptor Associated Periodic Syndrome (TRAPS)) en omstandigheden in huis en beroep moeten aan de orde komen. Bij patiënten uit de (para)medische sector moet febris factitia of frauduleuze koorts worden overwogen.

Bij het lichamelijk onderzoek moet gelet worden op de mate van ziekzijn en de relatie tussen pols en temperatuur, en dient de temperatuur te worden geobjectiveerd (in verband met frauduleuze koorts). Huidafwijkingen en afwijkingen aan de nagels kunnen leiden tot de opsporing van infectieuze endocarditis, gedissemineerde Neisseria-infecties en vasculitis. Vergrote lymfeklieren, hepato- of splenomegalie, souffles en bevindingen bij touchers kunnen een spoor vormen. Het lichamelijk onderzoek moet bij herhaling en volledig plaatsvinden om eventuele nieuwe afwijkingen op te sporen. Bij vrijwel alle patiënten zullen de in tabel 13.3 genoemde *obligate onderzoeken* moeten worden verricht. Het onderzoek is verder gericht op het vinden van aanknopingspunten voor de oorzaak van de febris e.c.i., de 'potentially diagnostic clues' (PDC's).

Tabel 13.4 Oorzaken van febris e causa ignota.

infectie (lokaal of gegeneraliseerd)
virus
Chlamydia
Rickettsia
Mycoplasma
bacterie (incl. Tropheryma whippeli)
schimmel
protozoön
worm

neoplasma
maligne lymfoom
leukemie
solide tumor

niet-infecteuze ontsteking
sarcoïdose
acuut reuma
SLE
reumatoïde artritis
ziekte van Still
mixed connective tissue disease
vasculitis
arteriitis temporalis
polymyalgia rheumatica
polymyositis
ziekte van Crohn/colitis ulcerosa
alcoholische hepatitis/cirrose
periodieke koortssyndromen (familiaire Middellandse-Zeekoorts, TRAPS, HIDS)

trombo-embolische ziekte
trombose
longembolie
myxoma cordis

endocriene ziekte
hyperthyreoïdie
feochromocytoom

geneesmiddelenkoorts

extrinsieke (allergische?) koorts
metaaldampkoorts
plastickoorts
'humidifier fever' door verwarmde lucht

factitia/frauduleuze koorts
toediening van exogene pyrogenen
manipulatie van de thermometer

TRAPS = TNF Receptor Associated Periodic Syndrome
HIDS = Hyper IgD Syndrome

▶ AANVULLEND ONDERZOEK

In figuur 13.2 is een voorstel voor de verdere aanpak van febris e.c.i. geformuleerd. Uitgebreid screenend onderzoek heeft over het algemeen weinig zin. Beter is het om zich door PDC's te laten leiden. Microbiologisch onderzoek omvat onder andere een drietal bloedkweken (aëroob en anaëroob), afgenomen in twee dagen en minstens een week na het staken van eventuele antibiotica. Het is van belang bij de analyse van deze patiënten te overleggen met het microbiologisch laboratorium, in verband met afname van mate-

Figuur 13.2 *Analyse van febris e causa ignota (aangepast overgenomen uit De Kleijn, 1997).*

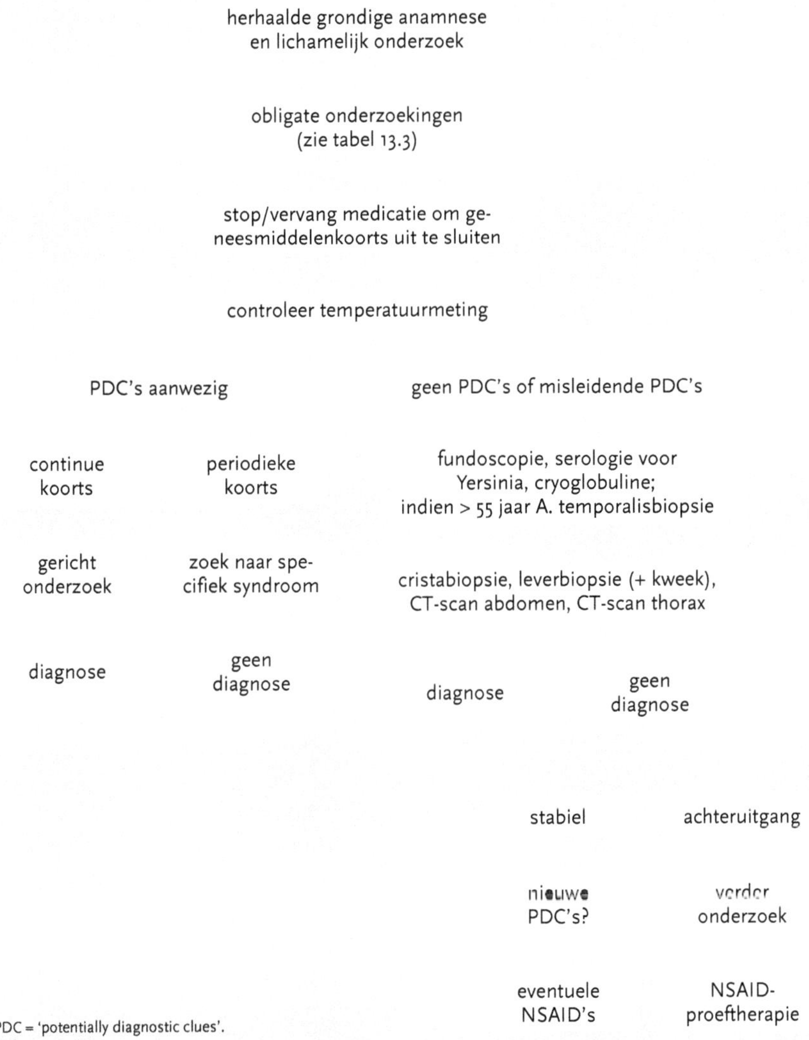

herhaalde grondige anamnese
en lichamelijk onderzoek

obligate onderzoekingen
(zie tabel 13.3)

stop/vervang medicatie om geneesmiddelenkoorts uit te sluiten

controleer temperatuurmeting

PDC's aanwezig　　　　　　geen PDC's of misleidende PDC's

continue koorts　　periodieke koorts　　fundoscopie, serologie voor Yersinia, cryoglobuline; indien > 55 jaar A. temporalisbiopsie

gericht onderzoek　　zoek naar specifiek syndroom　　cristabiopsie, leverbiopsie (+ kweek), CT-scan abdomen, CT-scan thorax

diagnose　　geen diagnose　　diagnose　　geen diagnose

stabiel　　achteruitgang

nieuwe PDC's?　　verder onderzoek

eventuele NSAID's　　NSAID-proeftherapie

PDC = 'potentially diagnostic clues'.

riaal, transport, directe preparaten en kleuringen of bijzondere kweektechnieken. Bij verdenking op salmonellosen, brucellose en mycobacteriële ziekten kan het kweken van beenmerg zinvol zijn, evenals van huidlaesies (*Neisseria spp*) en een leverbiopsie (o.a. mycobacteriën en *Brucella spp*).

Het onderzoek op cryoglobulinen dient lege artis te geschieden.

Serologisch onderzoek kan soms een aanwijzing geven bij de analyse van febris e.c.i. Ongericht onderzoek op *Salmonella*, *Brucella* en *Legionella spp* levert meestal geen resultaat op. Alleen serologisch onderzoek tegen Epstein-Barr-virus, cytomegalovirus (CMV) en humaan immunodeficiëntievirus (HIV) kan zinvol zijn indien er aanwijzingen voor bestaan. Serologie op CMV heeft geen zin als er geen lymfocytose is. Een enkele maal worden antistoffen tegen rickettsia, *Coxiella burnetii* (Q-koorts), *Brucella spp* of *Chlamydia* aangetoond. De serologie voor *Yersinia enterocolitica* is soms zinvol (fout-positieve uitslagen komen voor). Serologisch onderzoek (ANCA) kan ook zinvol zijn bij de diagnostiek van auto-immuunziekten zoals de ziekte van Wegener en periarteriitis nodosa (zie aldaar).

Antigeendetectie neemt een steeds belangrijker plaats in bij de diagnostiek van infectieziekten. De meeste ervaring bestaat met liquordiagnostiek, maar ook in bloed en andere lichaamsvloeistoffen kunnen antigenen worden aangetoond. Tegenwoordig wordt ook van moleculair biologische technieken gebruikgemaakt om het genoom van een micro-organisme in weefsels aan te tonen. Van de huidtests is alleen de reactie van Mantoux (PPD) zinvol. Een negatieve Mantoux (ook na herhaling na twee weken) kan berusten op anergie. Dan dient (miliaire) tuberculose in de differentiële diagnose te blijven staan.

▶ BEELDVORMENDE TECHNIEKEN

Een (herhaalde) thoraxfoto (miliaire tuberculose) is essentieel bij de analyse van febris e.c.i. sinusfoto's of een orthopantomogram (ter opsporing van verborgen kaakinfecties, zoals apicale infecties van tanden of kiezen) hebben geen hoge opbrengst. Een echo (of CT-scan) van het abdomen kan focale infecties en verborgen tumoren zichtbaar maken. Ook een CT van de thorax kan van waarde zijn. Een dunnedarmfoto kan soms aanwijzingen geven voor het bestaan van de ziekte van Crohn, de ziekte van Whipple of een lymfoom van de darm.

Scintigrafie met Gallium-67 en scintigrafie met Indium-111 gemerkte leukocyten en de Indium-IgG-scan zijn van enige waarde in de diagnostiek van febris e.c.i., omdat zo infectiehaarden kunnen worden aangetoond. De waarde van positronemissietomografie (PET), gebruikmakend van radioactief 2-desoxyglucose bij de diagnose van febris e.c.i., is in onderzoek. Deze techniek speurt ontstekingen (o.a. vasculitis) en tumoren op.

Biopsieën. Bij ouderen is arteriitis temporalis een belangrijke oorzaak van febris e.c.i. Een biopsie van de a. temporalis is bij ouderen zelfs zonder

PDC's geïndiceerd. De meeste andere biopsieën (zoals huidspierfasciebiopsie) hebben zonder PDC's een lage opbrengst.

Door de verbeterde afbeeldingstechnieken is proeflaparotomie nog slechts zelden geïndiceerd.

Proeftherapie dient bij de huidige stand van diagnostiek met grote terughoudendheid te worden toegepast. Van proeftherapie wordt gebruikgemaakt bij verdenking op tuberculose of kweeknegatieve endocarditis en bij verdenking op een systeemziekte (bijvoorbeeld de ziekte van Still).

▶ 13.3 Koorts bij cardiale aandoeningen

▷ KOORTS BIJ PATIËNTEN MET KLEPAFWIJKINGEN: 'BE OR NOT BE'

De infectieuze complicaties bij klepafwijkingen worden onderscheiden in infecties bij afwijkingen aan natuurlijke hartkleppen en die bij kunstkleppen of prosthetisch materiaal in het hart. De meest voorkomende infectie is bacteriële endocarditis (BE).

De acute vorm van infectieuze endocarditis heeft een fulminant verloop. In korte tijd treden ernstige complicaties op zoals destructie van de kleppen en decompensatio cordis. De patiënten overlijden kort na het manifest worden van de infectie. *Staphylococcus aureus*, hemolytische streptokokken en *S. pneumoniae* zijn de meest voorkomende verwekkers van acute endocarditis. Hier zal vooral de subacuut verlopende infectieuze endocarditis worden besproken. De diagnose kan buitengewoon moeilijk te stellen zijn en is gebaseerd op klinische, microbiologische, echocardiografische en aanvullende onderzoeken.

▷ ANAMNESE EN ONDERZOEK

Koorts bij een patiënt met een klepaandoening komt niet altijd door een infectieuze endocarditis. Hier worden enkele klinische verschijnselen beschreven die bij endocarditis kunnen voorkomen, met aansluitend de aandoeningen waarbij ze ook kunnen optreden.

Koorts komt in ongeveer 80% van de gevallen van endocarditis voor, dus 1 op de 5 patiënten heeft geen koorts. Algemene malaise en gewichtsverlies komen elk bij 25% voor, maar dat is ook het geval bij maligniteiten en systeemziekten. Huidafwijkingen worden in 20% der gevallen gezien, maar deze kunnen eveneens door vasculitis, lues, systeemziekten, allergie en hemorragische diathese worden veroorzaakt. Een cerebrovasculair accident (CVA) komt bij 20% van de endocarditispatiënten voor en moet worden onderscheiden van de overige vormen van CVA. In elk geval moet bij een CVA op jonge leeftijd endocarditis worden uitgesloten. Artralgieën (15%) kunnen ook een eerste uiting van een systeemziekte vormen, maar komen eveneens voor als reactieve uiting van diverse infectieziekten. Nierafwijkingen komen bij vrijwel alle gevallen van infectieuze endocarditis voor en berusten op immuuncomplexglomerulonefritis of een focale glomerulonefritis, die elk hun eigen differentiële diagnose hebben.

Uit het bovenstaande blijkt hoe pluriform het klinische beeld van infectieuze endocarditis kan zijn. Niet zelden zal het klinische beeld in eerste instantie door een complicatie worden bepaald.

Bij het lichamelijk onderzoek moet worden gelet op een nieuw of veranderd geruis aan het hart, (sub)febriele temperatuur, huidafwijkingen, splinterbloedingen, petechiën, Osler-noduli (kleine pijnlijke erythemateuze plekjes aan de vinger- of teentoppen), Janeway-laesies (donker verkleurde subcu-

Tabel 13.5 Dukes-criteria voor de diagnose infectieuze endocarditis.

zekere infectieuze endocarditis
pathologische criteria:
– micro-organismen in vegetatie, abces of septische embolus
– histologische kenmerken van vegetatie of abces
klinische criteria:
– 2 major criteria of 3 minor criteria, al of niet met 1 major criterium

geen infectieuze endocarditis
– andere bewezen oorzaak voor de verschijnselen lijkend op die van endocarditis
– verdwijnen van de verschijnselen van endocarditis na vier dagen of minder antibiotica
– ontbreken van pathologische bevindingen passend bij endocarditis bij operatie of obductie na vier dagen of minder antibiotica

mogelijke endocarditis
– indien de diagnose infectieuze endocarditis niet aan de criteria voor zekere endocarditis voldoet, maar evenmin kan worden verworpen op grond van de aldaar vermelde criteria

major criteria
– positieve bloedkweken:
  • typische micro-organismen S. viridans, S. bovis, HACEK-groep, S. aureus, enterokokken, zonder primair focus
  • persisterend positieve kweken met andere micro-organismen, tweemaal uit kweken met 12 uur tussenpoos of drie met 1 uur tussenpoos
– endocardbeschadiging (echocardiografie), vegetaties, abcessen, loslating van een kunstklep of een nieuw klepgeruis

minor criteria
– predisponerende hart(klep)afwijking of intraveneus druggebruik
– koorts > 38°C
– vasculaire verschijnselen:
  • embolie, infarcten, mycotisch aneurysma, conjunctivabloedingen, Janeway-laesies
– immunologische verschijnselen:
  • Osler-noduli, Roth-spots, glomerulonefritis, artralgie, artritis, positieve RA-factor
– positieve bloedkweken, maar niet met typische micro-organismen of serologische aanwijzingen voor typische verwekkers
– echocardiografische bevindingen die bij endocarditis kunnen passen maar niet typisch zijn, zoals onder de major criteria vermeld

HACEK: Haemophilus, Actinobacillus, Cardiobacterium, Eikenella, Kingella
Zie tabel 2.13.

tane abcesjes), of Roth-spots (witte vlekken in de oogfundus nabij de macula). Splenomegalie komt bij 20-50% voor en trommelstokvingers bij een kwart van de patiënten. Subconjunctivaal kunnen kleine bloedinkjes voorkomen en bij fundoscopie vallen bij 10% van de patiënten fundusbloedingen op.

▶ AANVULLEND ONDERZOEK

Een verhoogde BSE, anemie en circulerende immuuncomplexen worden in vrijwel alle gevallen van endocarditis gezien. Bij langer bestaande endocarditis komen ook nierfunctiestoornissen en positieve reumareacties voor. Het sluitstuk van de diagnose en de leidraad voor de therapie is uiteraard het aantonen van de bacterie in een bloedkweek (drie bloedkweken).

Echocardiografie is een belangrijk hulpmiddel bij de opsporing van infectieuze endocarditis. Een negatieve uitkomst sluit de diagnose echter niet uit. Transoesofageale echocardiografie heeft een hoog resolutievermogen, zodat het mogelijk is klepveranderingen vast te stellen voordat ernstige destructie heeft plaatsgevonden. Thoraxfoto en ECG leveren geen wezenlijke bijdrage bij het stellen van de diagnose. Het ECG draagt echter wel bij aan de risico-inschatting. Een verlengd P-Q-interval wijst op een verhoogd risico van een totaal A-V-blok.

Omdat de diagnose bacteriële endocarditis berust op diverse beoordelingen, worden tegenwoordig de Dukes-criteria toegepast; deze zijn in het kort weergegeven in tabel 13.5.

▶ INFECTIEUZE ENDOCARDITIS BIJ DRUGSVERSLAAFDEN

Intraveneuze drugsgebruikers hebben een apart risico op infectieuze endocarditis en bij hen heeft meer dan de helft geen preëxistente klepaandoening. Bij deze patiënten is vooral de rechter harthelft aangedaan (valvula tricuspidalis), al of niet in combinatie met aorta of mitralisklep.

Het klinisch beeld doet denken aan een pneumonie of longembolie met vaak indrukwekkende afwijkingen op de thoraxfoto. Ook de verwekkers zijn andere dan in het algemeen worden gevonden: *Staphylococcus aureus*, *Pseudomonas aeruginosa* en *Candida spp* maken tweederde van de verwekkers uit. Ze komen vaker voor dan enterokokken en *S. viridans*, die vooral bij de overige gevallen van infectieuze endocarditis voorkomen.

▶ ENDOCARDITIS BIJ PATIËNTEN MET KLEPPROTHESEN

Endocarditis bij patiënten met kunstkleppen wordt onderscheiden in vroege kunstklep-endocarditis, optredend binnen 60 dagen na implantatie, en late kunstklep-endocarditis. Zij onderscheiden zich voornamelijk in de verwekkers, met vooral *Staphylococcus epidermidis* als verwekker bij vroege kunstklep-endocarditis. Late kunstklep-endocarditis wordt in het algemeen veroorzaakt door dezelfde verwekkers als endocarditis bij natuurlijke kleppen. Het klinische beeld is niet erg verschillend van dat van endocarditis met natuurlijke kleppen, maar bij kunstklep-endocarditis komen vaker embolische complicaties en huidverschijnselen voor. Een veranderd of nieuw ontstaan hartklepgeruis is een frequente bevinding en vrijwel alle patiënten hebben koorts.

Het aanvullend onderzoek bij kunstklep-endocarditis is niet wezenlijk anders dan bij endocarditis bij natuurlijke kleppen. Met echografie kunnen dikwijls grote vegetaties op de kleppen worden aangetoond en met transoesofageale echografie worden paravalvulaire abcessen opgespoord. Bloedkweken zijn in bijna alle gevallen positief, zij het dat voor minder voorkomende verwekkers, zoals *H. influenzae* en *Candida spp* de bloedkweken ten minste drie weken moeten instaan alvorens ze als negatief mogen worden afgegeven.

Een aantal moeilijk te kweken micro-organismen die endocarditis kunnen veroorzaken, zijn: *Haemophilus aphrophilus* en *H. paraphrophilus*, *Actinobacillus actinomycetemcomitans*, *Cardiobacterium hominis*, *Eikenella corrodens* en *Kingella kingae* (HACEK). Endocarditis die is veroorzaakt door deze micro-organismen wordt HACEK-endocarditis genoemd.

Bij kweeknegatieve endocarditis dient voorts infectie met *Bartonella henselae* en andere *Bartonella spp*, en *Coxiella burnetii* te worden overwogen. *Chlamydia psittaci* lijkt geen oorzaak van kweeknegatieve endocarditis te zijn; het blijkt meestal om Bartonella-endocarditis te gaan (serologische kruisreactie).

▶ 13.4 Koorts bij HIV-geïnfecteerde patiënten

Cruciaal bij het diagnosticeren van HIV-gerelateerde infectieuze complicaties is dat er in de eerste plaats aan de mogelijkheid van een onderliggende HIV-infectie gedacht wordt. Hierbij moet men beseffen dat, in tegenstelling tot in de beginjaren van de HIV-epidemie, HIV zich ook in Nederland al geruime tijd niet langer beperkt tot de 'risicogroepen' zoals die aanvankelijk waren gekarakteriseerd (homoseksuele mannen, intraveneuze druggebruikers). In dit kader is ook belangrijk om op te merken dat inmiddels van de personen in Nederland bij wie een HIV-infectie wordt vastgesteld meer dan 30% vrouw is. Daarnaast worden HIV-infecties in toenemende mate vastgesteld als 'importziekte' bij allochtone immigranten, maar bijvoorbeeld ook bij autochtone Nederlanders die de besmetting hebben opgelopen na onbeschermd seksueel contact met HIV-seropositieve personen in een voor HIV endemisch gebied.

Klinisch kunnen patiënten met een HIV-infectie, volgens de indeling van het Center for Disease Control and Prevention (CDC) worden ingedeeld

in patiënten met een asymptomatische infectie (CDC-A), en patiënten met HIV-gerelateerde ziekteverschijnselen (CDC-B en CDC-C). Patiënten horen tot CDC-C indien bij hen één of meer van de ziektebeelden worden of zijn vastgesteld die volgens internationaal geldende afspraken horen bij de diagnose acquired immuno-deficiency syndrome (AIDS). Patiënten in CDC-B hebben eveneens HIV-gerelateerde ziekteverschijnselen, maar die behoren niet tot de AIDS-definiërende beelden. Voorbeelden van ziekteverschijnselen in categorie CDC-B zijn orofaryngeale candidiasis, hairy leukoplakia van de tong, idiopathische trombocytopenie. Voorbeelden van AIDS-definiërende aandoeningen zijn *Pneumocystis carinii*-pneumonie (PCP), cryptokokkenmeningitis en cerebrale toxoplasmose. Tevens kunnen enkele niet-infectieuze AIDS-definiërende aandoeningen voorkomen. De belangrijkste zijn:
- HIV-encefalopathie (= AIDS dementiecomplex),
- Kaposi-sarcoom,
- primair herselenymfoom of andere non-Hodgkin-lymfomen,
- 'HIV-wasting syndroom', dat wordt gekenmerkt door gewichtsverlies met diarree, malaise en/of koorts, zonder dat daarvoor een andere verklaring wordt gevonden dan de HIV-infectie zelf.

In figuur 13.3 wordt de relatie tussen het aantal CD4$^+$-T-lymfocyten en de kans op opportunistische infecties weergegeven.

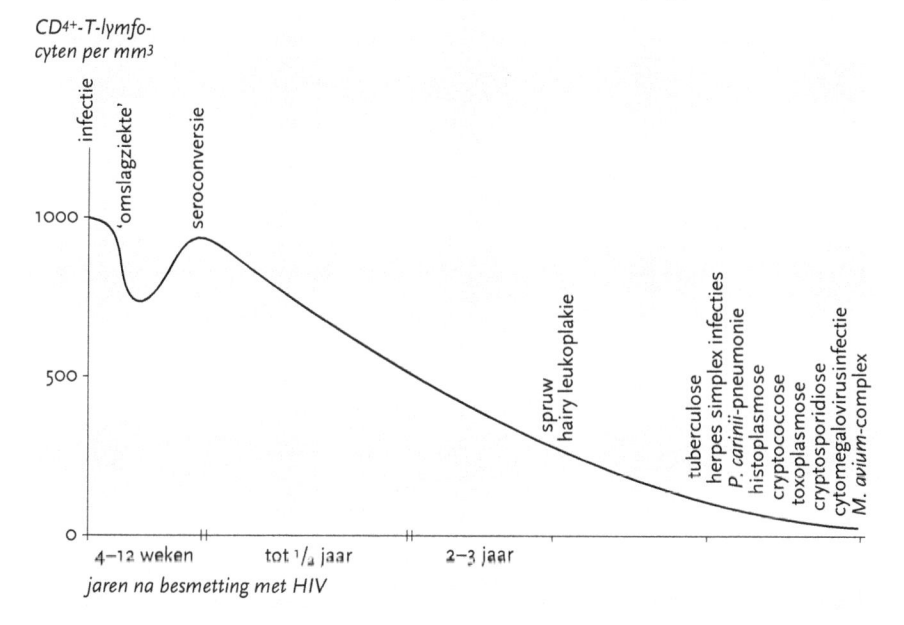

Figuur 13.3 Relatie tussen het aantal CD4$^+$-T-lymfocyten en de kans op opportunistische infecties.

NB Dit is een schematische weergave; opportunistische infecties kunnen eerder of later in het beloop van AIDS optreden of hoeven in het geheel niet te ontstaan.

Hieruit valt af te leiden dat de a priori kans op een bepaalde opportunistische ziekte, althans bij HIV-seropositieve personen die (nog) niet met antiretrovirale therapie worden behandeld, in globale zin is af te meten aan het aantal $CD4^+$-lymfocyten. Daarbij kan men als stelregel hanteren dat de kans op een AIDS-definiërende opportunistische infectie (uitzondering: tuberculose!) klein is bij een $CD4^+$-lymfocytenaantal dat bij herhaling > $200/mm^3$ bedraagt. Daarentegen kunnen, naast tuberculose, zowel Kaposi-sarcoom als een maligne lymfoom wel degelijk als AIDS-definiërende opportunistische complicaties bij hogere CD4-aantallen optreden. Een andere uitzondering op deze stelregel vormt het 'immuunreconstitutiesyndroom' (IRS), dat kan optreden bij HIV-seropositieve personen met doorgaans < 200 CD4-cellen, bij wie recent behandeling met combinatie-antiretrovirale therapie (ART) is gestart. Hierbij kunnen sommige AIDS-definiërende opportunistische infecties namelijk binnen weken tot enkele maanden na start van ART klinisch manifest worden en gediagnosticeerd worden nadat het CD4-aantal onder invloed van ART reeds tot waarden is gestegen waarbij men tijdens het natuurlijk beloop van een HIV-infectie de betreffende infectie 'nog' niet zou hebben verwacht. De pathogenese van IRS berust op het kunnen optreden, dankzij herstel van cellulaire immuniteit door ART, van een lokale/systemische immuunrespons tegen ten tijde van het starten van ART aanwezige subklinische infecties met bepaalde micro-organismen. De klinische uitings-

Tabel 13.6 Verschil in presentatie van infecties tijdens natuurlijk beloop van HIV-infectie en als uiting van immuunreconstitutie (IRS) na starten anti-retrovirale therapie (ART).

micro-organisme	gebruikelijke presentatie	presentatie in kader van een IRS
Mycobacterium avium intracellulare	gedissemineerde ziekte, gewichtsverlies, diarree, bacteriëmie	lymfadenopathie (vaak gelokaliseerd), granulomateuze massa, zelden bacteriëmie
Mycobacterium tuberculosis	gedissemineerde ziekte, pulmonaal interstitiële/alveolaire afwijkingen	lymfadenopathie (vaak gelokaliseerd), granulomateuze massa,
hepatitis-B- en -C-virus	chronische ziekte, low-intermediate ALAT/ASAT ↑, milde ontsteking	actieve hepatitis, hoge ALAT/ASAT, ernstige ontsteking
cytomegalovirus	retinitis	vitritis, retinitis niet op de voorgrond
Cryptococcus neoformans	indolente meningitis, relatief laag aantal leukocyten in liquor	evidente meningitis, sterke leukocytose in liquor
JC-virus (progressieve multifocale leuko-encefalopathie)	neurologische uitval, wittestofafwijkingen zonder randaankleuring op MRI	neurologische uitval, wittestofafwijkingen vaak met randaankleuring op MRI
varicella-zoster-virus	uitgebreide cutane zoster, vaak met systemische complicaties	milde cutane zoster, zelden complicaties

vorm van deze infecties wijkt doorgaans af van die zoals men die kent in het natuurlijke beloop van een HIV-infectie (tabel 13.6).

▶ KOORTS BIJ EEN PATIËNT MET, OF VERDACHT VAN EEN HIV-INFECTIE

Koorts kan het enige symptoom zijn van een of meer opportunistische infecties zoals die bij HIV kunnen voorkomen. Het is van groot belang om te beseffen dat koorts ook een van de uitingen kan zijn van een symptomatisch verlopende besmetting met HIV, doorgaans aangeduid als primaire HIV-infectie. Andere meest frequent gerapporteerde verschijnselen die hierbij kunnen bestaan zijn algemene malaise, moeheid, myalgie, maculopapuleus exantheem (kan lijken op dat van lues II, soms inclusief laesies op handpalmen en voetzolen) en hoofdpijn. In tabel 13.7 staan de klachten en verschijnselen weergegeven zoals die bij ten minste 5% van de patiënten met een primaire HIV-infectie kunnen worden gezien.

Tabel 13.7 Symptomen zoals die bij ten minste 5% van patiënten met een primaire HIV-infectie kunnen worden gevonden.

	symptoom	%
gevonden in meer dan 50%	koorts	77
	malaise/moeheid	66
	exantheem	56
	myalgie	55
	hoofdpijn	51
gevonden in 20-50%	faryngitis	44
	cervicale lymfadenopathie	39
	artralgie	31
	orale ulcera	29
	dysfagie	28
	axillaire lymfadenopathie	24
	gewichtsverlies	24
	misselijkheid	24
	diarree	23
	nachtzweten	22
	hoest	22
	anorexie	22
gevonden in 5-20%	buikpijn	19
	orale candidiasis	17
	braken	12
	fotofobie	12
	meningitis	12
	genitale ulcera	7
	tonsillitis	7
	depressie	7
	duizeligheid	6

In tabel 13.8 zijn de verschillende diagnoses weergegeven waaraan moet worden gedacht bij een bekend HIV-seropositieve patiënt met koorts. Lokaliserende klachten die wijzen op infectie van een bepaald orgaansysteem kunnen echter ontbreken of worden pas duidelijk bij het gericht uitdiepen van de anamnese. Het lichamelijk onderzoek levert in dergelijke situaties vaak geen verhelderende informatie op.

Tabel 13.8 Differentieeldiagnostische overwegingen bij koorts bij een reeds bekende HIV-seropositieve patiënt of een patiënt bij wie de mogelijkheid van een onderliggende HIV-infectie wordt overwogen.

koorts + pulmonale klachten
- Pneumocystis carinii-pneumonie
- tuberculose

koorts + hoofdpijn en/of neurologische verschijnselen
- cryptokokkenmeningitis
- cerebrale toxoplasmose
- sinusitis

koorts + slik- en/of passageklachten
- candida-oesofagitis
- CMV/HSV-oesofagitis

koorts + diarree
- bacteriële darminfecties (Salmonella, Shigella, Campylobacter ssp.)
- virusinfecties (CMV-colitis, HSV)
- M. avium-infectie van de tractus digestivus
- parasitaire darminfectie

koorts en buikpijn
- CMV-colitis

koorts + visusklachten
- CMV-retinitis

koorts + exantheem
- geneesmiddelentoxiciteit
- primaire HIV-infectie (omslagziekte)

koorts zonder lokaliserende symptomen
- Pneumocystis carinii-pneumonie
- cerebrale toxoplasmose
- mycobacteriële infectie (tuberculose, gegeneraliseerde M. avium-infectie)
- gegeneraliseerde CMV-infectie
- cryptokokkenmeningitis (eventueel gegeneraliseerd)
- maligne lymfoom
- geneesmiddelentoxiciteit

CMV = cytomegalovirus; HSV = herpes-simplex-virus.

▶ HIV-INFECTIE EN PULMONALE COMPLICATIES MET KOORTS

Ondanks het stelselmatig gebruik van gerichte profylaxe wordt *Pneumocystis carinii*-pneumonie (PCP) nog regelmatig gediagnosticeerd bij HIV-seropositieve personen. Enerzijds houdt dit verband met een onvolledige bescherming van bepaalde vormen van medicamenteuze profylaxe (bijvoorbeeld verneveling met pentamidine), anderzijds wordt PCP nog regelmatig vastgesteld als AIDS-indicatorziekte bij patiënten van wie tevoren niet bekend was dat zij HIV-seropositief waren. Niet-productieve prikkelhoest, progressieve kortademigheid, koorts, algemene malaise en snelle vermagering horen tot de mogelijke symptomen van het ziektebeeld. Aan de longen zijn veelal weinig of geen afwijkingen te horen.

Bij de analyse van longafwijkingen bij patiënten met HIV kan men beschikken over röntgenologisch onderzoek, bepaling van de CO-diffusie en flexibele bronchoscopie met bronchoalveolaire lavage. Röntgenologisch kunnen verschillende beelden worden onderscheiden:
- een lokaal infiltraat kan passen bij een bacteriële pneumonie, een schimmelinfectie of een Kaposi-sarcoom van de long;
- pleuravocht (vaak bilateraal) kan wijzen op een Kaposi-sarcoom van de long;
- indien unilateraal, dan moet men denken aan een pleuritis tuberculosa;
- mediastinale lymfeklierzwelling wordt gezien bij pulmonale tuberculose; hier ontbreken nogal eens infiltratieve afwijkingen;
- interstitiële afwijkingen of een normale thoraxfoto zijn in eerste instantie verdacht voor PCP.

Als de CO-diffusie gestoord is, kan sputuminductie of bronchoscopie plaatsvinden. Met sputuminductie kan in ongeveer 50% van de gevallen van PCP *Pneumocystis carinii* worden aangetoond. Bronchoscopie met bronchoalveolaire lavage heeft een beduidend hogere sensitiviteit als diagnostische ingreep. Een open longbiopsie is zelden nodig.

Een opsomming van mogelijke pulmonale complicaties bij HIV wordt gegeven in tabel 13.9, terwijl in figuur 13.4 schematisch de diagnostische procedures worden aangegeven bij pulmonale klachten bij een patiënt die bekend is met HIV-infectie.

Tabel 13.9 Oorzaken van pulmonale complicaties bij AIDS.

Protozoa
Pneumocystis carinii

bacteriën
Mycobacterium tuberculosis, Mycobacterium avium-intracellulare, Streptococcus pneumoniae, Haemophilus influenzae, Legionella pneumophila

fungi
Cryptococcus neoformans, Histoplasma capsulatum, Coccidioides immitis

virussen
cytomegalovirus, HIV (lymfoïde interstitiële pneumonitis?)

tumoren
Kaposi-sarcoom, non-Hodgkin-lymfoom

Figuur 13.4 Diagnostisch schema voor pulmonale symptomen bij AIDS-patiënten.

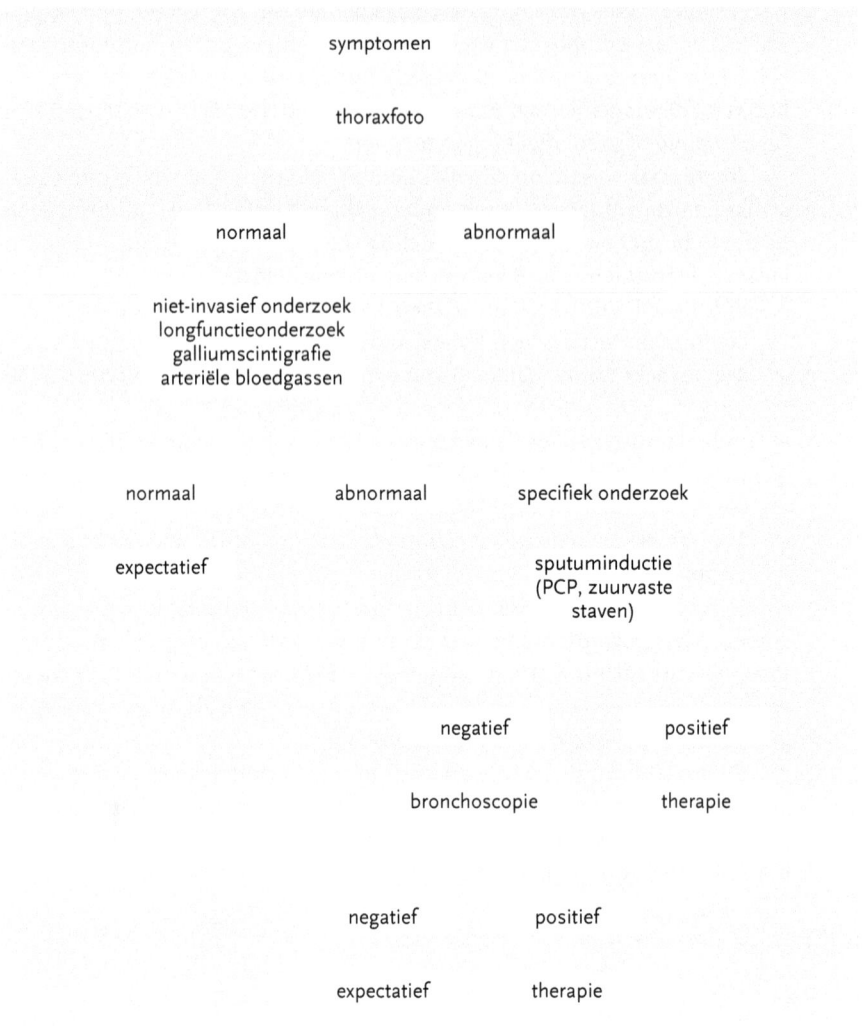

symptomen

thoraxfoto

normaal   abnormaal

niet-invasief onderzoek
longfunctieonderzoek
galliumscintigrafie
arteriële bloedgassen

normaal   abnormaal   specifiek onderzoek

expectatief   sputuminductie
                                   (PCP, zuurvaste
                                   staven)

                negatief   positief

                bronchoscopie   therapie

                negatief   positief

                expectatief therapie

PCP = Pneumocystis carinii-pneumonie

▶ KOORTS EN NEUROLOGISCHE COMPLICATIES BIJ EEN HIV-INFECTIE

Neurologische verschijnselen komen veelvuldig voor in het kader van een HIV-infectie. Bij obductie worden zelfs bij 75% van de patiënten afwijkingen van het centrale zenuwstelsel (CZS) gevonden. Een overzicht van de afwijkingen van het CZS die zich bij een patiënt met een HIV-infectie kunnen voordoen, wordt gegeven in tabel 13.10.

Tabel 13.10 Neurologische complicaties van AIDS.

virale infecties
HIV-meningo-encefalitis, HIV-perifere neuropathie, HIV-myelopathie, CMV-encefalitis, varicella-zoster-meningo-encefalitis, progressieve multifocale leuko-encefalopathie (PML)

overige infecties
- bacterieel: tuberculose, atypische mycobacteriose, pyogeen hersenabces
- mycose/gist: cryptococcose, candidiasis, aspergillose
- parasitair: toxoplasmose

neoplasmata
primair CZS-lymfoom, gegeneraliseerd lymfoom met CZS-lokalisatie, metastasen van tumor elders, Kaposi-sarcoom

▶ MENINGITIS

De meest voorkomende oorzaak van meningitis bij HIV is de gist *Cryptococcus neoformans*. De meest frequente verschijnselen zijn hoofdpijn en koorts (voorkomend bij 80-90% van de patiënten). Misselijkheid en braken worden bij een minderheid van de patiënten gezien, evenals meningeale prikkeling en bewustzijnsstoornis. Insulten komen bij minder dan 10% van de patiënten voor. De gisten zijn in een Oost-Indische-inktpreparaat van de liquor te zien, maar het cryptokokkenkapselantigeen kan met behulp van een agglutinatiereactie in de liquor beter worden aangetoond. De gisten kunnen ook uit de liquor worden gekweekt. Een verhoogd eiwitgehalte, een verlaagd glucosegehalte en mononucleaire pleiocytose in de liquor zijn minder specifieke bevindingen en kunnen ontbreken. Bij lumbale punctie is de liquordruk wel vaak verhoogd.

Andere oorzaken van meningitis in het kader van een HIV-infectie zijn de acute aseptische meningitis rond de periode van besmetting met HIV (primaire HIV-infectie) en de chronische aseptische meningitis die later tijdens het beloop van de HIV-infectie kan voorkomen en waarschijnlijk ook door het HIV zelf wordt veroorzaakt.

Een ruimte-innemend proces in cerebro kan door infecties (cerebrale toxoplasmose) en tumoren worden veroorzaakt. Serologisch onderzoek van serum en liquor is tot dusverre nog niet van betekenis gebleken bij het stellen van de diagnose. Wel maakt een negatieve toxoplasmoseserologie de diagnose onwaarschijnlijk. Laesies met ringvormige contrastaankleuring op de CT-scan kunnen in principe ook berusten op een abces door andere verwekkers (bijvoorbeeld *Mycobacterium tuberculosis*) of soms op een primair cerebraal maligne lymfoom. Al deze laatstgenoemde aandoeningen komen echter veel minder vaak voor als oorzaak van een cerebraal proces bij HIV dan cerebrale toxoplasmose. De diagnose cerebrale toxoplasmose kan ex juvantibus worden gesteld bij een gunstige reactie op gerichte therapie.

Blijft een dergelijke reactie uit, dan moet aan de diagnose worden getwijfeld en kan een hersenbiopsie voor verdere diagnostiek worden overwogen.

Een algoritme voor de diagnostiek van neurologische verschijnselen bij patiënten met AIDS vindt men in figuur 13.5.

Figuur 13.5   Diagnostisch schema voor neurologische symptomen bij AIDS-patiënten.

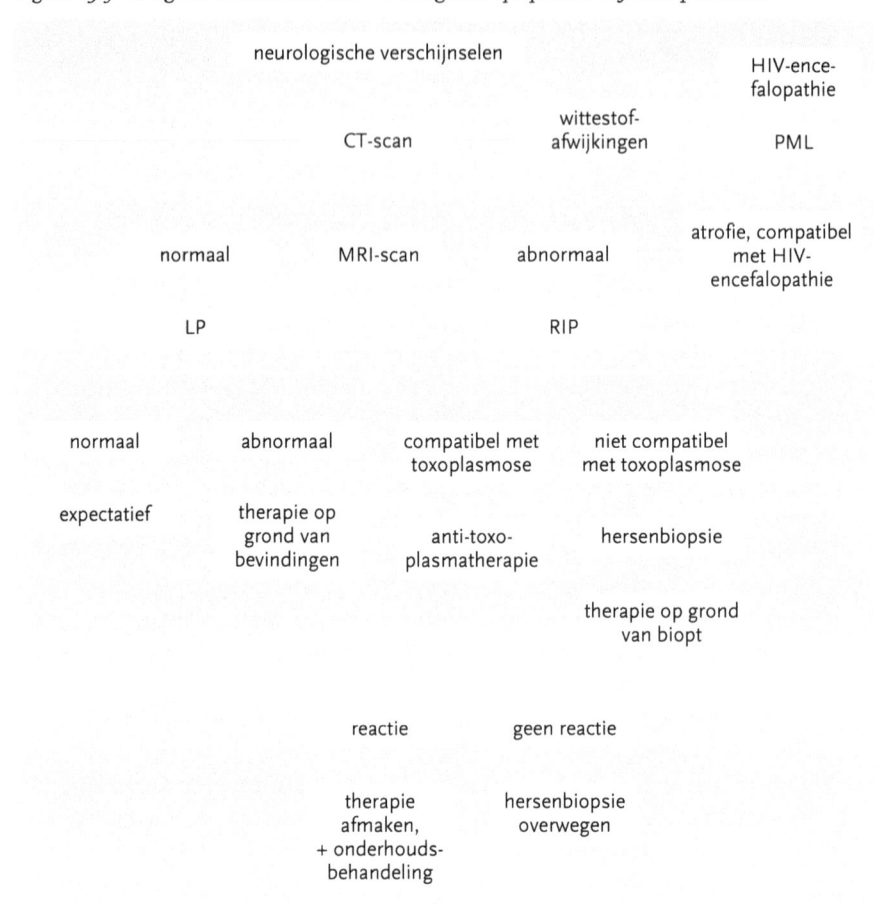

```
                    neurologische verschijnselen                    HIV-ence-
                                                                    falopathie
                                        wittestof-
                    CT-scan             afwijkingen                 PML


                                                            atrofie, compatibel
        normaal     MRI-scan            abnormaal           met HIV-
                                                            encefalopathie

          LP                                RIP


 normaal      abnormaal      compatibel met     niet compatibel
                             toxoplasmose       met toxoplasmose

 expectatief  therapie op
              grond van      anti-toxo-         hersenbiopsie
              bevindingen    plasmatherapie

                                                therapie op grond
                                                van biopt



              reactie        geen reactie

              therapie       hersenbiopsie
              afmaken,       overwegen
              + onderhouds-
              behandeling
```

LP = lumbale punctie, PML = progressieve multifocale leuko-encefalopathie, RIP = ruimte-innemend proces.

▸ GASTRO-INTESTINALE INFECTIES BIJ PATIËNTEN MET AIDS

Slik- en passageklachten

In geval van pijn bij slikken en retrosternale pijn tijdens passage van voedsel door de slokdarm is er doorgaans sprake van een oesofagitis. Verwekkers hiervan bij patiënten met HIV zijn *Candida albicans* (soms andere *Candida spp*), herpes-simplex-virus en cytomegalovirus. De aandoeningen die deze drie verwekkers veroorzaken, kunnen met en zonder koorts voorkomen.

Candida-oesofagitis komt het meest frequent voor. De meeste patiënten hebben dan duidelijke slik- en passageklachten, maar klachten kunnen ook ontbreken. Het ontbreken van zichtbare orofaryngeale laesies sluit een Candida-oesofagitis niet uit! De diagnose moet, vooral bij een patiënt die nog niet bekend is met AIDS, in principe met behulp van endoscopie worden bevestigd, waarbij biopten voor microscopie en kweek kunnen worden verkregen. In geval van een herpes- of CMV-oesofagitis worden vaak solitaire of multipele ulcera in de slokdarm gezien; biopten daarvan tonen min of meer karakteristieke virale insluitsels. In een aantal gevallen kan ook HSV of CMV uit de biopten worden gekweekt. Een enkele keer is er sprake van slokdarmulcera waarvoor geen specifieke oorzaak kan worden vastgesteld.

Diarree

De diverse mogelijke oorzaken van diarree bij patiënten met HIV zijn weergegeven in tabel 13.11. Men moet zich realiseren dat diarree bij deze patiënten verscheidene oorzaken tegelijk kan hebben, die alle gepaard kunnen gaan met buikpijn, bloedbijmenging en koorts. Bij parasitaire oorzaken van diarree ontbreekt de koorts vaak. De feces worden gekweekt en parasitologisch onderzocht, zo nodig aangevuld met endoscopie en biopsie.

Tabel 13.11 Mogelijke oorzaken van diarree bij patiënten met AIDS.

infecties
bacterieel:
Salmonella, Shigella, Campylobacter spp, M. avium, M. tuberculosis, Clostridium difficile, Neisseria gonorrhoeae, Chlamydia trachomatis
parasitair:
Cryptosporidium, Isospora belli, microsporidia (*Enterocytozoön bieneusi*), *Entamoeba histolytica, Giardia lamblia, Strongyloides stercoralis*
viraal:
cytomegalovirus, herpes-simplex-virus, adenovirus, HIV zelf

neoplasmata
Kaposi-sarcoom
maligne lymfoom

idiopathische diarree
in 20% van de gevallen blijft de oorzaak onbekend

Cryptosporidium- en Microsporidium-infecties van de darm kunnen gepaard gaan met multipele lozingen van vaak grote hoeveelheden waterdunne diarree (soms meer dan 10 liter vocht per 24 uur!). Herpes-simplex-virus (HSV) en cytomegalovirus (CMV) kunnen focaal of meer diffuus ulcera veroorzaken in de gehele tractus digestivus. Meestal veroorzaakt HSV ulcera aan het begin en einde van de tractus digestivus (orofarynx, oesofagus, anorectaal, perianaal). Het klinische beeld van een CMV-colitis kan lijken op dat van colitis ulcerosa, met buikpijn, bloederige diarree en koorts.

De diagnose wordt gesteld door middel van sigmoïdoscopie of coloscopie, waarbij in biopten typische virale insluitsels worden gevonden en immunohistochemisch voor CMV specifieke antigenen kunnen worden aangetoond. Diarree ten gevolge van een mycobacteriële infectie berust meestal op infectie met *Mycobacterium avium intracellulare* (MAI). Meestal is een en

Tabel 13.12 Diagnostiek van diarree bij patiënten met AIDS (tussen haakjes verwekkers die vooral in de (sub)tropen worden verkregen).

methode	oorzaak
feceskweek	
banaal	*Salmonella, Shigella, Campylobacter* spp
	NB ook bloedkweken
Löwenstein	*Mycobacterium avium*-complex
Baermann, larvenkweek	(*Strongyloides stercoralis*)
microscopie van de feces	
eosine/concentratie	*Giardia lamblia, Entamoeba histolytica*
	(*Strongyloides stercoralis*)
	Campylobacter spp
	Cryptosporidium parvum, microsporidia (*Enterocytozoön bieneusi*), *Cyclospora* spp, *Isospora belli*
ZN-kleuring (evt. gemodificeerd)	*Mycobacterium avium*-complex
immunologische en probe-methoden	*Chlamydia, Cryptosporidium parvum* (*Enterocytozoön bieneusi*) (nog niet algemeen beschikbaar)
toxine in de feces	*Clostridium difficile*
duodenumsondage	*Giardia lamblia,* (*Strongyloides stercoralis*), *Cryptosporidium parvum*
sigmoïdo(colo)scopie	
aspect	(*Entamoeba histolytica*), cytomegalovirus, Kaposi-sarcoom
biopsie (microscopie, histologie, kweek)	*Mycobacterium avium*-complex, (*Mycobacterium tuberculosis*), *Chlamydia trachomatis*
	Neisseria gonorrhoeae
	Treponema pallidum
	Clostridium difficile
	(*Entamoeba histolytica*)
	cytomegalovirus, herpes-simplex-virus, adenovirus, Kaposi-sarcoom, non-Hodgkin-lymfoom
duodenoscopie	
aspect	*Candida* spp, cytomegalovirus, tuberculose, Kaposi-sarcoom
biopsie (microscopie, histologie, kweek)	*Mycobacterium avium*-complex
	Cryptosporidium parvum, Cyclospora spp, *Isospora belli*
	microsporidia (*Enterocytozoön bieneusi*)
	Candida spp, cytomegalovirus
	Giardia lamblia
histologie	Kaposi-sarcoom, non-Hodgkin-lymfoom

ander onderdeel van een gegeneraliseerde infectie, waarbij de bacterie op verschillende plaatsen kan worden aangetoond. Een infectie met MAI van de darm gaat ook vaak gepaard met vergrote lymfeklieren in de buik, hetgeen met behulp van echografie en/of CT-scan kan worden aangetoond.

Intestinale infecties met *M. tuberculosis* komen in zeldzame gevallen voor. Bij patiënten afkomstig uit een voor HIV endemisch gebied (Sub-Sahara Afrika) dient ook de mogelijkheid van infectie met *M. bovis* te worden overwogen.

In tabel 13.12 wordt een overzicht gegeven van de diagnostische methoden voor het aantonen van de verschillende oorzaken van diarree bij HIV.

▶ Literatuur

Cohen J, Powderly WG, eds. Infectious diseases, 2nd ed. Section 5, chapters 122-132, Mosby, 2004.

Kleijn EMHA de. Fever of unknown origin. A prospective multicenter clinical study. Proefschrift KU Nijmegen, 1997.

Mandell GL, Bennett JE, Dolin R. Principles and Practice of Infectious diseases, 6th ed. New York: Churchill Livingstone, 2004.

Schlossberg D, Shulman JA. Differential diagnosis of infectious diseases. Baltimore: Williams & Wilkins, 1996.

Warrell DA, Cox, TM, Firth JD, Benz EJ (eds.). Oxford Textbook of Medicine, 4th ed. Oxford: Oxford University Press, 2003.

Hoofdstuk 14

IMPORTZIEKTEN

D. Overbosch en B. Naafs

▶ 14.1 Inleiding

Importziekten komen voor bij reizigers en migranten die terugkeren van een verblijf in de tropen. Ze zijn een afspiegeling van het ziektepatroon in het land van herkomst en men moet dus rekening houden met ziekten die in Nederland onbekend of vrijwel uitgebannen zijn. Het is van belang de omstandigheden waarin mogelijk een besmetting plaatsvond zo nauwkeurig mogelijk te noteren, daar deze behulpzaam kunnen zijn bij het onderzoek van de patiënt.

In dit hoofdstuk worden drie veelvoorkomende uitingen van import- of reizigersziekten besproken: koorts, diarree en huidafwijkingen.

▶ 14.2 Importziekten met koorts

Koorts is een belangrijk verschijnsel bij reizigers die na terugkeer uit de tropen ziek worden. Door de uiterst snelle wijze van verplaatsen per vliegtuig treden ziekten die zich in het verleden gedurende de terugreis openbaarden thans pas na terugkeer in eigen land op. Dit gebeurt nogal eens in streken waar men weinig of geen ervaring heeft met tropenziekten. Zo bestaat de kans dat een potentieel dodelijke ziekte niet of te laat wordt ontdekt. Bij de beoordeling van dergelijke patiënten dient naast het belang van de differentiële diagnose voor de patiënt ook het besmettingsgevaar van diverse ernstige ziekten te worden afgewogen. Bij patiënten met koorts en hemorragische diathese uit tropisch Afrika moeten Lassa- of Ebolakoorts direct worden overwogen en moet vanaf opname een strikte isolatie worden betracht. Ook de recente SARS-epidemie en vogelgriep uit Azië wettigen een beoordeling op besmettingskans voor de omgeving. Het is ten slotte belangrijk om bij opname van een patiënt met koorts uit de tropen algemene, 'Nederlandse', infecties in de diagnose te overwegen. Immers steeds meer mensen in de extremen van het leven en met onderliggende aandoeningen maken risicovolle tochten naar de uithoeken van de wereld.

▶ MALARIA

Malaria tropica, veroorzaakt door *Plasmodium falciparum*, kan zonder behandeling in enkele dagen tot de dood leiden. Daarom moet bij mensen met koorts die kortgeleden uit de tropen terugkeerden, in eerste instantie worden gedacht aan malaria. Het feit dat een patiënt malariaprofylaxe heeft toegepast, sluit de diagnose malaria tropica geenszins uit.

Het klinische beeld en het koortsbeloop van malaria tropica zijn aanvankelijk weinig kenmerkend. Bij malaria tropica vindt men zelfs aanvankelijk een grillig temperatuurbeloop. Bij ernstige malaria tropica kunnen door de snel toenemende parasitemie diverse complicaties het klinische beeld gaan beheersen: hevig braken en frequente diarree, hemolytische anemie met icterus, neurologische verschijnselen met verlammingen, meningisme, convulsies en coma. Ten slotte kunnen ook shock, oligurie en uremie optreden. Dikwijls bepaalt een van de talloze complicaties van malaria tropica het klinisch beeld en wordt zo de aandacht afgeleid van de onderliggende diagnose. In plaats van aan malaria wordt dan onder andere gedacht aan gastro-enteritis, hepatitis of meningitis.

Malaria tertiana (*P. vivax* of *P. ovale*) en malaria quartana (*P. malariae*) worden gekenmerkt door koortsaanvallen om de dag, respectievelijk om de twee dagen. Men vergist zich daarbij zelden. Bovendien verlopen deze vormen meestal zonder complicaties. Alleen bij malaria tertiana kan een zogenaamde uitgestelde eerste aanval ontstaan die ook bij een adequate profylaxe kan voorkomen. Een uitgestelde eerste aanval ontstaat doordat in de lever parasieten blijven leven als hypnozoïeten, die tot na meer dan een jaar nog malaria kunnen veroorzaken.

Het enige onderzoek dat malaria met zekerheid kan aantonen of uitsluiten is een dikkedruppelpreparaat en een uitstrijkje van het perifere bloed. Er zijn echter tegenwoordig ook gevoelige snelle methoden waarbij op immunologische wijze kan worden nagegaan of er sprake is van malaria tropica (de Malaquicktest® of Parasight-F®). Deze tests, die zelfs differentiëren tussen een infectie met *P. falciparum* en *P. vivax*, zijn nuttig in het laboratorium als analisten met specifieke ervaring in de diagnostiek buiten kantooruren niet aanwezig zijn. Een gevoelige fluorescentiemethode is de QBC®, welke eveneens een snelle uitslag oplevert.

▶ KOORTS BIJ EEN NEGATIEF DIKKEDRUPPELPREPARAAT

Indien het lege artis onderzochte dikkedruppelpreparaat (eventueel bij herhaling) negatief is, is malaria uitgesloten en kunnen andere acute koortsende ziekten worden overwogen. Bij deze overweging kunnen verscheidene indelingen worden gebruikt:
– indeling naar regio waar de infectie werd verkregen;
– indeling naar incubatietijd;
– indeling naar leukocytengetal.

1   *Indeling naar regio.* Het is duidelijk dat vooral tropische infecties een geografische verdeling kennen. De kans op bepaalde ziekten wordt onder anderen bepaald door klimaat en ecologische omstandigheden, bevolkingsdichtheid en door de mate van ontwikkeling van het gezondheidssysteem in de betreffende regio. Dit geldt voor malaria, maar ook voor infecties als gele koorts, schistosomiasis en diverse virusziekten. Voor een beoordeling naar regio is een gedegen kennis van de verspreiding van diverse ziekten gewenst. In dit hoofdstuk wordt niet verder ingegaan op deze indeling en zij verwezen naar de *World Guide of Infections* door Mary Wilson en naar diverse websites, waaronder die van Gideon (www.gideononline.com) en www.fevertravel.ch.

Tabel 14.1   Indeling van infecties die als importziekten worden gezien naar incubatietijd in dagen. Zowel de algemeen voorkomende als de variaties worden weergegeven.

infectie	algemeen	range
	incubatietijd (in dagen)	incubatietijd (in dagen)
anthrax	1-2	1-7
melioidosis	2-6	2-jaren
pest	2-4	1-7
gele koorts	3-6	3-14
Marburg-koorts	3-9	3-13
trypanosomiasis rhodesiense	3-21	5-365
Afrikaanse tekenkoorts	5-7	3-18
Ebola koorts	5-10	2-21
legionellose	5-6	2-10
R Mountain sp fever	5-7	2-14
buiktyfus	7-21	3-84
dengue	7-10	3-14
falciparum malaria	7-14	7-84
tekenencefalitis	7-14	4-20
lassakoorts	8-14	3-21
malaria vivax/ovale	8-14	8-280
relapsing fever	8-10	5-15
leptospirose	10-12	4-19
rickettsiose overige	10-12	7-14
scrubtyphus	10-12	6-21
amoeben-leverabces	14-352	7-jaren
malaria quartana	14-36	7-106
Q-fever	14-21	4-39
trypanosomiasis gambiense	21-350	5-jaren
cytomegalie	28-56	14-90
hepatitis A	28-30	15-49
M. Pfeiffer	28-42	10-56
schistosomiasis	28-42	14-70
tuberculose	28-84	28-jaren
brucellose	30-60	5-60
hepatitis C	42-63	14-168
hepatitis B	60-90	45-180
leishmaniasis	60-168	10-jaren

2   *Indeling naar incubatietijd.* De incubatietijd van importziekten is uiterst belangrijk voor de differentiatie tussen de diverse koortsende ziekten waarmee patiënten in de acute fase van hun ziekte worden gezien. Tabel 14.1 geeft een indeling van koortsende ziekten uit de tropen naar incubatietijd. Een interval tussen blootstelling en ziekte buiten deze periode maakt een bepaalde ziekte minder waarschijnlijk. Er zijn echter variaties in incubatietijd, zodat niet altijd op deze indeling kan worden gerekend.

3   *Indeling naar leukocytengetal.* Indien malaria is uitgesloten, kan de aan- of afwezigheid van leukocytose behulpzaam zijn bij de bepaling van de differentiële diagnose. Tabel 14.2 geeft een indeling van koortsende ziekten uit de tropen naar leukocytengetal en figuur 14.1 toont een stroomdiagram voor de benadering van patiënten met koorts. Het is verstandig bij een patiënt met koorts en een negatief dikkedruppelpreparaat eerst luchtweginfecties en diarree uit te sluiten alvorens de indeling naar leukocytengetal te maken.

Tabel 14.2   Differentiële diagnose van koorts bij patiënten die terugkeren uit de tropen en bij wie malaria werd uitgesloten.

koorts en leukocytose	koorts zonder leukocytose
bacteriële infecties: pneumonie, meningitis, pyelonefritis, bacillaire dysenterie leptospirose borreliose amoebenabces in de lever sepsis	buiktyfus virusinfecties: arbovirussen (dengue), rickettsiosen, Q-fever brucellose

Figuur 14.1   Stroomdiagram: koorts uit de tropen, gemodificeerd naar Bell.

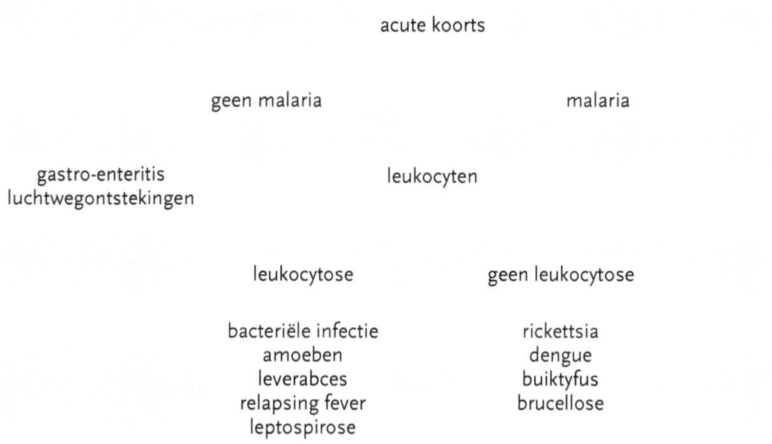

acute koorts

geen malaria — malaria

gastro-enteritis
luchtwegontstekingen

leukocyten

leukocytose — geen leukocytose

bacteriële infectie
amoeben
leverabces
relapsing fever
leptospirose

rickettsia
dengue
buiktyfus
brucellose

Koorts en leukocytose
Bacteriële infecties, zoals meningitis en pyelonefritis, zijn door gericht onderzoek meestal goed op te sporen.

Bij *leptospirose* kunnen het koortstype, geelzucht, spierpijn, bloedkweken en serologische reacties behulpzaam zijn.

Borreliosen zijn zogenaamde 'relapsing fevers'. In 70% van de gevallen kunnen in het bloed van de patiënt spirocheten worden aangetoond. Ook serologische reacties kunnen hierbij behulpzaam zijn.

Een *amoeben-leverabces* wordt gekenmerkt door koorts, pijnlijke hepatomegalie en schouderpijn, maar elk van deze verschijnselen kan ontbreken. De lokale verschijnselen worden bepaald door de plaats en de grootte van het abces. Bij een klein, centraal gelegen abces kunnen koorts, zweten en sterke algemene malaise en vermagering de enige verschijnselen zijn. Evenals bij malaria kan een complicatie de aandacht van het onderliggende lijden afleiden. Het klinische beeld kan worden overheerst door een perforatie naar de vrije buikholte, de pleuraholte of naar het pericard. Dan wordt gedacht aan een acute cholecystitis, appendicitis, pancreatitis, pleuritis of longabces en zelfs een harttamponnade door pericarditis. Het is van belang te beseffen dat het amoeben-leverabces nog decennia na besmetting in de tropen kan optreden. Daardoor wordt de relatie tussen de verschijnselen bij de patiënt en het tropenbezoek minder gemakkelijk gelegd. De belangrijkste pijler van de diagnose is echter de gedachte dat er bij een patiënt met koorts die in de tropen is geweest, sprake zou kunnen zijn van een amoeben-leverabces.

Bij laboratoriumonderzoek ziet men altijd een sterk verhoogde bezinking van meer dan 50 tot zelfs meer dan 100 mm en een verhoogde CRP. Leukocytose, al dan niet met linksverschuiving, is mede afhankelijk van de snelheid van het ontstaan van het abces. Indien het abces langer bestaat is er tevens anemie. Cysten of trofozoïeten van *Entamoeba histolytica* worden slechts zelden in de feces aangetroffen, maar hun aanwezigheid steunt dan de diagnose. De diagnose wordt vooral gesteld door het aantonen van antistoffen in het bloed en door beeldvormende technieken zoals echografie of CT-scanning. In het begin van een zeer acuut verlopend amoeben-leverabces kunnen de serologische reacties echter nog negatief zijn.

Sepsis. Hier gelden dezelfde criteria als bij patiënten die niet buiten Nederland verbleven. Ook een reiziger naar een ver land kan een gewone 'Nederlandse' infectie hebben!

Koorts zonder leukocytose
Bij patiënten die terugkeren uit de tropen met koorts kan het ontbreken van leukocytose bij een negatief dikkedruppelpreparaat een belangrijke aanwijzing voor de diagnose zijn. De belangrijkste veroorzakers van koorts zonder leukocytose zijn buiktyfus, (arbo-)virusinfecties en rickettsiosen.

Buiktyfus is een septisch ziektebeeld, veroorzaakt door een infectie met *Salmonella typhi*. Het is dus, in tegenstelling tot wat dikwijls wordt gedacht, geen complicatie van een gastro-enteritis. De patiënten tonen aanvankelijk een griepachtig ziektebeeld, met spierpijn, bronchitis en vaak obstipatie. Naast de leukopenie, die zeer uitgesproken kan zijn, valt het ontbreken van eosinofiele granulocyten in het bloeduitstrijkje op. Bij gevaccineerde patiënten zijn de verschijnselen minder ernstig. Binnen enkele dagen wordt de patiënt zeer ziek, met een beneveld bewustzijn (tyfeus). Er bestaat een relatieve bradycardie; na ongeveer een week ontstaat splenomegalie en bij nauwkeurige inspectie zijn soms kleine roze vlekjes op de huid van de romp te zien (roseolen). Bij buiktyfus wordt de diagnose in de eerste plaats op basis van het klinische beeld gesteld. De kweken dienen als bevestiging van de diagnose en bepaling van het resistentiepatroon van *S. typhi*, die in verschillende stadia van de ziekte uit bloed, urine, feces en beenmerg kan worden gekweekt.

Van de virusinfecties zijn de arbovirussen (arthropod-borne) van belang. Dit zijn virussen die worden overgebracht door geleedpotige dieren zoals muggen en teken. Er is een groot aantal van dergelijke virussen bekend en vele kunnen niet goed serologisch worden getypeerd. De infecties gaan gepaard met hoge, acute koorts, spierpijn en artralgieën. Diverse virussen (o.a. dengue) veroorzaken een rash, die zelfs hemorragisch kan zijn. Er is geen specifieke therapie en de prognose is in het algemeen goed. De belangrijkste arbovirusinfectie is dengue, die vooral in epidemieën voorkomt in Zuidoost-Azië en in het Caribisch gebied. Het verspreidingsgebied van dengue heeft zich inmiddels uitgebreid tot India en diverse gebieden in Afrika.

Andere verwekkers van koorts zonder leukocytose zijn de rickettsiosen. Hiertoe behoren de tyfussoorten, waaronder vlektyfus, 'spotted fevers' zoals fièvre boutonneuse, en andere, zoals Q-fever die door een verwante verwekker wordt veroorzaakt. Gezien de gunstige reactie op tetracyclinen wordt bij verdenking op rickettsiose al een behandeling ingesteld voordat de serologische reacties bekend zijn. Een gunstige reactie op therapie pleit dan voor de diagnose. Met uitzondering van Q-fever wordt bij deze infecties vrijwel altijd een exantheem gezien. Bij patiënten uit zuidelijk Afrika zijn exantheem en een zwarte zogenaamde eschar ter plaatse van de tekenbeet bewijzend voor fièvre boutonneuse, veroorzaakt door *Rickettsia conorii* en Afrikaanse tekenkoorts, veroorzaakt door *R. africae*.

Chronische koortsende importziekten

Viscerale leishmaniasis of kala-azar is een chronische infectie met *Leishmania donovani* (in het Middellandse-Zeegebied *L. infantum* en in Zuid-Amerika *L. chagasi*), die wordt overgebracht door zandvliegjes (*Phlebotomus*). De ziekte komt voor in landen rond de Middellandse Zee met inbegrip van Spanje, Italië en Zuid-Frankrijk. Zij manifesteert zich vaak pas maanden tot zelfs jaren na de besmetting en begint plotseling of geleidelijk met algemene malaise, koorts, nogal eens met twee koortspieken op één dag. De patiënten hebben splenomegalie en lymfadenopathie. De laboratoriumbevindingen omvatten een pancytopenie, een sterk verhoogde BSE en een verhoogd gammaglobulinegehalte. De diagnose wordt gesteld door de parasiet aan te tonen, hetzij direct, hetzij na kweek uit materiaal dat is verkregen door punctie uit milt, beenmerg of een lymfeklier. Tuberculose en HIV worden in Nederland frequenter dan tevoren bij reizigers naar de tropen gezien.

Bij onduidelijke ziektebeelden met koorts en neurologische verschijnselen bij patiënten uit tropisch Afrika moet men ook slaapziekte of Afrikaanse trypanosomiasis overwegen. Recent werden enkele patiënten, die deze ziekte in Oost-Afrikaanse wildparken hadden verkregen, in Nederland gezien. Voor een uitvoerige beschrijving van deze ziektebeelden wordt verwezen naar specifieke leerboeken.

▶ 14.3 Importziekten met diarree

Een andere hinderlijke en potentieel gevaarlijke aandoening waarmee een reiziger uit de tropen in Nederland kan terugkeren, is diarree. Van diarree is sprake als de patiënt frequent ontlasting van te vloeibare consistentie produceert. Hieronder worden de diverse oorzaken van acute diarree na terugkeer uit de tropen besproken, alsmede de oorzaken van persisterende diarree (lang) na de reis. Daarnaast wordt een gestructureerde aanpak bij de diagnostiek van diarree na een tropenreis besproken. De oorzaken en diagnostiek worden in enkele tabellen verduidelijkt.

Tegenwoordig wordt bij de differentiële diagnostiek van acute diarree in het algemeen de indeling volgens Bell gevolgd. Deze indeling onderscheidt diarree naar het beloop: met en zonder koorts en met en zonder bloederige feces. Deze indeling vergemakkelijkt diagnostische en therapeutische keuzen. Chronische diarree kan het best worden ingedeeld naar de lokalisatie van de oorzaak; in de dikke of dunne darm. Daarbij vormt de aanwezigheid van malabsorptie een belangrijke aanwijzing voor een oorzaak in de dunne darm.

Acute diarree
De differentiële diagnose van acute diarree na terugkeer uit de tropen wordt gegeven in tabel 14.3.

Hieronder volgt een wat meer gedetailleerde beschrijving van enkele oorzaken van acute diarree uit de tropen.

Salmonella-gastro-enteritis heeft een incubatietijd van twee dagen en ontstaat acuut met braken en diarree die bloederig kan zijn. Er kan koorts bij optreden. De ziekte geneest spontaan en de diagnose wordt gesteld met behulp van een feceskweek.

Shigella-infecties zijn zeer besmettelijk, zodat dikwijls een groep mensen is geïnfecteerd. Het klinische beeld kan variëren van een milde gastro-enteritis, zoals bij een salmonellose, tot een fulminante dysenterie. Bij een klassiek beloop ontstaat de ziekte één tot twee dagen na besmetting met acute, hoge koorts met koude rillingen en daarbij braken, buikkrampen en diarree. Bij shigellose kunnen ernstige complicaties optreden, zoals een hemolytisch-uremisch syndroom of ARDS. De ontlasting is waterdun, soms gemengd met pus en dikwijls met rood bloed. Bij onderzoek is de patiënt ernstig ziek met hoge koorts en een drukpijnlijk abdomen. Het laboratoriumonderzoek bij shigellose toont een leukocytose met een sterke linksverschuiving. Bij microscopisch onderzoek van de ontlasting worden weinig bacteriën gezien, maar wel veel leukocyten. Dit veroorzaakt nogal eens verwarring in een laboratorium waar weinig ervaring bestaat met tropische darminfecties, omdat de leukocyten gemakkelijk worden verward met trofozoïeten van *Entamoeba histolytica*. De diagnose wordt bevestigd met een feceskweek.

Tabel 14.3 Acute diarree na terugkeer uit de tropen, indeling naar symptomatologie.

koorts	bloederige ontlasting	verwekker
+	+	*Shigella spp* *Campylobacter spp* *Salmonella spp*
+	–	*Plasmodium falciparum* *Shigella spp* *Campylobacter spp* *Salmonella spp* *Schistosoma spp*
–	+	*Entamoeba histolytica* *Balantidium coli*
–	–	voedselvergiftiging, enteropathogene *E. coli* *Vibrio spp* *Giardia lamblia* *Cryptosporidium* virussen (Norwalk, rota)

Infecties met *Campylobacter jejuni* zijn geassocieerd met het eten van kip en het drinken van ongepasteuriseerde melk. Bij deze infectie staat vaak hevige krampende buikpijn op de voorgrond, die dikwijls gepaard gaat met bloederige diarree. Voor de kweek zijn speciale kweekmedia noodzakelijk.

Escherichia coli-infecties veroorzaken de zogenaamde reizigersdiarree. Gevreesd zijn infecties met *E. coli* OH 157, welke, net als *Shigella spp*, ernstige complicaties zoals ARDS en HUS, zelfs met dodelijke afloop kunnen geven.

Voedselvergiftiging kan via twee mechanismen diarree veroorzaken: ten eerste doordat een reiziger voedsel eet met daarin een toxine dat door bijvoorbeeld *S. aureus, Cl. perfringens* of *B. cereus* wordt geproduceerd. In dit geval treedt de diarree zeer snel, meestal binnen zes uur, op en treft allen die het besmette voedsel aten. In de tweede plaats kan diaree ontstaan doordat een bacterie uit het voedsel een kortdurende gastro-enteritis veroorzaakt. Dit komt voor bij het eten van schaaldieren die *Vibrio parahaemolyticus* bevatten. In beide gevallen kan de diagnose worden vermoed door het type voedsel en het epidemisch voorkomen.

De incubatietijd en de anamnese kunnen eveneens helpen bij de differentiatie van de verschillende oorzaken van acute diarree. In tabel 14.4 worden deze differentieeldiagnostische overwegingen bij patiënten met diarree uit de tropen weergegeven.

Tabel 14.4 Differentieeldiagnostische overwegingen bij diarree na terugkeer uit de tropen naar incubatietijd en anamnese.

Bell-classificatie	verwekker	incubatietijd	duur	anamnese
met koorts en bloederige ontlasting	Salmonella spp Shigella spp Campylobacter spp	8-48 u 24-72 u 24-72 u	5-7 dg 2-20 dg 2-7 dg	braken epidemisch kip-buikkramp
met koorts, zonder bloederige ontlasting	Salmonella spp Shigella spp Campylobacter spp Plasmodium falciparum	8-48 u 24-72 u 24-72 u 7-14 dg	5-7 dg 2-20 dg 2-7 dg 5-7 dg	braken epidemisch kip-buikkramp alle patiënten uit de tropen met koorts!
	Schistosoma spp	4-6 wk	1-2wk	contact met zoet water in endemisch gebied
zonder koorts, met bloederige ontlasting	Entamoeba histolytica	2 wk?	jaren	intermitterende diarree, vage buikklachten
	Balantidium coli	dg?	weken	ernstiger dan amoebiasis
zonder koorts of bloederige ontlasting	Staphylococcus aureus Bacillus cereus Vibrio parahaemolyticus E. coli Clostridium perfringens Vibrio cholerae	1-6 u 1-16 u 2-48 u 4-24 u 8-24 u 6 u-5 dg	24 u 24 u 1-3 dg 1-3 dg 7 dg 1-7 dg	braken soms braken schaaldieren 'traveller's diarrhoea' geen braken ernstige dehydratie, rijstwaterfeces
	Giardia intestinalis	14 dg	3dg-?	volumineuze, vettige ontlasting
	Cryptosporidium parvum	2-14 dg	7 dg-weken	wereldwijd, in derde wereld frequenter

Chronische diarree

Chronische diarree na terugkeer uit de tropen kan een frustrerende ervaring zijn voor zowel patiënt als arts. Chronische diarree is per definitie diarree die langer bestaat dan drie weken. We kunnen spreken van chronisch persisterende diarree of van chronisch recidiverende diarree. De eerste vorm bestaat continu, de tweede heeft relatief symptoomvrije intervallen. Als de gebruikelijke en bovengenoemde verwekkers van diarree werden uitgesloten zijn er enkele richtlijnen voor de analyse van patiënten met persisterende diarree na terugkeer uit de tropen.

De anamnese maakt dikwijls al duidelijk of de oorzaak van chronische diarree in de dunne darm of in het colon gelegen is. Er kunnen ook aanwijzingen zijn voor malabsorptie. Waterdunne diarree met onverteerde resten suggereert een oorzaak in de dunne darm. Volumineuze, stinkende, vettige ontlasting die moeilijk door te spoelen is of 'remsporen' in de WC achterlaat wijst op malabsorptie. Kleine hoeveelheden ontlasting, al of niet met bloed en/of tenesmi, wijzen op een oorzaak in het colon. In tabel 14.5 worden de anamnestische aanknopingspunten bij chronische diarree samengevat.

Tabel 14.5 Anamnese bij patiënten met chronische diarree na terugkeer uit de tropen.

geografische anamnese	reisroute, stops
geneesmiddelgebruik	antibiotica
	H_2-blokkers
	protonpompremmers
	steroïden
	immunosuppressiva
immuunstatus	ouderen
oorsprong diarree	HIV (risicogroep)
dikke darm	klein volume, verteerd
	bloederige feces
	purulente mucus
	tenesmi
dunne darm	volumineus, vettig, vloeibaar
	onverteerd, stinkend
	gewichtsverlies

Dunnedarm-diarree en malabsorptie

Bij diarree die in de dunne darm ontstaat, wordt dikwijls malabsorptie gezien met volumineuze, vaak vettige of waterachtige ontlasting met dikwijls een opgeblazen gevoel en stinkende (nachtelijke) flatus. In tabel 14.6 worden de verwekkers van chronische diarree uit de tropen met een oorzaak in de dunne darm en malabsorptie samengevat. Er is zelden een bacteriële verwekker verantwoordelijk.

De meest voorkomende verwekker van dunnedarm-diarree is *Giardia intestinalis*. Giardiasis uit zich door vage buikklachten en wisselende diarree die kan variëren van volumineuze, stinkende, vettige ontlasting tot zeer frequente waterdunne diarree. De diarree kan intermitterend zijn. Niet zelden is er geen diarree en is de enige uiting van de aandoening voedingsdeficiëntie en gewichtsverlies. Minder vaak wordt de vissenlintworm, *Diphyllobotrium latum*, een *Coccidium*, *Isospora belli* of een massale infestatie met *S. stercoralis* gevonden.

Een regelmatig vastgestelde verwekker is *Cryptosporidium parvum*. Deze komt zeer wijdverbreid voor en is verantwoordelijk voor een langdurige en ernstige diarree bij kinderen en veroorzaakt diarree bij patiënten met AIDS. Cryptosporidiose veroorzaakt echter ook een self-limiting diarree bij reizigers, die enkele weken kan aanhouden. De aandoening heeft een relatief lange incubatietijd en kan derhalve nog enige tijd na terugkeer uit de tropen optreden. De diagnose wordt gesteld door het aantonen van oöcyten in de ontlasting door middel van een gemodificeerde Ziehl-Neelsen-kleuring na concentratie.

Dikwijls blijft de oorzaak van dunnedarm-diarree of malabsorptie ondanks uitvoerig onderzoek duister. *Tropische spruw* of het *postinfectieus tropisch malabsorptiesyndroom* veroorzaakt waterige of vettige, volumineuze stinkende diarree. Het treedt op na een meestal langdurig verblijf in India, Zuidoost-Azië en, in mindere mate, Zuid-Afrika en Zuid-Amerika. De malabsorptie is dikwijls een oorzaak van foliumzuur- en uiteindelijk zelfs vitamine-B12-deficiëntie, evenals van andere tekorten, zoals calcium met als gevolg botontkalking. De diagnose wordt gesteld door het aantonen van villusatrofie of verminderde villushoogte in een biopt van het slijmvlies van het duodenum. Anders dan in het verleden werd aangenomen gaat het bij tropische spruw en 'postinfectieuze malabsorptie' om dezelfde aandoening. Het kan soms zeer moeilijk zijn om deze aandoening te differentiëren van coeliakie. Doxycycline, gecombineerd met foliumzuur, geneest tropische spruw in tegenstelling tot coeliakie, die slechts reageert op een glutenvrij dieet. Zo wordt de diagnose *ex juvantibus* gesteld.

Infectieuze diarree wordt nogal eens gevolgd door een *secundaire lactose-intolerantie*. Een lactosetolerantietest, bij voorkeur door middel van een H_2-ademtest, kan deze diagnose bevestigen. Niet alleen de biochemische bevindingen, maar ook een typische reactie op de test met een opgeblazen gevoel in de buik en diarree zijn argumenten voor de diagnose.

Tabel 14.6 Oorzaken van chronische diarree na terugkomst uit de tropen: dunne darm en malabsorptie (tussen haakjes de verwekkers die minder vaak voorkomen).

infectieuze oorzaken	
bacteriën	Salmonella spp
	(enteropathogene E. coli)
	bacteriële overgroei
parasieten	Giardia intestinalis
	Cryptosporidium parvum
	(Isospora belli)
	(Strongyloides stercoralis)
	(Diphyllobothrium latum, 'vissenlintworm')
niet-infectieuze oorzaken	postinfectieuze darmaandoening
	postinfectieuze tropische malabsorptie
	secundaire lactose-intolerantie
	coeliakie
	inflammatoire darmaandoening, (ziekte van Crohn)

Dikkedarm-diarree

Chronische bloederige diarree ontstaat vrijwel altijd in het colon. Ook frequente ontlasting met kleine hoeveelheden, al of niet met tenesmi, wijst op een oorzaak in het colon. De oorzaken van dikkedarm-diarree worden samengevat in tabel 14.7.

Tabel 14.7 Oorzaken van chronische diarree uit de tropen: dikke darm (tussen haakjes de verwekkers die minder vaak voorkomen).

infectieuze oorzaken	
bacteriën	*Campylobacter spp*
	Yersinia enterocolitica
	(*Salmonella spp*)
	(*Mycobacterium tuberculosis*)
	Clostridium difficile (na antibioticagebruik)
parasieten	*Entamoeba histolytica*
	(*Balantidium coli*)
	Schistosoma mansoni (-japonicum)
	(*Trichuris trichiura*)
niet-infectieuze oorzaken	postinfectieus irritabel colon syndroom
	inflammatoire darmaandoening, (ziekte van Crohn, colitis ulcerosa)
	diverticulitis
	chronische idiopathische diarree
	coloncarcinoom

De belangrijkste oorzaak van chronische bloederige diarree zonder koorts is amoebiasis. Darmamoebiasis veroorzaakt meestal een chronische colitis en verloopt dikwijls met exacerbaties en remissies. De ontlasting bevat niet altijd bloed. De diagnose kan worden gesteld door verse (binnen een halfuur onderzocht!) feces in een 2% eosine-oplossing te onderzoeken bij geringe vergroting. Met het microscopisch onderzoek van de feces kan geen onderscheid worden gemaakt tussen de cysten van *Entamoeba dispar*, die apathogeen is, en *Entamoeba histolytica*, die klinische verschijnselen geeft. Door middel van een polymerasekettingreactie-test op uit de feces gekweekte trofozoïeten kan dit onderscheid wel worden gemaakt. Ook een uitschraapsel uit een ulcus in rectum of sigmoïd heeft een hoge opbrengst. Serologisch onderzoek heeft bij intestinale amoebiasis door *E histolytica* wellicht meer zin dan tevoren werd aangenomen. Ook chronische schistosomiasis door *S. mansoni* en *S. japonicum* alsmede een infestatie met *Trichuris trichiura* kunnen bloederige diarree veroorzaken; de laatste vooral bij kinderen. *Balantidium coli* komt minder vaak voor en balantidiasis lijkt klinisch op amoebiasis, maar kan ernstiger verlopen, met meer complicaties zoals perforatie of bloedingen.

Chronische bacteriële (entero)colitis kan soms weken duren, zoals bij *Campylobacter spp*, maar een beloop dat maanden duurt is zeldzaam. Wellicht komt een infectie met *Yersinia enterocolitica* in de tropen vaker voor dan in het verleden werd aangenomen. Deze verwekker wordt wel gezien als een oorzaak van chronische diarree als importziekte bij kinderen.

▶ NIET-INFECTIEUZE OORZAKEN VAN DIKKEDARM-DIARREE

Een belangrijke niet-infectieuze oorzaak van chronische bloederige diarree is de eerste uiting van een inflammatoire darmaandoening, zoals colitis ulcerosa of de ziekte van Crohn. Deze was wellicht al inactief aanwezig, maar werd mogelijk geïnduceerd door een infectieuze diarree. Men moet zich realiseren dat diverse belangrijke parasitaire en bacteriële (entero)colitiden een endoscopisch beeld kunnen vertonen dat bedrieglijk veel op dat van een inflammatoire darmaandoening kan lijken en dat niet zelden ten onrechte de diagnose colitis ulcerosa, of zelfs de ziekte van Crohn wordt gesteld terwijl in feite sprake is van een infectieuze enteritis. Beruchte voorbeelden hiervan zijn infestaties met *Entamoeba histolytica*, *Strongyloides stercoralis*, *Salmonella spp*, *Yersinia* en *Campylobacter spp*, alsmede tuberculose. Indien in zulke gevallen glucocorticosteroïden worden voorgeschreven kan dit desastreuze gevolgen hebben, zelfs met dodelijke afloop.

Ten slotte kunnen klachten van diarree gedurende de reis of na terugkeer een gevolg zijn van een ziekte die al aanwezig was voordat de patiënt naar de tropen vertrok, zoals diverticulose, colitis of een coloncarcinoom. Vooral nu een toenemend aantal bejaarden reizen naar de tropen onderneemt, zullen deze oorzaken van diarree moeten worden overwogen.

Uiteraard is de lijst van aandoeningen bij reizigers uit de tropen met diarree niet compleet, maar deze dient als leidraad en illustratie bij het onderzoek van dergelijke patiënten. In tabel 14.8 wordt het aanvullend en laboratoriumonderzoek bij patiënten met chronische diarree na terugkeer uit de tropen vermeld.

De diagnostiek van tropische darminfecties is niet bijzonder ingewikkeld, maar evenals bij koorts blijft na terugkeer uit de tropen de belangrijkste pijler van de diagnostiek de koppeling van de klacht van de patiënt met een bezoek aan de tropen (hoe langgeleden ook).

▶ 14.4 Importziekten met jeuk en/of ulceratie

Frequenter nog dan koorts en diarree komen huidafwijkingen meegebracht uit de 'tropen' voor. Bij de meeste mensen geven deze slechts geringe klachten en gaan spontaan over, maar bij enkelen worden de afwijkingen hinderlijk en chronisch. De klachten centreren zich over het algemeen rond jeuk en ulceraties en kunnen het gevolg van infecties, insectenbeten en parasitaire infestaties zijn.

Tabel 14.8 *Laboratoriumonderzoek bij chronische diarree na een verblijf in de tropen.*

dunne darm			
fecesonderzoek		kweek	*Campylobacter jejuni*
			Salmonella spp
		larvenkweek	*Strongyloides stercoralis*
		microscopie	*Giardia intestinalis*-cysten
			Cryptosporidium parvum
			wormeieren, larven, trofozoïeten
		immunologische methoden	*Giardia intestinalis*
		3 × 24-uurs-aspect, gewicht, vet	malabsorptie
serologisch onderzoek			HIV
			Strongyloides stercoralis
functietests:			
H$_2$-ademtest		lactose	lactasedeficiëntie
suikerabsorptietest		glucose	bacteriële overgroei, coeliakie
duodenoscopie		kweek	*Salmonella* spp
(inclusief biopsie)		microscopie	*Giardia intestinalis*
			Cryptosporidium parvum
			villusatrofie
		(disacharidasebepaling)	disacharidasedeficiëntie
dikke darm			
fecesonderzoek		kweek	*Campylobacter jejuni*
			Salmonella spp
		toxine	*Clostridium difficile*
		microscopie	*Entamoeba histolytica*
			cysten, wormeieren, trofozoïeten
		immunologische (EIA, PCR) methoden	*Entamoeba histolytica*
sigmoïdoscopie		ulcusslijm	*Entamoeba histolytica*
		biopsie	*Entamoeba histolytica*
			Schistosoma spp
colonoscopie (colonfoto)			inflammatoire darmaandoening, diverticulitis, maligniteit
serologisch onderzoek			*Schistosoma* spp

▶ JEUK

Jeuk kan zowel gegeneraliseerd als gelokaliseerd voorkomen. De gelokaliseerde jeuk is vaak het gevolg van een insectenbeet of een larveninfestatie. De insectenbeet wordt het meest gezien, maar ook myiasis[1], tungiasis[2] en vooral 'creeping eruptions' komen steeds meer voor.

---

1 Myiasis: infestatie door vliegenlarven.
2 Tungiasis: infestatie door het bevruchte insectenwijfje van Tunga penetrans.

Gegeneraliseerde jeuk kan veroorzaakt worden door insectenbeten, maar ook door parasieten, vlooien, luizen, scabiës en wormen. Urticaria kunnen geïnduceerd worden door intestinale parasieten, maar ook door bacteriële en virale infecties. Jeuk door een opgelopen hepatitis mag natuurlijk niet over het hoofd worden gezien. Soms is er een gegeneraliseerde uitslag die zowel jeukend, brandend als pijnlijk kan zijn en zich kan manifesteren als een erythematopapuleuze eruptie, als een erythema multiforme of als een erythema nodosum met of zonder arthralgia. Veelvoorkomend is de branderige jeuk ten gevolge van asteatosis[1] van de huid. Frequent douchen tijdens tropenbezoek en daarna terug in Nederland is daar vaak de oorzaak van. Gebruik van detergentia zal deze jeuk alleen maar verergeren.

▶ ULCERATIES

Ulceraties kunnen het gevolg zijn van opengekrabde insectenbeten, die vervolgens zijn geïnfecteerd met streptokokken, stafylokokken en een enkele keer door fuso- of corynebacteriën. Zulke wondjes zijn over het algemeen pijnlijk.

De ulceraties kunnen ook het gevolg zijn van infecties met *Leishmania*, *Treponema spp*, mycobacteriën, rickettsia, of schimmels. Deze afwijkingen zijn over het algemeen niet erg pijnlijk. Ulceraties ten gevolge van seksueel overdraagbare aandoeningen, herpes, syfilis, ulcus molle, lymfogranulomen venereum of donovaniosis worden hier niet besproken.

Figuur 14.2 geeft een leiddraad voor de diagnostiek bij jeuk.

▶ GELOKALISEERDE JEUK

Persisterende insectenbeet
De persisterende insectenbeet wordt als oorzaak van een gelokaliseerde jeuk het meest gezien, vooral op de onbedekte lichaamsdelen, het gelaat en de extremiteiten, en heeft meestal het aspect van een geëxcorieerde, soms licht ulcererende prurigopapel. Deze kan verdwijnen zonder terug te komen – het natuurlijke beloop – maar kan ook tijdelijk verdwijnen om dan weer terug te komen, schijnbaar zonder reden, soms maanden na de initiële beet. Een enkele keer kan een contact met een insect met soortgelijke antigene determinanten als die van het oorspronkelijk oorzakelijke insect de opvlamming veroorzaken.

De diagnose kan met een biopt worden ondersteund. De histopathologie van een persisterende insectenbeet is identiek aan die van een recente: een dicht inflammatoir infiltraat dat zich diep, soms zelfs tot in het subcutane vet uitbreidt. Het infiltraat bestaat uit mononucleaire cellen met verspreid eosinofiele leukocyten en plasmacellen.

1 Asteatosis: droogte van de huid ten gevolge van verwijderen van het natuurlijke vet.

Figuur 14.2 Differentiële diagnostiek bij huidafwijkingen uit de tropen met jeuk.

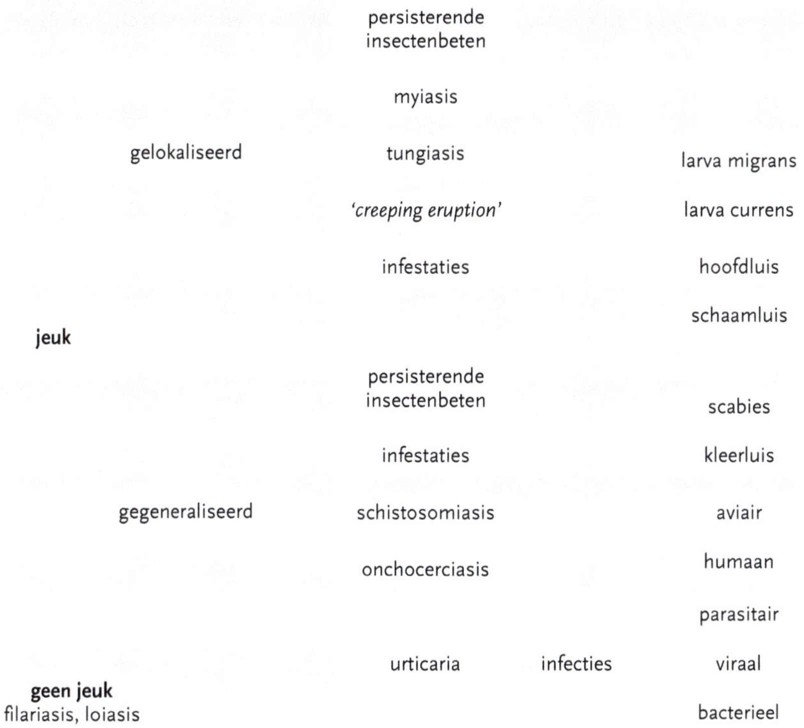

		persisterende insectenbeten	
		myiasis	
	gelokaliseerd	tungiasis	larva migrans
		'creeping eruption'	larva currens
		infestaties	hoofdluis
			schaamluis
jeuk			
		persisterende insectenbeten	scabies
		infestaties	kleerluis
	gegeneraliseerd	schistosomiasis	aviair
		onchocerciasis	humaan
			parasitair
		urticaria infecties	viraal
geen jeuk filariasis, loiasis			bacterieel

Myiasis

Als myiasis zich presenteert, leidt dit vaak tot opschudding en paniek: 'Er beweegt iets onder mijn huid'. Myiasis wordt veroorzaakt door larva van insecten als *Dermatobia*, *Cordylobia* en *Chrysoma*.

De aandoening ziet eruit als een furunkel, maar is niet zo pijnlijk, soms wel wat gevoelig en kan jeuken. Bewegingen van de larve worden soms gevoeld. Hij kan zichtbaar zijn in de porus, waar hij door ademt. Door afsluiten van de opening, bijvoorbeeld door vaseline, komt de larve vaak naar buiten. De Zuid-Amerikaanse *Dermatobia* wordt meestal op het hoofd of op onbedekte huiddelen aangetroffen. De vlieg legt haar eitjes op de onderzijde van bladeren van bomen en struiken en op andere insecten. De Afrikaanse soorten hebben een voorkeur voor wasgoed dat te drogen hangt. De laesies bevinden zich dan ook onder de kleren. De *Dermatobia hominis* heeft een lijf bedekt met 'weerhaakjes', de Afrikaanse soorten zijn glad.

Tungiasis

Tungiasis of 'jiggers' wordt veroorzaakt door vrouwelijke zandvlooien (*Tunga penetrans*), die na te zijn bevrucht de zachte huid van de voet (hoger kunnen ze niet springen) penetreren om zich daar te nestelen en de eieren in hun achterlijf uit te broeden. De aandoening jeukt enorm, vooral als de eieren 'rijp' zijn. Op de huid tussen de tenen, tussen teen en voetzool of langs de voetrand kan men dan een rood papeltje zien met centraal een zwart puntje (het achterlijf van de vlo).

Larva migrans
Een 'creeping eruption', veroorzaakt door de mijnworm van honden en katten (*Ancylostoma caninum* en *brasiliense*) is in het begin slechts een urticariële laesie op de plaats van invasie, die als een muggenbeet imponeert en gemakkelijk over het hoofd kan worden gezien. Echter al snel na de penetratie begint de larve te migreren op zoek naar een bloedvat om binnen te dringen. Omdat de larve bij de verkeerde gastheer terechtgekomen is, heeft hij niet de juiste enzymen en adhesiemoleculen om in de dermis te geraken en is gedoemd om enkele dagen tot weken, zelfs maanden te zwerven. De larve kruipt zonder duidelijke richting en veroorzaakt een grillige patroon, een serpingineus gewirwar van 'lineaire' urticariële laesies met secundair krabeffecten. De laesies bevinden zich gewoonlijk op de voeten, billen, genitaal gebied, onderbuik en borsten. Het zijn die plaatsen die met de ontlasting van de besmette honden en katten in contact zijn geweest, direct via de grond, of indirect via zwemkleding of badhanddoeken die op de grond hebben gelegen.

Larva currens
Larva currens, wordt veroorzaakt door de larve van *Strongyloides* die, komend uit het rectum, de huid in de anale regio penetreert en dan migreert. Hij doet dit gewoonlijk in een min of meer rechte lijn tot hij een bloedvat vindt. De laesie is gewoonlijk korter en vluchtiger dan die van de larva migrans. De aandoening komt over het algemeen intermitterend voor en kan zelfs tientallen jaren na de initiële infectie nog optreden. De larven en eieren kunnen soms in de ontlasting worden aangetoond, maar vaak zijn concentratiemethoden nodig. Er kan eosinofilie gevonden worden; de serologie is vaak positief.

Infestaties
Geïsoleerde jeuk op het hoofd wordt nog wel eens veroorzaakt door hoofdluis; in de oksels en het genitale gebied door schaamluis. De luizen kunnen met het blote oog of een loep gezien worden, soms niet de luis zelf maar wel de neten die aan de haren verkleefd zitten.

▶ GEGENERALISEERDE JEUK

Persisterende insectenbeten
Persisterende insectenbeten (papular urticaria, prurigo parasitaria) manifesteren zich ook als multipele geëxcorieerde papeltjes. De laesies kunnen ge-

ruime tijd blijven bestaan om dan in remissie te gaan en eventueel later plotseling de kop weer op te steken. Soms is de aandoening klinisch vrijwel niet de onderscheiden van prurigo nodularis. De histopathologie is echter specifiek en identiek aan die van een verse insectenbeet.

Infestaties
Scabies wordt helaas nog vaak gemist, omdat bij een goede lichaamshygiëne de aandoening atypisch kan zijn, maar vooral omdat er vaak niet aan gedacht wordt. Toch zijn op de voorkeurslokalisaties meestal wel afwijkingen te vinden, tussen de vingers, aan de binnenzijde van de polsen, in de navel, in de bilspleet en aan de geslachtsdelen, vooral bij de man. Ervaren onderzoekers kunnen in de gangetjes de mijt of eieren vinden. Dit is bewijzend voor de infestatie. Histopathologie is non-specifiek wanneer niet precies een gangetje met een mijt, een nymf of een ei wordt gebiopteerd, en toont dan slechts een inflammatoir infiltraat met plasmacellen en eosinofielen, bijna als bij een insectenbeet.

Kleerluis is zeldzaam geworden maar komt nog wel een enkele keer voor. De luizen kunnen gezien worden aan de omgeslagen randen van ondergoed.

Schistosomiasis
Schistosomiasis wordt als zwemmersjeuk regelmatig gezien. De slachtoffers presenteren zich met een fijn papuleuze, jeukende uitslag die enkele uren tot dagen na het zwemmen in geïnfecteerd water kan optreden. Een enkele keer ontstaan speldenknopgrote hemorragische maculae (het aspect van petechiën), die kunnen ulcereren. De jeuk is over het algemeen na drie dagen het ergste en verdwijnt binnen enkele weken.

De aandoening wordt meestal veroorzaakt door de cercariae (staartlarven) van vogelschistosomen en een enkele keer door het humane type. Bij het humane zoöfiele type kunnen na 3-4 weken urticaria en angio-oedeem voorkomen. Dit laatste kan een onderdeel zijn van het Katayama-syndroom, dat bestaat uit koorts, hoofdpijn, hoesten, overgeven en lymfadenopathie. Lever- en miltvergroting komen voor. Er is vaak een forse eosinofilie van het perifere bloed. Dit komt vooral voor bij infecties met *S. japonicum*, maar ook bij de milder verlopende infecties met *S. mansoni* en *haematobium*. Serologie kan positief zijn.

Een late bevinding kunnen kleine huidkleurige papeltjes zijn, anogenitaal gelegen. Histopathologisch kan dan een granuloom gezien worden, dat gelegen is rond een ei.

Onchocerciasis
Onchocerciasis wordt veroorzaakt door een worm (*Onchocerca volvulus*), een filaria die door een 'black fly' (*Simulium spp*) wordt overgebracht. De incubatietijd is lang, minstens zes maanden tot 2-3 jaar en soms zelfs langer. De

patiënt klaagt over een ernstige jeuk die het normale functioneren en de nachtrust belemmert. In het begin hoeft er op krabeffecten en enkele kleine papeltjes na niet veel te zien te zijn, later ontstaat ten gevolge van krabben lichenificatie. Dit kan vrij extreem zijn, de huid voelt stug en geïnfiltreerd aan, wordt daarbij droog en verliest later elasticiteit. Er kan zowel hypo-, hyper- als depigmentatie gezien worden, met en zonder erytheem. Deze pigmentverschuivingen treden meestal het eerst op aan de scheenbenen. De diagnose wordt gesteld door middel van een 'skin snip'. Een huidstukje wordt gedurende 30 minuten in een fysiologisch-zoutoplossing gelegd en daarna onder de microscoop bekeken. De test is positief wanneer microfilaria worden gezien (komend uit het huidstukje). Wanneer deze test negatief is en het klinisch beeld of de anamnese zeer suspect, kan een Mazotti-test gedaan worden. Onder supervisie (cave anafylactische shock) wordt 50-100 mg diëthylcarbamazine (DEC) gegeven. Bij een positieve test ontwikkelt zich binnen een paar uur een ondragelijke jeuk.

Een enkele keer kan de volwassen worm in zogenaamde onchonoduli worden gevonden. Deze noduli zijn soms palpabel boven uitstekende beenderen (bekkenkam). Een laat verschijnsel van onchocerciasis, naast de 'luipaardhuid', is de afhangende liesplooi die optreedt ten gevolge van verlies van elasticiteit. Er is meestal eosinofilie; serologie kan bij de diagnose behulpzaam zijn. Echter een positieve serologie betekent lang niet altijd een actief proces.

Urticaria
Urticaria, ontstaan na een bezoek aan de tropen, kunnen een groot aantal oorzaken hebben. Vaak worden die niet achterhaald en zijn de urticaria passagère. Ontlastingonderzoek kan nuttig zijn omdat intestinale parasieten maar ook bacteriële infecties (*Salmonella, Shigella, Yersinia*) de veroorzakers kunnen zijn. Intestinale parasieten worden als oorzaak vaak overschat. Ook virale infecties, in het bijzonder hepatitis, kunnen als een eerste symptoom urticaria geven. Soms gaan de urticaria in erythema multiforme(EEM)-achtige laesies over of treedt erythema nodosum met of zonder koorts en met of zonder arthritis en/of lymfadenitis op.

▶ BELANGRIJKE AANDOENINGEN ZONDER JEUK

Filariasis en loiasis
Twee niet-jeukende maar toch belangrijke infestaties met huidverschijnselen. Filariasis wordt veroorzaakt door *Wuchereria bancrofti*. De incubatietijd is 5-15 maanden. Een vroege infectie wordt gekenmerkt door een lymfangitis en 'pitting' oedeem van genitaliën en extremiteit(en). Kenmerkend maar niet altijd opvallend is dat het geen opstijgend maar een descenderend lymfoedeem is. Het begint proximaal, in het bovenbeen bij de lies. In het begin zijn er vaak 'aanvalletjes' die gepaard gaan met enige temperatuurverhoging

en lichte malaise. Een enkeling heeft urticaria gedurende de incubatieperiode. Vaak wordt er eosinofilie gevonden. Serologisch onderzoek kan bij diagnostiek behulpzaam zijn. Er zijn ook tests voor antigeen in de handel; deze zijn echter nog niet erg betrouwbaar. Microfilaria kunnen soms 's nachts in het perifere bloed worden aangetroffen. Late effecten zijn extreem 'non pitting' lymfoedeem van de extremiteiten, genitaliën (dit kan bizar zijn) en soms van de mammae. Onderbenen en voeten kunnen noduli en verruceuze elementen vertonen met een ruwig geplooide huid, de zogenoemde 'mossy foot'. Dit lymfoedeem is niet te onderscheiden van het lymfoedeem dat optreedt bij het Kaposi-sarcoom, bij chromomycose of podoconiosis (Price's disease), een lymfeobstructie veroorzaakt door silicaten uit vulkanische bodem.

Loiasis wordt veroorzaakt door de nematode Loa loa. De patiënt komt met de klacht dat hij boven gewrichten en oppervlakkige botdelen voorbijgaande, over het algemeen symptoomloze, zwellingen heeft, zo'n 10 centimeter in diameter (Calabar-zwelling). Men neemt aan dat deze zwelling door de migrerende worm wordt veroorzaakt, sommigen denken aan een soort angio-oedeem, maar het mechanisme is zeker niet duidelijk. Soms wordt er een oogpassage gezien die 10-30 minuten duurt; de worm kan dan in de conjunctiva worden gezien. Microfilaria kunnen in het bloed gevonden worden; hun vorm differentieert hen van andere microfilaria. Serologie kan positief zijn bij langer bestaande infecties. De aandoening wordt een enkele keer als toevalsbevinding gediagnosticeerd.

▶ ULCERATIES

Ulceraties kunnen indolent zijn, pijn doen of jeuken. Figuur 14.3 geeft een leidraad tot diagnose.

Pijnlijke ulceraties
Pijnlijke ulceraties zijn meestal gesuperinfecteerde insectenbeten of krabeffecten en een enkele keer kleine traumata. De infectie wordt meestal veroorzaakt door stafylokokken of streptokokken. Onder vochtige, warme tropische omstandigheden worden wondjes gemakkelijk geïnfecteerd. Naast bovengenoemde bacteriën wordt vaak *Pseudomonas* aangetroffen, maar ook *Enterobacter*. De laesies zijn doorgaans gelokaliseerd op de extremiteiten, vooral onderbenen; een locus minoris resistentiae door de aanwezigheid van vaak subklinisch oedeem. De defecten zijn meestal ondiep met of zonder suppuratie, omgeven door een rode, pijnlijke zwelling. Soms ontstaan satellietlaesies. Een kweek kan de therapie leiden.

Het ulcus tropicus is een fagedeen ulcus (destructief necrotisch), dat geïnitieerd en onderhouden wordt door een interactie tussen verschillende bacteriën, anaërobe fusobacteriën en *Treponema vincentii*. Mogelijk zijn bacteriële toxinen bij de vorming van het ulcus betrokken. Het geneest over het

Figuur 14.3 Differentiële diagnostiek bij huidafwijkingen uit de tropen met ulceraties.

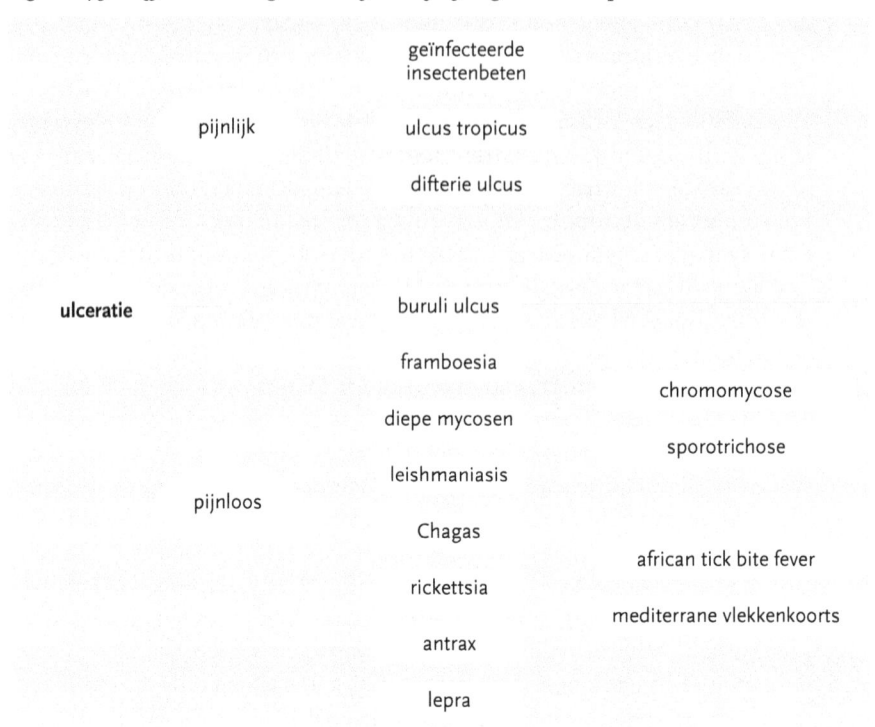

	geïnfecteerde insectenbeten	
pijnlijk	ulcus tropicus	
	difterie ulcus	
ulceratie	buruli ulcus	
	framboesia	
		chromomycose
	diepe mycosen	
		sporotrichose
	leishmaniasis	
pijnloos		
	Chagas	
		african tick bite fever
	rickettsia	
		mediterrane vlekkenkoorts
	antrax	
	lepra	

algemeen spontaan, maar kan plotseling groter worden. Een kweek kan de diagnose ondersteunen. Het noma is ook zo'n fagedeen ulcus.

Een enkele keer wordt een difterie-ulcus gezien. Dit is een rafelig ulcus met een ondermijnde rand, met het typische grijsbruine adherentie-'difteriemembraan' gelegen over het exsudaat. De regionale lymfeklieren zijn vergroot. Een kweek bevestigt de diagnose.

Pijnloze ulcera
Een Buruli-ulcus (*Mycobacterium ulcerans*) mag niet gemist worden, omdat dit moeilijker behandelbaar wordt naarmate het langer bestaat. De enige therapie is namelijk excisie. Het is nu bij niet-HIV-geïnfecteerden in rangorde na tuberculose en lepra de derde mycobacteriële infectie. Na de inoculatie ontstaat 1-2 maanden later een papel of nodus, met slechts geringe tekenen van ontsteking. De laesie is meestal niet pijnlijk. Na een paar weken wordt fluctuatie voelbaar en begint de ulceratie. Het ulcus is dan necrotisch met een ondermijnde rand. Later krijgt de bodem een meer rood, granulerend aspect, maar geneest niet en de wond wordt gaandeweg groter. De diagnose wordt gesteld op het klinische aspect en op een biopsie net buiten het ulcus genomen, waar de bacteriën in kunnen worden gevonden. Een PCR op deze bacteriën is verkrijgbaar en zeer gevoelig. Kweken kan ook.

Een andere pijnloze ulceratie die net als het Buruli-ulcus en sommige diepe mycosen kan ontstaan na contact met een geïnfecteerde omgeving zoals rottend hout, takjes of doornen is framboesia. De primaire laesie in framboesia (veroorzaakt door *T. pallidum ssp pertenue*) is een makkelijk bloedende, op framboos lijkende papel of nodulus, met gelig beslag. De laesie geneest in een paar weken spontaan met achterlating van een atrofisch litteken en een positieve luesserologie. Deze serologie kan niet van die van lues worden onderscheiden. Veel ex-framboesiapatiënten worden daarom als syfilispatiënten behandeld. Onbehandeld kan de primaire framboesia overgaan in secundaire, met uitgebreide ulceraties over het gehele lichaam, die eruit kunnen zien als de primaire laesie maar ook als ronde geïmpetiginiseerde erosies. Condylomata lata kunnen in de plooien voorkomen en zijn niet van die van syfilis te onderscheiden. Tertiaire framboesia wordt als importziekte niet gezien.

Diepe mycosen
Diepe mycosen worden met de komst van HIV vaker gezien. De typisch opportunistische, aan HIV gelieerde mycosen, cryptococcose en histoplasmose zullen hier niet worden besproken, evenmin als de vrijwel alleen in Zuid-Amerika voorkomende lobomycose veroorzaakt door *Lacazia loboi*.

Chromomycose[1], ook wel chromoblastomycose genoemd, is een diepe mycose die meestal aan de extremiteiten voorkomt; papels, noduli en plaques die een verrukeus aspect kunnen hebben. De extremiteit kan oedeem vertonen. De diagnose wordt gesteld op het klinische aspect en biopten waar de verwekker, species van de gepigmenteerde Fonsacecaea-familie, in gezien kan worden. Kweken kunnen ook behulpzaam zijn bij de diagnose.

Sporotrichose geeft eerst een pijnloze rode zwelling, die later gaat ulcereren. De ulceratie bestaat uit granulatieweefsel met crypten en crustae. Het ulcus is bedekt met een kleverig beslag en wordt omgeven door een rode opgeworpen rand. Gewoonlijk worden er in het van het ulcus afgenomen materiaal geen schimmeldraden gevonden. Deze worden wel gezien in een biopsie van de rand. De verwekker is *Sporothrix schenckii*. De lymfeklieren langs de afvoerende lymfebanen zijn vergroot. Deze kunnen na enige tijd gaan fluctueren, suppureren en nieuwe ulceraties vormen. Zo'n verspreiding noemt men sporotrichoïd. Was dit vroeger vrijwel diagnostisch, nu kan dit ook gezien worden bij mycobacteriële infecties met *M. marinum* of *avium*, bij nocardiosis en bij leishmaniasis, vooral wanneer HIV in het spel is.

Leishmaniasis
Leishmaniasis is een aandoening die de laatste jaren steeds vaker als importziekte wordt gezien. De initiële laesie ontstaat na een beet van een zandvlieg (*Phlebotomus* in de Oude Wereld, *Lutzomyia* of *Psychodopygas* in de

---

1 Een dermatitis verrucosa, veroorzaakt door gepigmenteerde schimmels.

Nieuwe Wereld). Het oorzakelijke agens is een species van het geslacht *Leishmania*. Vier hoofdspecies worden onderscheiden in Eurazië en Afrika: *L. tropica*, *L. major*, *L. aethiopica* en *L. donovani* en twee in Latijns-Amerika: *Viannia brasiliensis* en *L. mexicana*[1]. Deze laatste twee bestaan ieder weer uit ten minste vier subspecies.

Hoewel iedere species in principe alle klinische manifestaties van de ziekte kan geven, van het spontaan genezende 'tropical sore' tot kala-azar (viscerale leishmaniasis) of post-kala-azar-dermale leishmaniasis (PKDL), geven de meeste species toch één bepaalde klinische verschijningsvorm frequenter dan andere. Zo wordt espundia, mucocutane leishmaniasis waarbij de neus 'weggevreten' wordt, in Afrika alleen gezien na een infectie met *L. aethiopica*, terwijl het een probleem is in Zuid-Amerika. Kala-azar wordt vooral gezien in de Oude Wereld (Soedan, Kenia en India) en komt in de Amerika's weinig voor.

Over het algemeen worden in Nederland alleen de ulcererende vormen met of zonder lymfadenitis gezien. Na een incubatietijd van twee weken tot vier maanden ontstaat een erythemateuze papel die gaat ulcereren (vaak lopend in de huidlijnen). Omdat de zandvlieg bij voorkeur lijkt te bijten in enigszins vochtige plaatsen zijn de laesies vaak onder en naast de ogen, mond, neus en oren gelokaliseerd. Veel infecties genezen spontaan, vaak met achterlating van een lelijk litteken, andere gaan over in vegeterende plaques, ulcera of crusteuze laesies. Ook diffuse leishmaniasis en viscerale leishmaniasis (kala-azar) kunnen zich ontwikkelen.

De diagnose is gebaseerd op anamnese en klinisch aspect. Een uitstrijkje of aspiraat, eventueel een biopt kan Leishman-Donovan-lichaampjes te zien geven. Een PCR kan de diagnose ondersteunen en is behulpzaam bij het diagnosticeren van de specifieke verwekker. Dit is belangrijk voor de therapie. Kweek is nog steeds de gouden standaard.

Ziekte van Chagas
De ziekte van Chagas komt in Zuid-Amerika voor en wordt veroorzaakt door *Trypanosoma cruzi*. Na een wantsenbeet (bedbug) ontwikkelt zich na ongeveer vijf dagen een huidlaesie met systemische symptomen. De huidlaesie is een rode macula die overgaat in een nodulus (chagoma) 1-2 cm groot. Deze wordt centraal necrotisch en gaat ulcereren. De laesie geneest in ongeveer drie weken. Er kunnen ook secundaire chagoma's ontstaan die na 1-2 weken genezen. Het meest voorkomende andere symptoom is het teken van Romaña, oedeem van de oogleden na de beet, met afhangend ooglid, vaak asymmetrisch, veroorzaakt door conjunctivitis en ontsteking van de traanklieren. Dit blijft 1-2 maanden bestaan. Oogleden vormen in 80% van de ge-

---

[1] De laatste jaren worden de *Leishmania-species* uit de Nieuwe Wereld onderscheiden in: Viannia, die zich suprapylorisch in de zandvlieg ontwikkelt, en Leishmania, dat dit peripylorisch doet.

vallen de porte d' entrée. Algemene symptomen, vooral bij kinderen, zijn koorts met meningo-encefalitis en myocarditis. Hepatosplenomegalie en een morbiliforme huiduitslag worden soms gezien. De parasiet kan in een dikke druppel worden aangetroffen. Wanneer deze negatief is, is er een complementfixatietest (Machado-Guerreira-test).

Er zijn twee aandoeningen die met een tache noire gepaard gaan en hier genoemd moeten worden. Beide worden veroorzaakt door een *Rickettsia* na een tekenbeet: de mediterrane vlekkenkoorts, ook wel fièvre boutonneuse genoemd, en de recentelijk in de belangstelling komende *African tickbite fever*.

Rickettsiosen
De *African tickbite fever* wordt door *R. africae* veroorzaakt. Na een tekenbeet ontstaat 2-3 dagen later een kleine pijnlijke papel, soms met een enkele vesikel op de top, soms lijkend op een herpes-simplex-laesie. De blaartjes gaan stuk en laten een 5 mm grote laesie zien met centraal een zwarte eschar (korst) en eromheen een erythemateuze aureola. Er is lokale lymfadenopathie met griepachtige verschijnselen, waarbij vooral spierpijn in de nek naast hoofdpijn op de voorgrond staat. Er kan een morbiliforme uitslag te zien zijn. Het beeld is compleet wanneer er ook een afteuze stomatitis optreedt. De diagnose wordt op het klinisch beeld gesteld; de serologie is pas na 3-4 weken positief. Een PCR is ontwikkeld. De aandoening kan in heel sub-Sahara-Afrika worden geacquireerd, maar vooral in zuidelijk en Oost-Afrika, terwijl recentelijk ook patiënten in het Franssprekende gedeelte van West-Indië beschreven zijn.

De door *R. conorii* veroorzaakte mediterrane vlekkenkoorts verloopt meestal heftiger. De lymfeklieren zijn vergroot en pijnlijk. Na 3-4 dagen ontstaat een maculopapuleuze uitslag over het gehele lichaam, vooral aan de benen, soms met purpura. Er is koorts, malaise, hoofd-, buik- en gewrichtspijn, soms verwardheid. De aandoening kan worden opgelopen in het Middellandse-Zeebekken, maar vooral in Noordwest-Afrika. Serologie is beschikbaar, echter pas na één week positief. Kweek is eerder positief, een 'nested' PCR is ontwikkeld.

Anthrax
Anthrax, miltvuur, was vóór de introductie van antibiotica een gevreesde aandoening waaraan 20% van de geïnfecteerden overleed. Tegenwoordig is de cutane aandoening, veroorzaakt door *Bacillus anthracis*, goed te behandelen. Door de korte incubatietijd van 1-2 dagen wordt het als importziekte niet vaak gezien, maar de spore kan worden geïmporteerd met besmet materiaal, huiden, leer, borstels of kwasten uit endemische gebieden. De spore kan lang overleven. De laesies worden vooral gezien op de onbedekte lichaamsdelen, gelaat, onderarmen en hals.

Enkele uren na inoculatie ontstaat jeuk, uren tot enkele dagen later een vlakke erythemateuze papel met centraal een sanguinolent vesikel. De papel wordt groter, de vesikel of bulla gaat stuk en er vormt zich een zwarte eschar, mogelijk omgeven door een krans van blaartjes en pustels (pustula maligna) in een hemorragisch, livide, vast aanvoelend oedemateus gebied. Opvallend is dat de laesie niet pijnlijk is maar jeukt.

Lepra
Lepra is een aandoening die niet onder de jeukende aandoeningen valt. Wanneer ulceratie optreedt, is de aandoening te laat gediagnosticeerd en is er hoogstwaarschijnlijk irreversibele zenuwbeschadiging opgetreden. De diagnose lepra wordt helaas vaak gemist. Door neurologen die een carpaal tunnelsyndroom, een klapvoet of een Bell's palsy diagnosticeren en lepra niet in de differentiële diagnose opnemen; door internisten en reumatologen die de artritis, die bij een van de reactieve vormen van lepra (erythema nodosum leprosum (ENL)) kan optreden, diagnosticeren als seropositieve reuma of seronegatieve artritis; door AIDS-behandelaars die de ziekte niet herkennen als die als immuunreconstitutiesyndroom (IRS) optreedt; en zelfs door dermatologen die bij tuberculoïde of borderline lepra aan allerlei granulomateuze aandoeningen denken, of bij ENL aan een toxicodermie.

Lepra treedt het meest op bij immigranten uit endemische landen, maar kan ook voorkomen bij mensen die een langere of kortere tijd in een endemisch land hebben vertoefd. Ze is zelfs bij toeristen waargenomen. De incubatietijd is over het algemeen lang – 3-5 jaar – maar is tot meer dan 25 jaar beschreven. Een vroege diagnose is belangrijk om blijvende zenuwbeschadiging te voorkomen, iets wat met de huidige effectieve therapieën, mits tijdig gestart, goed mogelijk is.

De door de WHO aangekondigde eliminatie van lepra kan alleen bereikt worden door verandering van definities en telmethoden. De afgelopen jaren zijn meer leprapatiënten gediagnosticeerd dan een decennium geleden. Een complicerende factor bij de diagnose is dat lepra een zogenaamde spectrale ziekte is en meerdere verschijningsvormen kan hebben.

De patiënt kan klagen over prikkelende sensaties in handen of voeten of in een huidlaesie. De huidlaesies zijn bij tuberculoïde lepra gehypopigmenteerd of licht erythemateus. Kenmerkend is dat er gevoelsverlies in de laesie aanwezig is. Dit kan met een watje middels aanraking (niet vegen) worden aangetoond. Bij lepromateuze lepra gaat het om papels, noduli en plaques. Soms is er een diffuse infiltratie. De lepromateuze patiënten tonen zuurvaste staafjes in de huidsmeer. Daartoe wordt weefselvocht uit een sneetje afgenomen en gekleurd. Perifere zenuwen zijn vaak palpabel en vergroot, n. auricularis magnus, n. ulnaris, n. medianus, n. radiocutaneus, n. popliteus lateralis en de n. tibialis posterior. Wanneer deze zenuwen pijnlijk dan wel gevoelig zijn, zou dat op een neuritis kunnen duiden, die tot zenuwbeschadiging kan leiden. Naast klinische symptomen en lichamelijk onderzoek kan een biopt genomen worden. Dit zal bij lepromateuze lepra (multibacillaire lepra) zuurvaste staafjes vertonen, bij tuberculoïde lepra (paucibacillaire lepra) zijn deze vaak afwezig en is een ontstekingsreactie in een zenuwtakje diagnostisch. Er is een serologische test (detecteert het lepraspecifieke fenolisch glycolipide-1), maar deze test is in tuberculoïde patiënten vaak negatief, terwijl die bij gezonde contacten positief kan zijn. Er bestaat ook een intracutane test, de leprominetest, die positief is bij tuberculoïde patiënten, maar negatief bij lepromateuze. De test kan ook positief zijn bij gezonde lepracontacten. PCR-testen zijn ook beschikbaar, maar deze zijn vaak negatief bij tuberculoïde patiënten.

In het bovenstaande werd de differentiële diagnostiek bij importziekten besproken. De drie meest voorkomende presentatievormen van importziekten zijn koorts, diarree en huidafwijkingen, alleen en in combinatie. Afweging van regio van verkrijging, incubatietijd en verschijningsvorm leidt in de meeste gevallen tot de diagnose.

▶ Literatuur

DuPont HL, Steffen R. Textbook of travel medicine and health. 2nd ed. Hamilton: Decker, 2003.
Faber WR, Naafs B. Importdermatologie. 's-Gravenhage: Q.M. Gastmann-Wichers-Stichting, 1995.
Gill GV, Beeching NJ. Lecture notes on tropical medicine. 5th ed. Oxford: Blackwell, 2004.
Jong E (ed.). Travel medicine. The medical clinics of North America. 83, 6. London: Saunders, 1999.
Musher DM, Musher BL. Contagious acute gastrointestinal infections. N Engl J Med 2004;351:2417-27.
Naafs B. Tropical holiday memories. Eur J Dermatol 1999;6:499-505.
Naafs B. Dermatologie in de tropen. Ned Tijdschr Dermatol en Venereol 2004;14:356-63.
Ryan ET, Wilson ME, Kain KC. Illness after international travel. N Engl J Med 2002;347:505-16.
Talhari S, Neves RG. Dermatologia tropical. Rio de Janeiro: Medsi, 1995.
Wilson ME. A world guide to infections. Oxford University Press 1991.

Hoofdstuk 15

ZIEKTEN DIE GEPAARD GAAN MET GEWRICHTSKLACHTEN EN VAATAFWIJKINGEN

F.C. Breedveld

▶ 15.1 Artralgie

Artralgieën kunnen uitingen zijn van inflammatoire, metabole en degeneratieve gewrichtsziekten, mechanische of traumatische gewrichtsaandoeningen, tumoren, aangeboren of verworven houdingsanomalieën, periarticulaire gewrichtsaandoeningen of aandoeningen waarbij psychogene factoren een belangrijke rol spelen. Door een zorgvuldig afgenomen anamnese en lichamelijk onderzoek is het vaak mogelijk te bepalen in welke categorie de klacht hoort.

Allereerst moet worden nagegaan of de pijn ontstaat in gewrichten, in periarticulaire weefsels of in spieren. Bij primair intra-articulaire aandoeningen zal de pijn in de regel worden aangewezen ter hoogte van de gewrichtsspleet, maar de pijn kan ook uitstralen in het verzorgingsgebied van de sensibele zenuw die het gewricht innerveert. De beweeglijkheid van het gewricht is dan vaak beperkt. Pijn die ontstaat bij periarticulaire gewrichtsaandoeningen zoals tendinitis, bursitis of ligamentbeschadiging volgt de anatomische begrenzingen van deze structuren. Mede door het toepassen van provocatietests is het vaak mogelijk precies aan te geven welke structuur de pijn veroorzaakt. Psychogeen bepaalde gewrichtspijnen zijn meestal niet scherp afgrensbaar en zijn gelokaliseerd op verschillende, vaak wisselende plaatsen in het bewegingsapparaat.

Indien de pijn een articulaire oorsprong lijkt te hebben, wordt nagegaan of er sprake is van een inflammatoire of niet-inflammatoire gewrichtsziekte. Een artritis kenmerkt zich door pijn en stijfheid die maximaal is in de ochtenduren. Het gewricht is soms rood, voelt warm aan, en er is een hydrops of een zwelling van het gewrichtskapsel waarneembaar. De differentiële diagnose van artritis wordt in de volgende paragrafen uitgewerkt.

Artralgieën zonder ontstekingsverschijnselen komen voor bij hemochromatose, hemofilie, endocriene ziekten, neuropathie, amyloïdose en bij traumatische veranderingen. De meest voorkomende niet-inflammatoire gewrichtsziekte is artrose. Bij artrose is de pijn maximaal bij het begin van een beweging en na lange inspanningen. Vaak kunnen ter hoogte van de gewrichtsspleet benige zwellingen worden gevoeld.

Het lokalisatiepatroon van artralgieën kan eveneens een aanwijzing zijn voor de diagnose. Pijn in enkele distale interfalangeale gewrichten of in de carpometacarpale gewrichten aan de duimbasis komt veel voor bij artrose, terwijl symmetrische pijn van alle metacarpofalangeale, proximale interfalangeale en metatarsofalangeale gewrichten een inflammatoire artritis suggereert (tabel 15.1).

Tabel 15.1 Oorzaken van artralgie.

intra-articulaire oorzaak	periarticulaire oorzaak
artritis	tendinogeen
hemochromatose	bursitis
hemofilie	ligamentbeschadiging
hypo- of hyperthyreoïdie	myogeen
amyloïdose	

▶ 15.2 Monoartritis

Iedere monoartritis moet worden beschouwd als een infectie tot het tegendeel bewezen is. Vertraagde herkenning van een septische artritis heeft permanente gewrichtsbeschadiging tot gevolg. De in tabel 15.2 genoemde ziekten, waarbij in de regel slechts artritis van één gewricht wordt gezien, kunnen zich soms ook presenteren in verscheidene gewrichten.

▶ ANAMNESE EN LICHAMELIJK ONDERZOEK

Koorts en koude rillingen wekken de verdenking van een bacteriële oorzaak van de artritis. Het onderzoek zal zich tevens richten op het vinden van de porte d'entrée van de infectie en andere infectiehaarden. Recidiverende ontstekingen van het eerste tarsometatarsale gewricht en de aanwezigheid van tofi in bijvoorbeeld de huid of de oorschelp wijzen op jicht.

Artritis bij pseudo-jicht komt meer in grote gewrichten voor en wordt vaak geluxeerd door operaties. Penetrerende verwondingen door bijvoorbeeld doornen van planten worden niet altijd spontaan gemeld. Corticosteroïdgebruik verhoogt de kans op aseptische botnecrose. In tabel 15.2 wordt een opsomming gegeven van de mogelijke oorzaken van monoartritis.

Tabel 15.2 Oorzaken van monoartritis.

- infectie (bacteriën, schimmels)
- aseptische botnecrose
- tumor
- trauma, haemarthros, vreemd lichaam in gewricht
- synoviitis villonodularis pigmentosa
- jicht, pseudo-jicht
- osteochondritis dissecans
- begin van polyartritis

▶ AANVULLEND ONDERZOEK

– Analyse van synoviaal vocht: normaal synoviaal vocht is viskeus en helder. Het bevat ≤ 500/mm³ leukocyten. Bij traumatische gewrichtsaandoeningen kan het synoviale vocht hemorragisch zijn. Bij artritis is de synoviale vloeistof waterig en troebel en bevat zij > 3000/mm³ leukocyten. Bij een septische artritis kan de leukocytenconcentratie zeer hoog zijn (> 40.000/mm³), voornamelijk als gevolg van een influx van granulocyten. Het bewijs voor een bacteriële infectie wordt geleverd door het aantonen van micro-organismen door middel van Gram-kleuring en kweek van synoviaal vocht. De diagnose jicht wordt gesteld door het aantonen van urinezuurkristallen, kenmerkend voor pseudo-jicht zijn pyrofosfaatkristallen. Onder de polarisatiemicroscoop zien jichtkristallen eruit als naalden, en pyrofosfaatkristallen als luciferdoosjes.
– Bloedonderzoek: een verhoogde bezinking of CRP suggereert artritis. Het serum-urinezuurgehalte heeft voor de diagnose jicht slechts beperkte waarde. De meeste jichtpatiënten hebben weliswaar hyperurikemie, maar van alle mensen met hyperurikemie krijgt slecht een minderheid jicht. Bij verdenking op septische artritis worden ook bloedkweken afgenomen.
– Radiologisch onderzoek: om geringe afwijkingen te kunnen beoordelen wordt bij iedere monoartritis ook een opname gemaakt van het contralaterale gewricht. Zo kunnen ook geringe ossale afwijkingen worden herkend zoals kalkneerslagen in het kraakbeen van patiënten met pseudo-jicht. Een botscan kan nuttig zijn voor het herkennen van ontstekingen in gewrichten die voor lichamelijk onderzoek minder toegankelijk zijn, zoals heup- of intervertebrale gewrichten. Met MRI kunnen anatomische veranderingen zoals laesies en botnecrose worden aangetoond.
– Artroscopie en synoviumbiopsie: dit onderzoek is geïndiceerd indien het bovengenoemde onderzoek geen diagnose oplevert. Het gewricht wordt onderzocht op anatomische veranderingen en de aanwezigheid van vreemde lichamen of losse kraakbeen- of botfragmenten. Verkregen synoviaal weefsel moet worden aangeboden voor zowel histologisch als bacteriologisch onderzoek. Vooral bij infecties veroorzaakt door bijvoorbeeld tuberculose of schimmels zijn kweken van synoviaal weefsel vaker positief dan die van synoviaal vocht.

▶ 15.3 Polyartritis

▶ ANAMNESE EN LICHAMELIJK ONDERZOEK

Belangrijke aanwijzingen voor de differentiële diagnose van polyartritis (tabel 15.3) zijn het lokalisatiepatroon van de artritis en de extra-articulaire symptomen. Een langer dan zes weken bestaande symmetrische ontsteking van de kleine hand- en voetgewrichten in combinatie met ochtendstijfheid is specifiek voor reumatoïde artritis (RA) (tabel 15.10). Artritis in combinatie met klachten van het axiale skelet wijst op spondylitis ankylopoetica en artritis met urethritis of enteritis op reactieve artritis. Een migrerende polyartritis wordt vaak gezien bij acuut reuma of een gonokokkenartritis. Extra-articulaire symptomen bij polyartritis zijn belangrijke gegevens voor de differentiële diagnose (tabel 15.4).

Tabel 15.3 Oorzaken van polyartritis.

bindweefselziekten
- reumatoïde artritis (RA)
- systemische lupus erythematosus (SLE)
- spondylitis ankylopoetica
- mixed-connective-tissue disease (MCTD)
- recidiverende polychondritis
- sclerodermie
- dermatomyositis
- polymyalgia rheumatica
- syndroom van Sjögren

infectieziekten
- viraal (parvo, rubella, hepatitis B)
- bacteriële endocarditis
- gonokokkeninfectie
- Lyme-artritis

acuut reuma
reactieve artritis
syndroom van Reiter

artritis bij chronische inflammatoire darmaandoening

vasculitissyndroom, sarcoïdose

ziekten genoemd in tabel 15.2

▶ AANVULLEND ONDERZOEK

- Serumonderzoek: op reumafactoren (RF): RF zijn aantoonbaar bij 75-85% van de patiënten met RA, in mindere mate ook bij patiënten met andere bindweefselziekten en vasculitissyndromen. Ze zijn ook aantoonbaar bij 1 à 5% van de gezonde personen; bij bejaarden iets vaker. Het aantonen van circulerende reumafactoren geeft alleen steun aan de diagnose RA indien er sprake is van een reële klinische verdenking. Dit betekent in het algemeen dat de test alleen nuttig is indien bij lichamelijk onderzoek een artritis wordt gevonden. De reumafactoren die worden aangetoond met de agglutinatietests (latex, Rose-Waaler) zijn voornamelijk van de IgM-klasse; met behulp van de ELISA kunnen ook IgA-

Tabel 15.4 Extra-articulaire symptomen bij polyartritis en bijpassende diagnose.

	symptoom	diagnose
huid	noduli	RA, jicht
	psoriasis	arthritis psoriatica
	erythema nodosum	sarcoïdose
	erythema marginatum	acuut reuma
	pustels	gonokokkenbacteriëmie
	erythema chronicum migrans	Lyme-artritis
	exantheem	virusinfectie
	roodpaars verkleurde oogleden en huid over de kleine handgewrichten	dermatomyositis
	vlinderexantheem	SLE
	petechiën, urticaria, nailfold lesions	vasculitis
	keratoderma blenorrhagicum, balanitis en urethritis	syndroom van Reiter
	sclerodactylie	sclerodermie, MCTD
oor/neus	ontsteking-misvorming	polychondritis
oog	conjunctivitis	polychondritis, syndroom van Reiter, vasculitis
	iridocyclitis	spondylitis ankylopoetica, sarcoïdose
	droge ogen	syndroom van Sjögren, SLE, RA
long	crico-arythenoiditis	RA
	tracheïtis	polychondritis
	fibrose	RA, SLE, dermatomyositis, sclerodermie, sarcoïdose
	pleuritis	SLE, RA, vasculitis
hart	pericarditis	SLE, RA, vasculitis
	cardiomyopathie	sclerodermie, dermatomyositis
	klepafwijking, endocarditis	acuut reuma, SLE, RA
urogenitaal	nefritis	SLE, vasculitis, polychondritis
	urethritis	syndroom van Reiter
tractus digestivus	oesofagusatonie	sclerodermie
	malabsorptiediarree	ziekte van Whipple, ziekte van Crohn, colitis ulcerosa

en IgG-reumafactoren worden aangetoond. In het serum van patiënten met reumatoïde artritis komen antilichamen voor die reageren met kernmateriaal van mondslijmvliescellen. Door Van Venrooij en medewerkers werd ontdekt dat deze antilichamen reageren met het aminozuur citrulline, dat voorkomt na post-transcriptionele modificatie van arginine door het enzym peptidylarginine deiminase (PAD). Door gebruik te maken van verschillende citrulline-bevattende peptiden en een ELISA-assay kan worden aangetoond dat bij meer dan 80% van de patiënten met reumatoïde artritis deze antilichamen in de circulatie voor-

komen. De specificiteit van anti-CCP (antistoffen tegen cyclisch gecitrulineerd peptide) voor reumatoïde artritis is hoger dan van IgM-RF en daarmee ook de voorspellende waarde dat een patiënt met recent ontstane artritis uiteindelijk reumatoïde artritis zal ontwikkelen. Antinucleaire factoren zijn bijna altijd aantoonbaar bij SLE en MCTD, maar ook frequent bij andere bindweefselziekten. Ook hier geldt dat het uitvoeren van de test alleen nuttig is indien meerdere klinische gegevens wijzen op een bindweefselziekte. Voorts ziet men antilichamen tegen dubbelstrengs DNA bij SLE, antilichamen tegen extraheerbaar kernantigeen bij MCTD, antistreptolysinetiter bij acuut reuma, lysozym/angiotensine-converting-enzyme bij sarcoïdose en CPK/aldolase bij dermatomyositis en vasculitis. Nadere diagnostiek moet worden uitgevoerd naar virale infecties waarbij polyartritis voorkomt (hepatitis B, Epstein-Barr, parvo, rubella) en bacteriële infecties waarna reactieve artritis kan voorkomen.
- Voorts worden kweken van bloed (bacteriële endocarditis, gonokokkemie, septische artritis) en van synoviaal vocht (septische artritis), en een urethra- (Chlamydia) en feceskweek uitgevoerd (*Yersinia, Shigella, Salmonella, Campylobacter*). Laatstgenoemde bepalingen kunnen steun geven aan de diagnose reactieve artritis. Voor het aantonen van Lyme-artritis is serologische diagnostiek nuttig.
- Röntgenonderzoek: bij spondylitis ankylopoetica worden radiologisch vrijwel altijd kenmerken van sacro-iliitis waargenomen; veel minder frequent zijn botbruggen tussen wervellichamen (syndesmofyten) aantoonbaar. Erosies rond kleine hand- en voetgewrichten zijn specifiek voor RA.
- HLA-B27 is aantoonbaar bij 90% van de patiënten met spondylitis ankylopoetica en bij 70% van de patiënten met de ziekte van Reiter. Vooral in de beginfase van spondylitis ankylopoetica kan deze bepaling zinvol zijn.
- Bij nagenoeg alle bovengenoemde ziekten worden verhoogde concentraties van acutefase-eiwitten in het serum aangetroffen: C-reactief proteïne, fibrinogeen, ceruloplasmine, α_1-antitrypsine. Het vervolgen van bijvoorbeeld het CRP-gehalte of de BSE reflecteert de ziekteactiviteit. Hier is het serum-CRP-gehalte superieur aan de BSE.

▶ 15.4 Lage rugpijn

▷ ANAMNESE EN LICHAMELIJK ONDERZOEK

De pijn bij idiopathische rugpijn neemt in het algemeen toe na inspanning en af na een periode met rust. Pijn van een specifiek proces zoals een tumor of een infectie is ook in rust aanwezig. Rugpijn bij spondylitis ankylopoetica treedt vooral 's ochtends op en vermindert bij bewegen. Pijn van wortelprikkeling straalt uit in de benen en neemt vaak toe bij persen. Belangrijke anamnestische gegevens zijn de aanwezigheid van koorts, koude rillingen, vermagering, buikklachten, krachtverlies, gevoelsstoornissen en mictie- of defecatiestoornissen. Tabel 15.5 geeft een overzicht van de oorzaken.

Tabel 15.5 Oorzaken van lage rugpijn.

- idiopathische vorm; mogelijke oorzaken: discusscheur, discusdegeneratie, discitis, kristaldepositie, bursitis, enthesopathie
- degeneratieve veranderingen van de intervertebrale gewrichten en disci, discusprolaps
- ziekte van Paget, osteoporose, ziekte van Kahler, tumoren
- fracturen door trauma, bij osteoporose, bij tumoren of bij metabole botziekten
- spondylolysis, spondylolisthesis
- infecties in disci en/of wervellichamen, herpes zoster
- viscerale ziekten met uitstralende pijn zoals carcinomen van uterus, nier, blaas, pancreas of darm, aneurysma van de aorta abdominalis, ulcus pepticum, retroperitoneale lymfomen, endometriose, menstruatiepijn, chronische prostatitis
- spondylitis ankylopoetica
- spondylitis bij psoriasis, colitis ulcerosa, ziekte van Crohn, ziekte van Reiter

Het lichamelijk onderzoek omvat controle van vormafwijkingen, lokale drukpijn, bewegingsbeperking (flexie voor- en zijwaarts en rotatie), krachtverlies, sensibiliteitsstoornissen, reflexen, symptoom van Lasègue en onderzoek van het abdomen.

▶ LABORATORIUM- EN AANVULLEND ONDERZOEK

- BSE, CRP en bloedbeeld worden bepaald ter beoordeling van ontstekingen. Het alkalische-fosfatasegehalte in serum kan verhoogd zijn bij de ziekte van Paget en bij bottumoren, prostaatspecifiek antigeen bij een gemetastaseerd prostaatcarcinoom, en calcium en fosfaat bij metabole en maligne botprocessen. Immuno-elektroforese wordt verricht ter uitsluiting van een multipel myeloom.
- Röntgenonderzoek van het bekken en van de lumbosacrale wervelkolom kan structurele defecten tonen waaronder sacro-iliitis. Bevolkingsonderzoek toonde aan dat veelvoorkomende afwijkingen als spondylose, discusverkalking, osteofytvorming, Schmorl-noduli, milde scoliose of spondylolisthesis statistisch niet in verband staan met de aanwezigheid van pijnklachten.
- Botscan: een lokale ophoping van het radiofarmacon wijst op fracturen, tumoren, infecties of metabole botziekten.
- Computerized tomography, magnetic resonance imaging, myelografie of discografie kan worden toegepast voor nadere visualisering van lokale pathologische processen zoals een geprolabeerde discus, een tumor of subluxaties.

- Punctie of biopsie: voor nadere analyse van een ziekteproces kan door middel van een naaldpunctie of een open biopsie materiaal worden verkregen van wervels of disci voor bacteriologisch, cytologisch en histologisch onderzoek.

Meer dan de helft van alle mensen heeft ooit lage rugpijn gehad. Over het algemeen verdwijnt de pijn binnen enkele dagen, maar recidieven komen veel voor. De oorzaak van lage rugpijn blijft in meer dan 90% van de gevallen onbekend. Als eerste screening voldoen over het algemeen anamnese, lichamelijk onderzoek en een beperkt laboratoriumonderzoek.

▶ 15.5 Vasculitis (tabel 15.6)

De diagnose vasculitis kan uitsluitend op histologische gronden definitief worden gesteld. Er zijn verschillende klinische situaties die deze diagnose suggereren:
- algemene verschijnselen zoals koorts, malaise en vermagering;
- de betrokkenheid van verschillende organen in een ziekteproces;
- glomerulonefritis;
- ischemieverschijnselen zonder evidente andere verklaring;
- purpura;
- mononeuritis multiplex.

Tabel 15.6 Indeling van vasculitis.

grote vaten
- arteriitis temporalis
- Takayasu-arteriitis
- arteriitis bij ziekte van Behçet

middelgrote vaten
- polyarteriitis nodosa (PAN)
- Churg-Strauss-vasculitis

kleine vaten
- Wegener-granulomatose
- purpura van Henoch-Schönlein
- geneesmiddelenallergie
- infecties
- bindweefselziekten
- hypocomplementaire vasculitis
- cryoglobulinemie
- benigne hypergammaglobulinemie

Vasculitis kan zich op vele manieren manifesteren; de diagnostische procedures zijn afhankelijk van de ziekteverschijnselen. De analyse van vasculitis houdt in:

- het bepalen van de uitbreiding van het proces;
- het bepalen van het type vasculitis door middel van histologisch onderzoek van de aangedane organen;

▶ ANAMNESE EN LICHAMELIJK ONDERZOEK

De anamnese omvat koorts, algemene malaise, vermagering, stijfheid, krachtverlies, hoofdpijn, epistaxis, sinusitis, hemoptoë, dyspnoe, buikpijn, artralgieën, sensibele of motorische zenuwuitval, haaruitval, fotosensitiviteit of andere huidafwijkingen, oogklachten, doofheid en medicijngebruik.

Bij het lichamelijk onderzoek let men in het hoofd-halsgebied op haaruitval of vlindervormig exantheem (SLE), zadelneus of oorschelpmisvorming (ziekte van Wegener, polychondritis). Met betrekking tot hart en longen kunnen zich infiltratieve afwijkingen, pleuritis of pericarditisverschijnselen voordoen. De extremiteiten tonen artritis, motorische of sensibele uitvalsverschijnselen van zenuwen, en als huidafwijkingen ziet men nagelrieminfarcten, purpura, exantheem, ulcera of livedo reticularis.

▶ LABORATORIUM- EN AANVULLEND ONDERZOEK

- Nierfunctie: bij de meeste bovengenoemde vasculitissyndromen kunnen glomerulonefritis en nierinsufficiëntie voorkomen.
- Reumafactoren zijn bij vasculitis en reumatoïde artritis bijna altijd aanwezig, en in wisselende frequentie ook bij SLE, MCTD, PAN, cryoglobulinemie, ziekte van Wegener, infectieuze endocarditis en chronische infecties.
- Antinucleaire factoren zijn bij SLE bijna altijd aanwezig, vaak ook bij reumatoïde vasculitis, MCTD en sclerodermie.
- Bij de ziekte van Wegener zijn meestal antineutrofiele cytoplasmatische antilichamen (ANCA) aantoonbaar.
- Cryoglobulinen ziet men bij vasculitis op basis van cryoglobulinemie.
- Hepatitis B surface antigen (HBsAg): infecties met hepatitis-B-virus kunnen gepaard gaan met cutane necrotiserende vasculitis. Bij PAN en essentiële cryoglobulinemie wordt de aanwezigheid van HBsAg in het serum als wisselend opgegeven.
- Complementprofiel: in eerste instantie is het bepalen van het CH_{50}- en C_3-gehalte voldoende. Bij hereditaire deficiënties van C_{1q}, C_{1r}, C_{1s} en C_4 zijn SLE-achtige beelden beschreven. Deze uiten zich in een verlaagd totaal hemolytisch complement (CH_{50}). Activatie van het complementsysteem kan optreden bij SLE en cryoglobulinemie.
- Circulerende immuuncomplexen zijn aantoonbaar bij PAN, MCTD, reumatoïde artritis, purpura van Henoch-Schönlein en cryoglobulinemie.
- Röntgenonderzoek: op de thoraxfoto ziet men pleuravocht, een diffuus nodulair of interstitieel beeld, infiltraten of grote cavernes. Een normale opname sluit vasculitis niet uit.

- Angiografie: PAN kan het typische beeld geven van micro-aneurysmata in abdominale vaten. Bij vasculitis kan ook een kralensnoerconfiguratie van arteriën worden gezien.
- Biopsieën: een huidbiopt van een laesie kan lichtmicroscopisch en met immunofluorescentie worden onderzocht. Bij verdenking op de ziekte van Wegener zal men neus- en bijholten inspecteren. De diagnostische opbrengst van biopten uit ulcererend weefsel is vrij hoog. Men gaat slechts over tot het nemen van longbiopsieën als op andere wijze geen diagnose kan worden gesteld. Het onderscheid tussen de ziekte van Wegener en het syndroom van Churg-Strauss is duidelijk door het ontbreken van bloed- en weefseleosinofilie bij de ziekte van Wegener en een anamnese van allergie of astma bij het syndroom van Churg-Strauss. Bij patiënten met mononeuritis multiplex kan in een n. suralis-biopt een vasculitis van de vasa vasorum worden aangetroffen. De kans op positieve bevindingen is groter als een elektromyogram (EMG) afwijkingen laat zien. Een huidspierfasciebiopsie is zinvol bij verdenking op PAN en reumatoïde vasculitis. Bij nierfunctiestoornissen en sedimentafwijkingen ontstaat de verdenking op glomerulonephritis als uiting van vasculitis. In verschillende klinische situaties zal ter beoordeling van diagnose en therapie een nierbiopsie geïndiceerd zijn.

Tabel 15.7 Oorzaken van het fenomeen van Raynaud.

functionele vaatspasmen
- idiopathisch: ('ziekte van Raynaud')
- systeemziekte: SLE, sclerodermie, RA
- intoxicatie: alfasympathicomimetica, bètasympathicolytica, ergotamine, zware metalen
- sympathicusprikkeling: carpaletunnelsyndroom
- neurovasculaire aandoening: compressie in het schouder-halsgebied

organische vaatafwijkingen
- embolieën
- traumatisch
- voortgeschreden systeemziekten
- atherosclerose
- ziekte van Bürger
- ziekte van Takayasu

intravasculaire afwijkingen
- polycytemie
- cryoglobulinemie
- koude-agglutinatie/hemolyse
- trombocytose
- paraproteïnemie

▶ 15.6 Het fenomeen van Raynaud

Het fenomeen van Raynaud wordt gekenmerkt door een trifasische verkleuring van vingers of tenen bij blootstelling aan koude of andere prikkels, en wordt veroorzaakt door vasoconstrictie van kleine arteriolae. De primaire vorm komt voornamelijk voor bij jonge vrouwen en heeft over het algemeen een weinig ernstig beloop. De oorzaken zijn weergegeven in tabel 15.7.

▶ ANAMNESE EN LICHAMELIJK ONDERZOEK

Tijdens een aanval worden de vingers eerst bleek, vervolgens blauw en dan rood. De blauwe en rode fase gaan vaak gepaard met pijn en een doof gevoel. Bij de functionele vaatspasmen zijn er tussen de aanvallen in geen abnormale bevindingen. De andere aandoeningen veroorzaken voornamelijk cyanose en hyperemie als gevolg van een vertraagde bloedstroom, maar de witte fase ontbreekt vaak. Het verdere onderzoek is voornamelijk gericht op het vinden van aanwijzingen voor bindweefselziekten en circulatiestoornissen.

▶ LABORATORIUM- EN AANVULLEND ONDERZOEK

Het laboratoriumonderzoek omvat Hb, trombocyten, cryoglobulinen, koude-agglutininen en immuno-elektroforese. De aanwezigheid van antinucleaire factoren helpt bij het differentiëren tussen patiënten met een primair Raynaud-fenomeen en patiënten die een bindweefselziekte ontwikkelen.

Hoe ernstiger de klachten hoe meer zekerheid men zal willen hebben omtrent het idiopathische karakter. Bij twijfel kan een provocatietest met koud water het trifasische beloop van het Raynaud-fenomeen demonstreren. Het aantonen van permanente circulatiestoornissen kan met ultrageluidonderzoek en in tweede instantie met angiografie.

Het fenomeen van Raynaud kan de eerste uiting zijn van een bindweefselziekte, in het bijzonder van een sclerodermie. De incidentie van het primaire Raynaud-fenomeen is echter veel hoger dan die van sclerodermie.

▶ 15.7 Amyloïdose

Omdat veel organen in het proces betrokken kunnen zijn, is het klinische beeld van amyloïdose variabel. De meest voorkomende ziekte-uitingen die een gegeneraliseerde amyloïdose suggereren zijn:
– proteïnurie of hepatosplenomegalie ontstaan in het beloop van een chronisch ontstekingsproces;
– een of meer van de volgende verschijnselen bij een patiënt met plasmaceldyscrasie: macroglossie, cardiomyopathie, artralgieën, gastrointestinale of neurologische stoornissen, carpaletunnelsyndroom.

Daarnaast zijn er vormen die zich tot een orgaan kunnen beperken en die voorkomen bij veroudering of diabetes mellitus.

De classificatie van amyloïdose werd recent gewijzigd in die zin dat het gaat om gegeneraliseerde of lokale amyloïdose. De vorm van amyloïdose wordt vervolgens aangegeven met een A en als tweede letter de afkorting van het eiwit dat neerslaat; bijvoorbeeld AL betekent amyloïdose waarbij de lichte ketens van immunoglobulinen neerslaan De meest voorkomende vormen van amyloïdose zijn vermeld in tabel 15.8. Niet vermeld zijn de ongeveer 20 andere moleculen die de voorloper eiwitten kunnen zijn van familiaire, lokale of gegeneraliseerde vormen van amyloïd neerslag.

Tabel 15.8 Amyloïd neerslagen en geassocieerde ziekten.

voorloper eiwit	geassocieerde ziekte
lichte ketens van immuunglobulinen (AL)	plasmacel dyscrasie, multipele myeloom
zware ketens van immuunglobulinen (AH)	ziekte van Waldenström
serum amyloïd A (AA)	chronische ontsteking, infectie, maligniteiten, auto-inflammatoire syndromen (FMF, TRAPS, MWS)
A3 proteïne voorloper	ziekte van Alzheimer
β_2-microglobuline	dialyse

FMF = familial mediterranean fever; TRAPS = Tumor necrosisfactor Receptor Associated Syndrome; MWS = Muckle Wells Syndrome

▶ ANAMNESE EN LICHAMELIJK ONDERZOEK

De anamnese moet gericht zijn op koorts, gewichtsverlies, spierzwakte, een dikke, stijf aanvoelende tong, pijn en stijfheid van de gewrichten, sensibele polyneuropathie, carpaletunnelsyndroom, orthostatische hypotensie en buikklachten.

Bij lichamelijk onderzoek ziet men lymfadenopathie, cardiomegalie, decompensatio cordis, purpura en huidinfiltraten.

▶ LABORATORIUM- EN AANVULLEND ONDERZOEK

Een nierfunctiestoornis of proteïnurie kan de reden zijn om diagnostiek te verrichten naar amyloïdose. Als aanvullend onderzoek kunnen biopten worden genomen van organen met mogelijke amyloïdneerslag, van het rectum en van het buikvet. De diagnose amyloïdose is gebaseerd op het aantonen van groen, dubbelbrekend materiaal in weefselbiopten gekleurd met Congo-rood. Niet-invasieve methoden om amyloïd aan te tonen zijn minder betrouwbaar.

Biopten uit organen waar men amyloïdneerslag vermoedt hebben de hoogste sensitiviteit voor de diagnose amyloïdose. Omdat dergelijke biopsieën voor de patiënt risicodragend of belastend kunnen zijn, wordt vaak als eerste diagnostische stap een rectum- of buikvetbiopsie verricht. Met dit eenvoudig te verkrijgen materiaal kan bij 60-80% van de patiënten met gegeneraliseerde amyloïdose de diagnose worden gesteld.

▶ 15.8 Cryoglobulinemie

Cryoglobulinen zijn immunoglobulinen die precipiteren in de koude. Ze kunnen monoklonaal, polyklonaal of gemengd zijn. Monoklonale cryoglobulinen komen vooral voor bij lymfoproliferatieve ziekten, polyklonale antilichamen zijn vaak voorbijgaand en gemengde cryoglobulinen komen vaak voor bij auto-immuunziekten. De frequentie waarmee cryoglobulinen bij deze aandoeningen worden aangetoond, is sterk afhankelijk van de zorgvuldigheid waarmee het onderzoek wordt uitgevoerd. De meerderheid van de patiënten met circulerende cryoglobulinen heeft klinische verschijnselen. Omdat cryoglobulinen kunnen worden beschouwd als circulerende immuuncomplexen zijn de meeste klinische verschijnselen uitingen van vasculitis. Alle cryoprecipitaten zijn samengesteld uit verschillende immunoglobulinen en bevatten reumafactoractiviteit.

Tabel 15.9 Cryoglobulinemie.

indeling
- monoklonale cryoglobulinen
- gemengde cryoglobulinen
  (vaak met daarin reumafactoren en monoklonale gammaglobulinen)

oorzaken
- lymfoproliferatieve aandoeningen
- auto-immuunziekten

verschijnselen
- urticaria, ulcera, gangreen
- Raynaud-fenomeen
- artralgieën
- neuropathie
- pericarditis, pleuritis

▶ ANAMNESE EN LICHAMELIJK ONDERZOEK

De anamnese is gericht op het Raynaud-fenomeen, koude-urticaria, pijn en stijfheid van de gewrichten.

Bij het lichamelijk onderzoek ziet men palpabele purpura, urticaria, ulcera, gangreen, livedo reticularis, polyneuropathie, hepatosplenomegalie, lymfadenopathie, pericarditis en pleuritis.

▶ LABORATORIUM- EN AANVULLEND ONDERZOEK

De aanwezigheid van monoklonale-immunoglobulineproductie wordt vastgesteld met immuno-elektroforese van patiëntenserum. Tevens wordt de aanwezigheid van reumafactoren bepaald.

Beenmergonderzoek vindt plaats ter beoordeling van een plasmaceldyscrasie; huid- en nierbiopsieën worden verricht voor het vaststellen van een eventuele vasculitis of glomerulonephritis.

▶ 15.9 Classificatiecriteria

▶ REUMATOÏDE ARTRITIS

Voor de diagnose RA moet worden voldaan aan ten minste vier van de zeven in tabel 15.10 genoemde criteria. De criteria 1-4 moeten ten minste zes weken bestaan. Patiënten die bekend zijn met andere gewrichtsziekten worden niet uitgesloten.

Tabel 15.10 Classificatiecriteria voor reumatoïde artritis.

criterium	definitie
1 ochtendstijfheid	gewrichtsstijfheid die niet binnen maximaal één uur is verbeterd
2 artritis in drie of meer gewrichten	door een arts waargenomen kapselzwelling of hydrops
3 artritis van de handgewrichten	zwelling of hydrops van pols, metacarpofalangeale of proximale interfalangeale gewrichten
4 symmetrische artritis	gelijktijdige ontsteking van dezelfde gewrichten aan beide zijden van het lichaam
5 noduli	door een arts waargenomen subcutane of periostale knobbels
6 reumafactoren	de aanwezigheid in serum van antilichamen gericht tegen IgG, aangetoond door middel van een agglutinatietest
7 radiologische afwijkingen	de aanwezigheid van erosies op röntgenfoto's van handen en polsen

▶ SYSTEMISCHE LUPUS ERYTHEMATOSUS

Voor de diagnose SLE moet worden voldaan aan ten minste vier van de in tabel 15.11 genoemde criteria.

▶ SPONDYLITIS ANKYLOPOETICA (ZIEKTE VAN BECHTEREW)

Voor de diagnose spondylitis ankylopoetica moet worden voldaan aan vier van de eerste vijf klinische criteria (tabel 15.12) of aan criterium 6 samen met een ander criterium.

Tabel 15.11 De in 1982 herziene criteria voor de classificatie van SLE.

criterium	definitie
vlinderexantheem	diffuus erytheem over de wangen en/of de neus; mag eenzijdig zijn
discoïd exantheem	verheven erythemateuze plekken of atrofische plekken van langer bestaande laesies
fenomeen van Raynaud	typische kleurveranderingen in drie fasen
alopecia	veel haarverlies in korte tijd
zonlichtovergevoeligheid	abnormale huidreactie na blootstelling aan zonlicht
mondulcera	meestal pijnloze ulcera in mond of nasofarynx; moeten door een arts zijn waargenomen
artritis	kapselzwelling of hydrops van ten minste twee perifere gewrichten, door een arts waargenomen; er mogen geen erosies te zien zijn op de röntgenfoto's
serositis	a pleuritis – overtuigende anamnese van pijn passend bij pleuraprikkeling, vastgesteld pleurawrijven of pleuravocht b pericarditis – vastgesteld door middel van ECG, pericardwrijven of aangetoond pericardvocht
nefritis	proteïnurie van meer dan 0,5 gram per etmaal of urinesedimentafwijkingen
neurologische afwijkingen	epilepsie of psychose
hematologische afwijkingen	hemolytische anemie of leukopenie ($\leq 4,0 \times 10^9$/l) of lymfopenie ($\leq 1,5 \times 10^9$/l) of trombopenie ($\leq 100 \times 10^9$/l) indien ten minste tweemaal gemeten
immunologische afwijkingen	LE-cellen of antilichamen tegen dubbelstrengs-DNA of antilichamen tegen SM-kernantigeen of een foutpositieve luesreactie
antinucleaire factoren	de aantoonbaarheid van antinucleaire antilichamen in het serum met iedere daarvoor geschikte methode

Tabel 15.12 Diagnostische criteria voor spondylitis ankylopoetica.

1 langer dan drie maanden bestaande pijn en ochtendstijfheid laag in de rug die verbetert met bewegen
2 pijn en stijfheid van de thorax
3 beperkte toename van de borstomvang bij inspiratie (< 5 cm)
4 beperkte beweeglijkheid van de lumbale wervelkolom bij twee van de drie volgende bewegingen: 1 voor-achterwaarts, 2 zijwaarts, 3 rotatie
5 iridocyclitis
6 radiologische aanwijzing voor sacro-iliitis

▶ ACUUT REUMA

De diagnose acuut reuma wordt gesteld wanneer bij patiënten twee hoofdcriteria of één hoofdcriterium samen met twee nevencriteria worden vastgesteld (tabel 15.13). De diagnose acuut reuma wordt minder waarschijnlijk indien geen voorafgaande streptokokkeninfectie kan worden aangetoond door middel van een kweek van groep-A-streptokokken of door serologisch onderzoek.

Tabel 15.13   Diagnostische criteria voor acuut reuma.

criterium	definitie
hoofdcriterium	
1 migrerende polyartritis	door een arts waargenomen kapselzwelling of hydrops
2 carditis	het ontstaan van een souffle, aanwijzingen voor pericarditis, toename hartgrootte, het ontstaan van insufficientia cordis
3 chorea	spontane ongecoördineerde bewegingen, ataxie of krachteloosheid
4 erythema marginatum	vaak ringvormig, vluchtig erytheem
5 noduli	subcutane noduli, meestal op drukplaatsen
nevencriterium	
koorts	
artralgie	geldt alleen indien artritis niet als hoofdsymptoom aanwezig is
verhoogde bloedbezinking	
verlengd PQ-interval	geldt alleen indien carditis niet als hoofdsymptoom aanwezig is
vroeger doorgemaakt acuut reuma of reeds aanwezige reumatische hartafwijkingen	

▶ Literatuur

Bijlsma JWJ, et al. (red.). Reumatologie en klinische immunologie. Houten: Bohn Stafleu van Loghum, 2004.

Dijkmans BAC, et al. De voorspellende waarde van autoantilichamen voor latere lupus erythematodes disseminatus en reumatoïde artritis. Ned Tijdschr Geneeskd 2005;149:688-93.

Hoofdstuk 16

HUIDVERSCHIJNSELEN

J.J.E. van Everdingen en W. Siewertsz van Reesema

▶ 16.1 Erythemateuze huidaandoeningen

▶ INLEIDING

Erythemateuze huidaandoeningen worden gekenmerkt door roodheid van de huid en/of slijmvliezen die berust op vaatverwijding. Een belangrijk kenmerk van een erytheem is dan ook dat de huid verbleekt wanneer de vaatjes met een voorwerpglaasje of vergrootglas (diascopie) worden dichtgedrukt. Erytheem is in principe vluchtig. Erythemen die langer blijven bestaan (erythema perstans) berusten vaak niet meer alleen op hyperemie, maar ook op een vorm van vasculitis, waarbij veelal sprake is van erytrocytenextravasatie. In dat laatste geval bevat het erytheem een purpuracomponent en is de roodheid niet meer wegdrukbaar.

Een exantheem is een bijzondere vorm van een erythemateuze eruptie. Meestal wordt hiermee een vluchtig erytheem aangeduid met een acuut begin en een verspreiding over een groot huidoppervlak. Exanthemen beginnen vaak met erythemateuze maculae en kunnen dan in een later stadium meer (papulo)squameus of eczemateus worden. Bij de 'echte' erythemato(papulo)squameuze dermatosen treden roodheid en schilfering gelijktijdig op. Met andere woorden, roodvonk en zonnebrand behoren volgens deze definiëring tot de groep van erythemateuze huidaandoeningen (de schilfering ontstaat in aansluiting op de fase van roodheid), terwijl pityriasis rosea wel tot de erythemato(papulo)squameuze erupties wordt gerekend. Er zijn echter ook huidaandoeningen – zoals geneesmiddeleneruptie en secundaire syfilis – die in beide groepen kunnen worden ingedeeld.

Dezelfde indelingsproblematiek geldt voor de onderverdeling van erythemateuze dermatosen in gelokaliseerde, gegeneraliseerde en anulaire/gegyreerde erythemen, zoals die in dit hoofdstuk wordt gehanteerd (tabel 16.1).

Het erythema chronicum migrans (Lyme-borreliose) blijft vaak beperkt tot een erythemateuze ring, maar kan zich later verspreiden op verschillende plaatsen. Daarentegen is secundaire syfilis meestal een gegeneraliseerd exantheem, dat echter ook beperkt kan blijven tot enkele laesies in de handpalmen en op de voetzolen. Het moge duidelijk zijn dat welke indeling men ook maakt, deze per definitie gekunsteld en onvolledig is. Toch zijn dergelijke indelingen voor de praktijk van groot belang, al was het alleen maar

Tabel 16.1 Indeling van erythemateuze dermatosen in gelokaliseerde en gegeneraliseerde erythemen.

gelokaliseerde erythemen
– erythema palmare
– erythema faciale
– erythema intertrigo
– erythema perstans
– erytheem als onderdeel van het Raynaud-fenomeen
– erysipelas
– erytheem door fysische oorzaken (zonnebrand e.d.)
– erythema exsudativum multiforme
– erythema nodosum
– erythema induratum (Bazin)

gegeneraliseerde erythemen
– geneesmiddelenreacties
– exanthemateuze infectieziekten
– erytrodermie
– secundaire syfilis

anulaire/gegyreerde erythemen
– erythema anulare centrifugum
– erythema marginatum rheumaticum
– erythema chronicum migrans
– erythema exsudativum multiforme
– urticaria
– erythema gyratum repens
– erythema gyratum perstans

omdat men aan de hand daarvan bepaalde aandoeningen snel in een leerboek kan terugvinden. Het belangrijkste is echter dat indelingen het gestructureerde denken bevorderen en ook de communicatie tussen artsen onderling en tussen arts en patiënt.

Van de in tabel 16.1 genoemde ziektebeelden worden in dit hoofdstuk die dermatosen besproken die van belang kunnen zijn voor de diagnostiek van interne aandoeningen. Dat zijn in het bijzonder het erythema palmare, erythema perstans, erythema nodosum, erythema chronicum migrans en het erythema exsudativum multiforme. Het geneesmiddelenexantheem, urticaria en erythema anulare centrifugum komen in aparte paragrafen van dit hoofdstuk aan de orde. Aan de meer zeldzame erythemen, zoals het erythema marginatum rheumaticum of het maculopapuleuze exantheem bij endocarditis, het Löffler-syndroom, hepatitis, wordt verder geen bespreking gewijd.

▶ ERYTHEMA PALMARE

Klinisch beeld en etiologie

Het erythema palmare is meestal een diffuse of vlekvormige roodheid van de handpalm en de voorste vingerkootjes, waarbij het midden van de palm vrij kan blijven. De voetzolen kunnen dezelfde vlekkige roodheid vertonen, maar gewoonlijk zijn alleen de handpalmen aangedaan. Het komt zonder klinische betekenis bij gezonden voor, in combinatie met spider naevi soms bij zwangerschap en leverziekten. Ook ziet men erythema palmare bij systeemaandoeningen en bestaat er een hereditaire variant (tabel 16.2). Eczeem, psoriasis en andere huidaandoeningen moeten worden uitgesloten.

Tabel 16.2 'Oorzaken' van erythema palmare.

- zwangerschap
- leveraandoeningen
- cardiopulmonale afwijkingen
- auto-imuunaandoeningen (vasculitis, lupus erythematodes, reumatoïde artritis)
- maligniteiten
- hereditair

Anamnese en onderzoek

Indien er bij anamnese en lichamelijk onderzoek aanwijzingen worden gevonden voor een interne ziekte, is nader onderzoek geïndiceerd: bloedmorfologie, leverenzymen, eiwitspectrum, reumareacties en serologie op auto-immuunziekten.

▶ ERYTHEMA PERSTANS

Klinisch beeld

Erythema perstans of erythema fixatum is een matig tot vrij scherp begrensde, soms geïnfiltreerde, erythemateuze laesie die weken tot maanden kan persisteren. Het is meestal een uiting van een geneesmiddelenreactie (fixed drug eruption). Andere aandoeningen waarbij een gelokaliseerde erythemateuze plek kan ontstaan, zijn lupus erythematodes, dermatomyositis, sarcoïdose, lepra, mycosis fungoides, granuloma faciale (eosinophilicum) en lymfoma cutis.

Anamnese en onderzoek

Onderscheid tussen de verschillende vormen van erythema perstans kan worden gemaakt op grond van histopathologisch onderzoek. Bij een fixed drug eruption is het recidiverende karakter op één bepaalde plek na herhaalde ingestie van een geneesmiddel in wezen voldoende voor het stellen van de diagnose. Op een willekeurige plaats van de huid of slijmvliezen ontstaat een min of meer scherp begrensde, rode plek, soms met centraal een bulla, die na het staken van het geneesmiddel (bijvoorbeeld carbamazepine, Tegretol®) in de loop van enkele weken tot maanden verdwijnt en bij herhaald innemen op dezelfde plaats recidiveert. De laesie verdwijnt gewoonlijk met achterlating van enige pigmentatie. Ook het histologisch beeld is vrij karakteristiek, maar niet pathognomonisch. Bij bepaalde geneesmiddelen kan de diagnose worden bevestigd met behulp van plakproeven. Deze moeten worden verricht op de plaats van de laesie. Soms is het nodig een vehiculum te gebruiken dat de penetratie van het geneesmiddel in de huid bevordert. Als de plakproef niets oplevert, kan men overwegen over te gaan tot een orale provocatieproef, waarbij overigens rekening moet worden gehouden met een uitgebreide huidreactie.

▶ ERYTHEMA NODOSUM

Klinisch beeld en etiologie
Erythema nodosum (zie figuur 16.1) is een nodulaire (= diepe) ontstekingsreactie van de huid, voornamelijk gelokaliseerd aan de strekzijde van de onderbenen. In korte tijd ontstaan enkele of tientallen pijnlijke erythemateuze nodi met een doorsnede van enkele centimeters, meestal gelokaliseerd op de scheenbenen. De laesies zijn soms niet of nauwelijks verheven, waardoor het erytheem het belangrijkste uiterlijke kenmerk kan zijn. De aandoening gaat over het algemeen gepaard met algemene ziekteverschijnselen zoals koorts, hoofdpijn, malaise en artralgieën. Na verloop van tijd worden de laesies donkerder van kleur. Deze verkleuring kan na genezing nog lange tijd blijven bestaan. Genezing treedt op na ongeveer 3-6 weken, zonder atrofie en verlittekening.

Klinische beelden die op erythema nodosum kunnen lijken, zijn onder andere posttraumatische flebitis, panniculitis bij pancreatitis, erythema induratum, erythema nodosum leprosum en polyarteriitis nodosa. Erythema nodosum kan op elke leeftijd voorkomen met een piek rond de leeftijd van dertig jaar. De aandoening wordt bij vrouwen driemaal zo vaak gezien als bij mannen. Vrij algemeen wordt aan een immunologische oorzaak gedacht, ook al zijn daarvoor geen directe bewijzen. Bij histopathologisch en immunofluorescentieonderzoek zijn er immuuncomplexdeposities gevonden in en rond de dermale venulen. Er zijn vele antigene stimuli bekend: bacteriële, virale en mycotische infecties, geneesmiddelen en maligniteiten (tabel 16.3).

Tabel 16.3 Oorzaken van erythema nodosum.

- sarcoïdose
- streptokokkeninfectie
- infecties met *Yersinia spp*. Micoplasmavirussen en *Chlamydia*
- schimmelinfecties
- medicamenten (o.a. sulfonamiden, orale anticonceptiva, omeprazol)
- tuberculose
- inflammatoire darmziekten (ziekte van Crohn, colitis ulcerosa)
- maligniteiten (M. Hodgkin, leukemie)

Anamnese en onderzoek
In de anamnese moeten vragen worden gesteld over tuberculose, andere infecties of ontstekingen, perioden van tromboflebitis of diepe veneuze trombose, claudicatioklachten en geneesmiddelengebruik. Ook het recidiverende karakter kan een belangrijk aanknopingspunt zijn. Bij een recidief moet men in eerste instantie denken aan geneesmiddelenovergevoeligheid.

Indien de anamnese geen aanwijzingen geeft voor de oorzaak, kunnen oriënterend bloedonderzoek (Hb, leukocyten, bezinking, eiwitspectrum, serumcalcium en -fosfaat, ALAT, ASAT, AST), een keelkweek en een thoraxfoto uitsluitsel of richting geven aan verder onderzoek. Vaak wordt echter geen oorzaak gevonden. Bij twijfel aan de diagnose wordt histologisch onderzoek verricht.

▶ ERYTHEMA CHRONICUM MIGRANS

Klinisch beeld en etiologie
Erythema chronicum migrans (ECM, zie figuur 16.2) is een (anulair) erytheem dat na enkele dagen tot maanden (gemiddeld 17 dagen) na een tekenbeet ontstaat door infectie met de spirocheet *Borrelia burgdorferi*. ECM is de eerste uiting van Lyme-borreliose. Zonder behandeling verdwijnt ECM gemiddeld na vier weken. Na enkele weken tot maanden kunnen verschillende organen worden aangetast. In dit tweede stadium komen behalve koorts, griepachtige verschijnselen en gezwollen lymfeklieren ook neurologische, reumatologische en cardiale stoornissen voor. Het meest kenmerkend zijn meningoradiculitis en verspringende artritiden. Wanneer deze stoornissen een permanent karakter krijgen als uiting van een persisterende infectie, is het derde stadium aangebroken. De neurologische verschijnselen in dit stadium zijn onder andere geheugen-, concentratie- en loopstoornissen en urine-incontinentie. Ook is er een chronische huidaandoening: acrodermatitis chronica atrophicans, die aanvankelijk wordt gekenmerkt door een pijnlijke rode nodulus of plaque, meestal op de voeten, de benen of de armen, en dan moeilijk te onderscheiden is van ECM. De laesie breidt zich langzaam uit, vooral in proximale richting. Na weken tot maanden gaat de ontstekingsfase over in atrofie en sclerose en wordt de huid dun, doorschijnend en rimpelig.

ECM begint als een erythemateuze papel die zich geleidelijk uitbreidt tot een macula of plaque en na verloop van tijd uitgroeit tot een ringvormige laesie met 'centrale genezing'. In het algemeen wordt voor de diagnose ECM een minimale doorsnede van 5 cm aangehouden. Bij een laesie die kleiner is dan deze 5 cm, verdient het aanbeveling na een week te controleren of er uitbreiding heeft plaatsgevonden. De laesie moet namelijk onderscheiden worden van een – vaak sterk jeukende – papel of plaque als gevolg van de tekenbeet zelf. ECM is meestal gelokaliseerd aan de benen en/of in de liezen en gaat gepaard met zwelling van de regionale lymfeklieren. Soms vindt men in het centrum een steekopening, eventueel met de mondonderdelen van de teek.

Anamnese en onderzoek
De diagnose ECM wordt meestal gesteld op grond van anamnese (ontstaat na tekenbeet, centrifugale uitbreiding) en klinisch beeld. Als het klinisch beeld typisch is, is het bepalen van Borrelia-antistoffen in het bloed niet geïndiceerd. Als de diagnose niet klinisch kan worden gesteld (bijv. geen tekenbeet bekend) moeten ook andere huidafwijkingen worden uitgesloten (d.m.v. KOH-preparaat, histopathologisch onderzoek). Slechts de helft van de patiënten herinnert zich overigens de tekenbeet. Andere anulaire erythemen die verwarring kunnen geven, zijn erythema anulare centrifugum, erythema anulare rheumaticum en anulair erytheem bij lupus erythematodes. Ook verwisseling met oppervlakkige schimmelinfecties en insectenbeten komt vaak voor. Als geen andere diagnose gesteld kan worden bij een voor ECM atypische huidafwijking, kan kweek of PCR van een biopt van de huidlaesie uitkomst bieden. Indien er bij anamnese en lichamelijk onderzoek aanwijzingen voor lupus erythematodes zijn, is serologisch onderzoek (ANA, anti-DNA) geïndiceerd. De symptomen van het tweede en derde stadium van Lyme-borreliose zijn vaak moeilijker te herkennen dan die van het eerste stadium, omdat allerlei andere ziekten zich op dezelfde wijze kunnen presenteren. De kweekresultaten van materiaal dat afkomstig is van aangedaan weefsel zijn in deze fasen vaak teleurstellend. Alleen kweken van ECM-laesies leveren in een hoog percentage positieve bevindingen op. De productie van antistoffen tegen *B. burgdorferi* komt meestal pas laat op gang. Afhankelijk van de methode (ELISA, IF, western blot, e.d.) is de test bij patiënten die alleen ECM hebben, in 10-60% van de gevallen positief. Bij patiënten met een systemische infectie ligt het percentage hoger, maar het komt voor dat de test pas na een ziekteduur van een half jaar positief wordt.

▶ ERYTHEMA (EXSUDATIVUM) MULTIFORME

Klinisch beeld en etiologie
Erythema exsudativum multiforme (EEM, zie figuur 16.3 en 16.4) is een acute reactie van huid en slijmvliezen die in enkele weken tot maanden spontaan geneest, maar waarbij vaak recidieven ontstaan. Zoals de naam al zegt, kan het erytheem zich in vele vormen presenteren met maculae, papels, anulaire en vesiculobulleuze laesies, die in verschillende stadia naast en na elkaar kunnen voorkomen. Het meest karakteristiek zijn echter de irislaesies: in het centrum van een erythemateuze papel ontwikkelt zich een cyanotisch blaasje met daaromheen een bleke, oedemateuze hof, die op zijn beurt wordt begrensd door een verheven rode rand. De laesies zijn symmetrisch gerangschikt, bij voorkeur aan de strekzijde van de onderarmen en benen, polsen, handen, mond en genitaliën. Op basis van het type huidlaesies en de mate van uitgebreidheid onderscheidt men een drietal klinische beelden van erythema multiforme: de papuleuze vorm, de vesiculobulleuze vorm en, als meest ernstige, het Stevens-Johnson-syndroom, waarbij

meer dan 10% van het lichaamsoppervlak is aangetast en uitgebreide slijmvliesafwijkingen (bullae, erosies en ulcera) op de voorgrond staan (tabel 16.4).

Tabel 16.4 Differentieeldiagnostische aandoeningen van erythema exsudativum multiforme (EEM).

EEM-minor-variant
- chronische urticaria
- geneesmiddelenexantheem
- lupus erythematodes
- viraal exantheem
- erythema anulare centrifugum

EEM-major-variant op volwassen leeftijd
- pemphigus
- parapemphigus
- toxische epidermale necrolyse
- herpes stomatitis

EEM-major-variant op kinderleeftijd
- staphylococcal scalded skin syndrome
- impetigo bullosa
- ziekte van Kawasaki

Tabel 16.5 Oorzaken van erythema exsudativum multiforme.

- herpes-simplex-virusinfectie
- andere virusinfecties (zoals hepatitis B, mononucleosis infectiosa)
- andere infecties (o.a. door streptokokken, *Yersinia spp. Mycoplasmata, Histoplasma*)
- maligniteiten
- geneesmiddelen (zoals penicilline, salicylaten en sulfonamiden)
- auto-imuunziekten (lupus erythematodes, dermatomyositis, reumatoïde artritis)
- diversen (voedselallergenen, contactagentia)

Hoewel over de pathogenese van EEM veel onzekerheid bestaat, wordt deze aandoening algemeen beschouwd als een immunologische reactie van de huid, die door verschillende factoren in gang kan worden gezet. Daartoe behoren onder andere bacteriële, virale en mycotische infecties, interne afwijkingen en geneesmiddelen (tabel 16.5). Bij de infecties neemt het herpesvirus de belangrijkste plaats in. Bij ruim een derde van de patiënten die veel last hebben van EEM-aanvallen is gemiddeld tien dagen voorafgaand aan de eruptie een recidief van herpes simplex aantoonbaar. Bij het Stevens-Johnson-syndroom is een geneesmiddel meestal de oorzaak.

Anamnese en onderzoek
Aan de huidaandoeningen gaan vaak prodromi vooraf zoals koorts, algemene malaise, hoofdpijn, keelpijn, neusverkoudheid en gewrichtsklachten. Verder moet altijd worden gevraagd naar de ontstaanswijze en de mogelijkheid van een recidief. De diagnose wordt meestal gesteld op grond van

anamnese en klinisch beeld. Soms is er een kenmerkend histopathologisch beeld met subepidermale blaarvorming, splijting in het bovenste deel van de dermis, en secundaire necrose van het epitheel. Eventueel kan serologisch onderzoek naar het herpes simplex virus verricht worden.

▶ 16.2 Geneesmiddelenexantheem

Klinisch beeld en etiologie
Het woord exantheem (letterlijk: huiduitslag) wordt, zoals eerder gezegd, meestal gebruikt voor een erytheem van de huid dat vluchtig is, acuut begint en vaak een groot oppervlak van de huid beslaat. Voor de beschrijving van erytheem wordt wel onderscheid gemaakt in macu(lo-papu)leuze (roseoliforme), partieel confluerende (morbilliforme) en diffuus confluerende (scarlatiniforme) erupties, symmetrisch verspreid over het lichaam. De vorm en lokalisatie van het exantheem hebben overigens geen diagnostische betekenis. De differentiële diagnose van exantheem is weergegeven in tabel 16.6.

Tabel 16.6 Differentiële diagnose van exantheem.

- viraal exantheem (rubeola, morbilli, erythema infectiosum, exanthema subitum, mononucleosis infectiosa, Coxsackie- en ECHO-virusinfecties, e.d.)
- bacterieel exantheem (scarlatina, secundaire syfilis)
- urticaria (erythema fugax)
- pityriasis rosea
- zonnebrand
- interne ziekten (endocarditis, Löffler-syndroom, hepatitis, reumatoïde artritis, lupus erythematodes)

Een geneesmiddelenexantheem is een uitgebreide schadelijke huidreactie op een geneesmiddel, die ontstaat bij voor de mens gebruikelijke doseringen (toxicodermie, zie figuur 16.5 en 16.6)
Reacties op penicilline, ACE-remmers, sulfapreparaten, thiaziden en NSAID's komen regelmatig voor. Geneesmiddelenexanthemen berusten voor een deel op allergische fenomenen, waarbij een of meerdere immunologische reactietypen volgens Gell en Coombs aan de symptomen ten grondslag liggen. De huid is het orgaan dat bij geneesmiddelenovergevoeligheid het meest frequent is aangedaan. Bij 2-3% van de in een ziekenhuis opgenomen patiënten komen allergische huidreacties voor. In bijna de helft van de gevallen betreft het erythemateuze reacties. Andere door geneesmiddelen veroorzaakte huidafwijkingen (patronen) zijn onder andere urticaria, erythema perstans, erythema exsudativum multiforme, exfoliatieve dermatitis, purpura, vasculitis, Stevens-Johnson-syndroom en toxische epidermale necrolyse (tabel 16.7).

Tabel 16.7 De meest voorkomende reactiepatronen van de huid bij overgevoeligheid voor geneesmiddelen.

- erythemat(o-papulo-squam)euze erupties (exantheem)
- erythema perstans
- (urticariële) vasculitis
- urticaria
- erythema (exsudativum) multiforme
- angio-oedeem
- lichenoïde erupties
- vesiculobulleuze erupties
- eczemateuze erupties
- purpura
- exfoliatieve dermatitis

Een geneesmiddelenexantheem is gewoonlijk een symmetrische eruptie, die vaak beperkt blijft tot de romp, maar zich soms ook uitbreidt over armen, benen en gelaat. Staken van het geneesmiddel leidt meestal binnen enkele dagen tot verdwijnen van het exantheem, terwijl voortzetting van de therapie de huiduitslag kan doen verergeren. Het exacte mechanisme is niet bekend. Speciale vermelding verdient ampicilline, waarvan bekend is dat het 5 tot 14 dagen na aanvang van de behandeling een maculeus of maculopapuleus exantheem kan veroorzaken. Soms is de kuur dan al beëindigd. Dit exantheem kan bij continuering van de behandeling ook weer verdwijnen. Wanneer ampicilline is gegeven voor tonsillitis kan het exantheem ten onrechte worden aangezien voor huidafwijkingen bij mononucleosis infectiosa.

Anamnese en onderzoek
De anamnese is essentieel voor het stellen van de diagnose. De volgende vragen zijn belangrijk.
- Wat is de voorafgaande ervaring met het geneesmiddel?
- Heeft de patiënt eerder last gehad van dergelijke bijwerkingen?
- Is het beloop in de tijd in overeenstemming met de veronderstelde causaliteit?
- Heeft het staken of verlaging van de dosis de klachten verminderd?
- Zijn er aanwijzingen voor een virale of bacteriële infectieziekte of voor een interne ziekte?

Indien de anamnese onvoldoende aanknopingspunten biedt of men de vermoede geneesmiddelenovergevoeligheid wil bevestigen, kan in-vivo- en in-vitro-onderzoek worden verricht. Tot het in-vivo-onderzoek behoren: epicutaan allergologisch onderzoek, intracutaan allergologisch onderzoek en een provocatietest. Met behulp van een provocatietest kan de diagnose soms met een vrij grote mate van zekerheid worden gesteld. Daarbij moet men echter uiterst voorzichtig en terughoudend zijn. Het belang van het geneesmiddel voor de patiënt moet worden afgewogen tegen de gevaren van de test (anafylaxie, die soms moeilijk te bestrijden is, toxische epidermale necrolyse, e.d.). Indien men tot een provocatietest besluit, moet dit onder klinische omstandigheden gebeuren met adequate voorzorgsmaatregelen. Behalve dat het in-vivo-onderzoek lang niet altijd de gewenste informatie oplevert, heeft een positieve uitslag ook een geringe voorspellende waarde wat betreft een toekomstige reactie. Het in-vitro-onderzoek (o.a. lymfocytentransformatietest en macrofageninhibitietest) levert nog minder betrouwbare informatie op en wordt om die reden nog maar weinig uitgevoerd.

▶ 16.3 Urticaria

Klinisch beeld en etiologie
Urticaria (netelroos) is een vluchtige huideruptie die uit (erythemateuze) maculae of kwaddels (galbulten) bestaat. Kenmerkend zijn laesies met een bleek palpabel centrum, omgeven door een erythemateuze halo. Soms zijn er grote plaques. Een enkele maal zijn er uitgebreide zwellingen die zich ringvormig uitbreiden (erythema anulare centrifugum, zie figuur 16.7). Er is geen voorkeurslocatie. Het aantal urticae kan sterk variëren. In het karakteristieke geval ontstaan ze vrij plotseling en gaan ze gepaard met intensieve jeuk. Een fijne papuleuze, hevig jeukende vorm van urticaria ziet men soms binnen enkele minuten na inspanning, warmte of emotionele spanning ontstaan. Men spreekt dan wel van cholinergische urticaria. Bij alle vormen van urticaria, ook de inspanningsurticaria, kan de reactie zich uitbreiden naar andere orgaansystemen, zoals de tractus circulatorius, respiratorius en gastro-intestinalis. De belangrijkste verschijnselen die zich daarbij voordoen zijn bloeddrukdaling, bronchospasme en larynxoedeem. Op het moment dat de patiënt voor onderzoek komt, zijn er vaak geen laesies aanwezig.

Bij verdenking op urticaria kan men een indruk krijgen van het vasculaire reactiepatroon door met een stomp voorwerp stevig over de huid te strijken. Hierbij kan een reactie (de triple response van Lewis) optreden, waarbij achtereenvolgens zichtbaar worden: een rode lijn (capillaire verwijding), een zich uitbreidend erytheem (arteriolaire verwijding ten gevolge van axonreflex) en ten slotte een urticariële lijn (exsudatie van vocht door de verwijde capillairen). Indien de lineaire urticaria verder reikt dan de axonreflex is de reactie niet meer fysiologisch en spreekt men van dermografie. Daarbij kan de grens tussen fysiologisch en pathologisch (urticaria factitia) niet scherp worden aangegeven. Een bijzondere vorm van urticaria is urticariële vasculitis, die kan worden beschouwd als een immuuncomplexziekte waarbij circulerende antigeen-antilichaamcomplexen in de bloedvatwanden neerslaan en histologisch een leukocytoclastische vasculitis veroorzaken met het klinisch beeld van urticaria. De verschillende morfologische varianten van urticaria zijn samengevat in tabel 16.8.

Tabel 16.8 Morfologische varianten van urticaria.

- cholinergische urticaria
- urticaria factitia
- erythema fugax
- anulaire urticaria
- angio-oedeem

Urticaria kan worden beschouwd als een vasculair reactiepatroon, waarbij het dermale oedeem en het erytheem het gevolg zijn van respectievelijk verhoogde vasculaire permeabiliteit en vasodilatatie onder invloed van diverse mediatoren, zoals histamine, kininen, prostaglandinen, neuropeptiden, fibrinolytische enzymen en complementfactoren. Aan urticaria kunnen vele verschillende oorzaken ten grondslag liggen, zoals voedingsmiddelen (als zodanig of door toegevoegde conserveringsmiddelen of kleurstoffen), geneesmiddelen (in het bijzonder acetylsalicylzuur), infectieuze agentia, inhalatieallergenen en fysische factoren, terwijl urticaria ook een symptoom kan zijn van een onderliggende ziekte als lupus erythematodes, polycytemie, maligniteiten en endocriene stoornissen (tabel 16.9). Meestal wordt er niets gevonden.

Tabel 16.9 De belangrijkste 'oorzaken' van urticaria.

- fysische factoren (warmte, kou, druk, inspanning, zonlicht)
- medicamenten (m.n. acetylsalicylzuur, penicilline)
- voedingsmiddelen (schaaldieren, aardbeien)
- infecties
- contact met planten (brandnetels)
- insectenbeten (bij, wesp, mug)
- erfelijke factoren (atopische constitutie, hereditair angioneurotisch oedeem)
- interne aandoeningen (auto-immuunaandoeningen, maligniteiten)

Vaak is er sprake van een multifactoriële pathogenese. Zo kan inspanningsurticaria samengaan met overgevoeligheid voor specifieke voedingsmiddelen of geneesmiddelen, zoals acetylsalicylzuur, terwijl koude-urticaria onder andere in verband is gebracht met verschillende virusinfecties, zoals mononucleosis infectiosa en hepatitis B. Ook niet-virale infecties zoals toxoplasmose, Mycoplasma- en Yersinia-infecties kunnen met urticaria gepaard gaan. Urticariële vasculitis kan het gevolg zijn van onderliggende infecties, het gebruik van medicamenten, en kan voorkomen in het kader van een systemische lupus erythematodes en de ziekte van Sjögren. Urticariële vasculitis komt echter ook idiopathisch voor.

Anamnese en onderzoek
Bij acute urticaria is een oorzaak vaak door anamnese te achterhalen. Moeilijker is dit bij chronische urticaria (langer dan 6 weken bestaande klachten). Het afnemen van een uitgebreide anamnese is het belangrijkst voor het vinden van een oorzaak. Men besteedt vooral aandacht aan fysische factoren, voedings- of geneesmiddelen in relatie tot de klachten en symptomen van infecties, interne ziekten of erfelijke factoren. De vraag waar iedere arts vroeg of laat mee wordt geconfronteerd bij een patiënt die langdurige klachten van urticaria heeft, is of het zinvol is laboratorium- of ander onderzoek te verrichten indien de anamnese en het lichamelijk onderzoek geen aanknopingspunten opleveren.

Het antwoord is nee. Uit verschillende grotere onderzoekingen is naar voren gekomen dat screenend onderzoek op maligniteiten, infecties en endocriene stoornissen weinig of niets oplevert. Het meest zinvol zijn de fysische tests zoals provocaties met warmte, kou, inspanning, mechanische druk, eventueel water en licht. Daarmee is niet dé oorzaak gevonden, maar men heeft dan wel een aangrijpingspunt voor de therapie. Als de anamnese daartoe aanknopingspunten oplevert, kan een algemeen screenend onderzoek worden verricht met Hb, bezinking, leverfunctiebepalingen, eiwitspectrum, totaal IgE en Phadiatop. Afhankelijk van de uitslag daarvan kan nader onderzoek worden verricht zoals RAST, ANA, anti-DNA, TSH en virusserologie (EBV, CMV, hepatitis B). Bij mogelijke aanwijzingen voor urticariële vasculitis is een biopsie voor histologisch en immunofluorescentieonderzoek wel geïndiceerd.

▶ 16.4 Pruritus

Etiologie
Pruritus is jeuk zonder zichtbare huidafwijking (sine materia), met uitzondering van krabeffecten. Het moet onderscheiden worden van prurigo dat wordt omschreven als een groep van papuleuze dermatosen waarbij jeuk kenmerkend is. Pruritus komt voor bij een aantal dermatosen zoals constitutioneel eczeem, dermatitis herpetiformis, geneesmiddelenreacties, lichen ruber planus, urticaria en epizoönosen. Gegeneraliseerde pruritus wordt ook gezien bij interne aandoeningen (ezelsbruggetje HUIDPASTA, tabel 16.10). Soms is jeuk daar zelfs het enige symptoom van.

Bij veel van deze aandoeningen is jeuk door een droge huid een begeleidend verschijnsel (bijv. chronische nierinsufficiëntie) of is dit zelfs de verklaring van de jeuk (bijv. hypothyreoïdie). Anders dan wordt aangenomen, komt gegeneraliseerde jeuk niet vaak voor bij diabetes mellitus. Wel hebben diabetici vaak last van een gelokaliseerde jeuk waarbij Candida-overgroei, zoals bij pruritus vulvae, een rol speelt.

Tabel 16.10 Met jeuk geassocieerde interne ziekten (ezelsbruggetje HUIDPASTA*).*

- Hodgkin en andere maligniteiten zoals leukemie, multipel myeloom, en tumoren van het centraal zenuwstelsel
- Uremie (chronische nierinsufficiëntie)
- Icterus (leverziekten; galwegobstructie (vooral primaire biliaire cirrose), zwangerschap (intrahepatische cholestase), medicamenteus (o.a. morfine, cocaïne, fenothiaziden))
- Diabetes mellitus en andere stofwisselingsziekten zoals hyperthyreoïdie en jicht
- Psychogeen
- Anemie (ijzergebrek) en andere bloedziekten zoals polycythaemia vera en mastocytose
- Senilitas
- Toxicodermie (geneesmiddeleneruptie)
- AIDS

Anamnese en onderzoek

Indien er geen sprake is van een huidaandoening, zijn een uitgebreide anamnese en lichamelijk onderzoek nodig om een systemische oorzaak te vinden. Daarvoor is geen speciale richtlijn te geven. Vaak is algemeen bloed-, urine- en eventueel fecesonderzoek en oriënterend onderzoek naar lever-, nier- en schildklierfuncties noodzakelijk.

De oorzaak van jeuk is vaak niet direct duidelijk. Een uitgebreide anamnese, lichamelijk en laboratoriumonderzoek zijn noodzakelijk voordat de diagnose psychogene jeuk kan worden overwogen. Ook dan zal in de follow-up kunnen blijken dat toch een organische oorzaak aanwezig is (tabel 16.10).

▶ Literatuur

Kuiper H. Erythema migrans in Nederland; klinisch en epidemiologisch onderzoek bij 77 patiënten. Ned Tijdschr Geneeskd 1995;139:1537-41.
Mekkes JR, Kozel MMA, Bos JD. Diagnostiek bij chronische urticaria. www.huidziekten.nl
Mekkes JR. Diagnostiek en behandeling van jeuk. www.huidziekten.nl
Roujeau JC. Stevens-Johnson syndrome and erythema exsudativum multiforme are different disorders. Ned Tijdschr Dermatovenereol 1995;5(7):346-8.
Sillevis Smitt JH, Everdingen JJE van, Starink ThM, Haan M de. Pruritus, urticaria en erythemateuze dermatosen. In: Dermatovenereologie voor de eerste lijn. Houten: Bohn Stafleu van Loghum, 2004.
Vivier A du. Atlas of clinical dermatology. Spain: Churchill Livingstone, 2002
Vloten WA van. Urticaria en erythemen. In: Vloten WA van, et al., red. Dermatologie en venereologie. Derde herziene druk, Maarssen: Elsevier Gezondheidszorg, 2000.

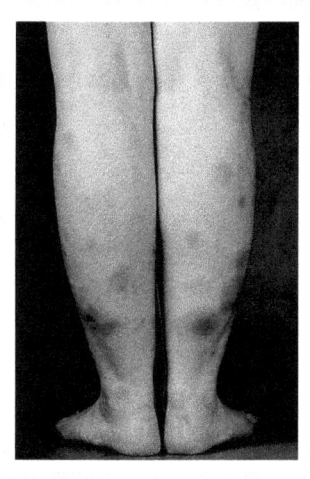

Figuur 16.1
Erythema nodosum.

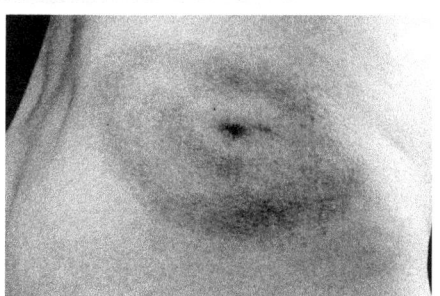

Figuur 16.2
Erythema chronicum migrans.

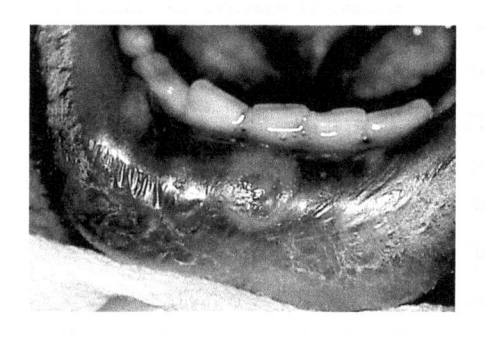

Figuur 16.3
Erythema exsudativum multiforme.

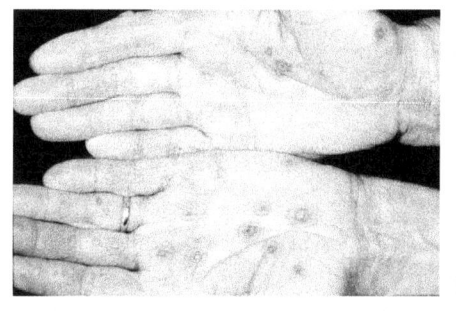

Figuur 16.4
Erythema exsudativum multiforme.

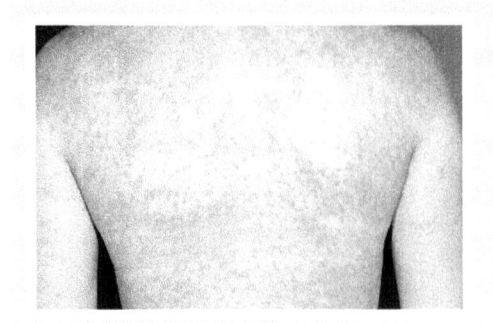

Figuur 16.5
Toxicodermie.

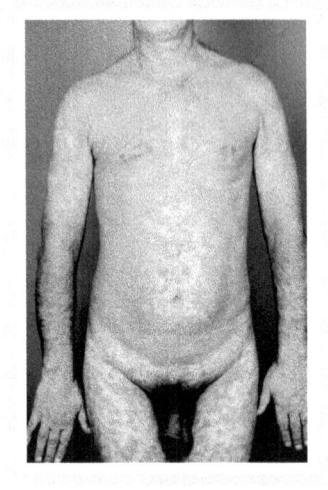

Figuur 16.6
Toxicodermie.

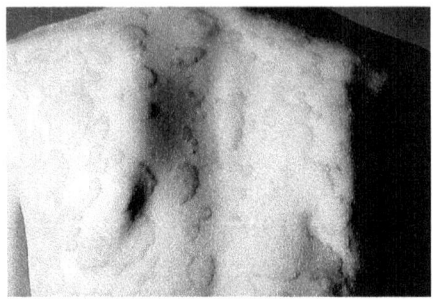

Figuur 16.7
Erythema annulare centrifugum.

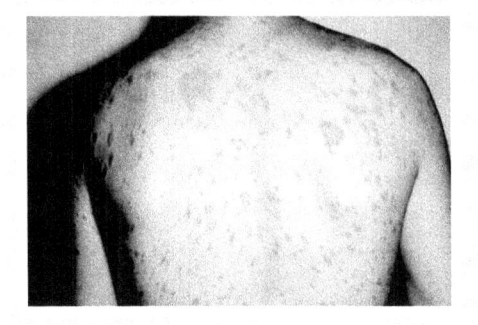

Figuur 16.8
Pityriasis rosea.

Hoofdstuk 17

DIAGNOSTISCHE OVERWEGINGEN IN DE OOGHEELKUNDE

G.S. Baarsma

Er zijn veel raakvlakken tussen de oogheelkunde en de interne geneeskunde. Het is dan ook niet mogelijk om in dit hoofdstuk in te gaan op alle oogheelkundige aandoeningen die een relatie hebben met ziekten, die behoren tot het vakgebied van de interne geneeskunde. Gekozen is voor een selectie van veelvoorkomende aandoeningen waarbij het oordeel van een internist gevraagd zal worden.

▶ 17.1 Uveitis

▶ INLEIDING

Uveitis, een vrij zeldzame aandoening, betekent strikt genomen een ontsteking van de uvea (iris, corpus ciliare en choroidea), maar vaak zijn omliggende weefsels, zoals retina, corpus vitreum en sclera bij het ontstekingsproces betrokken.

De jaarlijkse incidentie in westerse landen bedraagt ongeveer 17/100.000; de prevalentie wordt geschat op 38/100.000, met de grootste frequentie in de leeftijdsgroep van 25-45 jaar.

Er bestaan verscheidene manieren om een uveitis te classificeren. De meest gebruikte classificatie is gebaseerd op een anatomische lokalisatie van de ontsteking en is opgesteld door de International Uveitis Study Group (IUSG):
- uveitis anterior = iridocyclitis (iris, corpus ciliare);
- intermediaire uveitis (pars plana);
- uveitis posterior (choroidea, retina);
- panuveitis.

In de meeste studies komt uveitis anterior als de meest frequente lokalisatie naar voren (50-60%), gevolgd door uveitis posterior (17-30%), panuveitis (10-20%) en intermediaire uveitis (10%). Andere, vaak toegepaste indelingen zijn:
- acuut, recidiverend of chronisch;
- granulomateus, gekenmerkt door 'vet' beslag van het membraan van Descemet (de binnenste cellaag van het hoornvlies) en granulomen van de iris (figuur 17.1);
- niet-granulomateus, gekenmerkt door een fijn beslag van de membraan van Descemet.

▶ KLINISCHE PRESENTATIE

De verschijnselen en symptomen waarmee de patiënt zich presenteert zijn afhankelijk van de lokalisatie en het type uveitis. Bij een acute uveitis anterior is er sprake van een rood en pijnlijk oog, overgevoeligheid voor licht (fotofobie) en een visusdaling. Bij een uveitis posterior en een intermediaire uveitis staan de visusdaling en het zien van vlekken (troebelingen, mouches volantes) op de voorgrond en zijn de pijnklachten meestal minder uitgesproken.

▶ ONDERZOEK

Bij het onderzoek wordt afhankelijk van de anamnese, de oogheelkundige bevindingen en de ernst van de uveitis, de strategie van het verdere onderzoek bepaald.

Bij de anamnese wordt gevraagd naar trauma, operatie, voorafgaande koortsende ziekten, rugklachten (de ziekte van Bechterew), gewrichtsklachten (reuma, de ziekte van Reiter), darmklachten (de ziekte van Crohn, colitis, ziekte van Whipple), aften (de ziekte van Behçet), huidafwijkingen, tekenbeten, erythema chronicum migrans (de ziekte van Lyme) en neurologische afwijkingen (meningo-encefalitis zoals bij de ziekte van Harada [zie verder op pagina 420 onder ziekte van Vogt-Koyanagi-Harada] en multipele sclerose).

Het oogheelkundig onderzoek bestaat uit:
- beoordeling van de visus, bepaling van de oogdruk;
- het kijken naar Descemetbeslag, granulomateus of niet- granulomateus;
- beoordeling van de voorste oogkamer; cellen, Tyndall-effect (verstrooiing van licht door kleine deeltjes, eiwit, in het kamerwater), hypopyon (pus in de voorste oogkamer), synechiae (verklevingen van de iris);
- onderzoek van het glasvocht; cellen, troebelingen;
- het beoordelen van de fundus; vasculitis retinae, choroiditis, retinitis, ablatio retinae, solutio choroideae.

Indien een lichte, niet-granulomateuze unilaterale uveitis anterior voor het eerst voorkomt, kan verder onderzoek achterwege blijven. Bij een ernstige en/of dubbelzijdig granulomateuze of recidiverende uveitis is daarentegen verdere diagnostiek aangewezen, zoals aangegeven in tabel 17.1.

Aangetoond is dat slechts een beperkt aantal laboratoriumbepalingen en onderzoeken nuttig is bij de routine-'work-up' van uveitispatiënten. Dit berust op de prevalentie van bepaalde aandoeningen (HLA-B27-geassocieerde uveitis anterior) of de klinische consequenties (lues). Onderzoeken die door de oogarts kunnen worden aangevraagd en gebruikt voor de verdere behandelingsstrategie zijn samengevat in tabel 17.1. Tabel 17.2 geeft een overzicht van oorzaken van uveitis.

Tabel 17.1   Routinediagnostiek bij uveitis.

- BSE, CRP, leukocytenaantal en -differentiatie
- Venereal Disease Research Laboratory (VDRL) en treponema-pallidum hemagglutinatiereactie (TPHA)
- HLA-B27 (vooral bij recidiverende uveitis anterior)
- thoraxfoto
- Mantoux
- serum-ACE
- ANA (bij kinderen; juveniele reumatoïde artritis)

Indien anamnese, onderzoek of het aanvullend onderzoek sterk wijzen in de richting van een specifieke etiologie, is toegespitst onderzoek aangewezen. Vaak zal dit worden verricht in samenwerking met andere specialisten, zoals internist, longarts, kinderarts of neuroloog. De oogarts zal de mogelijke etiologie of associatie moeten aangeven.

▶ ETIOLOGIE

Uit diverse studies blijkt dat ook na uitgebreid klinisch en laboratoriumonderzoek bij slechts 40 tot 50% van de patiënten een etiologie of geassocieerd ziektebeeld kan worden aangetoond.

Uveitis kan veroorzaakt worden door infectieuze of niet-infectieuze mechanismen (tabel 17.2).

Infectieuze oorzaken
Bacteriële infectie. Bij een bacteriële infectie na een perforerend trauma, een intraoculaire operatie of ten gevolge van een sepsis wordt gesproken van een *endoftalmitis*. Bij deze patiënten zijn de diagnostiek en de therapie gericht op isolatie en kweek van het micro-organisme.

Andere bacteriële infecties, met een specifiek oogheelkundig beeld, zijn:
- *lues*: onderzoek naar deze infectie moet altijd verricht worden in verband met de klinische en therapeutische consequenties;
- *tuberculose*: in ons land (nog) een zeldzame oorzaak. Zeldzamer, maar de laatste tijd vaker beschreven, zijn:
  - ziekte van Lyme; meestal een tekenbeet en/of een erythema chronicum migrans in de anamnese;
  - kattenkrabziekte; vaak gepaard gaand met een retinitis, met exsudaten en papiloedeem (neuroretinitis van Leber). Andere mogelijke verwekkers van uveitis zijn virussen (cytomegalovirus, herpes simplex en varicella zoster), parasieten (*Toxoplasma gondii, Toxocara canis*) en schimmels (*Candida albicans*).

Tabel 17.2 Oorzaken van uveitis.

EXOGEEN-INFECTIEUS

bacterieel
- endoftalmie na trauma, sepsis of operatie
- lues
- tuberculose
- ziekte van Lyme (*Borrelia burgdorferi*)
- kattenkrabziekte (*Bartonella henselae*)

viraal
- herpes-simplex-virus (HSV)
- varicella-zoster-virus (VZV)
- cytomegalovirus (CMV)
- Epstein-Barr-virus (EBV)

parasieten
- *Toxoplasma gondii*
- *Toxocara canis*

schimmels en gisten
- *Candida albicans*

ENDOGEEN

in samenhang met interne aandoeningen
reumatische aandoeningen:
- HLA-B27-geassocieerde ziekten:
  - ziekte van Bechterew
  - ziekte van Reiter
- juveniele reumatoïde artritis
- reumatoïde artritis

menggroep:
- sarcoïdose
- ziekte van Behçet
- lupus erythematodes
- diabetes mellitus
- inflammatoire darmaandoeningen, ziekte van Crohn, colitis ulcerosa, ziekte van Whipple
- SLE
- ziekte van Wegener

specifiek oogheelkundige aandoeningen
zelden samengaand met algemene afwijkingen:
- heterochrome cyclitis van Fuchs
- Posner-Schlossman
- pars planitis
- 'birdshot'-retino-choroïdopathie
- serpigineuze choroiditis
- sympathische oftalmie
- acute retinale necrose (herpetisch)
- oculaire toxoplasmose
- oculaire Toxocara

met neurologische of liquorafwijkingen:
- ziekte van Vogt-Koyanagi-Harada
- acute multifocale placoïde pigmentepitheliopathie
- multiple sclerose

Virussen. Cytomegalovirus (CMV) en schimmelinfecties komen vooral voor bij patiënten met een verstoorde afweer. Bij aidspatiënten is een CMV-retinitis (figuur 17.2) de belangrijkste oorzaak van blindheid, hoewel met de komst van de tripeltherapie de frequentie van deze aandoening sterk is verminderd. Deze patiënten moeten regelmatig op verschijnselen van deze ernstige visusbedreigende aandoening worden gecontroleerd, vooral omdat er in het beginstadium vaak weinig symptomen optreden (visusdaling en zwarte vlekken) en vroegtijdig starten met antivirale therapie een gunstig effect heeft op het ziektebeloop en de visus.

Herpes-simplex-virus (HSV), varicella-zoster-virus (VZV) en zelden cytomegalovirus (CMV) zijn de verwekkers van acute retinale necrose (ARN), een specifiek oogheelkundige aandoening die kan optreden bij overigens gezonde, meestal jonge volwassen patiënten en onbehandeld vaak leidt tot blindheid. De aandoening gaat gepaard met een pijnloze visusdaling, veel glasvochttroebelingen en met een typisch fundusbeeld, gekenmerkt door witte velden van necrose, meestal in de periferie van het netvlies.

Ook hier is het vroegtijdig aantonen en herkennen van het micro-organisme van belang voor de diagnostiek en met name voor de therapie. Bij twijfel wordt bij deze ernstige visusbedreigende aandoeningen materiaal uit het oog afgenomen via een voorste-oogkamerpunctie of een vitrectomie. Dit materiaal wordt serologisch onderzocht op lokale productie van antilichamen. Hiervoor wordt gebruikgemaakt van de Goldmann-Witmer-coëfficiënt (C), waarbij zowel de virale antistoftiters als het IgG-gehalte in serum en voorste oogkamer worden bepaald.

$$C = \frac{\text{antilichaamtiter in het oog}}{\text{antilichaamtiter in het serum}} : \frac{\text{totaal IgG in het oog}}{\text{totaal IgG in het serum}}$$

Er is sprake van lokale productie van antilichamen indien deze coëfficiënt hoger is dan 3.

Daarnaast wordt met behulp van een polymerase-chain-reactie (PCR) de aanwezigheid van DNA van het micro-organisme in het oog bepaald.

Parasieten. Het typische klinische beeld bij een oculaire toxoplasmose is een focale retinochoroiditis, waarbij vaak ook 'oude' gepigmenteerde littekens worden aangetroffen (zgn. satelliethaarden, figuur 17.3). Dit beeld is specifiek en min of meer pathognomonisch, maar bij twijfel kan ook hier door middel van een voorste-oogkamerpunctie de Goldmann-Witmer-coëfficiënt worden bepaald en de PCR worden verricht.

De serologie van het perifere bloed heeft weinig aanvullende waarde bij de diagnostiek van oculaire toxoplasmose. Alleen een positieve IgM kan wijzen op een primaire infectie (vaak is er sprake van een congenitale infectie).

Oculaire toxocariasis is veel zeldzamer en heeft eveneens een vrij specifiek klinisch beeld met granulomen in de periferie van het netvlies of in de macula. De serologie is evenzo weinig behulpzaam.

Schimmels. Zoals hierboven besproken komen schimmelinfecties en vooral *Candida albicans* vrijwel alleen voor bij ernstig zieke patiënten met afweerstoornissen. Meestal is er dan sprake van een sepsis.

Endogene uveitis
Hierbij spelen immunologische of auto-immuunreacties een rol. Het kan een specifieke oogheelkundige entiteit zijn, maar vaak komt de afwijking voor in samenhang met systeemziekten (tabel 17.2).

Gegeneraliseerde aandoeningen.
- HLA-B27 geassocieerde uveitis. De meest voorkomende vorm van uveitis is HLA-B27-positieve acute uveitis anterior met een typisch klinisch beeld. Het betreft een eenzijdige, verspringende, soms heftige en/of fibrineuze acute uveitis anterior, vooral bij jonge mannen. Een belangrijk deel van de HLA-B27-positieve patiënten met uveitis blijkt een reumatische aandoening te hebben, en minstens een kwart van hen lijdt aan de ziekte van Bechterew. Bij aanwezigheid van rugklachten is verwijzing naar een reumatoloog aan te raden.
- Sarcoïdose. Bij 3-7% van alle patiënten met uveitis kan sarcoïdose als oorzaak worden aangetoond. Uveitis kan meer dan een jaar voorafgaan aan de algemene verschijnselen van sarcoïdose. De incidentie van oogheelkundige afwijkingen bij patiënten met sarcoïdose wordt in de literatuur erg wisselend opgegeven en varieert van 25-63%. In een serie van 121 patiënten uit de sarcoïdosekliniek te Amsterdam met door middel van een biopt bewezen sarcoïdose werden bij 50 patiënten (41%) oogheelkundige afwijkingen gevonden. Uveitis was hierbij de meest voorkomende aandoening (58% van de patiënten met oculaire sarcoïdose), gevolgd door conjunctivale afwijkingen (46%) en traanklierafwijkingen (38%). Oculaire sarcoïdose werd in een significant hogere frequentie waargenomen bij vrouwen en negroïde patiënten.
Van belang is dat veel sarcoïdosepatiënten met oogheelkundige afwijkingen weinig of geen symptomen vertonen. Periodiek oogheelkundig onderzoek (bijvoorbeeld eenmaal per jaar), ook indien de patiënt geen klachten heeft, is dus van belang om oculaire sarcoïdose vroegtijdig op te sporen en eventuele complicaties te voorkomen.
De meest voorkomende aandoening is een uveitis anterior (iridocyclitis). In 40% van de gevallen is er dan sprake van een acute iridocyclitis en in 60% van een chronische vorm. Typisch, maar lang niet altijd aanwezig, is hierbij het granulomateuze karakter van de ontsteking (zie figuur 17.1).

In het achtersegment kan (peri)flebitis optreden, waarbij vooral in de periferie van het netvlies vaatscheden zichtbaar zijn met meer of minder glasvochttroebelingen. Dit is de meest voorkomende afwijking in de fundus. Typisch zijn de kaarsvetexsudaten: gelig-witte perivasculair gelegen laesies. Bij ernstige vormen kan het beeld van een occlusie van een tak van de vena centralis retinae ontstaan, met hemorragieën en oedeem. Een enkele maal kunnen de vaatafwijkingen leiden tot neovascularisaties, waardoor glasvochtbloedingen en een netvliesloslating (ablatio retinae) kunnen optreden. Het glasvocht kan meer of minder troebel zijn en bevat dan cellen en soms 'snowballs': ronde witte bolletjes ontstekingsmateriaal in het glasvocht.

De laesies in de choroidea kunnen variëren van kleine granulomen onder het pigmentepitheel tot (zelden) grote choroïdale granulomen. Bij resolutie van de granulomen ontstaan scherp omlijnde littekens met pigmentepitheelveranderingen. Deze vaak ronde littekens zien we vooral in de onderste kwadranten van de periferie van de fundus.

Vermeldenswaard zijn de volgende specifieke syndromen:
- het syndroom van Heerfordt: koorts, zwelling van de glandula parotis en andere speekselklieren, uveitis, paresen van de gezichtszenuwen (met name de n. facialis);
- het syndroom van Löfgren, met een combinatie van hilusklierafwijkingen, erythema nodosum en acute iridocyclitis;
- het Mikulicz- of Sjögrenachtig syndroom, bestaande uit zwelling van traan- en speekselklieren.

Laboratoriumbepalingen zoals spiegels van angiotensin-converting enzyme (ACE) kunnen bij uveitis een steun zijn bij het stellen van de diagnose, maar leveren geen bewijs. In aanvulling op de thoraxfoto, zelfs indien deze normaal is, kan bronchoscopie met een bronchoalveolaire lavage en een biopt de diagnose helpen bevestigen. Eventueel kan een octreotidescan worden overwogen. Bewijzend zijn alleen positieve biopten; transbronchiaal, huid, van de lever of, indien een klier aanwezig is, supraclaviculair (zie hoofdstuk 3, p. 92). Daarnaast kan soms een biopt van granulomen of follikels van de conjunctiva worden genomen.

- De ziekte van Behçet. Patiënten met de oculaire vorm van de ziekte van Behçet komen weinig voor in Nederland. Op de uveitispolikliniek van het Oogziekenhuis Rotterdam vormen zij een krappe 2% van de patiënten, veelal patiënten afkomstig uit landen rond de Middelandse Zee. Het is de meest voorkomende oorzaak van uveitis in Japan, waar de ziekte geassocieerd is met HLA-B5. Het oogheelkundig ziektebeeld wordt gekenmerkt door een meestal dubbelzijdige panuveitis, waarbij verschillende afwijkingen kunnen voorkomen, zoals vasculitis retinae, vitritis, uveitis anterior (hypopyon), papillitis en cystoïd maculaoedeem. De diagnose ziekte van Behçet wordt uiteindelijk gesteld bij uveitis die gepaard gaat

met recidiverende afteuze ulceraties van het mondslijmvlies en tevens een van de volgende symptomen:
- recidiverende ulceraties van de genitaliën,
- huidafwijkingen, als erythema nodosum, thrombophlebitis of folliculitis, positieve pathergietest ('pin prick'-fenomeen; dit wijst op een abnormale reactie op een allergeen).

Specifiek oogheelkundige aandoeningen – zonder algemene afwijkingen. Bij deze typisch oogheelkundige ziektebeelden worden zelden afwijkingen gevonden bij algemeen onderzoek en de aandoening lijkt beperkt tot het oog.

Heterochrome cyclitis van Fuchs wordt gekenmerkt door een geringe, chronische, niet-granulomateuze uveitis met een onbekende oorzaak. Het meest opvallend is een verschil in kleur van de iris tussen het aangedane en het normale oog.

Bij de ziekte van Posner-Schlossman is er sprake van episoden met een zeer milde iritis gepaard gaand met een acute, vaak sterke, stijging van de oogdruk.

Bij een pars planitis is vooral de verre periferie van de retina aangedaan en is er in principe sprake van een vasculitis retinae. Kenmerkend zijn de 'snowballs': ronde witte bolletjes ontstekingsmateriaal in het glasvocht, en de 'snowbank', een witte wal van ontstekingsmateriaal ter hoogte van de pars plana.

'Birdshot'-retinochoroïdopathie is een descriptieve benaming, gebaseerd op de over de fundus verspreide gelige vlekken als bij een schot hagel. De aandoening gaat gepaard met een retinale en choroïdale vasculitis zonder duidelijke oorzaak. Wel wordt een hoge associatie met HLA-A29 gevonden (96% is HLA-A29 positief, met een relatief risico van 225).

Serpigineuze choroiditis is een zeldzame, sterk visusbedreigende aandoening, gekenmerkt door een laesie ter hoogte van de choriocapillaris, die als het ware over de fundus kruipt.

Sympathische oftalmie is vrijwel zeker een auto-immuunaandoening en treedt alleen op na een trauma aan het andere oog. De ontsteking kan al ongeveer 10 dagen na het trauma optreden, maar er zijn gevallen beschreven waarbij de uveitis optrad 50 jaar na trauma. Het is een ernstige aandoening, die met de moderne operatietechnieken zeldzaam is geworden.

Oogheelkundige aandoeningen met neurologische afwijkingen. De ziekte van Vogt-Koyanagi-Harada is in onze streken zeldzaam, maar na de ziekte van Behçet de tweede oorzaak van uveitis in Japan. Naast een vaak heftige bilaterale uveitis vertoont de patiënt hoofdpijn, koorts, gehoorstoornissen, vitiligo, poliosis (witte haren, o.a. wenkbrauwen) en alopecia. Bij een belangrijk deel van de patiënten treden neurologische stoornissen op (een lumbaalpunctie is aangewezen voor de diagnose).

Acute multifocale placoïde pigmentepitheliopathie (AMPPE) treedt acuut op en gaat gepaard met een snelle visusdaling, met meestal een snel herstel. Het fundusbeeld is typisch, met verspreide ronde, aanvankelijk grijswitte laesies die later pigmenteren en littekens achterlaten. Bij veel patiënten worden afwijkingen in de liquor gevonden, maar neurologische verschijnselen treden zelden op.

▶ DIFFERENTIËLE DIAGNOSTIEK (TABEL 17.3)

Sommige ziektebeelden kunnen afwijkingen geven die lijken op uveitis. Bij de differentiële diagnostiek moet vooral in de oudere leeftijdsgroep (> 50 jaar) gedacht worden aan de mogelijkheid van een non-Hodgkin-lymfoom. De oogheelkundige afwijkingen worden hier gekenmerkt door uitgebreide troebelingen en cellen in het glasvocht, soms met gelige subretinale infiltraten en/of retinale bloedingen en oedeem.

Tabel 17.3   Differentiële diagnostiek bij op uveitis gelijkende aandoeningen.

maskeradesyndroom
– tumoren
– non-Hodgkin-lymfoom
– leukemie
– retinoblastoom bij kinderen
– choroideamelanoom

ablatio retinae

intraoculair corpus alienum

ischemische vaataandoeningen
– 'ocular ischemic syndrome'
– ernstige ischemische vasculaire stoornissen
– diabetische retinopathie
– retinale vasculaire occlusies

juveniel xanthogranuloom (< 15 jaar, spontaan hyphaema)

De aandoening komt meestal bilateraal voor en reageert slecht op glucocorticosteroïden. Het is in principe een oculocerebrale aandoening, waarbij slechts zelden viscerale lymfomen worden gevonden. Het gaat vaak vooraf aan of treedt op bij een primair cerebraal lymfoom. Het onderzoek moet dan ook gericht zijn op de detectie van cerebrale afwijkingen. Uiteindelijk zal een vitrectomie met een biopsie van het glasvocht de diagnose moeten bevestigen.

Bij andere intraoculaire tumoren kan men eveneens ontstekingsverschijnselen in het oog waarnemen.

Een intraoculair corpus alienum zal moeten worden uitgesloten op grond van de anamnese en bij twijfel door een röntgenfoto of CT-scan.

Indien er bij vasculaire stoornissen in het oog sprake is van uitgebreide ischemie kunnen er ontstekingsverschijnselen optreden die soms vrij hevig kunnen zijn, zoals bij een oculair ischemisch syndroom (p. 429).

Een juveniel xanthogranuloom komt vooral op jonge leeftijd voor. Deze patiënten hebben vaak een spontane bloeding in de voorste oogkamer (een zgn. hyphaema). Lokale behandeling met corticosteroïden heeft meestal snel een gunstig effect.

▶ 17.2 Rood oog

Een van de belangrijkste symptomen bij een uveitis is roodheid van het oog. Maar er zijn meerdere aandoeningen die tot een rood oog kunnen leiden. Bij de beoordeling van een rood oog is het van belang of een patiënt pijn heeft en of er sprake is van afscheiding en wat voor afscheiding: waterig of pussig.

Indien er *sprake is van afscheiding*, dan zijn de meest voorkomende aandoeningen:
- conjunctivitis
    - pus
        - bacterieel: meest voorkomende organismen *Staphylococcus aureus, Streptococcus pneumoniae* en *Haemophilus influenzae*
        - bij zuigelingen: denken aan gonorroe
    - waterig
        - viraal
            - herpes simplex
            - adenovirus: zeer besmettelijk
        - allergisch: gaat vaak gepaard met jeuk (hooikoorts)
- blefaritis: rode ooglidranden, corpus alienum gevoel

zeldzamer:
- dacryocystitis: meestal het gevolg van afgesloten traanwegen
- canaliculitis: ontsteking van de traanbuis

Indien er *geen sprake is van afscheiding*:
- met pijn
    - trauma (cornea erosie) of corpus alienum (soms onder het bovenooglid)
    - cornea-ulcus
    - uveitis (anterior): nauwe pupil
    - (epi)scleritis
    - acuut glaucoom: halfwijde, lichtstijve pupil

- weinig of geen pijn
- hyposphagma, subconjunctivale bloeding
- keratoconjunctivitis sicca, Sjögren

- pterygium
- geïrriteerd pingueculum

Verder kan de *lokalisatie van de roodheid* behulpzaam zijn bij het stellen van de diagnose:
- conjunctivaal en subtarsaal
  - conjunctivitis
- pericorneaal (ciliair)
  - uveitis
  - acuut glaucoom
- gemengd
  - corpus alienum
  - cornealaesie (herpes, erosie)

▶ 17.3 Retinale circulatiestoornissen

▶ INLEIDING

Bij verschillende interne aandoeningen zoals hypertensie en diabetes mellitus treden stoornissen op in de retinale circulatie. De diagnostiek van fundusafwijkingen kan dan behulpzaam zijn bij het bepalen van de orgaanschade en zo bijdragen aan de therapie. In deze paragraaf wordt een overzicht gegeven van oogheelkundige circulatiestoornissen en de overwegingen die een rol spelen bij de algemene diagnostiek. De retinale circulatiestoornissen kunnen worden onderscheiden in veneuze en arteriële doorbloedingsstoornissen. Ze vergen een verschillende aanpak.

▶ VENEUZE CIRCULATIESTOORNISSEN

Occlusie van de vena centralis retinae (venastam-occlusie)
Etiologie. Histopathologisch is er meestal sprake van een veneuze obstructie (dicht) bij de lamina cribrosa van de papil (niet te verwarren met die in het etmoïdbot). Bij recente occlusies is er sprake van een verse thrombus. Bij een occlusie van meer dan een week wordt rekanalisatie van de thrombus waargenomen. Het betreft meestal oudere patiënten (90% is ouder dan 50 jaar) bij wie vaak hypertensie, arteriosclerotische vaatafwijkingen, diabetes mellitus of een schildklierafwijking wordt gevonden.

Bij jongere patiënten kan een klinisch beeld optreden dat sterke overeenkomst vertoont met een occlusie van de v. centralis retinae. Er wordt dan gesproken van een papilloflebitis (optic disc vasculitis), hoewel een histopathologisch bewijs voor een inflammatoire genese ontbreekt.

Bij hyperviscositeit (ziekte van Kahler, ziekte van Waldenström, polycythaemia vera) kan een fundusbeeld ontstaan dat sterk overeenkomt met een occlusie van de v. centralis retinae, hoewel dan meestal sprake is van een dubbelzijdig en symmetrisch beeld. Glaucoom komt vaker voor bij een occlusie van de v. centralis retinae; mogelijk speelt de verhoogde oogdruk een rol bij de pathogenese.

Klinisch beeld. Meestal hebben patiënten een subacute vermindering van het gezichtsvermogen, meest unilateraal. Het fundusbeeld is karakteristiek en wordt gekenmerkt door gedilateerde en tortueuze venen, meer of minder uitgesproken meestal vlamvormige retinale bloedingen in alle vier de retinale kwadranten, retinaoedeem, papiloedeem en cotton-wool spots. Deze laatste berusten op ischemische infarcten. Zie figuur 17.4.

De belangrijkste complicaties zijn:
- Neovascularisaties; een occlusie met uitgesproken capillaire uitval (ischemie) leidt vaak tot neovascularisatie.
- Retinale neovascularisatie en neovascularisatie op de papil kunnen leiden tot glasvochtbloedingen.
- Irisneovascularisatie (rubeosis iridis) kan leiden tot neovasculair glaucoom. Occlusie van de v. centralis retinae is de belangrijkste oorzaak van neovasculair glaucoom (36%) en leidt vaak tot volledig verlies van de visus. Bij deze aandoening is de incidentie van neovasculair glaucoom ongeveer 20%. Bij diabetes mellitus en vooral bij patiënten met meer dan 50% capillaire non-perfusie op het fluorescentieangiogram is het risico op neovasculair glaucoom sterk toegenomen. Indien er een discrepantie bestaat tussen geringe afwijkingen in fundo en het ontstaan van irisneovascularisaties moet de mogelijkheid van een carotisobstructie ('oculair ischemisch syndroom') worden overwogen en dient onderzoek in deze richting te worden verricht (p. 429). Vooral de eerste drie maanden na een occlusie is er een groot risico op het ontstaan van neovascularisatie, maar deze kan ook na jaren nog optreden. Een niet-ischemische occlusie kan na enige tijd overgaan in een ischemische vorm.
- Maculaoedeem wordt veroorzaakt door lekkende parafoveale capillairen. Het is te diagnosticeren met stereoscopische fundoscopie, OCT en fluorescentieangiografie. Het leidt tot visusverlies en een centraal scotoom.

Het is voor de eventuele behandeling van belang te kunnen voorspellen bij wie deze complicaties zich zullen ontwikkelen. Er zijn echter nog steeds geen goede parameters waarop een voorspelling gebaseerd kan worden.

De meest gebruikte classificatie is gebaseerd op de mate van ischemie (capillaire uitval), omdat dit een prikkel is tot het ontstaan van vaatnieuwvormingen. Helaas bestaat er tot nu toe geen gouden standaard om de mate van ischemie te kunnen vaststellen.

Oogheelkundige onderzoekmethoden. Deze omvatten morfologische tests (fundoscopie en fluorescentieangiografie) en functietests (visus, gezichtsveld en elektroretinografie). Bij fundoscopie is vooral het aantal bloedingen in de achterpool van belang. Deze zijn een betere aanwijzing voor de ernst van ischemie dan het aantal cotton-wool spots.

De kans op het ontstaan van neovascularisatie is afhankelijk van de mate van capillaire non-perfusie, zichtbaar op het fluorescentieangiogram.

Bij gezichtsveldonderzoek wordt bij ischemische occlusies bijna altijd een diep centraal scotoom gevonden met vaak perifere gezichtsvelddefecten. Bij de niet-ischemische occlusies kan er sprake zijn van geen defect of een relatief centraal scotoom en is het perifere gezichtsveld meestal intact.

In verschillende publicaties is beschreven dat afwijkingen bij elektroretinografie (ERG) een prognostische waarde hebben voor het ontstaan van neovascularisatie. Er bestaat echter geen consensus over de te gebruiken parameters.

In tabel 17.4 worden de interne aandoeningen genoemd waarbij een verhoogd risico bestaat op veneuze occlusies. Vooral bij relatief jonge patiënten (beneden 50 jaar) en bij dubbelzijdige aandoeningen moet gedacht worden aan de meer zeldzame afwijkingen.

Differentiële diagnostiek. Als differentieeldiagnostische overwegingen komen in aanmerking: diabetische retinopathie, het oculair ischemisch syndroom en radiatieretinopathie. Diabetische retinopathie is meestal bilateraal gelokaliseerd. Microaneurysmata en exsudaten staan daarbij op de voorgrond. Het oculair ischemisch syndroom is het gevolg van een ernstige obstructie van de a. carotis met als gevolg sterk afgenomen perfusie van het oog. Hierbij staan ronde bloedingen in de periferie van de fundus op de voorgrond. Neovascularisaties op de papil en de iris ontstaan in een vroeg stadium en zijn niet in verhouding met de geringe ernst van de fundusafwijkingen.

Radiatieretinopathie kan ontstaan na bestraling. Hierbij worden meer cotton-wool spots dan bloedingen gezien.

Occlusie van een veneuze tak

Hierbij is een tak van de v. centralis retinae afgesloten en is dus slechts een deel van het gezichtsveld uitgevallen. De mate van visusdaling is afhankelijk van de lokalisatie van de occlusie.

Etiologie. Het gaat hier om een veelvoorkomende aandoening bij vooral oudere patiënten. Risicofactoren zijn vooral hypertensie, cerebrovasculaire afwijkingen, chronisch obstructieve longziekten, diabetes mellitus en schildklierafwijkingen. Maar ook hypermetropie en openkamerhoekglaucoom. Zeldzame risicofactoren zijn genoemd in tabel 17.4.

Klinisch beeld. Het fundusbeeld is eveneens karakteristiek: in één sector ziet men meer of minder uitgesproken retinale bloedingen, een uitgezette tortueuze vene, retinaoedeem en soms cotton-wool spots. In het acute stadium, vooral als er nog veel retinale bloedingen aanwezig zijn, is fluorescentieangiografie nog niet zo waardevol. Dit onderzoek is wel nuttig om na ongeveer drie maanden de mate van retinale ischemie en lekkage vast te stellen.

Intern onderzoek. Dit is gericht op dezelfde oorzaken als die van occlusie van de v. centralis retinae (zie tabel 17.4). Vooral hypertensie is een veelvoorkomende afwijking bij een veneuze-tak-occlusie.

Tabel 17.4 *Interne aandoeningen met een verhoogd risico op occlusies van retinale vaten.*

meest voorkomende aandoeningen	– hypertensie
	– algemene atherosclerose
	– diabetes mellitus
	– schildklierafwijking
zeldzame aandoeningen	– verhoogd lipoproteïne-a Lp(a)
	– hyperviscositeit
	– ziekte van Waldenström
	– polycythaemia vera
	– ziekte van Kahler
	– hemoglobinopathie (sikkelcelanemie)
	– verhoogde tromboseneiging
	• antifosfolipidesyndroom
	• anticardiolipine
	– lupus-anticoagulans
	– trombocytose
	– antitrombine-III-deficiëntie
	– proteïne-S- of -C-deficiëntie
	– factor V Leiden
	– homocysteïnurie, hyperhomocysteïnemie
	– factor-XII-deficiëntie
	– non-Hodgkin-lymfoom, leukemie
	– vasculitis (sarcoïdose, SLE)

▶ RETINALE ARTERIËLE DOORBLOEDINGSSTOORNISSEN (FIGUUR 17.5)

Zowel de retinale als de uveale arteriën zijn eindarteriën die aftakken van de a. ophthalmica. De bloedvoorziening van de binnenste lagen van de retina is geheel afhankelijk van de a. centralis retinae.

De retinale arteriën zijn eindarteriën, wat wil zeggen dat ze geen onderlinge anastomosen hebben, behalve op capillair niveau. Totale afsluiting van de a. centralis retinae leidt dan ook binnen enkele seconden tot visusverlies en de ganglioncellen beginnen binnen vier minuten te zwellen en worden ondoorzichtig. Andere oorzaken van acute uitval van de visus staan vermeld in tabel 17.5. Bij dierexperimenten is vastgesteld dat de retina van resusaapjes na een ischemie van 97 minuten nog herstel vertoonde, maar na 105 minuten irreversibel was beschadigd. In de praktijk is de afsluiting vaak niet totaal, maar is er nog een partiële circulatie.

Etiologie. In de etiologie van retinale arteriële occlusies kunnen de volgende ontstaansmechanismen worden onderscheiden:
– vaso-obliteratie;
– embolisatie;
– verlaagde oculaire perfusie, door verlaagde bloeddruk of verhoogde oogdruk;
– arterieel spasme.

Een belangrijke oorzaak van occlusie van de a. centralis retinae is vaso-obliteratie door een atheroom of een bloeding onder een atheroom in de wand van de a. centralis retinae ter hoogte van de lamina cribrosa. Dit treedt voor-

Tabel 17.5 Oorzaken van visusdaling.

oorzaken van acute visusdaling
- occlusie van de arteria centralis retinae
- 'anterior ischemic optic neuropathy' (AION bijv. bij reuscelarteriitis of t.g.v. arteriosclerose)
- neuritis optica (bij multipele sclerose)
- glasvochtbloeding (bij diabetische retinopathie of na een veneuze occlusie)
- ablatio retinae

oorzaken van tijdelijke visusdaling
- amaurosis fugax (een acute, pijnloze, tijdelijke uitval van een deel of het gehele gezichtsvermogen), meestal door een embolie als gevolg van afwijkingen aan de arteria carotis of cardiale afwijkingen
- migraine
- stuwingspapillen
- obscuraties (verduisteringen of scotomen)
- insufficiëntie van de vertebrobasilaire arterie (bilateraal)

al op bij patiënten met hypertensie en atherosclerose. Ook thrombi zonder duidelijke aanwijzingen voor atherosclerose zijn beschreven. Zeldzamer oorzaken zijn reuscelarteriitis, collageenziekten en lues. Amaurosis fugax en arterietak-occlusies worden vrijwel altijd veroorzaakt door embolieën van elders uit de circulatie.

Trombo-emboliëen worden tegenwoordig in het algemeen beschouwd als veruit de belangrijkste oorzaak van TIA's en dus ook van amaurosis fugax en arteriële occlusies. De meeste embolieën zijn afkomstig uit de a. carotis en in mindere mate uit het hart (aorta- en mitralisklepafwijkingen en na myocardinfarct). De meeste embolieën vanuit de a. carotis zijn het gevolg van atherosclerose (cholesterol- en plaatjesembolieën) ter hoogte van de carotisbifurcatie.

Een verlaagde oculaire perfusie is een zeldzame oorzaak van retinale infarcten. Het kan veroorzaakt worden door een sterk verhoogde intraoculaire druk en/of een flink verlaagde bloeddruk.

Een retinaal infarct ten gevolge van een arterieel spasme is een enkele maal beschreven bij migraine alsook bij jonge vrouwen die roken en orale anticonceptie gebruiken.

Klinisch beeld. Klinisch kunnen we verschillende ziektebeelden onderscheiden, die soms in elkaar overgaan, zoals een cotton-wool spot, amaurosis fugax, arterietak-occlusie en een occlusie van de a. centralis retinae. Cotton-wool spots zijn bleke retinale afwijkingen met een wattenachtig aspect als gevolg van obstructie van precapillaire arteriole. In de acute fase kunnen ze aanleiding geven tot kleine scotomen, maar in het algemeen geven ze weinig weefselnecrose. Cotton-wool spots komen bij vele interne aandoeningen voor (tabel 17.6).

Amaurosis fugax

Een belangrijke en vaak onderschatte aandoening is amaurosis fugax. Hierbij is er sprake van een acute, pijnloze, tijdelijke uitval van een deel van of

Tabel 17.6 Oorzaken van cotton-wool spots.

- hypertensie
- diabetes
- collageenziekten, zoals SLE, periarteriitis nodosa
- anemie
- leukemie
- vasculitis
- endocarditis
- AIDS
- thoraxtrauma (retinopathie van Purtscher)

van het gehele gezichtsvermogen (zie tabel 17.5). Kenmerkend is een duur van 2-10 minuten. Differentieeldiagnostisch komt vooral migraine in aanmerking. Bij migraine ziet de patiënt vaak scintillaties aan de randen van het scotoom, het scotoom wordt groter en de aanval wordt vaak gevolgd door hoofdpijn of andere somatische symptomen.

Amaurosis fugax komt bij 30-40% van de patiënten met een carotislijden voor. Amaurosis fugax moet dan ook beschouwd worden als een waarschuwing voor een eventueel later optredend retina-infarct, een hartinfarct of een cerebrovasculair accident (CVA).

Het risico van patiënten met een transient ischemic attack (TIA) op een CVA wordt geschat op ongeveer 10% per jaar. Dit is temeer van belang omdat uit meer dan twintig clinical trials is gebleken dat acetosal 30% van alle nietfatale vasculaire aandoeningen kan voorkomen en 15% van alle fatale aandoeningen.

Arteriële occlusie
Vrijwel altijd is er bij een retinale arteriële occlusie sprake van een alles-of-niets-fenomeen. Een enkele maal zien we herstel van de bloedstroom optreden, maar meestal ontstaat een retinaal infarct.

De symptomen en verschijnselen van arteriële obstructies zijn afhankelijk van de lokalisatie van de obstructie. Arteriële occlusies uiten zich over het algemeen door een plotselinge en pijnloze uitval van een deel (arterietak-occlusie) of van de totale visuele functie van een oog (a. centralis retinae). Dit leidt tot een blijvend scotoom en, indien de macula in het verzorgingsgebied van de aangedane arterie ligt, tot een uitval van het centrale zien.

Bij occlusie van de a. centralis retinae ontstaat een kersrode macula (cherry red spot), doordat de retina ter plaatse dunner is en gevoed wordt door de choroïdale circulatie.

De fundusafwijkingen verdwijnen grotendeels; na enkele weken zijn alleen nog een bleke papil en nauwe arteriën te zien. Soms toont het fluorescentieangiogram een gedeeltelijke of totale stilstand van de bloedstroom.

Internistisch onderzoek. Het onderzoek is gericht op het opsporen van een eventuele oorzaak van de obstructie en/of de embolie. De uitgebreidheid van dit onderzoek moet wel in verhouding staan tot de leeftijd en de lichamelijke conditie. Echo-Doppler-onderzoek van de a. carotis is een niet-ingrijpend onderzoek dat informatie kan geven over intimaverdikking of het bestaan van atherosclerotische plaques. Indien afwijkingen gevonden worden, kan angiografie worden overwogen als dit therapeutische consequenties heeft.

Bij ongeveer 75% van de patiënten boven de 40 jaar met retinale arteriële obstructies worden klinische aanwijzingen voor atheromateuze veranderingen in de wand van de a. carotis gevonden. De a. carotis wordt beschouwd als de belangrijkste emboliebron en het is dus belangrijk om het onderzoek te richten op afwijkingen in de a. carotis.

Een andere belangrijke emboliebron is het hart. Ritmestoornissen en afwijkingen aan een hartklep zijn dan de belangrijkste oorzaken. Een 24-uursritme-strook (Holtertape) en echocardiografie zijn dan geïndiceerd. Dit geldt in het bijzonder voor jonge patiënten met een belaste cardiale voorgeschiedenis.

Daarnaast is intern onderzoek naar risicofactoren aangewezen. De meeste aandoeningen met een verhoogd risico zijn dezelfde als die genoemd zijn bij de veneuze occlusies (tabel 17.4). Daarnaast moet nog gedacht worden aan de mogelijkheid van migraine, het gebruik van orale contraceptiva en periarteriitis nodosa.

▶ OCULAIR ISCHEMISCH SYNDROOM

Indien er sprake is van een ernstige obstructie van de a. carotis kan er een kritische perfusie van het oog optreden. Hiermee wordt bedoeld dat de doorbloeding van de retina nog net voldoende is om te kunnen functioneren.

Het fundusbeeld kan verward worden met een preocclusie van de v. centralis retinae. Er bestaan meestal ronde bloedingen, gering in aantal en meer gelokaliseerd in de periferie van de retina. Opvallend is het snelle optreden van vaatnieuwvormingen op de papil en de iris.

Het beeld kan zeer snel en dramatisch verlopen en leiden tot een neovasculair glaucoom, cataract, uveitis en uiteindelijk verlies van het oog. Het is van belang het beeld vroegtijdig te herkennen. Een sterk links-rechtsverschil bij patiënten met een diabetische retinopathie kan berusten op eenzijdige obstructie van de a. carotis.

Hulpmiddelen bij de diagnose zijn auscultatie en vooral echo-Doppleronderzoek van de a. carotis en de a. ophthalmica. Carotisangiografie is de gouden standaard, maar geeft risico op morbiditeit en zelfs mortaliteit. Dit onderzoek komt alleen in aanmerking als het consequenties heeft voor het therapeutisch beleid.

▶ 17.4 Diabetische retinopathie

▶ INLEIDING

Diabetische retinopathie is de belangrijkste oorzaak van slechtziendheid bij mensen tussen het 20e en 75e levensjaar en een gevreesde complicatie van diabetes mellitus. De eerste vijf jaren na het diagnosticeren van DM type 1 is diabetische retinopathie zelden aanwezig, maar na 10-15 jaar ontwikkelen bijna alle patiënten een diabetische retinopathie.

Ruim een kwart van de patiënten met DM type 2 heeft netvliesafwijkingen op het moment dat de diagnose wordt gesteld en dit percentage neemt toe tot 95% naarmate de DM langer bestaat. Indien deze patiënten niet op tijd worden gezien en behandeld, zal 50% van de patiënten met proliferatieve retinopathie binnen vijf jaar blind worden, bij niet-proliferatieve retinopathie is dat percentage 15%.

De belangrijkste onderverdeling is die in achtergrondretinopathie, preproliferatieve en proliferatieve retinopathie (tabel 17.7).

Tabel 17.7 Indeling van diabetische retinopathie.

achtergrond (exsudatieve) retinopathie
- microaneurysmata
- hemorragieën
- harde exsudaten
- retinaoedeem

preproliferatieve retinopathie
- vaatverandering; irregulair kaliber van de venen
- donkere ronde bloedingen
- multipele cotton-wool spots
- intraretinal microvascular abnormalities (IRMA)

proliferatieve retinopathie
- neovascularisatie (al of niet met glaucoom)
- fibrovasculaire membranen
- glasvochtbloedingen
- (tractie)ablatio retinae

Zie hoofdstuk 7, tabel 7.13.

▶ ACHTERGROND(EXSUDATIEVE) RETINOPATHIE

Hierbij zijn de afwijkingen vooral in de retina gelegen; zij bestaan uit:
- microaneurysmata; hoewel niet pathognomonisch, zijn deze wel de klinisch eerst zichtbare laesies (figuur 17.6);
- hemorragieën; deze zijn klein, rond en in de middelste lagen van de retina gelokaliseerd; in de zenuwvezellaag zijn ze vlamvormig;
- harde exsudaten; dit zijn gelige, scherp begrensde wasachtige laesies,

vaak in een al of niet volledige ring gelegen rondom een gebied met chronische lekkage (bijvoorbeeld microaneurysmata);
- retinaoedeem; hierdoor is de retina verdikt en zijn de onderliggende lagen slechter zichtbaar. Vooral oedeem in de maculastreek is van belang, omdat dit de voornaamste reden is van visusdaling bij diabetische retinopathie en dus een belangrijke indicatie voor (laser)therapie.

▶ PREPROLIFERATIEVE RETINOPATHIE

De afwijkingen worden veroorzaakt door capillaire vaatafsluiting of retinale ischemie en bestaan uit:
- vaatveranderingen;
- vooral de venen vertonen een irregulair verloop, zijn soms gestuwd en hebben een worstvormig aspect;
- donkere ronde bloedingen als teken van vaatwandlekkage;
- multipele 'cotton-wool spots'; onscherpe, wittige laesies als gevolg van ischemie van de zenuwvezellaag door capillaire afsluiting;
- 'intraretinal microvascular abnormalities'; intraretinaal gelegen voorlopers van vaatnieuwvormingen, vaak aan de rand van gebieden van capillaire afsluiting.

▶ PROLIFERATIEVE RETINOPATHIE (ZIE FIGUUR 17.7)

Deze ernstige en meest gevreesde vorm wordt gekenmerkt door neovascularisaties. Zij kunnen optreden vanuit de papil en langs de grote retinale bloedvaten. Dergelijke vaatnieuwvormingen beginnen als endotheliale proliferaties en kunnen in het glasvocht groeien. Ze vormen uiteindelijk fibrovasculaire membranen en kunnen aanleiding geven tot:
- glasvochtbloedingen,
- (tractie)ablatio retinae. Indien er sprake is van veel ischemie (capillaire afsluiting), kan dit aanleiding geven tot vaatnieuwvorming op de iris (rubeosis iridis) en uiteindelijk tot een neovasculair glaucoom.

Voor een betere beoordeling is fluorescentieangiografie aangewezen. Dit invasieve onderzoek wordt beschouwd als de gouden standaard, maar hoeft zeker niet bij alle patiënten met diabetes mellitus te worden verricht.

Bij twijfel over capillaire vaatafsluiting (preproliferatieve retinopathie) of

Tabel 17.8 Met diabetes samenhangende oogafwijkingen.

- rubeosis iridis (vaatnieuwvorming voorste oogsegment)
- oogspierparesen (met name nervus oculomotorius, nervus abducens en nervus trochlearis)
- verminderde corneasensibilitiet/cornea-ulcera
- toegenomen prevalentie van cataract
- diabetische maculopathie/maculaoedeem

over de lokalisatie van de lekkage (achtergrondretinopathie) kan fluorescentieangiografie zeer behulpzaam zijn. Dit geldt vooral bij de indicatiestelling voor (laser)therapie.

Bij patiënten met diabetes mellitus type 1 is het verantwoord na het stellen van de diagnose vijf jaar te wachten alvorens oogheelkundig onderzoek te laten verrichten. Bij iedere patiënt bij wie de diagnose diabetes mellitus type 2 wordt gesteld, moet binnen zes maanden oogheelkundig onderzoek worden verricht. De overige afwijkingen, die met diabetes kunnen samenhangen staan vermeld in tabel 17.8.

▶ 17.5 Hypertensieve retinopathie (zie figuur 17.8)

Verhoging van de arteriële bloeddruk kan leiden tot de volgende aandoeningen.
- Vasoconstrictie van de retinale arteriolen, zowel focaal als algemeen. Bij ernstige hypertensie kan dit leiden tot obstructie van precapillaire arteriolen en tot het ontstaan van cotton-wool spots.
- Lekkage, door een beschadiging van de bloed/retinabarrière. Dit kan leiden tot vlamvormige bloedingen, retinaoedeem en harde exsudaten. Exsudaten rond de macula kunnen het aspect van een (macula)ster krijgen en papiloedeem is een belangrijk teken van maligne hypertensie.
- Arteriolosclerose. Deze afwijking wordt gekarakteriseerd door een verdikking van de wand van de bloedvaten. Andere factoren (o.a. hyperlipidemie) kunnen echter ook een rol spelen bij het ontstaan van deze vaatafwijkingen.

Hypertensieve retinopathie kan op verschillende manieren worden geclassificeerd. Sommige classificaties maken een onderscheid tussen veranderingen als gevolg van hypertensie en veranderingen als gevolg van arteriolosclerose (Scheie). De meest gebruikte is echter de Keith-Wagener-Barker-classificatie (tabel 17.9).

Tabel 17.9 Classificatie van hypertensieve retinopathie (volgens Keith-Wagener-Barker).

graad 1	minimale algehele constrictie van de retinale arteriolen met een geringe tortuositas en met verbrede arteriële lichtreflex
graad 2	ernstiger arteriolaire vernauwing, zowel algeheel als focaal, met een afbuiging van de venen bij de overkruising
graad 3	koperdraadarteriën, afknikken van de venen bij de overkruising (Gunn-fenomeen), met daarnaast vlamvormige bloedingen, cotton-wool spots en harde exsudaten (figuur 17.8)
graad 4	alle vorige afwijkingen plus zilverdraadarteriën, al of niet volledige macula-ster en papiloedeem

Zie ook hoofdstuk 5, tabel 5.6.

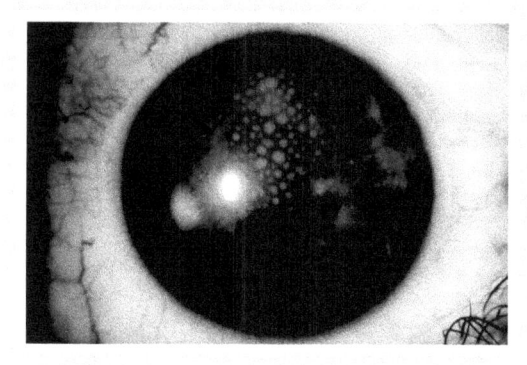

Figuur 17.1
Chronische uveitis anterior met 'vet' Descemetbeslag en verklevingen tussen iris en lens (synechiae posteriores), kenmerkend voor een granulomateuze uveitis.

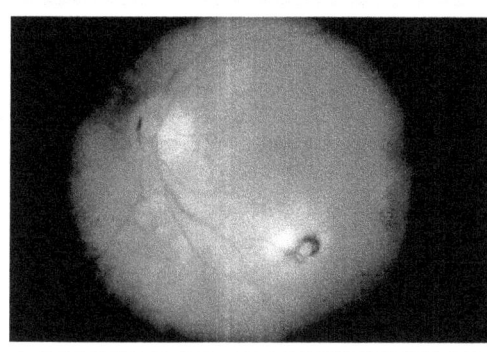

Figuur 17.2
CMV-retinitis bij een AIDS-patiënt. Wittige infiltratie van het netvlies met bloedingen.

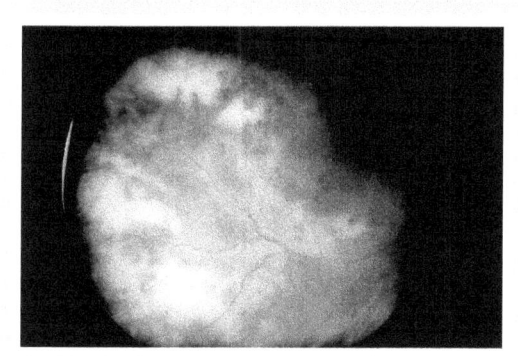

Figuur 17.3
Oculaire toxoplasmose met de kenmerkende satelliethaard naast een oud gepigmenteerd litteken.

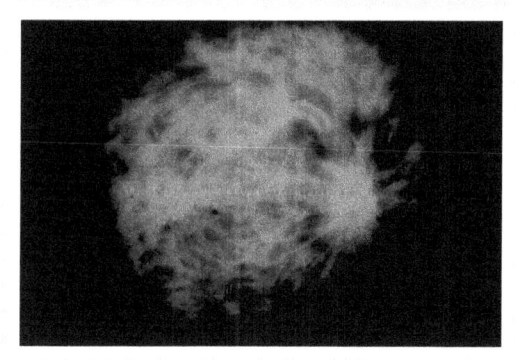

Figuur 17.4
Occlusie van de v. centralis retinae met vooral uitgebreide vlamvormige bloedingen over het gehele netvlies.

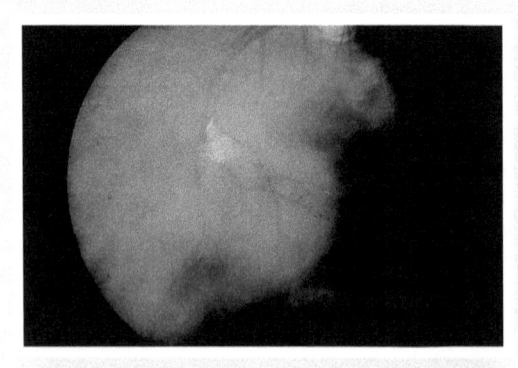

Figuur 17.5
Arterietak-occlusie met een wittige verkleuring in het aangetaste gebied.

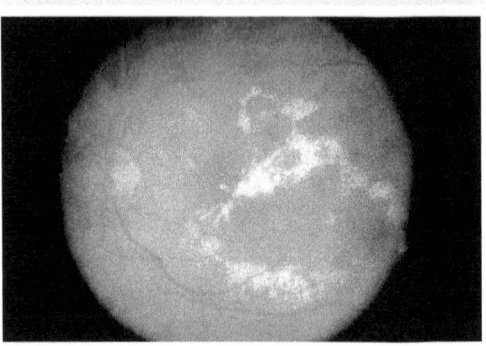

Figuur 17.6
Diabetische achtergrond-retinopathie met micro-aneurysmata, hemorragieën en exsudaten.

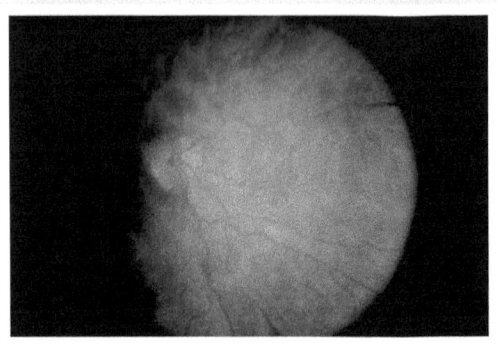

Figuur 17.7
Proliferatieve diabetische retino-pathie met vaatnieuwvormingen nasaal en onder de papil.

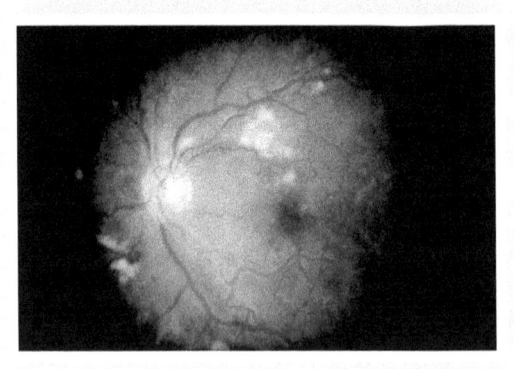

Figuur 17.8
Hypertensieve retinopathie (graad 3) met cotton-wool spots en bloedingen.

Vooral bij hypertensieve retinopathie van graad 3 en 4 kunnen ook cardiale, cerebrale en renale afwijkingen worden verwacht. Deze graden van retinopathie zijn dus een aanwijzing voor orgaanschade.

▶ Literatuur

Hayreh SS, Zimmerman B, McCarthy MJ, Podhasjsky P. Systemic diseases associated with various types of retinal vein occlusion. Am J Ophthalmol 2001; 131:61-78.

Hoofdstuk 18

NEUROLOGISCHE AFWIJKINGEN

R.A.C. Roos

▶ 18.1 Inleiding

Stoornissen van het zenuwstelsel leiden behalve tot klachten meestal ook tot objectiveerbare functiestoornissen. Anamnese, heteroanamnese en lichamelijk onderzoek kunnen in de meeste gevallen de aard en locatie van de functiestoornis aan het licht brengen. Aanvullend hulponderzoek speelt vaak een bevestigende rol. In de differentiële diagnostiek in de neurologie worden vier duidelijk te onderscheiden integratieniveaus onderkend:
- de functionele diagnose;
- de anatomische diagnose;
- de etiologische diagnose;
- de histologische diagnose.

De vier niveaus dient men als in serie geschakeld te beschouwen. Dat wil zeggen dat men in principe slechts tot een juiste volgende stap kan komen als het voorgaande niveau of de niveaus adequaat zijn doorlopen. Op elk van de vier niveaus kan sprake zijn van een differentiële diagnose. In toenemende mate zullen neurologische ziekten ook genetisch bevestigd kunnen worden, wat dan de hoogste graad van zekerheid voor de diagnose zal betekenen. In de volgende paragrafen wordt door de keuze van de onderwerpen vooral de etiologische differentiële diagnostiek behandeld.

▶ 18.2 Hoofdpijn

▶ INLEIDING

Bij de differentieeldiagnostische benadering van hoofdpijn zijn de volgende anamnestische gegevens van belang:
- presentatie en beloop van de hoofdpijn;
- treden de klachten wel of niet op in aanvallen;
- duur van de aanvallen, lokalisatie en aard van de pijn;
- bijverschijnselen;
- bestaan van andere vormen van hoofdpijn.

Bij hoofdpijn wordt vaak aan intracraniale afwijkingen gedacht. Dat is echter slechts zelden juist. Alleen wanneer de hoofdpijn plotseling ontstaat of onbekend is voor de betrokkene en gepaard gaat met een of meer van de

hierna te noemen kenmerken moet aan een intracraniale vorm van hoofdpijn worden gedacht:
- sterke toename van de pijn bij hoesten, niezen, persen en bukken;
- ochtendbraken, eventueel zelfs zonder misselijkheid;
- insulten, gedragsveranderingen of cognitieve achteruitgang;
- aanwijzingen voor een stoornis van het centrale zenuwstelsel (bijv. gestoorde vaardigheid) of verhoging van de liquordruk (papiloedeem of abducensparese).

▶ SECUNDAIRE HOOFDPIJN (TABEL 18.1)

Intracraniale aandoeningen
Ruimte-innemende processen die leiden tot verhoogde hersendruk zijn een bijzonder ernstige oorzaak van hoofdpijn. De hoofdpijn ontstaat door weefselverplaatsing, die hiermee meestal gepaard gaat, dus door tractie aan bloedvaten en hersenvliezen. Ruimte-innemende processen komen in verhouding tot andere vormen van hoofdpijn echter weinig voor. Tot de ruimte-innemende processen die aanleiding kunnen geven tot hoofdpijn behoren primaire tumoren en metastasen, subduraal hematoom, hygroom, abces en empyeem.

Intracraniale infecties, bijvoorbeeld virusencefalitis, gaan bijna altijd gepaard met hoofdpijn en met meningeale prikkeling.

Een verhoogde liquordruk kan het gevolg zijn van resorptie- en afvloedstoornissen of van zogenaamde idiopathische intracraniale hypertensie. Deze laatste diagnose wordt gesteld per exclusionem (normale CT-scan en liquorsamenstelling) en komt vooral voor bij jonge en vaak adipeuze vrouwen. Naast hoofdpijn komen visusklachten (wazig zien, kortdurend niets

Tabel 18.1 Indeling van secundaire hoofdpijn naar etiologie.

intracraniale aandoeningen
- ruimte-innemend proces
- infectie
- liquordrukverandering
- hematoom, subarachnoïdale bloeding
- arteriitis
- cerebrale veneuze trombose
- cerebrale doorbloedingsstoornissen na een schedeltrauma

extracraniale aandoeningen
- ernstige hypertensie, arteriitis temporalis, non-cefale infectie
- afwijkingen van oog, oor, kaak of gebit
- afwijkingen van de halswervelkolom of de schedel
- metabole en medicamenteuze oorzaken

primaire hoofdpijnsyndromen
- spannings- of psychogene hoofdpijn, migraine, 'cluster headache'

zien vooral na bukken) frequent voor. Bij neurologisch onderzoek wordt een stuwingspapil gevonden. Bij de lumbale punctie (LP) is de liquordruk verhoogd (> 22 cm H$_2$O). Bij verlaagde liquordruk (postpunctioneel syndroom) hebben de patiënten houdingsafhankelijke hoofdpijn die veelal gepaard gaat met misselijkheid en braken. De hoofdpijn neemt toe bij zitten of staan en neemt af bij liggen.

Intracraniale vasculaire aandoeningen
Intracraniale hematomen kunnen intraparenchymateus, subarachnoïdaal, subduraal en epiduraal gelegen zijn. Bij subarachnoïdale bloedingen ontstaat, na een peracuut begin van de hoofdpijn, de nekstijfheid meestal pas in de loop van enkele uren. Aanvankelijk kan dit symptoom dus ontbreken. De meeste aneurysmata zijn voorafgaand aan de ruptuur asymptomatisch, dit in tegenstelling tot arterioveneuze malformaties, die niet zelden worden voorafgegaan door epileptische aanvallen of unilaterale migraineachtige hoofdpijn. Cerebrale vasculitis veroorzaakt naast hoofdpijn vaak een herseninfarct en kan zo een breed spectrum van neurologische beelden tot gevolg hebben. Cerebrale veneuze trombose geeft naast een grote variatie van neurologische verschijnselen aanleiding tot symptomen die het gevolg zijn van verhoogde liquordruk zoals papiloedeem en visusstoornissen. Bij cerebrale doorbloedingsstoornissen is hoofdpijn meestal geen op de voorgrond staande klacht. Wel wordt in de acute fase regelmatig een soort aangezichtspijn gezien bij een carotisafsluiting waarbij ook de a. carotis externa is betrokken.

Extracraniale aandoeningen
Hoofdpijn is een veelvoorkomend symptoom bij ernstige hypertensie. Meestal worden dan oogfundusafwijkingen gezien, zoals papiloedeem, bloedingen en exsudaten, en bestaat er een ernstig gestoorde nierfunctie. Hoofdpijn is ook een centraal symptoom bij arteriitis temporalis. Oogafwijkingen zijn een veelvoorkomende oorzaak van hoofdpijn. Dit geldt voor refractieafwijkingen, intraoculaire drukverhoging (glaucoom) en iridocyclitis. Afwijkingen van het oor, de kaakbijholten en het gebit kunnen in de vorm van 'referred pain' tot hoofd- of aangezichtspijn aanleiding geven, waarbij de lokalisatie en het uitstralingspatroon aanwijzingen kunnen vormen voor de oorzaak. Schedelafwijkingen, zoals de ziekte van Paget, kunnen ook hoofdpijn veroorzaken. Spondylarthrosis van de cervicale wervelkolom is een oorzaak van occipitale hoofdpijn. Bijna elke vorm van metabole encefalopathie kan gepaard gaan met aspecifieke hoofdpijn. Ook analgeticamisbruik (bijv. paracetamol) en onttrekking van medicijnen, cafeïne en alcohol kan tot hoofdpijn leiden.

▶ PRIMAIRE HOOFDPIJNSYNDROMEN

Migraine. Het migrainesyndroom wordt gekarakteriseerd door recidiverende 4-72 uur durende aanvallen van hoofdpijn en autonome ontregeling (braken, foto- en fonofobie en verhoogde slaapbehoefte). Daarbij kunnen passagère focale neurologische verschijnselen optreden (migraine met aura).

Cluster headache in zijn meest klassieke vorm bestaat uit relatief kortdurende aanvallen (15-180 minuten) van eenzijdige (peri)orbitale of temporale hevige borende pijn. De pijn gaat gepaard met bewegingsdrang en het ipsilateraal optreden van minstens een van de volgende verschijnselen: zwelling van het gelaat, roodheid van het oog, tranend oog, hypersecretie van het neusgat, verstopte neus of een Horner-syndroom.

Spanningshoofdpijn. Er zijn twee vormen van spanningshoofdpijn: periodieke spanningshoofdpijn (met een duur van 1-12 uur) en chronische spanningshoofdpijn (continu, > 15 dagen/maand en > 6 maanden durend). De pijn is matig ernstig, drukkend, bilateraal, diffuus gelokaliseerd maar kan ook eenzijdig zijn en gepaard gaan met foto- en fonofobie; misselijkheid en bij uitzondering ook met braken.

▶ 18.3 Duizeligheid

▶ INLEIDING

De klacht 'duizeligheid' moet met behulp van de anamnese zo goed mogelijk worden omschreven. Het beste kan men onderscheid maken tussen aanvalsgewijs en langdurig optreden en tussen duizeligheid in het hoofd en duizeligheid in de benen. Wanneer de duizeligheid in het hoofd zit is van belang te weten of er wel of geen bewegingssensaties bestaan. De bewegingssensatie kan variëren van het gevoel naar een bepaalde kant te worden getrokken tot de sensatie dat de omgeving of de patiënt zelf draait. Ernstige duizeligheid met bewegingssensatie kan gepaard gaan met misselijkheid, braken, sterk transpireren, ataxie en bleek wegtrekken. 'Licht in het hoofd' (Eng.: dizziness) is minder goed gedefinieerd en wijst meer in de richting van angstaanvallen, hyperventilatie of dreigende syncope (tabel 18.2).

Tabel 18.2 Differentiële diagnose van duizeligheid.

aanvallen met bewegingssensatie	benigne paroxismale positieduizeligheid, Menière, migraine
aanvallen zonder bewegingssensatie	angstaanvallen, hyperventilatie, dreigende syncope
langdurig met bewegingssensatie	neuritis vestibularis, tumor of infectie achterste schedelgroeve intoxicatie
langdurig met of zonder bewegingssensatie	aandoening hersenstam, brughoek, intoxicatie

Getracht wordt naar anatomische locatie de symptomen in te delen, maar veelal zal dat niet met zekerheid lukken.

▶ DUIZELIGHEID DOOR STOORNISSEN VAN HET 'EVENWICHTSSYSTEEM'

Omdat het evenwicht totstandkomt door de centrale integratie van vestibulaire, visuele en proprioceptieve informatie kunnen alle stoornissen in de vergaring of verwerking van deze informatie duizeligheid tot gevolg hebben.

Duizeligheid door visuele stoornissen kan ontstaan bij een te grote of verkeerde refractie of bij het plotseling ontstaan van een parese van een van de oogspieren met dubbelbeelden. Duizeligheid door proprioceptieve stoornissen treedt op wanneer bij achterstrengstoornissen in het donker de optische correctie wegvalt. Er is dan echter sprake van een 'evenwichtsstoornis' en niet van duizeligheid in engere zin. Duizeligheid door vestibulaire stoornissen komt voor bij acute unilaterale uitval van het vestibulaire systeem (labyrint, nervus of nucleus vestibularis). Bij deze stoornis ontstaat ongeacht de lokalisatie een syndroom bestaande uit duizeligheid, nystagmus, valneiging naar de aangedane zijde en vegetatieve symptomen.

▶ DUIZELIGHEID DOOR CENTRALE OORZAKEN (VESTIBULAIRE KERNEN)

Vooral vasculaire aandoeningen van de hersenstam (bijv. syndroom van Wallenberg) zijn op oudere leeftijd vaak de oorzaak van hevige duizeligheid en braken. Vertebrobasilaire insufficiëntie is een begrip dat uitmunt door vaagheid. Duizeligheid wordt in dit kader vaak genoemd, in het bijzonder wanneer ze optreedt in associatie met andere tekenen van hersenstamischemie zoals bewustzijnsstoornissen, 'drop attacks', diplopie, spreek- en slikstoornissen. 'Drop attacks' berusten op een zeer kortdurend tonusverlies van de antizwaartekrachtspieren. Ze gaan niet gepaard met bewustzijnsverlies, maar door de patiënt worden ze vaak als flauwvallen omschreven. Het is onjuist de diagnose vertebrobasilaire insufficiëntie uitsluitend te stellen op de klacht duizeligheid.

▶ DUIZELIGHEID DOOR GEMENGD CENTRALE EN PERIFERE VESTIBULAIRE OORZAKEN

Deze vorm van duizeligheid wordt onder andere veroorzaakt door intoxicaties van alcohol en anti-epileptica. Kenmerkend daarbij zijn lethargie, ataxie en een bilaterale horizontale blikrichtingsnystagmus.

▶ DUIZELIGHEID DOOR PERIFERE OORZAKEN (LABYRINT EN N. VESTIBULARIS)

Gehoorstoornissen vormen een sterke aanwijzing voor een perifere oorzaak. Men onderscheidt acute (labyrinthitis en herpes zoster oticus) en recividerende syndromen (ziekte van Ménière, benigne paroxismale positieduizeligheid en neuritis of neuronitis vestibularis). Bij de ziekte van Ménière beginnen de aanvallen meestal op middelbare leeftijd. De trias van Ménière bestaat uit het gezamelijk optreden van gehoorstoornissen (oorsuizen en een wisselend gehoorverlies), duizeligheid met nystagmus en ten slotte vegetatieve stoornissen (braken en transpireren). Bij benigne paroxismale positieduizeligheid duren de aanvallen meestal slechts kort (< 60 seconden) en treden vooral op bij positieverandering van het hoofd, zowel bij overeind komen uit gebukte houding en bij het plotseling omhoog kijken, als bij het gaan liggen in bed. Gehoorsstoornissen komen hierbij niet voor.

▶ ANDERE OORZAKEN VAN DUIZELIGHEID

Bij jonge volwassenen kan partiële epilepsie (temporaal focus) de oorzaak zijn van kortdurende duizeligheidsaanvallen. Verder kan duizeligheid een symptoom zijn van vele interne aandoeningen. Cardiale ritmestoornissen, hypertensie, orthostatische hypotensie en hyperventilatie nemen in de differentiële diagnose van duizeligheid een belangrijke plaats in. Ook een ernstige anemie kan houdings- en inspanningsafhankelijke duizeligheid veroorzaken.

▶ 18.4 Paroxismale stoornissen van het bewustzijn

▶ INLEIDING

Onder een paroxismale stoornis van het bewustzijn wordt verstaan een aanval die gepaard gaat met een gedaald bewustzijn, die spontaan weer ophoudt. Aanvullend onderzoek is afhankelijk van de richting die door anamnese, heteroanamnese en bevindingen van het neurologisch onderzoek wordt aangegeven. Nader onderzoek kan bestaan uit een EEG, ECG (eventueel 24-uurs registratie), hyperventilatieprovocatietest, MRI van de hersenen, 'multiple sleep latency test' en laboratoriumonderzoek, waartoe onder andere een bloedglucosebepaling, het serum-calcium, natrium en de nierfunctie behoren (tabel 18.3).

Tabel 18.3 Differentiële diagnose van paroxismale stoornissen van het bewustzijn.

epileptische aanvallen
- primair gegeneraliseerde aanvallen
- partiële aanvallen

syncope
- vasovagale syncope
- cardiale syncope (Adams-Stokes-aanvallen)
- orthostatische syncope
- hyperventilatie
- mictiesyncope
- hoestsyncope

slaapaanvallen
- medicamenteuze hypersomnie
- reactief
- slaapapnoe
- narcolepsie

hypoglykemie

▶ EPILEPTISCHE AANVALLEN

Men onderscheidt twee soorten epileptische aanvallen: primair gegeneraliseerde en partiële.

Gegeneraliseerde tonisch-klonische insulten worden gekenmerkt door het ontbreken van aura. Er zijn ritmische trekkingen aan armen en benen of verstijfd op de grond vallen, stotende ademhaling, cyanotische gelaatskleur, vaak speekselvloed en soms tongbeet en incontinentie voor urine of feces. Postictaal is de patiënt vaak moe, slaperig en verward en klaagt soms over hoofdpijn.

Bij partiële aanvallen is het bewustzijn ongestoord, zoals bij 'simpele' aanvallen met alleen motorische verschijnselen. Wanneer partiële aanvallen gepaard gaan met een gedaald bewustzijn spreekt men van een complexe symptomatologie. De partiële complexe aanval kan worden voorafgegaan door een aura. Psychische, zintuiglijke of vegetatieve verschijnselen kunnen een aanwijzing zijn voor het partiële begin van een aanval. Afhankelijk van de focus kunnen deze aanvallen gepaard gaan met een breed spectrum van symptomen zoals: staren, automatismen (bijvoorbeeld smakken, kauwen, grimassen en friemelen) of eenvoudige handelingen. Alle partiële aanvallen kunnen secundair generaliseren. De oorzaken zijn onder andere onthouding van alcohol of barbituraten, metabole stoornissen (hypoglykemie, uremie) of cerebrale oorzaken (tumor, abces, bloeding uit een arterioveneuze vaatmisvorming of een cerebrovasculair accident). Vaak kan er geen oorzaak worden aangetoond.

NB Bij cardiale ritmestoornissen kunnen zich verschijnselen voordoen die sterk lijken op epilepsie. Epileptische aanvallen kunnen echter óók gepaard gaan met cardiale ritmestoornissen.

▶ SYNCOPE

Syncope ontstaat door een plotselinge vermindering van de cerebrale doorbloeding, met als gevolg een bewustzijnsverlies van meestal vrij korte duur (minuten), waarna bij neurologisch onderzoek geen afwijkingen worden gevonden. Soms voelt de patiënt de syncope aankomen (zwaktegevoel, licht gevoel in het hoofd, duizeligheid, zwart voor de ogen, gapen, zweten, misselijkheid en braken), maar vaak wordt de patiënt er ook volledig door overvallen. Meestal is de patiënt slap, lijkbleek en heeft een oppervlakkige en rustige ademhaling. Ook bij syncope kunnen urineverlies en enkele, min of meer symmetrische trekkingen of schokken optreden. Uiteraard moet dan de afweging ten opzichte van een tonisch-klonische aanval worden gemaakt.

Een syncope kan door tal van oorzaken ontstaan. Het meest bekend is de vasovagale syncope en de duizeligheid bij hyperventilatie die tot syncope kan leiden. Een belangrijke oorzaak zijn cardiale ritmestoornissen. Het klassieke voorbeeld is het Adams-Stokes-syndroom bij een compleet hartblok als gevolg van een kortdurende ventriculaire asystolie. Ook andere ritmestoornissen, zoals paroxismale boezemtachycardie, kunnen aanleiding geven tot syncope (zie ook hoofdstuk 2). Orthostatische hypotensie met syncope komt voor bij gestoorde innervatie van de perifere vaten zoals voorkomt bij neuropathie ten gevolge van diabetes mellitus, bij de ziekte van Parkinson, bij tabes dorsalis en bij syringomyelie. Hypovolemie ten gevolge van een te sterk effect van diuretica of van bijnierinsufficiëntie kan eveneens leiden tot orthostatische hypotensie. Mictiesyncope komt vooral voor bij oudere mannen met bemoeilijkte mictie. Orthostatische hypotensie in combinatie met het effect van persen (Valsalva-manoeuvre) speelt daarbij een rol. Een dergelijk fenomeen komt ook voor na hevig hoesten. Druk op de sinus carotis kan eveneens aanleiding geven tot syncope. Dit beeld kan optreden bij plotselinge bewegingen van het hoofd bij patiënten met cervicale spondylartrose.

▶ SLAAPAANVALLEN

Het betreft een spectrum van aanvallen die variëren van een neiging in te slapen tijdens monotone omstandigheden tot onweerstaanbare slaapaanvallen. Een belangrijke oorzaak is de zogenaamde medicamenteuze hypersomnie. Bij ouderen en patiënten met lever- en nierziekten kan de eliminatie van geneesmiddelen vertraagd verlopen. Daardoor leidt een normale dosering al tot slaperigheid overdag. Chronische stress of depressie kunnen aanleiding geven tot reactieve hypersomnie.

▶ SLAAPAPNOE

Naast excessieve slaperigheid klagen de patiënten over diffuse hoofdpijn bij het ontwaken. De partner klaagt meestal over het luide snurken. Men onderscheidt drie typen apnoe:
- centrale apnoe (staken van de diafragmabewegingen);
- obstructie-apnoe (collaps van de wanden van de bovenste luchtwegen; obstructieve factoren in mond- en keelgebied);
- gemengde apnoe (begint als centrale en eindigt als obstructieve apnoe).

▶ NARCOLEPSIE

Narcolepsie ontstaat meestal tussen het vijftiende en dertigste levensjaar en wordt gekenmerkt door slaapaanvallen, kataplexie ('schrikverlamming'), slaapparalyse, hypnagoge (slaapverwekkende) hallucinaties en karakteristieke bevindingen op het EEG, die passen bij slaap.

▶ 18.5 Coma

▶ INLEIDING

Het bewustzijn kan slechts gestoord zijn wanneer er sprake is van een diffuse cerebrale disfunctie dan wel van een focale laesie in de hersenstam of compressie op de hersenstam.

In het spectrum van bewustzijnsstoornissen onderscheidt men een aantal niveaus op een glijdende schaal. De lichtste vorm van bewustzijnsdaling, de gestoorde aandacht, leidt tot een verminderde samenhang van het denken en het gedrag. Men spreekt dan van een verwardheidstoestand. Somnolentie is een toestand, waarin de patiënt lijkt te slapen, maar op aanspreken wekbaar is. Bij een coma is de patiënt ondanks pijnprikkels niet wekbaar. Voor de diepte van het coma wordt de Glasgow Coma Scale gebruikt, waarbij criteria zijn: het actief openen van de ogen, motorische en verbale reacties (zie tabel 18.4, Glasgow Coma Scale). Hoe lager de score is, hoe dieper het coma. Bewustzijnsstoornis is een zeer aspecifiek symptoom met een uitgebreide differentiële diagnose (tabel 18.5). Dit geldt in het bijzonder bij de bejaarde en demente patiënt bij wie uiteenlopende en minder voor de hand liggende omstandigheden, zoals een volle blaas, het gebruik van anticholinergica, een pneumonie of een myocardinfarct, al snel tot een verwardheidstoestand leiden.

Tabel 18.4 Glasgow Coma Scale (hoe lager de score, hoe dieper het coma).

score	1	2	3	4	5	6
openen ogen (E)	niet	alleen op pijnprikkels	alleen op aanspreken	spontaan	–	–
beste motorische reactie (M)	geen reactie	strekt op pijn	buigt abnormaal op pijn	trekt terug op pijn	lokaliseert pijnprikkels	voert opdrachten uit
beste verbale reactie (V)	geen geluid	geeft alleen geluid	spreekt inadequaat (woorden)	verwarde conversatie (desoriëntatie)	helder en georiënteerd	–

Tabel 18.5 Etiologische differentiële diagnose van coma.

primair cerebrale oorzaak
a met diffuse cerebrale betrokkenheid
   – infectie (meningo-encefalitis, encefalitis, bacteriële meningitis, malaria, trypanosomiasis, toxoplasmose en cryptococcose bij AIDS)
   – contusio cerebri
   – postictaal (na epileptisch insult)
b focale laesie in de hersenstam of compressie op de hersenstam
   – vasculair (intracerebrale bloeding, subarachnoïdale bloeding, cerebraal infarct, epidurale of subdurale hematomen na trauma)
   – cerebrale tumor (primair of secundair)
   – infectie (hersenabces)

extracerebrale oorzaak (altijd diffuse cerebrale disfunctie door metabole encefalopathie)
– hyp-anoxische encefalopathie (reanimatie, koolmonoxide-intoxicatie)
– hypertensieve crise
– respiratoire insufficiëntie (hypercapnie en hypoxie)
– endocriene oorzaken (diabetisch hyperglykemisch coma, hypoglykemie, myxoedeemcoma, Addison-crise, hypofysair coma, hypercalciëmie)
– shock met melkzuuracidose
– water- en elektrolytstoornissen
– uremisch coma
– coma hepaticum
– vitaminedeficiëntie (acute B1-deficiëntie)
– intoxicaties (geneesmiddelen, alcohol)
– critical illness
– hypo- en hyperthermie

▶ PRIMAIR CEREBRALE BEWUSTZIJNSSTOORNISSEN

De anamnese levert meestal de belangrijkste bijdrage bij het opsporen van de oorzaak van een coma. Bij een subarachnoïdale bloeding is veelal sprake van het plotseling ontstaan van een coma. Voor een epiduraal hematoom is het symptoomvrije interval tussen het schedeltrauma en het ontstaan van een coma kenmerkend. Bij ouderen kan er zonder dat er een evident schedeltrauma in de anamnese is een subduraal hematoom optreden, vooral tijdens ontstollingstherapie. Bij een cerebrale bloeding ontwikkelen de symptomen zich meestal sneller dan bij een cerebrale trombose. Hoofdpijn, in combinatie met visusstoornissen en braken, roept verdenking op voor een ruimte-innemend proces. Een coma bij iemand die tevoren gezond was en onlangs is teruggekeerd uit de tropen moet doen denken aan cerebrale malaria.

Bij het neurologisch onderzoek moet aandacht worden besteed aan verschijnselen van focale aard die wijzen op een laesie in een van de hemisferen, verschijnselen van de hersenstam en hersenzenuwen, asymmetrische motoriek, meningeale prikkeling of verschijnselen van inklemming. Oogfundusonderzoek is daarbij van groot belang. Bij ernstige beschadiging van de hersenstam zijn het ademhalingspatroon en de temperatuurregulatie vrijwel altijd gestoord. De verschillende ademhalingspatronen verschaffen informatie met betrekking tot het niveau van de beschadiging van de hersenstam. Cheyne-Stokes-ademen, gekenmerkt door perioden van hyperventilatie afgewisseld door apnoe, is waarschijnlijk het gevolg van een functiestoornis in het bovenste deel van de hersenstam. Apnoe en atactische ademhaling komen voor bij laesies van het verlengde merg en de pons. Meningeale prikkeling geeft aanleiding tot pijn bij rekking van de meningen, maar kan ook spontane pijn in de nek en het hoofd veroorzaken. Bij een verlaagd bewustzijn is het moeilijk meningeale prikkeling vast te stellen.

▶ SECUNDAIRE BEWUSTZIJNSSTOORNISSEN

Aanwijzingen bij het neurologisch onderzoek voor secundair cerebrale betrokkenheid zijn:
- focale insulten, myoclonieën of asterixis;
- ontbreken van lateralisatie van de verschijnselen (lateralisatie sluit een metabole oorzaak, in het bijzonder hypoglykemie, niet uit!);
- goede pupilreacties (cave gebruik van anticholinergica);
- geeuwen, knipperen met de ogen, slik- en smakbewegingen en geconjugeerde dwalende oogbewegingen;
- ondiep coma met hyperventilatie;
- coma met hypoventilatie.

De volgende aanwijzingen kunnen bij het onderzoek belangrijk zijn.
- Een verhoogde lichaamstemperatuur kan het gevolg zijn van een infectie, maar kan ook worden veroorzaakt door cerebrale beschadiging, bijvoorbeeld na een schedeltrauma. Hypothermie kan voorkomen bij myxoedeem en hypopituïtarisme, onderkoeling en intoxicaties, zoals door alcohol en barbituraten. Hypothermie door onderkoeling komt vooral bij pasgeborenen en bejaarden voor.
- De huid kan belangrijke aanwijzingen geven omtrent de etiologie van het coma: berucht zijn de vlekjes die gezien kunnen worden bij een meningokokkenmeningitis of de ecchymosen bij het Waterhouse-Friderich-

sen-syndroom. Cyanose kan een aanwijzing zijn voor hypoxie, een opvallend rode huid voor een CO-intoxicatie. Bij primaire bijnierinsufficiëntie wordt de typische pigmentatie gevonden, terwijl bij panhypopituïtarisme de pigmentatie juist ontbreekt en een opvallend bleke huid aanwezig is. Het vinden van erythema palmare en spider naevi bij een comapatiënt is verdacht voor het bestaan van een hepatisch coma.
- De geur van de ademhaling is een goed hulpmiddel bij de beoordeling van een comateuze patiënt: bekend zijn de acetongeur bij diabetische keto-acidose, de urinelucht van het uremische coma en de geur van een oud broodje lever bij het hepatische coma.
- Bij metabole acidose bestaat een ademhalingstype waarbij diep in- en uitgeademd wordt. Bij diabetische keto-acidose wordt dit het ademhalingstype van Kussmaul genoemd. Bij respiratoire insufficiëntie is de ademhaling oppervlakkig en wordt een hoge PCO_2 in het arteriële bloed gevonden.
- Hypertensie kan zowel oorzaak als gevolg van cerebrale aandoeningen zijn. Een cerebrale of subarachnoïdale bloeding, een herseninfarct of elke aandoening die aanleiding geeft tot verhoogde intracerebrale druk kan leiden tot hypertensie. Ernstige hypertensie op zichzelf kan de oorzaak zijn van hypertensieve encefalopathie. Oogfundusonderzoek en onderzoek naar het bestaan van linkerkamerhypertrofie maken bij het vinden van afwijkingen langer bestaande hypertensie waarschijnlijk.

Voor een goede beoordeling en behandeling van comapatiënten is het van het grootste belang de patiënt herhaaldelijk te observeren en te onderzoeken; sommige verschijnselen die uiteindelijk tot de diagnose kunnen voeren treden pas in het beloop van het coma op.

▶ 18.6 Spierzwakte

▶ INLEIDING

Spierziekten worden op een enkele uitzondering na gekenmerkt door spierzwakte van de proximale spieren zonder sensibiliteitsstoornissen. Afname van spiervolume is het meest uitgesproken bij neurogene verlammingen. Spierziekten kunnen in drie groepen worden verdeeld: erfelijke myopathieën, polymyositis en verworven myopathieën. In het kader van dit hoofdstuk komt slechts de differentiële diagnose van de verworven myopathieën aan de orde.

▶ VERWORVEN MYOPATHIEËN

Myopathieën door geneesmiddelengebruik
Ernstige geneesmiddelenmyopathieën zijn gelukkig zeldzaam, maar de minder ernstige vormen van spierzwakte als bijwerking van geneesmidde-

len worden vaak miskend. Dikwijls gaat de myopathie op basis van geneesmiddelen samen met een neuropathie. Ook myasthene syndromen als gevolg van interferentie van geneesmiddelen met de neuromusculaire overdracht worden tegenwoordig steeds vaker waargenomen en behoren in de differentiële diagnose van de myopathieën te worden betrokken. Proximale spierzwakte als gevolg van geneesmiddelengebruik kan subacuut ontstaan maar ook geleidelijk. Bij een acuut beloop zijn de spieren pijnlijk, er kan myoglobinurie optreden en zelfs acute rabdomyolyse (tabel 18.6).

Tabel 18.6 Oorzaken van rabdomyolyse.

- trauma (o.a. compartimentsyndroom)
- geneesmiddelengebruik
- vaatafsluiting
- virale of idiopathische polymyositis
- maligne hyperthermie
- alcoholmyopathie
- familiaire recidiverende myoglobinurie

Tot de geneesmiddelen die soms aanleiding geven tot acute rabdomyolyse behoren: amfetamine, heroïne, emetine, epsilon-aminocapronzuur, fibraten en HMG-coA-remmers. De laatste twee mogelijk in het bijzonder als ze in combinatie worden gegeven. Het klinische beeld wordt gekenmerkt door ernstige spierpijn, krachtverlies en vaak areflexie. Er is een sterke stijging van creatinefosfokinase in het serum, terwijl in de urine myoglobine kan worden aangetoond. Myoglobinurie kan leiden tot ernstige nierfunctiestoornissen. Een spierbiopt toont ernstige necrose.

Geneesmiddelen, die aanleiding geven tot hypokaliëmie, zoals diuretica, laxantia, drop en amfotericine B kunnen klachten geven van lichte spierpijn en spierzwakte. Dit kan gepaard gaan met een stijging van creatinefosfokinase in serum en vacuolaire myopathie met necrose en regeneratie.

Spierklachten zijn verder beschreven bij gebruik van corticosteroïden, lithium, cytostatica en cimetidine. Alcohol kan alle graden van myopathie veroorzaken, met of zonder pijn, en kan soms zelfs de oorzaak zijn van acute rabdomyolyse.

▶ METABOLE MYOPATHIEËN

Dit betreft vooral myopathieën in het kader van schildklierdisfunctie en het Cushing-syndroom. Zowel hypo- als hyperthyreoïdie kan leiden tot een (pijnloze) proximale spierzwakte. Bij het syndroom van Cushing ontstaat dezelfde myopathie als de door glucocorticosteroïden geïnduceerde myopathie. Hyperparathyreoïdie geeft naast proximale spierzwakte aanleiding tot spierpijn na inspanning.

▶ 18.7 Polyneuropathie

▶ INLEIDING

Polyneuropathie is een min of meer symmetrische, distaal beginnende aandoening van de perifere zenuwen, waarbij de benen in de regel sterker zijn aangedaan dan de armen.

De diagnose polyneuropathie wordt overwogen indien er klachten zijn van paresthesieën en/of gevoelsstoornissen aan handen en voeten. Soms is er ook sprake van dysesthesie of pijn, en in ernstige gevallen ook krachtvermindering, het eerst van de voet- en teenheffers (tabel 18.7).

Tabel 18.7 Indeling van myopathieën.

oorzaak	voorbeelden
metabool	diabetes mellitus, nierinsufficiëntie, porfyrie, hyperthyreoïdie, hyperparathyreoïdie, hypothyreoïdie, amyloïdose
systeemziekten	vasculitiden, periarteriitis nodosa, lupus erythematodes, reumatoïde artritis, Sjögren-syndroom
deficiënties	vitamine B1, B6, B12
toxisch-medicamenteus	alcohol, cytostatica, metronidazol, nitrofurantoïne, vincristine, lood, thallium, arsenicum, amiodaron, ergotamine, isoniazide, colchicine en goudpreparaten
erfelijk	neurofibromatose van Von Recklinghausen, ziekte van Fabry
infectieus	Borrelia, HIV, lepra
paraneoplastisch	bij dysproteïnemie (Waldenström, multipel myeloom, MGUS), carcinoom, polycythaemia vera

MGUS = monoklonale gammopathie van onbekende betekenis.

Bij neurologisch onderzoek kunnen de reflexen verlaagd tot afwezig zijn. Voorts worden sok- en handschoenvormige gevoelsstoornissen gevonden aan voeten en handen. Paresen doen zich vooral voor aan voet- en teenheffers, met als gevolg zogenaamde klapvoeten, of zelfs een hanentred. Op den duur treden spieratrofie en trofische stoornissen van de huid op. Afhankelijk van de oorzaak kunnen zowel de myelinescheden als de axonen primair zijn aangedaan. Het klinische beeld staat meestal niet toe een keuze uit beide mogelijkheden te maken. Elektromyo- en neurografie kunnen een bijdrage leveren aan de diagnostiek. Als er geen etiologische diagnose voorhanden is kan histologisch onderzoek soms behulpzaam zijn.

▶ Literatuur

Bradley WG. Neurology in clinical practice. Londen: Butterworths, 2003.
Hijdra A, Koudstaal P, Roos RAC, red. Neurologie. 3e dr. Utrecht: Bunge, 2003.

Hoofdstuk 19

DE DIFFERENTIËLE DIAGNOSE VAN CHRONISCHE VERMOEIDHEID

G.K.H. The, G. Bleijenberg en J.W.M. van der Meer

▶ 19.1 Inleiding

Moeheidklachten vormen een belangrijk medisch en maatschappelijk probleem. Voor de patiënt betekent deze klacht in het algemeen dat de kwaliteit van leven vermindert, zeker wanneer er beperkingen in het dagelijks leven zijn. Bij de huisarts is moeheid een veelgehoorde klacht. Zoals blijkt uit de Nationale Studie naar ziekten en verrichtingen in de huisartsenpraktijk lijkt er een toename van vermoeidheidsklachten in Nederland te zijn. Vaak verdwijnen de klachten van vermoeidheid spontaan, maar in ongeveer 10% van de gevallen persisteren de vermoeidheidsklachten een half jaar of langer. Bij de internist wordt de klacht moeheid vaak geuit in de context van andere chronische aandoeningen.

Voor veel artsen is de klacht moeheid moeilijk te hanteren en gemakshalve worden de klachten vaak gelabeld als 'vage' klachten. Hiermee doet men echter zowel de patiënt als het klinisch probleem tekort. De neiging is groot om eventueel andere aanwezige klachten uit te diepen en de klacht moeheid niet verder uit te vragen, zeker wanneer de moeheid secundair is aan een reeds bekende andere ziekte. Ook blijkt het voor de clinicus in de praktijk moeilijk te bepalen hoe diepgaand het onderzoek bij vermoeidheid e.c.i. moet zijn.

▶ 19.2 Evaluatie van moeheid

Geconfronteerd met klachten van vermoeidheid bij een patiënt, zal de medicus zich moeten afvragen waardoor de moeheid wordt veroorzaakt.

Een belangrijk gegeven in dat verband is de duur van de vermoeidheidsklachten. Er kunnen drie fasen worden onderscheiden, te weten: korter dan 1 maand (acute fase), 2-6 maanden (subacute fase) en langer dan 6 maanden (chronische fase). Voor elke fase zijn er aanbevelingen hoe ver men moet gaan in de diagnostiek.

Belangrijke punten in de anamnese zijn:
- Wat was het begin van de klachten (Wanneer ontstaan? Plotseling of geleidelijk begonnen? Was er een aanleiding?)
- Wat was het beloop tot dusverre? Zijn er betere perioden geweest?
- Wat kan en doet de patiënt nog? Wat is er met het werk of de studie ge-

beurd? Wat met de hobby's? Hoe is het sociale leven? Hoe ziet een dag eruit? Zijn er dagschommelingen?
- Hoe wordt inspanning verdragen?
- Hoe is de slaap?
- Zijn er begeleidende verschijnselen?
- Zijn er tekenen van depressie?
- Welke opvattingen heeft de patiënt over de klacht? Welke emoties zijn er?
- Wat heeft de patiënt er tot dusverre aan gedaan?
- Hoe kijkt de omgeving (naasten, werkgever) ertegenaan?

▶ 19.3 Acute fase

Het belangrijkste doel in de acute fase is het uitsluiten van specifieke (behandelbare) oorzaken van moeheid.

De patiënt met vermoeidheid zal in deze fase vooral bij de huisarts worden gezien. Indien na verheldering van de hulpvraag bij verdere anamnese en lichamelijk onderzoek de achtergrond van de moeheidklachten niet duidelijk is, wordt aangeraden het spontane beloop van de klachten gedurende één maand af te wachten. Bloedonderzoek en urineonderzoek zijn in deze fase niet geïndiceerd. Bij ouderen kan het wenselijk zijn toch verdere diagnostiek te verrichten, omdat bij hen de a priori kans op enige ziekte groter is.

Tenzij de klachten in de tussentijd veranderen, heeft het de voorkeur het spontane beloop gedurende één maand af te wachten. Na die maand volgt herbeoordeling. Het is van belang de patiënt in te lichten over de achtergronden van de terughoudendheid.

▶ 19.4 Subacute fase

In de subacute fase is het enerzijds aangewezen de oorzaak te achterhalen, anderzijds is het bij ontbreken van een duidelijke oorzaak van belang een chronisch verloop en medicalisering te voorkomen. De patiënt met onverklaarde moeheidklachten zal in de subacute of chronische fase dikwijls door de internist worden gezien.

Indien de vermoeidheidklachten na een maand nog steeds bestaan, dienen de verheldering van de hulpvraag, de anamnese en het lichamelijk onderzoek te worden herhaald. Men zal moeten nagaan of er sprake is van een depressie of een andere psychische aandoening, die de vermoeidheidsklachten zou kunnen verklaren. Vermoeidheid is een symptoom van depressie en bij patiënten met chronische vermoeidheidssyndroom (zie verder) kunnen depressieve klachten voorkomen. Een belangrijke vraag is of in het concrete geval de psychische problemen al voor de vermoeidheidklachten

Tabel 19.1 Differentiële diagnose van chronische vermoeidheid.

gelokaliseerde orgaandisfunctie	endocrien	hypofyse
		bijnier
		schildklier
		bijschildklier
		diabetes mellitus
	hart	
	long	
	lever	
	nieren	
gegeneraliseerd		infectie
		niet infectieuze ontsteking
		intoxicatie
		stapelingsziekte
		neoplasma
		anemie
neurologisch		narcolepsie
		multiple sclerose
		myasthenia gravis
psychologisch/psychiatrisch		slaapstoornis
		stemmingsstoornis
		somatoforme stoornis
medicamenteus/intoxicaties		bijwerking van geneesmiddelen (vele mogelijk)
		sedativa
		verslavende stoffen
idiopathische chronische vermoeidheid/chronische vermoeidheidssyndroom		

aanwezig waren of dat de psychische klachten gezien moeten worden als een gevolg van de vermoeidheid. Indien nodig kan de internist de psycholoog of de psychiater in consult vragen.

Veel somatische ziekten gaan gepaard met moeheid. Een systematische differentiële diagnose is weergegeven in tabel 19.1. Bij het lichamelijk onderzoek houdt men rekening met de in tabel 19.1 genoemde differentiële diagnose van chronische vermoeidheid. Dit betekent expliciet aandacht voor endocriene stigmata (habitus, beharing, pigmentatie, schildklierstatus), hart- en longafwijkingen, neurologische afwijkingen, leverstigmata en tekenen van infectie of neoplasie.

Indien in dit stadium geen aanknopingspunten zijn gevonden voor de oorzaak van de vermoeidheidsklachten is bloedonderzoek geïndiceerd, gericht op anemie, infectieziekten, diabetes mellitus en schildklierfunctiestoornissen. Dit is in deze fase zinvol omdat de a priori kans op een lichamelijke oorzaak na één maand groter is. Conform de NHG-standaard kan de arts een Hb, BSE, glucose en TSH bepalen. Een serumferritinebepaling om hemochromatose dan wel ijzergebrek te detecteren kan hieraan worden toegevoegd. Het routinematig uitvoeren van serologisch onderzoek en het verrichten van immunologisch functieonderzoek zijn niet zinvol.

Zowel psychosociale factoren als het oordeel van de patiënt omtrent de oorzaak van de klachten, kunnen een rol spelen bij het instandhouden van de vermoeidheidsklachten. Het is dus van belang te weten welke factoren een rol spelen en waaraan de patiënt de klacht toeschrijft.

Wanneer in deze fase geen onderliggende oorzaak wordt gevonden, zijn therapeutische interventies niet aan de orde, aangezien spontaan herstel gedurende de eerste zes maanden na het begin van dit soort klachten in meer dan 80% optreedt.

▶ 19.5 Chronische fase

In het grootste deel van de gevallen zal in de chronische fase een patiënt gezien worden door een specialist (internist, reumatoloog). Naarmate de ziekteduur vordert, neemt de kans op een nog niet gediagnosticeerde onderliggende ziekte sterk af, terwijl de kans op het chronische vermoeidheidssyndroom (CVS) toeneemt.

De diagnose CVS is een beschrijvende diagnose die door elke medicus practicus kan worden gesteld. Om deze diagnose te stellen dient de arts antwoord te geven op de volgende vier vragen:
- Is er sprake van ernstige vermoeidheid?
- Is een somatische verklaring voor deze klachten uitgesloten?
- Gaan de klachten gepaard met ernstige beperkingen in het beroepsmatig, sociaal en/of persoonlijk functioneren?
- Bestaan de klachten en beperkingen ten minste zes maanden?

Indien alle vier vragen met 'ja' kunnen worden beantwoord, dan kan de diagnose CVS worden gesteld. Een classificatiesysteem, eigenlijk bedoeld voor epidemiologisch onderzoek, is de definitie van de Centers for Disease Control (CDC) (tabel 19.2). Dit is een consensusdefinitie, die overigens niet voldoende gevalideerd is.

Tabel 19.2 CDC-criteria van het chronische vermoeidheidssyndroom*.

Voor de diagnose chronische vermoeidheidssyndroom is nodig:

1 De patiënt heeft ernstige vermoeidheid gedurende zes maanden of langer; andere bekende medische aandoeningen zijn door klinische diagnostiek uitgesloten en

2 er zijn vier of meer van de volgende symptomen aanwezig:
- aanmerkelijke beperking in kortetermijngeheugen of concentratie
- pijnlijke lymfeklieren
- spierpijn
- polyartralgie zonder ontstekingsverschijnselen
- nieuw-ontstane hoofdpijn
- niet verkwikkende slaap
- malaise na inspanning die meer dan 24 uur duurt

De symptomen moeten gedurende zes of meer opeenvolgende maanden (al dan niet continu) aanwezig zijn geweest en mogen niet voorafgegaan zijn aan de vermoeidheid.

* Zie ook www.cdc.gov/incidod/diseases/cfs.

Het is niet gemakkelijk de ernst van de vermoeidheid vast te stellen. Indien wenselijk kan men ter ondersteuning van de anamnese de mate van vermoeidheid in kaart brengen met behulp van de verkorte vermoeidheidsvragenlijst (vvv). De vvv is een gevalideerde vragenlijst waarvan normgegevens van het cvs, van gezonden en van andere patiëntgroepen bekend zijn.

Conceptueel is het van belang onderscheid te maken tussen de precipiterende factoren (die factoren die de klachten deden ontstaan) en de perpetuerende factoren (de factoren die de klachten in stand houden). De precipiterende factoren kunnen zijn een infectie (bijv. EBV-infectie), een operatie/anesthesie, een bevalling of een (psycho)trauma. Van de perpetuerende factoren zijn vooral psychologische factoren vastgesteld. Sterke lichamelijke attributie, sterk focusseren op de lichamelijkheid van de klachten en het gevoel de klachten zelf niet te kunnen beïnvloeden zijn belangrijke instandhoudende factoren.

Bij cvs lijkt vooral de perceptie van lichamelijke signalen gestoord, zich uitend in klachten van moeheid, pijn en klachten over de slaap en over concentratie en geheugen. Het gaat daarbij naar alle waarschijnlijkheid om een disregulatie op het niveau van het czs.

De analyse van chronische vermoeidheid e causa ignota kan geprotocolleerd worden uitgevoerd, gebruikmakend van tabel 19.3. Op indicatie kan het bloedonderzoek worden uitgebreid. Met nadruk zij er op gewezen dat er op dit moment geen specifiek onderzoek bestaat om de diagnose cvs te steunen. Kweken, gericht op micro-organismen zoals Candida species, serologie en PCR (bijv. gericht op Mycoplasma species), immunologische bepalingen (zoals NK-celfunctie, T-cel-subsets) en cytokinenconcentraties) en meting voor bijvoorbeeld RNase-L of carnitine zijn niet zinvol.

Tabel 19.3 Laboratoriumonderzoek bij chronische vermoeidheidsklachten.

oriënterend laboratoriumonderzoek	Hb, BSE, leukocyten en differentiatie, Na, K, Ca, creatinine, bicarbonaat, AF, ALAT, CPK, glucose, totaal eiwit, eiwitspectrum, TSH en ferritine urineonderzoek
op indicatie	ANF, reumafactor, cortisol, HIV- en/of luesserologie

Naast de vermoeidheid kunnen begeleidende verschijnselen voorkomen zoals concentratie- en geheugenproblemen, hoofdpijn, spier- en gewrichtspijn, slaapstoornissen, frequente keelpijn of pijnlijke hals- of okselklieren. Deze additionele symptomen vormen volgens de CDC-criteria het onderscheid tussen cvs en idiopathische chronische vermoeidheid. De additionele symptoomcriteria zijn voor de medicus practicus alleen relevant voorzover ze een aanwijzing kunnen zijn voor een andere diagnose.

Het stellen van de diagnose cvs door een arts is belangrijk omdat dat, mits goed toegelicht, verdere medicalisering kan voorkomen. In het uitslaggesprek dient naar voren te komen dat herstel van cvs mogelijk is, maar dat dit spontaan zeldzaam is. Cognitieve gedragstherapie is de enige bewezen effectieve therapie.

▶ Literatuur

Alberts M, Smets EMA, Vercoulen JHMM, Garssen B, Bleijenberg G. Verkorte vermoeidheids-vragenlijst: een praktisch hulpmiddel bij het scoren van vermoeidheid. Ned Tijdschr Geneeskd 1997;141:1526-30.

Reeves WC, Lloyd A, Vernon SD, Klimas N, Jason LA, Bleijenberg G, (et al.) and the International Chronic Fatigue Syndrome Study Group. Identification of ambiguities in the 1994 chronic fatigue syndrome research case definition and recommendation for resolution. BMC Health Serv Res 2003;3:25-33.

Schellevis FG, Westert GP, Bakker DH de, Groenewegen PP, Zee J van der, Bensing JM. De tweede nationale studie naar ziekten en verrichtingen in de huisartsenpraktijk: aanleiding en methoden. Huisarts Wet 2003;46(1):7-12.

Wessely S, Chalder T, Hirsch S, Pawlikowska T, Wallace P, Wright DJ. Postinfectious fatigue: prospective cohort study in primary care. Lancet 1995;345:1333-8.

De verkorte vragenlijst (vvv) is verkrijgbaar bij het kenniscentrum Chronische Vermoeidheid van het Universitair Medisch Centrum St. Radboud Nijmegen.

AFKORTINGEN

17OHP	17-hyproxyprogesteron
ACE	angiotensine-converterend enzym
ACTH	adrenocorticotroop hormoon
ADH	antidiuretisch hormoon
AH	amyloidose heavy chain
AIDS	acquired immunodeficiency syndrome
AION	anterior ischemic optic neuropathy
AL	amyloidose light chain
ALAT	alanine-amino-transferase = GPT
alfa-1-FP	alfa-1-foetoproteïne
AMPPE	acute multifocale placoïde pigment-epitheliopathie
ANA	antinucleaire antistoffen
ANF	antinucleaire factor
ANP	artriaal natriuretisch peptide
anti-ds-DNA	anti-dubbelstrengs-desoxyribonucleïnezuur
anti-n-RNP	anti-extraheerbaar kernantigeen
AP	a. pulmonalis-druk
apoA	apolipoproteïne A
apoB	apolipoproteïne B
APTT	geactiveerde partiële tromboplastinetijd
ARDS	adult respiratory distress syndrome
ARN	acute retinale necrose
AS	aortastenose
ASA	acetylsalicylzuur
ASAT	aspartaat-amino-transferase (GOT)
AST	antistreptolysinetiter
ATN	acute tubulusnecrose
AV	atrioventriculair
AVNT	atrioventriculaire nodale tachycardie
AVRT	atrioventriculaire re-entry tachycardie
BAL	bronchoalveolaire lavage
BCG	bacil van Calmette Guérin
BE	bacteriële endocarditis
BMI	body-mass index

BNP	B type natriuretisch peptide
BOZ	buikoverzicht
BRIC	benign recurrent intermittent cholestasis
BSE	bezinkingssnelheid van erytrocyten
Ca 125	cancer-associated antigen 125
CAPD	continue ambulante peritoneale dialyse
Ca-vO$_2$	verschil in zuurstofgehalte tussen arterieel en gemengd veneus bloed
CCK	cholecystokinine
CCP	anti-cyclisch-gecitrulineerd-peptide
CD	cluster of differentiation
CDC	Center for disease control
CEA	carcino-embryonaal antigeen
CFU	colony forming units
CH50	totaal hemolytisch complement
CLL	chronische lymfocytaire (lymfatische) leukemie
CMMOL	chronische myelomonocytaire leukemie
CMT	circus movement tachycardia
CMV	cytomegalovirus
CO	cardiac output
COPD	chronic obstructive pulmonary disease
C-peptide	connecting peptide
CPK-(MB)	creatinefosfokinase-(myocardband)
CRH	corticotropin-releasing hormoon
CRP	C-reactief proteïne
CT	computertomografie
CVA	cerebrovasculair accident
CVD	centraalveneuze druk
CVS	chronisch vermoeidheidssyndroom
CZS	centraal zenuwstelsel
DDAVP	desamino-8-D-arginine-vasopressine
DDT	dichloordifenyltrichloorethaan
DEXA	dual-energy-X-ray-absorptiometrie
DHEA(S)	dihydro-epiandrosteron(sulfaat)
DIS	diffuse intravasale stolling
DM	diabetes mellitus
DNA	desoxyribonucleïnezuur
DSA	digitale subtractie-angiografie
EBV	Epstein-Barr-virus
ECG	elektrocardiogram
ECHO	enteric cytopathogenic human orphan

ECM	erythema chronicum migrans
EEG	elektro-encefalogram
EEM	erythema exsudativum multiforme
EEM	extractable mitochondrial antigen
EHDP	etidronaat
EIA	enzyme immune-assay
ELISA	enzyme linked immuno sorbert assay
EM	elektronenmicroscopie
EMA	anti endomysium antilichamen
EMG	elektromyogram
ER	oestrogeenreceptor
ERCP	endoscopische retrograde cholangiopancreaticografie
ERG	elektroretinografie
FAB	French American British (classification)
FCH	familiaire gecombineerde hyperlipidemie
FD	familiaire dysbètalipoproteïnemie
FDP	fibrine/fibrinogeendegradatieproducten
FGS	focale glomerulosclerose
FH	familiaire hypercholesterolemie
FHH	familiaire hypocalciurische hypercalciëmie
FMF	familial mediterranean fever
FP	foetoproteïne
FSH	follikelstimulerend hormoon
FT_3	vrij trijodothyronine
FT_4	vrij thyroxine
γ-GT	gammaglutamyltransferase
GBM	glomerulaire basale membraan
G-CSF	granulocyte-colony stimulating factor
GFR	glomerulaire filtratiesnelheid
GH	groeihormoon
GHRH	groeihormoon releasing hormoon
GIP	gastric inhibitory peptide
GM-CSF	granulocyte-macrophage-colony stimulating factor
G6PD	glucose-6-fosfaatdehydrogenase
HACEK	Haemophilus, Actinobacillus, Cardiobacterium, Eikenella, Kingella
Hb	hemoglobine
HbA1c	geglyceerd hemoglobine
HBsAg	hepatitis B surface antigen
HCG	humaan choriongonadotrofine
HCO_3	bicarbonaat

HDL	high-density lipoproteïne
HELLP	hemolysis, elevated-liver enzymes, low-platelet count
HIDS	Hyper IgD syndrome
HIV	humaan immunodeficiëntievirus
HLA	humaan leukocytenantigeen
HMG-COA	hydroxymethylglutarylcoënzym A
HMV	hartminuutvolume
HMWK	high-molecular weight kininogen
HOCM	hypertrofisch obstructieve cardiomyopathie
HRCT	high resolution computertomografie
HSV	herpes-simplex-virus
HUS	hemolytisch uremisch syndroom
I	iodine (jodium)
IBS	irritable bowel syndrome
ICA	islet cell antibodies
ICU	intensive-care-unit
IDL	intermediate density lipoproteïne
IF	immunofluorescentie
IFG	impaired (gestoorde) fasting (nuchtere) glucose
IgA	immunoglobuline A
IGF-I	insuline like growth factor-I
IgG	immunoglobuline G
IgM	immunoglobuline M
IGT	impaired (gestoorde) glucosetolerantie
IIP	idiopathische interstitiële pneumonie
IN	positieve inotropie
INH	isoniazide, isonicotinezuurhydrazide
IPF	idiopathische pulmonale fibrose
IRMA	intraretinal microvascular abnormalities
ITT	insulinetolerantietest
IVP	intraveneus pyelogram
K_{CO}	koolmonoxidetransfer
KNO	keel, neus, oor
kPa	kilopascal
LADA	latent auto-immune diabetes of the adult
LAP	leukocyten-alkalische fosfatase
LBTB	linkerbundeltakblok
LDH	lactaatdehydrogenase
LDL	low-density lipoproteïne
LE	lupus erythematodes
LH	luteïniserend hormoon

LHRH	luteïniserend hormoon-releasing hormoon
LP	lumbale punctie
Lp(a)	lipoproteïne (a)
LPL	lipoproteïnelipase
Lpx	lipoproteïne x
LV	linker ventrikel
LVEDD/LVEDP	linker ventrikel einddiastolische druk

MAO	monoamino-oxidase
MCH	mean corpuscular hemoglobin
MCHC	mean corpuscular-hemoglobin concentration
MCN	minimal-change nefropathie
MCRP	magnetic resonance pancreaticografie
MCTD	mixed-connective-tissue disease
MCV	mean corpuscular volume
MEN	multipele endocriene neoplasie
MGN	membraneuze glomerulopathie
MGUS	monoklonale gammopathie van onbekende betekenis
MIBG	^{123}I-m-iodobenzylguanidine
MNS	multinodulair struma
MODY	maturity-onset diabetes of the young
MPGN	membranoproliferatieve glomerulonefritis
MRCP	magnetic resonance cholangio-pancreaticografie
MRI	magnetic resonance imaging
MS	mitralisstenose
MSH	melanocytstimulerend hormoon
MWS	Muckle Wells Syndrome

NASH	niet-alcoholische steatosis hepatis
NFG	normal fasting (nuchtere) glucose
NGT	normale glucose tolerantie
NHL	non-Hodgkin-lymfoom
NK	natural killer
NSAID	niet-steroïde anti-inflammatoire geneesmiddelen
NTI	non-thyroidal disease

op-DDD	ortho-para-dichloorethaan, mitotaan
OS	openingsnap

$PaCO_2$	arteriële koolzuurspanning
PAI	plasminogen-activator inhibitor
PAN	polyarteriitis nodosa
PaO_2	arteriële zuurstofspanning
PAS	para-aminosalicylzuur

PCP	*Pneumocystis carinii*-pneumonie
PCR	polymerase chain reaction
PDC	potentially diagnostic clues
PET	positronemissietomografie
PFA	platelet function analysis
pH	zuurgraad uitgedrukt als negatieve logaritme van de H^+-ionenconcentratie
PH	pulmonale hypertensie
PIE	pulmonary infiltration with eosinophilia
PML	progressieve multifocale leuko-encefalopathie
PPD	purified protein derivative
PR	progesteronreceptor
PRA	plasmarenineactiviteit
PS	pulmonalisstenose
PSA	prostaatspecifiek antigeen
PTH	parathyreoïd hormoon
PTH-rp	parathyreoid hormone related peptiole
PTT	protrombinetijd
PTU	propylthiouracil
RA	refractaire anemie
RA	reumatoïde artritis
RAA	renine-angiotensine-aldosteron
RAEB	refractaire anemie met exces aan blasten
RAEBT	refractaire anemie met exces aan blasten in transformatie
RARS	refractaire anemie met ringsideroblasten
RAST	radio-allergo-sorbent-test
RBTB	rechterbundeltakblok
RCM	red cell mass
RF	reumafactoren
RIP	ruimte-innemend proces
RS	respiratoir syncitieel
RV	rechter ventrikel
SAT	suikerabsorptietest
SD	standaarddeviatie
SIADH	syndroom van inappropriate antidiuretisch-hormoonsecretie
SLE	lupus erythematodes disseminatus
sm	soortelijke massa
SM-kernantigeen	ribonucleïnezuurpeptide-antigeen
SPECT	single photon emission computed tomography
T_3	trijodothyronine

T$_4$	thyroxine
TBC	tuberculose
TBG	thyreoïdhormoon-bindend globuline
TC	technetium
Tg	thyreoglobuline
TGF	transforming growth factor
TIA	transient ischaemic attack
TNF	tumor necrose factor
TPHA	Treponema-pallidum-hemagglutinatiereactie
TPO	thyroperoxidase
TPO	thyrotropin releasing hormoon
TRAPS	TNF Receptor Associated Periodic Syndrome
TRH	thyrotropin-releasing hormoon
TS	tricuspidalisstenose
TSAB	thyreoïdstimulerende antistoffen
TSH	thyreoïdstimulerend hormoon (thyrotropine)
tTG	anti tissue transglutaminase
TTP	trombotische trombocytopenische purpura
VDRL	Venereal Disease Research Laboratory
VES	ventriculaire extrasystolen
VIP	vaso-intestinaal polypeptide
VLDL	very low-density lipoproteïne
VMA	vanillyl-amandelzuur
vWF	von Willebrand-factor
VZV	varicella-zoster-virus
WHO-ISH	World Health Organization-International Society of Hypertension
WPW	Wolff-Parkinson-White
X-BOZ	buikoverzichtsfoto
ZN	Ziehl-Neelsen

REGISTER

acanthosis, diabetes mellitus 159
achalasie 238
acidose 31
acquired immuno-deficiency syndrome (AIDS) 345
acromegalie acrodermatitis 212
ACTH-productie, ectopische 216
acute diarree 362
acute hepatitis 259
acute hepatitis 259
acute leukemie 296
acute nierinsufficiëntie 146
acute pyelonephritis 135
acute retinale necrose (ARN) 417
acuut reuma 396
Adams-Stokes-aanvallen 49, 53
Adams-Stokes-syndroom 443
ademhaling volgens Kussmaul 151, 447
adenocarcinoom, metastasen van een 330
adipositas 33-35
–, mannelijke 179
Adson-test 40
afteus ulcus 238
agranulocytose 293
AIDS en diarree 354
AIDS 345
–, uveitis 417
Albustix-test 140
alcohol 171
–, en hypertensie 115
aldosteron 17
aldosteronisme, primair 127
alkalische fosfatase 258
alkalose 31
amaurosis fugax 427
amenorroe 232
–, secundair 232
amoebenleverabces 360
amoebiasis 367
amyloïd 306
amyloïdose 306, 310, 392
anafylactische shock 107
androgeenresistentie 229

anemie 270-281
aneurysma aortae 117
angina pectoris 38-42
angio-immunoblastaire lymfadenopathie 284
angiotensin converting enzyme (ACE) 89
anion-gap 25
anorexia nervosa 36
anterokèle 267
anthrax 379
antidiuretisch hormoon 1, 4
aortadissectie 40, 105
aorta-insufficiëntie 59
aortastenose 39, 59
aplastische anemie 281
apolipoproteïne A-1 174
apolipoproteïne B_{100} 174
arteriële bloedgasanalyse 75
arteriële occlusie 428
arthritis 383
–, reumatoïde 89
ascites 265
aspergilloom 82
asthma cardiale 67
atherogene dyslipoproteïnemie 179
atriaal natriuretisch peptide (ANP) 2, 3
atrioventriculaire geleidingsstoornissen 49
atriumfibrilleren 48, 67
atriumflutter 48
av-nodale ritmestoornissen 48

backward failure 66
bacteriële endocarditis 341, 343
Baker-cyste 323
basofielen 299
Bechterew, ziekte van 395, 418
beeldvormende technieken 340
Behçet, ziekte van 419, 420
Bence Jones-proteïnurie 140
benigne monoklonale gammopathie 311
Bernard Soulier, syndroom van 319

bewustzijnsstoornissen, cerebraal 445
bijnier, tumoren van 219
bijnierschors, tumoren van 219
bijnierschorshyperplasie, congenitaal 222
bijnierschorsinsufficiëntie 220
birdshot-retinochoroïdopathie 420
blaasontsteking 134
bloedarmoede, zie anemie
bloedbraken 240
bloeddrukmeting 110
bloedeiwitten 306
bloedgasanalyse, arterieel 75
bloeding in de tractus digestivus
–, hoog 240
–, laag 242
bloedingsneiging 313-321
bloedingstijd, verlengde 317
bloedverlies
–, acuut 273
–, chronisch 273
blue bloater 77
boezemfibrilleren 50
borreliosen 360
braken 236
bronchiëctasieën 82
bronchoalveolair celcarcinoom 88
bronchoalveolaire lavage (BAL) 90, 92
bronchoscopie 81
bronchuscarcinoom 82, 84, 92
B-type natriuretisch peptide 2, 10, 70
buikpijn 267-268
buiktyfus 360

calcium 196
Campylobacter jejuni 363
Candida-oesophagitis 352
carcinoïd 82
cardiaal longoedeem 89
cardiogene shock 101, 103
celcarcinoom, broncho-alveolair 88
centraal-veneuze druk (CVD) 68
cerebrale bewustzijnsstoornissen 445
cerebrale toxoplasmose 351
cerebrovasculair accident (CVA) 165, 168
Chagas, ziekte van 378
Cheyne-Stokes-ademen 9, 446
chronische diarree 251, 364
chronische hepatitis 262
chronische lymfatische leukemie 300
chronische moeheidssyndroom 450
chronische myeloïde leukemie 294

chronische nierinsufficiëntie 150
chronische veneuze insufficiëntie 323
Churg-Strauss-syndroom 89
Chvostek, teken van 202
chyleuze ascites 266
chylomicronen 172
cirrose 259
cluster headache 439
coarctatio aortae 111, 123
coin-laesie 84
colitis 250
collaps 55
coma 444
–, hyperosmolaire 159, 164
–, ketoacidotische 159, 162
congenitaal bijnierschors-hyperplasie 222
Conn, syndroom van 127
Cooley-anemie 280
copd 82
cotton-wool spot 424, 431
crepitatie 76
crepiteren 69
Crohn, ziekte van 368
cryoglobulinemie 394
cryptosporidium-enteritis 353
CURB-65-score 80
Cushing, syndroom van 33, 213, 219
Cushing-beeld, pseudo- 214
cyanose 28, 76, 100, 447
cystic fibrosis 82
cystitis 135
cytomegalie 300

decompensatio cordis 9
dengue 360
depressie, vermoeidheid 451
Descemetbeslag 414
diabetes insipidus 5
diabetes mellitus 153-159
–, bewusteloosheid 159-166
–, diagnostische criteria 156
–, cardiovasculair risico 168
–, hyperosmolair coma 164
–, hypoglykemie 160-162
–, keto-acidotisch coma 162
–, langetermijncomplicaties 166-169
–, nefropathie 166, 167
–, oogafwijkingen 168
–, oorzaken 154
–, retinopathie 168, 432, 434
–, type 1, kenmerken 155

–, type 2, kenmerken   155
–, type, indeling   155
–, vetstofwisselingsstoornissen   169
diabetische retinopathie   430
diarree   245, 353
–, acuut   362
–, chronisch   251
–, dikkedarm-   367
–, dunnedarm-   365
Dieulafoy-anomalie   242
diffuse intravasale stolling   320
diffuse longafwijkingen   75, 87
diffusiestoornis   75, 76
dikkedarmdiarree   367
dikkedruppelpreparaat, malaria   357
dissectie van de aorta   40, 105
distributieve shock   101, 106
diverticulair lijden   267
doorbloedingsstoornissen, retinaal arterieel   424
doppler   71
dorst   4
Dressler, syndroom van   97
drophypertensie   114
drugsverslaafden, endocarditis   343
duizeligheid   439
Dukes-criteria   343
dunnedarmdiarree   365
dysbètalipoproteïnemie, familiair   178
dysfagie   237
dysmorfe erytrocyten   138
dyspnoe   66, 67, 72-76, 83
–, longembolie   324
dysurie   132, 135

E/A ratio   116
echocardiografie   71
eclampsie   119
elliptocytose   278
endocarditis   62, 341
–, bij drugsverslaafden   343
endocriene hypertensie   111, 123
endogene uveitis   418
entamoeba histolytica   360
enzymdeficiëntie   221, 223, 278
eosinofilie   298
epileptische aanvallen   442
erectiestoornis   230
ergometrie   56
erythema
–, (exsudativum) multiforme   403, 411
–, annulare centrifugum   412
–, chronicum migrans   402, 411
–, nodosum   401, 411

–, palmare   398
–, perstans   400
erythemateuze huidaandoeningen   398-405
erytrocytencilinders   138
erytrocyturie   137
euthyreoot struma   188
exantheem   398
exsudaat   98, 266
extracraniale vasculaire aandoeningen   438
extrinsieke allergische alveolitis   83

familiaire auto-immune poly-endocrinopathiesyndroom   222
familiaire dysbètalipoproteïnemie   178
familiaire gecombineerde hyperlipoproteïnemie (FCH)   178
familiaire heterozygote hypercholesterolemie (FH)   175
familiaire hypercholesterolemie (FH)   174, 175
febris e causa ignota   335-340
Felty, syndroom van   290
fenomeen van Raynaud   392
feochromocytoom   123-127
filariasis   374
foliumzuur   274
forward failure   65
fractionele excretie van Na+   147
Franklin, ziekte van, zie heavy chain
Fuchs, heterochrome cyclitis van   420

galopritme   58
gammopathie, monoklonaal   306
gastro-intestinale infectie   352
geaccelereerde maligne hypertensie   117
geactiveerde partiële tromboplastinetijd   315
geelzucht   256
geleidingsstoornissen   47
geneesmiddelenexantheem   405
giardiasis   365
Gilbert, syndroom van   256
Glanzmann, ziekte van   319
Glasgow Coma Scale   444
glasvochtbloeding   424
glossitis   238
glossodynie   238
glucosespiegel, nuchter   157
Goldmann-Witmercoëfficiënt   417
Goodpasture, syndroom van   83

Graves, ziekte van 188,193
groeistoornis 224
Gumprechtse-schollen 301
gynaecomastie 231

habituele hyperthermie 334
haematothorax 97
hartfalen 63-70
hartkloppingen 49, 50
hartritmestoornissen 45
hartslagregistratie, 24-uurs 56
harttamponade 104
harttonen 56
hartvergroting 97
Hashimoto, ziekte van 188, 191
HDK 172
heavy chain disease 306, 311
Heerfordt, syndroom van 419
hellp-syndroom 120
hematurie 137, 138
hemofilie A 316
hemofilie B 317
hemoglobinemie 137
hemoglobinopathie 279
hemoglobinurie 137
hemolytische anemie, verworven 280
hemoptoe 81-83
Henoch-Schönlein, syndroom van 318
hepatitis
–, acuut 259
–, chronisch 262
heterochrome cyclitis van Fuchs 420
hiatus leucaemicus 297
hik 239
hilusklievergroting 91
hirsutisme 233
histiocytose-X 90
HIV, koorts 344
HLA-B27 geassocieerde uveitis 414
Hodgkin, ziekte van 94
hoofdpijn 436
horlogeglasnagels 77, 82
hyoerthermie 446
hyperbilirubinemie 256
hypercalciëmie 5, 197-200
hypercapnie 28
hypercholesterolemie
–, familiair hetero- zygoot 175
–, familiair 175
–, polygenetisch 175
hypercortisolisme 213
hyperfosfatemie 203
hyperhomocysteïnemie 183

hyperkaliëmie 16-19
hyperlipidemie, secundair 179
hyperlipoproteïnemie, familiair gecombineerd 178
hypermagnesiëmie 205
hypernatriëmie 11
hyperosmolair coma 159, 164
hyperparathyreoïdie 197
hyperprolactinemie 212
hypertensie 109-130, 180
–, en zwangerschap 118
hypertensieve crisis 117
hypertensieve encefalopathie 447
hypertensieve retinopathie 432
hyperthaliëmie, nierinsufficiëntie 162
hyperthermie 334
–, habitueel 334
hyperthyreoïdie 193, 195
hypertriglyceridemie, primair 177
hyperventilatie 202
–, syndroom 75, 76
hypocalciëmie 200-202, 202
hypocapnie 29
hypochrome microcytaire anemie 273
hypofosfatemie 203
hypofyse-insufficiëntie 217
hypofysetumor 209-217
hypoglycaemia unawareness 160
hypoglykemie 159, 160
hypogonadisme
–, bij de man 228
–, puberaal 228
hypokaliëmie 20-23, 37, 216
–, aldosteronisme 128
hypomagnesiëmie 202
hyponatriëmie 11-12
hypopyon 414
hypothermie 446
hypothyreoïdie 191
–, primair 179
hypovolemie 6
hypovolemische shock 101, 102
hypoxemie 76, 77

icterus 255-263
idiopathische hypercalciurie 133
IDL 172
ijzergebrek 274
immunohistochemie 328
importziekten 356
–, met diarree 362
–, met koorts 356-362
impotentie 230

inappropriate ADH-secretie, syndroom van   10, 11
infertiliteit bij de man   229
infestaties, importziekten   372, 373
insectenbeten, importziekten   370, 372
insulinereserve   157
insulineresistentiesyndroom   180
insulinoom   170
intracraniale vasculaire aandoeningen   438
irritabel colon syndroom   248

Janeway-laesies   342
jeuk, importziekten   369

Kahler, ziekte van, zie multipel myeloom
kala-azar   361
kalium   2, 15
Kallmann, syndroom van   226
kattenkrabziekte   415
Keith-Wagener-Barke-classificatie   432
Kerley-B-lijnen   9, 71, 89
ketoacidotisch coma   159, 162
ketoacidotische ontregeling   156
klepaandoening, koorts   341
klepprothesen   343
Klinefelter, syndroom van   226
koliekpijn   132
koorts   333-351
–, cardiale aandoening   341-344
–, e causa ignota   335
–, hiv-seropositief   347
–, importziekten   356
–, typen   333
kortademigheid   72
–, zie ook: dyspneu
Kussmaul, ademhaling van   24, 151, 162, 447
kwashiorkor   36

laag T3-syndroom   195
lactaatacidose   100
LADA   153, 155
lage rugpijn   387
larva currens   372
larva migrans   372
Laurence-Moon-Biedl-syndroom   35
LDL   172
Leishmaniasis   361, 377
lendenpijn   132
lepra, importziekten   380
leptospirose   360

leukemie, chronisch lymfatische   300
leukocytose   293
leukopenie   291
lever, ruimte-innemend proces   263
leverbiopsie   263
levercirrose   8, 263
leverziekten, zie icterus   196
lichaamswatergehalte   1
lichtmicroscopie   328
limbus sign   151
lipemia retinalis   177
liquordruk   437
Löfgren, syndroom van   419
loiasis   374
longabces   85
longafwijkingen, diffuus   75, 87-89
longcarcinoom   84, 86
longembolie   82, 104, 323-325
longoedeem   8, 9, 88, 89
–, cardiaal   89
Lpa   172
lpngembolie   77
Lpx   182
luchtwegobstructie   72
lupus anticoagulans   316
lymfadenopathie   282-288
lymfocytose   299
lymfoedeem   322
lymphangitis   322

macro-albuminurie   167
macrocytaire anemie   274
macroglobulinemie   306, 308
macula-oedeem   424
magnesiumdepletie   202
malabsorptie   247, 248, 249
malaria
–, leukocytose   359
–, tertiana   357
–, tropica   357
maldigestie   247, 248, 249
maligne lymfoom   91
Mallory-Weiss-laesie   240, 242
mammacarcinoom   330
marasmus   36
mediastinum, verbreed   92-95
medicamenten oorzaak hypertensie   114
Meigs, syndroom van   96
melaena   240
melkzuuracidose   165
Ménière, ziekte van   441
meningitis   351
metabole acidose   24

metabole alkalose 26, 27
metabole botziekten 205
metabole myopathieën 448
metabool syndroom 34, 112, 179-181
metastasen 326
–, van een adenocarcinoom 330
microalbuminurie 116, 140, 167
mictiesyncope 443
migraine 439
miliaire tuberculose 90
milt, zie splenomegalie
miltvuur, zie anthrax
misselijkheid 236
mitralisinsufficiëntie 61, 69
mitralisklep 40
mitralisstenose 60, 61
moeheid 450
moeheidssyndroom, chronisch 450
monarthritis 384
monoclonal gammopathy of undetermined significane (MGUS) 306
monocytose 298
monoklonale gammopathie 306
mononucleosis infectiosa 300
multipel myeloom 306, 309
multipele endocriene neoplasie 170
mycisen, diepe 377
Mycobacterium avium intracellulare (MAI) 354
mycosis fungoides 287
myelodysplasie 302
–, syndroom 302
myelofibrose 295
myiasis 371
myocardinfarct 43
myoglobinurie 137
myopathie 447

narcolepsie 444
natrium 1
natrium 3
–, depletie 3
nefrogene hypertensie 120
nefrolithiase 133
nefrologische formules 144
nefropathie 166
nefrotisch syndroom 7, 8, 140, 142
neovascularisatie 424
netelroos, zie urticaria
neutrofiele granulocytopenie, zie leukopenie
nierarteriestenose 121
niercelcarcinoom 132

nierinsufficiëntie 144-152
–, acuut 146
–, chronisch 150
niersteenkoliek 134
nierstenen 133
nitroglycerine 41
nodulair struma 188
non-Hodgkin-lymfoom 287

obstipatie 242
obstructief slaapapneusyndroom 123
obstructie-icterus 182, 257
obstructieve shock 101, 103
occlusie van de v. centralis retinae 424
oculair ischemisch syndroom 429
oculaire toxoplasmose 417
oedeem 7, 8, 67
oesofagitis 352
onbekende primaire tumor 326
onchocerciasis 373
ondervoeding 35
–, diabetes mellitus 157
oogafwijkingen, diabetes mellitus 167
orgaanschade door hypertensie 115
orthopnoe 60
orthostatische proteïnurie 140
Osler-noduli 342
osmolaliteit 4, 10
osteitis deformans 209
osteitis fibrosa 205
osteogenesis imperfecta 206
osteomalacie 208
osteoporose 206
ovariumcarcinoom 330
ovariumsyndroom, polycysteus 233
overgewicht
–, diabetes mellitus 158
–, hypertensie 112

Paget, ziekte van 209
pancreasinsufficiëntie 254
pancreatitis 252
pancytopenie 303
paraproteïnemie 307
parenchymateuze nierziekten 120
paroxismaal boezemfibrilleren 48, 50
paroxismale stoornissen 441
pars planitis 420
peesxanthomen 174
Pel-Ebsteinkoorts 333
perfusiescan 324
pericarditis 40, 43

peritonitis   265-268
–, carcinomatosa   330
pernicieuze anemie   275
pH   23, 30, 31
pijn in de hals   189
pink puffer   77
pityriasis rosea   412
plaveiselcelcarcinoom, gemetastaseerd   331
pleuravocht   95-99, 100
Plummer, ziekte van   189
Plummer-Vinson, syndroom van   273
pneumocystis carinii-pneumonie   348
pneumonie   78-81
pneumothorax   105, 325
polsdefecit   69
polyarthritis   384
polycysteus ovariumsyndroom   233
polycythaemia vera   304
polycythemie   303
polygenetische hypercholesterolemie   175
polyglobulie   303
polyneuropathie   449
polyurie   3
Posner-Schlossman, ziekte van   420
potentially diagnostic clues   337
Prader-Willi-syndroom   35
pre-eclampsie   119
preproliferatieve retinopathie   431
primair aldosteronisme   127
primaire biliaire cirrose   262
primaire hypertensie   112
primaire hypertriglyceridemie   177
primaire hypothyreoïdie   191
proef van Schilling   276
prolactinoom   211
proliferatieve retinopathie   431
propgolf   69
prostaatcarcinoom   330
prostatitis   136
proteïnurie   140
protrombinetijd   315, 317
pruritus   409
pseudo-Cushing-beeld   214
pseudohyperkaliëmie   16, 19
pseudohypokaliëmie   20
pseudohyponatriëmie   12
pseudohypoparathyreoïdie   203
pseudojicht   383
puberaal hypogonadisme   228
pubertas praecox   227

puberteit, vertraagd   225
pulsus alternans   69
pyelonephritis, acuut   135

QBC©   357
Quervain, ziekte van   191

rabdomyolyse   448
rachitis   208
rasverschillen, leukopenie   291
Raynaud, fenomeen van   392
reactief hyperinsulinisme   171
rechtsdecompensatie   7, 8
reizigersdiarree   363
Rendu-Osler, ziekte van   82
Rendu-Osler-Weber, ziekte van   273, 318
renine-angiotensine-aldosteron-systeem   1, 3, 122
renovasculeire hypertensie   121
respiratoire acidose   27
respiratoire alkalose   29
respiratoire insufficiëntie   27, 28
retinale circulatiestoornissen   424
reumafactoren   385
reumatoïde arthritis   89, 385, 394
rickettsiosen   361
Romberg, proef van   276
rood oog   422
Roth-spots   343
rubeosis iridis   424, 431
ruggenmergletsel   107
rugpijn, laag   387
ruimte-innemend proces in de lever   263

salmonella-gastro-enteritis   362
sarcoïdose   89, 90, 92, 418
schildklierfunctie   186
–, stoornissen   191-195
–, tests   195
schildkliernodus, solitair   188
schildklierscintigrafie   188
Schilling, proef van   276
schistosomiasis   373
secundaire amenorroe   232
secundaire hoofdpijn   437
secundaire hyperlipidemie   179-183
secundaire hypertensie   120
selectiviteitsindex   143
sepsis   360
septische shock   88, 106
serpigineuze choroiditis   420
Sézary-syndroom   287

sferocytose 278
Shigella-infecties 361, 362
shock 100-108
–, anafylactische 107
–, cardiogene 101, 103
–, distributieve 101, 106
–, hypovolemische 101, 102
–, obstructieve 101, 103
–, septische 106
sikkelcelanemie 278
sinusarrest 45
sinusbradycardie 45
sinustachycardie 45
slaapapnoe 444
slikklachten 352
slokdarmcarcinoom 238
slokdarmvarices 242
solitaire longafwijkingen 83-87
solitaire schildkliernodus 188
Somogyi-fenomeen 161
spanningshoofdpijn 439
spanningspneumothorax 105
spierzwakte 447
splenomegalie 288, 343
spondylitis ankylopoetica 387, 395
Starling-curve 65
steatorroe 248, 249, 252
Stein-Leventhal, syndroom van 35
Stevens-Johnson-syndroom 403
stolling, diffuus intravasaal 320
stollingsonderzoek 82
stollingsschema 321
struma 187, 193
subacute thyreoiditis 189
supraventriculaire extrasystolen 48
supraventriculaire tachycardie (SVT) 45
sympathische oftalmie 420
syncope 443
synoviaal vocht 384
systemische lupus erythematosus 395

T3-syndroom, laag 195
teken, van Chvostek 202
teken, van Trousseau 202
tetanie 201
thalassemie 278, 280
thyreoiditis 195
–, subacuut 189
thyreotoxicose 193
thyreotoxicosis factitia 193
TIA 116
toxicodermie 412
toxoplasmose 300

transient ischaemic attack (TIA) 118
transsudaat 97, 266
triglyceriden 172
trombocyten 319
trombopathie 319
tromboplastinetijd, geactiveerd partieel 315
trombosebeen 321
trommelstokvingers 77, 82, 343
Trousseau, teken van 202
tuberculose 87
tumor, onbekend primair 326
tumoren
–, van de bijnier 219
–, van de bijnierschors 219
tumormarkers 329
tungiasis 371
Turner, syndroom van 226

ulcera duodenie 242
ulceraties, importziekten 370, 375
ulcus ventriculi 242
urineweginfectie 134
urticaria 407
–, importziekten 374
uveitis 413
–, sarcoïdose 418
–, toxoplasmose 417
–, ziekte van Behçet 419

v. cava superior-syndroom 94
vaatlijden bij jongeren, manifest 184
Vaquez-Osler, zie polycythaemia vera
vasculitis 389
venastamocclusie 423
veneuze pulsatie 69
ventilatiescan 325
ventriculaire extrasystolen (VES) 49
ventrikelfibrilleren 49
ventrikeltachycardie 49
verlengde bloedingstijd 319
vermoeidheid 450
vertigo 439
vertraagde puberteit 225
verworven hemolytische anemie 280
vetembolieën 88
virilisatie 233
vitamine-B12-deficiëntie 274
vitamine-D-intoxicatie 200
vitamine K 315
VLDL 172
voedselvergiftiging 363
Vogt-Koyanagi-Herada, ziekte van 420

Waldenström, ziekte van, zie macro-
    globulinemie
Wallenberg, syndroom van   440
Waterhouse-Friderichsen-
    syndroom   446
watertekort   3
Wegener, ziekte van   83, 86, 89, 390
wekedelencarcinoom,
    gemetastaseerd   331
Wenckebach-fenomeen   49
Willebrand, ziekte van Von   316
Wilson, ziekte van   257

Wolff-Parkinson-White-
    syndroom   48

xanthomen   175
–, eruptief   177

zoutdepletie   3
zoutretentie   112
zuur-base-evenwicht   23
zwangerschap, hypertensie   118
zwangerschapsdiabetes   158